Toets online alle basiskennis uit dit boek

Maak gebruik van:

- Het digitale studieboek
- De samenvattingen
- De multimediale, betrouwbare achtergrondlinks
- De controlevragen
- Je eigen college-aantekeningen

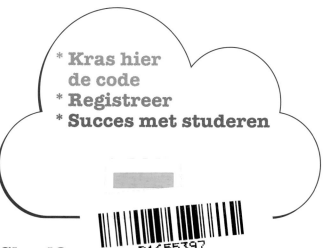

* Kras hier de code
* Registreer
* Succes met studeren

Hoe maak ik gebruik van StudieCloud?

1. Kras de code te voorschijn.
2. Vul de code in op **www.studiecloud.nl**.
3. Vul eenmalig het aanmeldingsformulier in om een account voor www.studiecloud.nl aan te maken.
4. Daarna is jouw e-mailadres in combinatie met jouw wachtwoord de manier om toegang te krijgen tot StudieCloud.

Elk volgend boek met scratchcode kun je, na inloggen, direct toevoegen aan jouw account.

Wat moet ik doen als ik vragen heb over StudieCloud?

Stuur een e-mail naar **studiecloud@reedbusiness.nl**

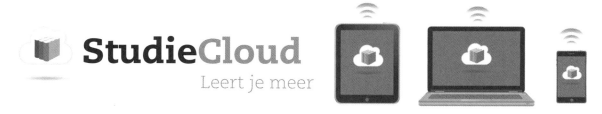

Op dit product zijn de algemene leveringsvoorwaarden van toepassing, te vinden op www.studiecloud.nl/voorwaarden.

Leerboek acute geneeskunde

Leerboek acute geneeskunde

Probleemgerichte aanpak

Redactie
Arie van Vugt
Menno Gaakeer
Walter Henny
Christo Motz
Simone Schutte
Edward Tan

REED BUSINESS EDUCATION, AMSTERDAM

Het Leerboek acute geneeskunde is de geheel herziene opvolger van het boek Acute geneeskunde, (L.G. Thijs e.a.), waarvan de zevende en laatste druk verscheen in 2009.

© Reed Business, Amsterdam 2014

Omslagontwerp en basisontwerp binnenwerk: Martin Majoor, Arnhem.

Reed Business Education is onderdeel van Reed Business bv, Postbus 152, 1000 AD Amsterdam.

Aan de totstandkoming van deze uitgave is de uiterste zorg besteed. Voor informatie die nochtans onvolledig of onjuist is opgenomen, aanvaarden auteur(s), redactie en uitgever geen aansprakelijkheid. Voor eventuele verbeteringen van de opgenomen gegevens houden zij zich gaarne aanbevolen.

Waar dit mogelijk was, is aan auteursrechtelijke verplichtingen voldaan. Wij verzoeken eenieder die meent aanspraken te kunnen ontlenen aan in dit boek opgenomen teksten en afbeeldingen, zich in verbinding te stellen met de uitgever.

Behoudens de in of krachtens de Auteurswet van 1912 gestelde uitzonderingen mag niets uit deze uitgave worden verveelvoudigd, opgeslagen in een geautomatiseerd gegevensbestand, of openbaar gemaakt, in enige vorm of op enige wijze, hetzij elektronisch, mechanisch, door fotokopieën, opnamen of op enige andere manier, zonder voorafgaande schriftelijke toestemming van de uitgever. Voor zover het maken van reprografische verveelvoudigingen uit deze uitgave is toegestaan op grond van artikel 16h Auteurswet 1912, dient men de daarvoor wettelijk verschuldigde vergoedingen te voldoen aan de Stichting Reprorecht (Postbus 3051, 2130 KB Hoofddorp, www.reprorecht.nl). Voor het overnemen van (een) gedeelte(n) uit deze uitgave in bloemlezingen, readers en andere compilatiewerken (artikel 16 Auteurswet 1912) kan men zich wenden tot de Stichting PRO (Stichting Publicatie- en Reproductierechten Organisatie, Postbus 3060, 2130 KB Hoofddorp, www.stichting-pro.nl). Voor het overnemen van (een) gedeelte(n) van deze uitgave ten behoeve van commerciële doeleinden dient men zich te wenden tot de uitgever.

ISBN 978 90 352 3623 3
NUR 876

Voorwoord

De aandacht voor de acute geneeskunde binnen het curriculum Geneeskunde is onvoldoende. Deze noodkreet is onderbouwd door een studie naar kennis en kunde van de afgestudeerde arts met betrekking tot de acute zorgverlening aan een gewonde of acuut zieke patiënt.[1] Dit heeft ertoe geleid dat de redactie gemeend heeft het bestaande boek *Acute geneeskunde* grondig te herstructureren, en een invulling te geven aan de noodzaak de medisch student een praktisch bruikbaar studieboek te verschaffen waarin acute geneeskunde op een gestructureerde manier wordt aangeboden.

Het is niet toevallig dat dit samenvalt met de ontwikkeling van een nieuw specialisme in Nederland. Naar Angelsaksisch model is het vakgebied van de Spoedeisende Geneeskunde inmiddels erkend en is in 2008 het beroep spoedeisendehulparts (SEH-arts[KNMG]) een begrip geworden. In dit leerboek wordt de symptoomgerichte eerste benadering van de acute patiënt naar internationale standaard uiteengezet. Daarmee wordt invulling gegeven aan de behoefte de medisch student de denktrant in de acute geneeskunde voor te houden, waarin anamnese, diagnostiek, aanvullend onderzoek en hoog tempo worden afgehandeld, dit volledig geïntegreerd met de noodzakelijkerwijs acute behandeling in geval van (potentiële) levensbedreiging.

Behalve de theoretische achtergrondkennis wordt ook aandacht besteed aan de praktische vaardigheden die noodzakelijk zijn om de eerste opvang van de acute patiënt tot een goed einde te brengen. Dit is immers de minimale eis die de wet aan de arts stelt,[2] en waaraan op dit moment nog onvoldoende invulling is gegeven in de opleiding.

Het is belangrijk zich te realiseren dat de opvang en behandeling van de acute patiënt bij uitstek teamwork is, waarbij men te allen tijde goed notitie moet nemen van de inbreng van ieder, ongeacht de functie, vaardigheid en ervaring. Zowel op straat als op de SEH, de verpleegafdeling, de intensive care en ook in de operatiekamer is het belang van Crew Resource Management (CRM) niet te onderschatten.

Behalve voor de medisch student in de bachelor- of masterfase is dit boek van nut voor verpleegkundig specialisten en physician assistants binnen de acute zorg, bijvoorbeeld in de ambulancezorg of op de afdelingen Spoedeisende Hulp (SEH) en Intensive Care. Ook huisartsen, zeker binnen de diensten op een huisartsenpost (HAP), SEH-artsen en poortspecialisten behoren tot de doelgroep die baat zal hebben bij dit Nederlands getinte leerboek. Door de visie van het boek te verbreden naar de zieke patiënt die is opgenomen op een afdeling in het ziekenhuis zijn ook de aios van poortspecialismen een brede doelgroep die nuttige handvatten kan vinden in relatie tot een systematische benadering van de zieke patiënt.

Arie van Vugt, hoofdredacteur

LITERATUUR

1. Tan ECTH, Hekkert KD, Van Vugt AB, Biert J. Is er een dokter in de zaal? Medisch Contact 2007;62:391-3.
2. Van Herwaarden CLA, Laan RFJM, Leunissen RRM. Raamplan artsopleiding 2009. Utrecht: Nederlandse Federatie van Universitair Medische Centra, 2009.

Medewerkers

Drs. J. Alsma, internist- acute geneeskunde, Erasmus MC, Rotterdam.
Dr. B.E. Backus, aios SEH, St Elisabeth Ziekenhuis, Tilburg.
Prof.dr. J. Bakker, intensivist, Erasmus MC, Rotterdam.
F. Bánki, MSc, poortarts, Bristol (UK).
Dr. S.A.A. Berben, senior onderzoeker/coördinator Research Groep, Acute Zorgregio Oost/Radboudumc, Nijmegen.
Drs. S.E. Bernard, anios KNO, Erasmus MC, Rotterdam.
Drs. S. Beugelink, aios SEH, Rotterdam.
Drs. C.K. Deelstra, SEH-arts[KNMG], Erasmus MC, Rotterdam.
Dr. M. Dirks, neuroloog, Erasmus MC, Rotterdam, UMC Utrecht.
Dr. J.J. Duvekot, gynaecoloog-perinatoloog, Erasmus MC, Rotterdam.
Dr. M.S. Fonderson, Specialty doctor Accidents and Emergency, Dumfries and Galloway Royal Infirmary, Scotland.
Dr. M.I. Gaakeer, SEH-arts[KNMG], Admiraal de Ruyter Ziekenhuis, Goes.
Drs. R.E. Genders, dermatoloog, Leids Universitair Medisch Centrum/Roosevelt kliniek, Leiden.
Drs. J.L. Gerkes-van der Meer, SEH-arts[KNMG], Flevoziekenhuis, Almere.
Dr. H.J. Gijsman, psychiater, Radboudumc, Nijmegen.
Prof.dr. H. van Goor, abdominaal chirurg, Radboudumc, Nijmegen.
Em. prof.dr. R.J.A. Goris, chirurg, Brasschaat (B).
Drs. L. Groot, aios SEH, Onze Lieve Vrouwe Gasthuis, Amsterdam.
Drs. M.H.T.M. Haerkens, chirurg-vlieger, Wings of Care, Den Bosch.
Drs. I.K. Haitsma, neurochirurg, Erasmus MC, Rotterdam.
Drs. I.W. Harmse, huisarts, Amsterdam.
Drs. F. van Harn, huisarts in opleiding, Leiden.
Dr. Y.F. Heijdra, longarts, Radboudumc, Nijmegen.
W. Henny, kolonel-arts b.d., chirurg n.p., Rotterdam.
Drs. M.A. Hoge, SEH-arts[KNMG], Utrecht.
Dr. P.A. Hustinx, chirurg, Atrium MC, Heerlen.
Drs. R. IJmker, SEH-arts[KNMG], Medisch Spectrum Twente, Enschede.
Dr. S.C.E. Schuit, internist acute geneeskunde-intensivist, Erasmus MC, Rotterdam.
Dr. A.P.J. Klootwijk, cardioloog, Erasmus MC, Rotterdam.
Drs. T.L. Koch, huisarts in opleiding, Erasmus MC, Rotterdam.
Dr. C. Kramers, internist, klinisch farmacoloog, Radboudumc, Nijmegen.
Drs. J.M. Kuipers, aios SEH, VU Medisch Centrum, Amsterdam.
Dr. A.P.M.. Lavrijsen, dermatoloog, Leids Universitair Medisch Centrum, Leiden.
Drs. I.L. Legerstee, huisarts, Rotterdam.
Drs. M. van Lieshout, aios Orthopedie en traumatologie, Universitair Ziekenhuis Gent, Gent.
Drs. J.M. van Lieshout, SEH-arts[KNMG], Admiraal de Ruyter Ziekenhuis, Goes.
Drs. D.S Linzel, aios SEH, VU Medisch Centrum, Amsterdam.
C. Motz, Consultant on survival and resilience, Fylgjur Wilderness first aid & survival, Rotterdam.
Drs. J. Nomen, aios Tropengeneeskunde, Havenziekenhuis, Rotterdam.

Dr. K.D. Quint, dermatoloog in opleiding, Leids Universitair Medisch Centrum, Leiden.
Drs. J. Rikmanspoel, tropenarts, Oamaru Hospital, Nieuw Zeeland.
L.B. van Rooijen, MSc, MD, aios SEH, Academisch Medisch Centrum, Amsterdam.
Drs. J.B. Saanen, SEH-arts[KNMG], Academisch Medisch Centrum, Amsterdam.
Drs. T.J.A. Schönberger, SEH-arts[KNMG], Jeroen Bosch Ziekenhuis, Den Bosch.
S.E. Schutte, MD, MHPE, anesthesioloog, Erasmus MC, Rotterdam.
Dr. J.M. Schutte, gynaecoloog, Isala, Zwolle.
Drs. M. Sebova, jeugdarts, GGD Zeeland, Vlissingen.
Drs. E.H.C. Slag, aios SEH, TweeSteden ziekenhuis, Tilburg.
Drs. G.J.P. Smits, SEH-arts[KNMG], Catharina Ziekenhuis, Eindhoven.
Mr.drs. J.K.H. Spoor, neurochirurg in opleiding, Erasmus MC, Rotterdam.
Dr. E.C.T.H. Tan, traumachirurg, MMT-arts, Radboudumc, Nijmegen.
Drs. C.S.M. Thier, aios SEH, Haga Ziekenhuis, Den Haag.
Drs. J.P.J. van Vijven, huisarts in opleiding, Erasmus MC, Rotterdam.
Drs. L. Vlaanderen, SEH-arts[KNMG], Royal Sussex County Hospital, Brighton (UK).
Dr. J.A. van der Vliet, vaat- en transplantatiechirurg, Radboudumc, Nijmegen.
Drs. M.P. Vroegop, SEH-arts[KNMG], Radboudumc, Nijmegen.
Prof.dr. A.B. van Vugt, traumachirurg, Medisch Spectrum Twente, Enschede.
Drs. E.C. van der Waal, huisarts, Rotterdam.
Drs. A.T.W. Wei, SEH-arts[KNMG], Radboudumc, Nijmegen.
Drs. G. van Woerden, SEH-arts[KNMG], Medisch Centrum Haaglanden, Den Haag.
Drs. E.D. Zwets, SEH-arts[KNMG], Admiraal de Ruyter Ziekenhuis, Goes.

Inhoud

Kijk voor verdere verdieping op www.studiecloud.nl

Deel 1 Algemeen

1 Inleiding 19
- 1.1 Opbouw van het boek 19
- 1.2 Organisatie van de spoedeisende zorg in Nederland 19
- 1.3 Organisatie van de rampengeneeskunde in Nederland 21
- 1.4 Crew Resource Management 21
- Literatuur 22

Deel 2 Probleemgerichte benadering

2 Basic life support op straat 25
- 2.1 Inleiding 25
- 2.2 Algemene benadering 25
  - 2.2.1 Aanpak 25
  - 2.2.2 Handelingen 28
- 2.3 Stoornissen in de vitale functies 30
  - 2.3.1 Respons (reactie op prikkels) 30
  - 2.3.2 Catastrofaal uitwendig bloedverlies 32
  - 2.3.3 Luchtweg/airway 34
  - 2.3.4 Ademhaling/breathing 39
  - 2.3.5 Thoraxletsel 41
  - 2.3.6 Circulatie/circulation 42
  - 2.3.7 Uitwendig bloedverlies 46
  - 2.3.8 Shock 48
- 2.4 Bijzondere gevallen 48
  - 2.4.1 Verslikken 48
  - 2.4.2 Verdrinken 50
  - 2.4.3 Angina pectoris en acuut coronair syndroom 51
  - 2.4.4 Beademen en reanimeren bij kinderen 51
- 2.5 Bewustzijn, pupilreacties en lateralisatie/disability 53
  - 2.5.1 Bewustzijn 53
  - 2.5.2 Pupilreacties 54
  - 2.5.3 Lateralisatie 54
  - 2.5.4 Overige neurologische afwijkingen 54

2.6 Environment en exposure 57
    2.6.1 Oververhitting 57
    2.6.2 Brandwonden 57
    2.6.3 Onderkoeling 60
    2.6.4 Bevriezing 61
2.7 Overig plaatselijk letsel 62
    2.7.1 Anamnese en algemene indruk 62
    2.7.2 Wonden 62
    2.7.3 Contusie en distorsie 63
    2.7.4 Fractuur en luxatie 64
    2.7.5 Oogletsel 66
2.8 Elektriciteitsletsels 67
2.9 Vergiftigingen 68
    2.9.1 Algemene benadering 68
    2.9.2 Vergiftiging via het spijsverteringskanaal 68
    2.9.3 Vergiftiging via de luchtweg of de longen 68
    2.9.4 Vergiftiging via de huid 68
    2.9.5 Achtergrondinformatie 69
2.10 Vervoer en overdracht 69
    2.10.1 Aanpak 69
2.11 Kleine eerste hulp 69
    2.11.1 Insectenbeten 69
    2.11.2 Kwallenbeten 70
    2.11.3 Overgevoeligheidsreactie op voedingsmiddelen 70
    2.11.4 Splinter 70
    2.11.5 Uitgeslagen tand 70
    2.11.6 Bloedneus 70
    2.11.7 Blaar 70
    2.11.8 Insect in oor 70
    2.11.9 Corpus alienum in oor of neus 70
    2.11.10 Tekenbeet 70
    2.11.11 Slangenbeet 70
    Nuttige links 71

3 Advanced life support 73
3.1 Inleiding 73
3.2 Aanpak 74
    3.2.1 Eerste voorbereiding 74
    3.2.2 Algemene indruk 74
    3.2.3 Overdracht 74
    3.2.4 Primary survey/assessment 74
    3.2.5 Secondary survey/assessment 76
3.3 Primary survey/assessment 76
    3.3.1 Luchtweg (airway) 76
    3.3.2 Ademhaling (breathing) 76

		3.3.3	Circulatie (circulation) *78*

- 3.3.3 Circulatie (circulation) *78*
- 3.3.4 Neurologische afwijkingen (disability) *80*
- 3.3.5 Environment *82*
- 3.3.6 Reassessment *82*

3.4 Secondary survey/assessment *82*
- 3.4.1 Algemeen *82*
- 3.4.2 Benauwdheid *83*
- 3.4.3 Pijn op de borst *83*
- 3.4.4 Gestoord bewustzijn *83*
- 3.4.5 Collaps *84*
- 3.4.6 Hoofdpijn *84*
- 3.4.7 Warme en rode of bleke, koude extremiteiten *84*
- 3.4.8 Pijn in de buik *84*
- 3.4.9 Pijnlijke gewrichten *85*
- 3.4.10 Rash *85*
- 3.4.11 Vesikels *86*
- 3.4.12 Koorts *86*

Literatuur *86*
Nuttige links *86*

4 De bedreigde klinische patiënt *87*
4.1 Inleiding *87*
4.2 Wat is een klinisch bedreigde patiënt? *87*
4.3 Bewustzijn *88*
- 4.3.1 Delier *89*

4.4 Ventilatie *89*
- 4.4.1 Ademhalingspatronen *89*
- 4.4.2 Arteriële zuurstofsaturatie *91*
- 4.4.3 Anamnese en lichamelijk onderzoek *91*

4.5 Circulatie *91*
- 4.5.1 Aanpassingsmechanismen *91*
- 4.5.2 Lactaat *93*
- 4.5.3 Perifere circulatie *93*

4.6 Early Warning Score (EWS) *94*
4.7 Samenvatting *95*
Literatuur *95*

Deel 3 Acute aandoeningen en verrichtingen

5 Bovenste-luchtwegproblemen *99*
5.1 Acute laryngitis *99*
5.2 Acute epiglottitis *99*
5.3 Peritonsillair abces *100*
5.4 Aangezichtsletsel *101*
5.5 Corpus alienum in de luchtweg *102*
5.6 Rapid sequence induction (RSI) *103*

6 Onderste-luchtwegproblemen   105
- 6.1 Spontane pneumothorax   105
- 6.2 Thoraxdrainage   106
- 6.3 Fladderthorax/longcontusie   108
- 6.4 Hematothorax   110
- 6.5 Exacerbatie COPD   112
- 6.6 Asthma bronchiale en status asthmaticus   113
- 6.7 Pneumonie   114
- 6.8 Longembolie   117

7 Cardiale problemen   121
- 7.1 Stabiele angina pectoris   121
- 7.2 Acuut coronair syndroom   122
- 7.3 Acuut hartfalen   123
- 7.4 Pericardiale aandoeningen en harttamponnade   125
- 7.5 Endocarditis   127
- 7.6 Myocarditis   128
- 7.7 Bradycardie   128
- 7.8 Tachyaritmieën met circulatie   130

8 Acute neurologische of neurochirurgische problemen   137
- 8.1 Licht traumatisch hoofd-hersenletsel (LTH)   137
- 8.2 Contusio cerebri   139
- 8.3 Epiduraal hematoom (EDH)   140
- 8.4 Acuut subduraal hematoom (ASDH)   141
- 8.5 Chronisch subduraal hematoom (CSDH)   142
- 8.6 Schedelfracturen   143
- 8.7 Diffuse axonal injury (DAI)   144
- 8.8 Traumatische dwarslaesie   145
- 8.9 Oncologische dwarslaesie   147
- 8.10 Cauda-equinasyndroom (CES)   148
- 8.11 TIA en herseninfarct   149
- 8.12 Intracerebrale bloeding (ICH)   151
- 8.13 Subarachnoïdale bloeding (SAB)   153
- 8.14 Sinustrombose   155
- 8.15 Basilaristrombose   157
- 8.16 Hydrocephalus en draindisfunctie   158
- 8.17 Bacteriële meningitis   159
- 8.18 Virale meningo-encefalitis   161
- 8.19 Hoofdpijn   162
- 8.20 Migraine   163
- 8.21 Clusterhoofdpijn   165
- 8.22 Spanningshoofdpijn   166
- 8.23 Epilepsie   167

9 Intern-geneeskundige problemen 171
- 9.1 Hypertensie op de SEH 171
- 9.2 Feochromocytoom 173
- 9.3 Acuut nierfalen 174
- 9.4 Ernstige hyperkaliëmie 176
- 9.5 Anafylactische reactie 178
- 9.6 Toxische-shocksyndroom 180
- 9.7 Metabole oorzaken van gedaald bewustzijn 181
- 9.8 Hypoglykemie 181
- 9.9 Diabetische ketoacidose (DKA) en hyperosmolair hyperglykemisch non-ketotisch syndroom (HHS) 182
- 9.10 Hyponatriëmie 183
- 9.11 Gele koorts 185
- 9.12 Malaria 185
- 9.13 Cholera 187
- 9.14 Maagklachten 187
- 9.15 Flebitis 188
- 9.16 Diepe veneuze trombose 189

10 Dermatologische problemen 193
- 10.1 Herpessimplexinfecties 193
- 10.2 Scabiës 194

11 Gynaecologische problemen 199
- 11.1 Vaginaal bloedverlies 199
- 11.2 Extra-uteriene graviditeit 200
- 11.3 Pre-eclampsie en eclampsie 202
- 11.4 HELLP-syndroom 203

12 Chirurgische problemen 205
- 12.1 Ileus 205
- 12.2 Intra-abdominale bloeding 207
- 12.3 Acuut perifeer arterieel vaatlijden 208
- 12.4 Buikwandhematoom 209
- 12.5 Brandwonden 210
- 12.6 Erysipelas en cellulitis 215
- 12.7 Pancreatitis acuta 217
- 12.8 Gasgangreen 218
- 12.9 Compartimentsyndroom 220
- 12.10 Acute buikpijn 220

13 Pijnbestrijding en procedurele sedatie 227
- 13.1 Pijnbestrijding op de spoedeisende hulp 227
- 13.2 Procedurele sedatie en analgesie 229

14 Klinische toxicologie 233
- 14.1 Intoxicaties en partydrugs 233
- 14.2 Alcoholintoxicatie 238
- 14.3 Koolmonoxide-intoxicatie 239

15 Acute psychiatrie 241
- 15.1 Psychose 241
- 15.2 Delier 243

Deel 4 Acute geneeskunde onder bijzondere omstandigheden

16 Bijzondere omstandigheden 247
- 16.1 Inleiding 247
- 16.2 Preparatie 247
- 16.3 Risico's 247
- 16.4 Achtergrondinformatie over rampen en de bestrijding ervan 248
  - 16.4.1 Definities: ramp en crisis 248
  - 16.4.2 Classificatie van rampen 248
  - 16.4.3 De algemene principes van de rampenbestrijding en opgeschaalde zorgverlening in Nederland 249
  - 16.4.4 De samenwerking in het kader van de rampen- en crisisbestrijding vanuit het perspectief van de GHOR 252
  - 16.4.5 Opzet en planning 253
  - 16.4.6 Slapende organisaties 254
- 16.5 Het ziekenhuis bij een ramp: ZiROP 256
  - 16.5.1 Algemene principes 256
  - 16.5.2 De landelijke leidraad ZiROP 256
- 16.6 Andere processen bij opgeschaalde zorg 262
  - 16.6.1 Psychosociale hulp: PSHOR 262
  - 16.6.2 Preventieve openbare gezondheidszorg: POG 262
- 16.7 Zelfredzaamheid in crisissituaties 266
  - 16.7.1 Mentale en fysieke weerbaarheid 266
  - 16.7.2 Survival medicine 267
  - 16.7.3 Wilderness medicine 268
- 16.8 Conclusie 269
- Literatuur 270

Deel 5 Casuïstiek: probleemgericht werken in de praktijk

17 Casuïstiek 273
- 17.1 Casus 1 273
- 17.2 Casus 2 275
- 17.3 Casus 3 277
- 17.4 Casus 4 278
- 17.5 Casus 5 281
- 17.6 Casus 6 282

17.7	Casus 7	*285*
17.8	Casus 8	*287*
17.9	Casus 9	*288*
17.10	Casus 10	*290*
17.11	Casus 11	*292*
17.12	Casus 12	*294*
17.13	Casus 13	*296*
17.14	Casus 14	*297*
17.15	Casus 15	*298*
17.16	Casus 16	*302*
17.17	Casus 17	*304*
17.18	Casus 18	*306*
	Literatuur	*307*

Afkortingen   309
Register   313

Deel 1 Algemeen

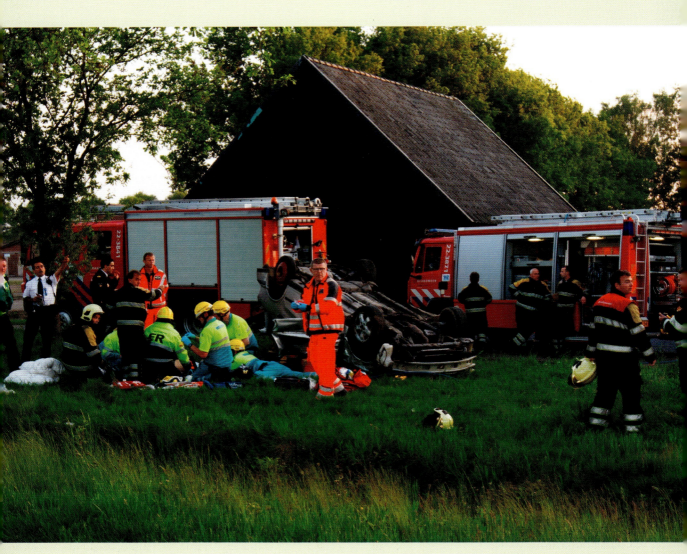

Verkeersslachtoffer, eerste opvang na berging uit het voertuig. Hulpverleners van alle disciplines zijn betrokken bij de zorg: politie (openbare orde/verkeer), brandweer (veiligheid), ambulance en MMT (medische zorg). Foto: © Acute Zorg Regio Oost

1 Inleiding

Arie van Vugt

Dit hoofdstuk gaat in op de opbouw van het boek en de organisatie van de spoedeisende hulpverlening en rampengeneeskunde in Nederland. De keten van zorg wordt toegelicht teneinde begrip te creëren voor elkaars mogelijkheden en beperkingen, en daarmee de schakels van de keten beter te laten samenwerken.

1.1 OPBOUW VAN HET BOEK

Na de algemene inleiding in dit hoofdstuk wordt in deel 2 de probleemgerichte benadering gepresenteerd. Hoofdstuk 2 behandelt de acute hulp op straat. Dit gebeurt op het niveau van EHBO conform de standaard van het Oranje Kruis en het Rode Kruis, hetgeen ook precies weergeeft wat de verpleegkundige en/of medisch student/arts kan doen op straat.

In hoofdstuk 3 komt de acute hulp op de Spoedeisende Hulp (SEH) aan bod. Hierin worden de faciliteiten en mogelijkheden van een modern geoutilleerde *emergency room* (ER) beschreven en de multidisciplinaire benadering door reanimatieteam en traumateam.

In hoofdstuk 4 wordt de acute hulp op zaal onder de loep genomen. Niet alleen voor de zieke patiënt in het algemeen, maar ook voor patiënten die in de postoperatieve fase complicaties krijgen, wordt een gestructureerde benadering uiteengezet om probleemoplossend te werken. Met name de vroege signalering van een potentiële bedreiging en directe behandeling om erger te voorkomen staat hierbij centraal.

Het derde deel van dit boek besteedt aandacht aan specifieke aandoeningen en vaardigheden. De diagnosen en praktische handelingen die in de hoofdstukken 2, 3 en 4 ter sprake zijn gekomen, worden in detail beschreven in de hoofdstukken 5-15, met een link naar StudieCloud.

Hierna gaat deel 4 nader in op de hulpverlening onder speciale omstandigheden en de organisatie van de rampengeneeskunde. In hoofdstuk 16 komen met name de processen van veiligheid, triage en logistiek aan bod, in het bijzonder op de plaats van het ongeval en op de SEH. In dit hoofdstuk wordt tevens een systematische benadering van een Ziekenhuis Rampen Opvang Plan (ZiROP) besproken.

Het vijfde en laatste deel is getiteld 'Probleemgericht werken in de praktijk'. In hoofdstuk 17 wordt op basis van casuïstiek een aantal gevallen gepresenteerd als oefenmateriaal om de kennis uit de voorgaande hoofdstukken toe te passen. Hierbij is het doel een zich voordoend probleem op te lossen conform de geschetste spelregels van de systematische aanpak. Bewust is gekozen voor een beperkt aantal presentaties, omdat juist hier de uitbreiding naar de online omgeving meer mogelijkheden biedt. Op basis van internetapplicaties zal continu een uitbreiding plaatsvinden van natuurgetrouwe scenario's in de acute fase, waarin interactief naar de optimale benadering en behandeling wordt toegewerkt.

1.2 ORGANISATIE VAN DE SPOEDEISENDE ZORG IN NEDERLAND

De keten van zorg begint met de eerste benadering van de patiënt en het in beweging zetten van de hulpverleningsketen. In hoofdstuk 2 komt die eerste benadering voldoende aan bod, zodat hier de beperking gekozen wordt om de organisatie en logistiek van de keten van acute zorg te specificeren.

Naast de telefonische consultering van de huisartsenpost (HAP) voor minder spoedeisende zaken is de directe toegang tot het alarmnummer 112 algemeen bekend. Op de HAP zal de telefonische intake leiden tot een triage. Daarbij kan een groot deel van de hulpvragen telefonisch worden afgehandeld. Daarnaast kan de intaker de hulpvrager adviseren om naar de HAP te komen, een thuisvisite inzetten of een directe koppeling leggen naar ambulancehulpverlening via de Meldkamer Ambulancezorg (MKA) of Spoedeisende Hulp (SEH). Op de MKA zal de centralist – met de nodige ondersteuning van moderne informatie- en communicatietechnologie – aan de hand van de zorgvraag die binnenkomt via 112 (leken) of de HAP de benodigde zorg op medisch terrein inschatten en per direct inzetten. De centralist beschikt over de volgende mogelijkheden: ambulancehulpverlening per motor, idem per ambulance of additionele inzet van een Mobiel Medisch Team (MMT) per helikopter. Er is inmiddels een uniforme landelijke triagestandaard uitgewerkt, het Nederlands Triage Systeem (NTS), die naast de telefonische triage ook de fysieke triage beschrijft zoals deze kan worden toegepast door de hulpverlener ter plaatse, de HAP of de SEH. Het NTS is echter nog niet universeel geïmplementeerd.

De beschrijving van de actuele situatie wordt kernachtig samengevat in de systematiek van MIST: *mechanism of injury/illness, injuries/illness observed, signs* (vitale parameters) en *therapy given*. Deze taal wordt naar verderop in de keten doorgetrokken, waarbij de hulpverlener ter plaatse de informatie doorgeeft aan de centralist en deze informatie ook het ontvangende ziekenhuis bereikt zodat daar de noodzakelijke zorg voorbereid kan worden. In sommige regio's is de communicatie tussen ambulance en ontvangend ziekenhuis digitaal, zodat de gegevens van het elektronisch ritformulier al zichtbaar zijn in het computersysteem van het ziekenhuis. Preparatie is zeer belangrijk om bij aankomst van de patiënt direct met de (multidisciplinaire) zorg aan te kunnen vangen en geen onnodige tijd te verliezen, immers, in de acuut geneeskundige benadering geldt: *time is life*. In de traumazorg kent men zelfs het begrip *the golden hour*.

De prehospitale zorg gedurende avond-, nacht- en weekenduren (ANW) is op huisartsenniveau voor meer dan 95% gecentraliseerd in HAP's. Tijdens kantooruren wordt de zorg vanuit de eigen praktijk verzorgd. Nederland telt inmiddels meer dan 125 HAP's, die vaak nabij de Spoedeisende Hulp (SEH) van een ziekenhuis zijn gevestigd. De overheid staat een nauwe samenwerking tussen deze partners voor, misschien zelfs te verwezenlijken als één gemeenschappelijk acuut zorgloket.

De ambulancehulpverlening is georganiseerd in 25 regionale ambulancevoorzieningen (RAV), met in totaal bijna 200 standplaatsen die 7 × 24 uur bezet zijn. Via de RAV kan in meer dan 90% van de gevallen zorg ter plaatse geboden worden binnen de wettelijke grens van 15 minuten; de responstijd is bij hoge uitzondering meer dan 25 minuten. De ambulance wordt bemand door speciaal opgeleide en getrainde chauffeurs en verpleegkundigen, die de principes van acute hulpverlening zowel op *basic* als *advanced* niveau beheersen en veel ervaring hebben. Slechts enkele handelingen zijn aan een medicus voorbehouden en mogen niet uitgevoerd worden op de ambulance. Het gaat dan onder andere om anesthesiologische en chirurgische handelingen zoals de patiënt onder narcose brengen, circothyreotomie, thoraxdrainage of een amputatie uitvoeren.

Naast de ambulancezorg is er op vier plaatsen extra hulp beschikbaar door een Medisch Mobiel Team (MMT) dat met een speciale ambuilance of een helikopter snel ter plaatse kan komen. Op het UMC Groningen, het VUmc te Amsterdam, het Erasmus MC te Rotterdam (vliegveld Zestienhoven) en het Radboudumc te Nijmegen (vliegbasis Volkel) is een hooggespecialiseerd team 7 × 24 uur paraat en direct inzetbaar. Een medisch specialist, geassisteerd door een hooggekwalificeerde verpleegkundige, kan die handelingen verrichten die in de advanced life support (ALS) noodzakelijk zijn en aan medici zijn voorbehouden. Met name anesthesiologische en chirurgische handelingen staan centraal bij traumaslachtoffers, maar meer en meer wordt deze expertise ook aangewend voor zieke volwassenen en kinderen in acute nood. Hoewel de belangrijkste taak van de helikopter het ter plaatse brengen van het MMT is, wordt de helikopter met name in landelijk gebied ook regelmatig gebruikt als luchtambulance om de patiënt snel naar een adequate faciliteit voor definitieve behandeling te vervoeren.

Met betrekking tot de organisatie van ziekenhuiszorg is er sprake van een differentiatie. In Nederland hebben 11 ziekenhuizen de taak van traumacentrum (TC) toegewezen gekregen. Dit zijn de acht universitaire ziekenhuizen plus een drietal grote perifere voorzieningen, te weten het St. Elisabeth Ziekenhuis te Tilburg; de Isala klinieken te Zwolle en het Medisch Spectrum Twente te Enschede. Op basis van de direct parate medische expertise kan van iedere faciliteit een profiel worden opgemaakt. In het hoogste profiel (*level 1*), waarin de 11 TC's vallen, beschikt men 7 × 24 uur over parate mogelijkheden om iedere patiënt in een direct levensbedreigende situatie adequate zorg te bieden. In een level-2-profiel, ook wel 'regionaal ziekenhuis' genoemd, beschikt men over 24-uursfaciliteiten om acute patiënten zonder directe zichtbare vitale bedreiging hulp te bieden. Tot slot is er de level-3-voorziening van het zogenoemde 'dichtstbijzijnde ziekenhuis'. Dit beschikt over beperkte mogelijkheden, die niet 24 uur per etmaal direct beschikbaar zijn. Ook hier kan routinematige zorg (ook acute zorg) echter uitstekend uitgevoerd worden, inclusief de zorg op eerstelijnsniveau in de HAP. Recent hebben het ministerie van Volksgezondheid Welzijn en Sport (VWS) en de Nederlandse Zorgautoriteit (NZa) de aanzet gegeven tot concentratie van de acute zorg. In de toekomst zal niet ieder regionaal ziekenhuis meer beschikken over 24-uursfaciliteiten op tweedelijns SEH-niveau.

Zoals reeds voor de traumazorg is gebeurd, is voor het brede gebied van de acute geneeskunde inmiddels een plan uitgewerkt waarin ieder ziekenhuis een eigen taakstelling heeft, afhankelijk van de beschikbare middelen en expertise. Profielen zijn gedefinieerd voor acuut coronair syndroom, cerebrovasculair accident, aneurysma van de abdominale aorta, vroeggeboorte en acute bewustzijnsstoornissen. Dit zal in de nabije toekomst ongetwijfeld leiden tot een meer gedifferentieerde inzet van SEH- en HAP-faciliteiten.

Tot slot mag niet onvermeld blijven dat er voor verpleegkundigen, artsen en specialisten in opleiding inmiddels een breed pakket aan postacademische scholingen beschikbaar is die de *advanced* hulpverlening verder uitdiepen naar de internationaal geaccepteerde standaard. Een voorbeeld daarvan is het gebundelde initiatief van de Advanced Life Support Group (ALSG®).

1.3 ORGANISATIE VAN DE RAMPENGENEESKUNDE IN NEDERLAND

Naast de spoedeisende medische hulpverlening geschetst in de voorgaande paragraaf is er in de afgelopen tien jaar steeds meer aandacht besteed aan de aanpak van een ramp. Met name de gebeurtenissen in Enschede en Volendam hebben het nodige losgemaakt op dit vlak.

De organisatie van de prehospitale zorg in RAV-verband is doorgetrokken naar de geneeskundige hulpverlening bij grootschalige ongevallen en rampen (GHOR). In de 25 RAV-regio's wordt zorg gedragen voor een adequate opschaling van de zorgverlening onder extreme omstandigheden. Alle ketenpartners in de acute zorg zijn hierbij betrokken, inclusief de intramurale zorg. Ook de niet-medische hulpverlening speelt een belangrijke rol, zoals dat ook in de normale spoedeisende hulp het geval is. Brandweer en politie zijn gewaardeerde partners, evenals het openbaar bestuur. Op dit vlak staat met name het traject van Opleiding Trainen en Oefenen (OTO) centraal, en hebben overheid en professionals projecten ontplooid. In hoofdstuk 16 zal hierop in detail ingegaan worden.

1.4 CREW RESOURCE MANAGEMENT[1]

Het werk in de acute zorg is zowel op straat als in het ziekenhuis vaak multidisciplinair. Regelmatig moet onder tijdsdruk de juiste beslissing genomen worden. Iedere professional in de zorg draagt als teamlid met zijn expertise bij aan een optimale hulpverlening. Goede samenwerking en afstemming binnen het team zijn belangrijk om elkaars vaardigheden en inzichten te kunnen aanvullen en de meest effectieve zorg te bieden. Helaas is dit, ook voor hooggemotiveerde zorgprofessionals, allerminst vanzelfsprekend.

Onderzoek naar de veiligheid in de zorg heeft aangetoond dat er de afgelopen jaren bijna duizend vermijdbare sterfgevallen in de zorg zijn geweest.[1] Eén op de 11 patiënten krijgt tijdens de opname te maken met zogeheten *adverse events*, waarvan een groot deel (40%) te voorkomen is. Een groot deel van alle incidenten is het gevolg van menselijke fouten.

De zorg voor de (acute) patiënt kan dus zeker beter. Technisch vakmanschap is natuurlijk essentieel, maar tevens dient er een structurele en veilige omgeving gecreëerd te worden, waarin de zorgprofessional frequent feedback kan geven en waarin waargenomen problemen vanaf de werkvloer in een verbetertraject resulteren. Sinds enige jaren heeft het Crew Resource Management (CRM) zijn intrede gedaan in de zorg. CRM is een set niet-technische teamvaardigheden, eind jaren zeventig ontwikkeld in de luchtvaart om incidenten aan te pakken die het gevolg waren van niet-optimale samenwerking in de cockpit. Mede door deze aanpak is vliegen vandaag de dag verreweg de veiligste manier om te reizen.

Er zijn veel parallellen tussen de werkwijze van de (militaire) luchtvaart en de (acute) zorg. Kritische beslissingen moeten regelmatig in korte tijd worden genomen, waarbij samenwerking onder eenhoofdige leiding en communicatie essentieel zijn. Het systeem van teamfunctioneren in de cockpit kan derhalve als basis dienen voor teampresteren in de zorg.

David Gaba en Marck Haerkens hebben aspecten uit luchtvaart-CRM vertaald naar de medische wereld, die goed bruikbaar blijken in de kritische en acute zorgprocessen.[2,3]

De kern van CRM is dat teamleden leren kritiek op elkaar te leveren en die ook te accepteren, leren kritisch te kijken naar het eigen functioneren in teamverband én leren omgaan met leiding. Deze niet-technische vaardigheden zijn bedoeld om de kans op

---

[1] Geschreven door Edward Tan en Marck Haerkens.

incidenten zo klein mogelijk te maken (menselijke fouten blijven onvermijdelijk) door fouten tijdig te onderkennen en de gevolgen van gemaakte fouten te beperken. De CRM-systematiek omvat afspraken en procedures om de communicatie en samenwerking binnen het team te verbeteren om zo kritische processen veiliger te maken. Aspecten die binnen een CRM-training aan bod komen, zijn:

- situational awareness;
- human error;
- communicatie;
- stress;
- groepsprocessen;
- leiderschap;
- besluitvorming;
- risicomanagement.

Een van de hieruit voortvloeiende instrumenten is de checklist die, mits goed ontworpen en gebruikt, een houvast vormt bij kritieke procedures. Implementatie van checklists bij chirurgische opnames en operaties heeft geleid tot bijna een halvering van het aantal sterfgevallen en een reductie van het aantal complicaties met meer dan 30%.[4]

Op een afdeling Intensive Care heeft CRM-training in één jaar tijd geresulteerd in een reductie van het aantal ernstige complicaties met 15% en van het aantal reanimaties met 60%. De overleving na reanimatie nam toe van 20 naar 60%.[5] Zelfs de ziekenhuissterfte nam met 10% af!

Het toepassen van CRM in de (acute) zorg leidt dus tot een aanzienlijke daling van het aantal complicaties en fouten. Eenieder die werkzaam is in de keten van de acute hulpverlening zou een CRM-training moeten volgen. Sterker, CRM-training zou niet alleen verplicht moeten zijn in de acute zorg, maar ook al in een vroeg stadium moeten worden geïmplementeerd in de opleiding van artsen en verpleegkundigen en in diverse andere medische opleidingen. Voor een dergelijke opleiding is een nationale, herkenbare trainingsstandaard essentieel die aansluit bij Advanced Life Support Group (ALSG®) en vergelijkbare instellingen, zodat de kwaliteit van opleiding en praktijk toetsbaar is.

LITERATUUR

1 Langelaan M, De Bruijne MC, Baines RJ, Broekens MA, Hammink K, Schilp J, et al. Monitor zorggerelateerde schade 2011/2012: Dossieronderzoek in Nederlandse ziekenhuizen. Utrecht/Amsterdam: Nivel/EMGO+ Instituut, 2013.
2 Rall M, Gaba D. Human performance and patient safety. In: Miller R, editor. Miller's anesthesia 7th ed. London: Elsevier Churchill Livingstone, 2005. p. 3021-72.
3 Haerkens MHTM, Jenkins DH, Van der Hoeven JG. Crew resource management in the ICU: The need for culture change. Ann Intensive Care 2012; 2(1):39.
4 De Vries EN, Prins HA, Crolla RM, Den Outer AJ, Van Andel G, Van Helden SH, et al.; SURPASS Collaborative Group. Effect of a comprehensive surgical safety system on patient outcomes. N Engl J Med 2010;363(20):1928-37.
5 Wings of Care. CRM training intensive care [unpublished data]. Nijmegen: Radboudumc, 2014.

Deel 2 Probleemgerichte benadering

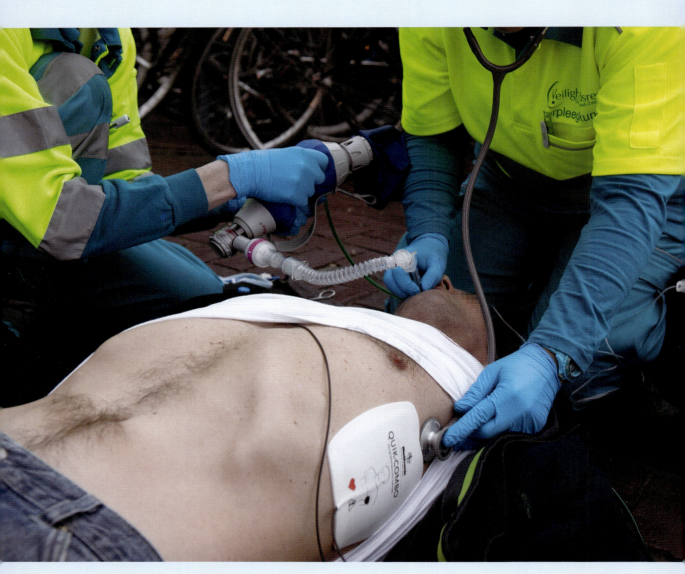
Reanimatie. Foto: © ZorginBeeld.nl, Frank Muller.

2 Basic life support op straat

Walter Henny, Edward Tan

2.1 INLEIDING

Op ieder mens rust de plicht naar vermogen hulp te verlenen aan medemensen die in nood verkeren. Deze nood kan het gevolg zijn van een plotselinge stoornis in de gezondheidstoestand als gevolg van een ongeval, ziekte, dreigende verdrinking of van blootstelling aan schadelijke invloeden.

In dit boek wordt steeds gesproken van 'slachtoffer'. Daarmee wordt bedoeld iemand die een acuut optredende, al of niet levensbedreigende stoornis in zijn lichamelijke en/of geestelijke gezondheidstoestand heeft en naar zijn oordeel of dat van zijn omgeving hulp nodig heeft, dat wil zeggen: een hulpvraag heeft.

De verantwoordelijkheid voor de behandeling van stoornissen in de gezondheid berust bij de beroepsbeoefenaren in de gezondheidszorg. Het vergt echter meestal enige tijd om het slachtoffer te bereiken of naar hen toe te brengen. In die tijd kan diens gezondheidstoestand echter verslechteren. Daarom is het van groot belang dat ter plaatse reeds eerste hulp wordt verleend. Ook individuele beroepsbeoefenaren kunnen hierbij betrokken zijn.

Eerste hulp is de noodzakelijke hulp die – al of niet in afwachting van de georganiseerde professionele hulp – naar het oordeel van de eerstehulpverlener aan een slachtoffer moet worden verleend op een wijze die aansluit bij de keten van de professionele hulpverlening.

In 'eerstehulpomstandigheden' zijn de diagnostische en therapeutische mogelijkheden beperkt en zul je moeten improviseren en je moeten aanpassen aan de omstandigheden. De individuele beroepsbeoefenaar die eerste hulp verleent, moet zich hiervan bewust zijn en de omstandigheden volgen. Welke handelingen de eerste hulp omvat, kan afhankelijk zijn van de leeftijd van het slachtoffer. Wat hieronder beschreven staat geldt voor volwassenen. In paragraaf 2.4.4 vindt u een overzicht van de verschillen tussen het beademen en reanimeren bij volwassenen en het beademen en reanimeren bij jonge kinderen (0-1 jaar) en kinderen (1-12 jaar). Kinderen van 12-18 jaar kunnen als 'kleine' volwassene worden ingeschat. Grofweg iedereen die min of meer de lichaamsgrootte en lichaamsbouw van een volwassene heeft, wordt als volwassene beschouwd.

De in dit hoofdstuk genoemde afwijkingen en aandoeningen worden in deel 3 nader uitgewerkt.

2.2 ALGEMENE BENADERING

2.2.1 Aanpak

Vaste volgorde
De benadering van elk slachtoffer verloopt in een vaste volgorde, die kan worden weergegeven met het acroniem DS/R<c>ABCDE (tabel 2.1).

Tabel 2.1 DS/R<c>ABCDE

D	danger
S/R	shout/response
<c>	catastrophic bleeding
A	airway
B	breathing
C	circulation
D	disabiliity
E	environment/exposure

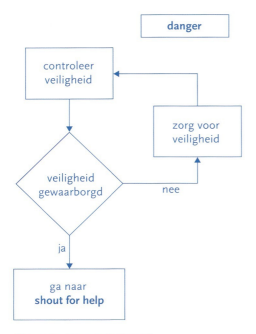

Figuur 2.1   Gevaar: beslisregel

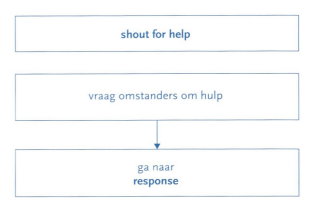

Figuur 2.2   Hulp zoeken: beslisregel

Denk aan uw eigen veiligheid! Neem dus eerst veiligheidsmaatregelen voor uzelf, voor omstanders en voor het slachtoffer of de slachtoffers. Voorbeelden van zelfbescherming zijn handschoenen en een veiligheidsbril of helm, indien aanwezig. Analyseer de situatie en kijk of het veilig genoeg is om bij het slachtoffer te komen, of het verkeer moet worden omgeleid, of een automotor moet worden uitgezet enzovoort. Dikwijls is hierbij de brandweer leidend; hun aanwijzingen moeten worden opgevolgd.

Let bij de eventuele behandeling van het slachtoffer wederom op uw eigen veiligheid, bijvoorbeeld bij het verwijderen van kleding die met bijtende stoffen is doordrenkt. Gebruik een *pocket mask* bij reanimatie.

Shout: zorg voor hulp

Vraag, zodra u met een slachtoffer wordt geconfronteerd, de omstanders *niet* weg te lopen. Zij kunnen u op vele manieren behulpzaam zijn, onder meer door op uw aanwijzing 112 te bellen.

Het is zaak dat u tijdig waarschuwt; soms is het bij de eerste aanblik al duidelijk dat hulp nodig is, soms wordt dat pas duidelijk bij de beoordeling van het slachtoffer.

Blijf bij voorkeur zelf bij het slachtoffer en laat iemand anders waarschuwen Als u alleen bent gebruikt u bij voorkeur uw mobiele telefoon. Als het niet anders kan moet u een slachtoffer alleen laten om hulp te gaan halen. Voorbeelden daarvan vindt u in paragraaf 2.3.

Als u hulp inroept via het centrale alarmnummer 112 krijgt u eerst contact met de centrale meldkamer, die u op uw verzoek doorverbindt met de ambulancemeldkamer van de regio van waaruit u belt.

Bij een melding moet worden doorgegeven:
- naam en achtergrond van de melder;
- met welke meldkamer contact wordt gezocht;
- plaats waarheen de hulp moet komen;
- wat er gebeurd is;
- aantal slachtoffers;
- wat het slachtoffer of de slachtoffers mankeert (mankeren) en wat er aan gedaan wordt;
- de (geschatte) leeftijd als het slachtoffer een kind is.

De melder moet daarna terugkomen (als u de melding niet zelf heeft gedaan).

Nota bene De professionele hulpverleners zijn bij de overdracht recentelijk overgegaan op het acroniem SBARR (zie paragraaf 3.2.3). SBARR (*situation, background, assessment, recommendation/response*) is de

Tabel 2.2   MIST

M	mechanism of injury/illness
I	injuries/illnesses found
S	symptoms and signs
T	treatment given

opvolger van het acroniem MIST (tabel 2.2), dat bij incidentele overdrachten nog steeds goed bruikbaar is.

> **MIST: voorbeeld**
> - 'U spreekt met Jansen, arts in opleiding, ik ben op het Leidseplein'
> - 'Jonge man op de fiets, aangereden door de tram' (M)
> - 'Hij heeft gebroken ribben en een open breuk van het rechter onderbeen' (I)
> - 'Ademweg vrij, ademfreqentie 22/min., pols 100, geen uitwendig bloedverlies, alert, kan armen en benen bewegen' (S)
> - 'Halswervelkolom handmatig geïmmobiliseerd, wond verbonden, been gespalkt' (T)

Response: ga na wat er is gebeurd en wat iemand mankeert

Probeer er achter te komen wat er is gebeurd door dit aan het slachtoffer of de omstanders te vragen. Ook kunt u conclusies trekken uit wat u op de plaats van het ongeval kunt zien (de 'stille getuigen'). Het goed uitvragen van het ongevalsmechanisme geeft al een globaal beeld van mogelijk te verwachten letsels.

Wat iemand mankeert, wordt duidelijk uit wat er gebeurd is en uit de beoordeling van het slachtoffer. Houd hierbij de vaste volgorde aan die in figuur 2.4 is samengevat:
1. beoordeel de respons op aanspreken; de bewustzijnsgraad (R);
2. beoordeel het slachtoffer op eventuele catastrofale uitwendige bloedingen (<c>);
3. beoordeel de overige vitale functies: luchtweg en ademhaling, circulatie, neurologische afwijkingen, en stel deze waar mogelijk veilig (ABCDE);
4. beoordeel en verzorg overige afwijkingen.

Stoornissen in de vitale functies, zoals ernstig bloedverlies resulterend in shock, kunnen snel tot de dood leiden. Plaatselijke letsels zijn maar zelden dodelijk.

Hoe het beoordelen en behandelen van eventuele stoornissen in zijn werk gaat staat beschreven in de paragrafen 3 t/m 7.

Sommige mensen dragen een armband of medaillon met medische informatie. Het is niet wenselijk hier naar op zoek te gaan alvorens de eerste hulp is verleend.

Ondersteuning

Stel het slachtoffer gerust en zorg voor beschutting

Slachtoffers zijn vaak geschrokken, angstig en soms geprikkeld of agressief. Ze hebben iemand nodig die hen opvangt en geruststelt. Dit kan als volgt gedaan worden.
- Zorg dat het slachtoffer u kan zien, ga op uw knieën naast een liggend slachtoffer zitten.
- Blijf in zijn directe nabijheid.
- Stel uzelf voor en noem uw achtergrond.
- Wees rustig en zorgzaam, maar zorg dat u kordaat overkomt.
- Luister naar het slachtoffer, vertel wat u gaat doen of wat er gaat gebeuren, praat met hem en blijf altijd vriendelijk.
- Doe geen uitspraken over letsels en over vooruitzichten, beloof niets wat u niet waar kunt maken.
- Houd het slachtoffer zo nodig vast. Hierbij zijn culturele aspecten belangrijk, maar ook in 'strikte' culturen geldt: nood breekt wet.
- Ga altijd na of het slachtoffer voldoende beschut is tegen weersinvloeden. Het gevaar voor onderkoeling ligt altijd op de loer. Dek het slachtoffer dan af (vergeet daarbij het hoofd niet!) en bescherm hem tegen de wind. Leg, als de situatie het toelaat, ook iets onder het slachtoffer, maar zorg ervoor dat hij zo min mogelijk wordt bewogen. Felle zonneschijn en extreme warmte leveren ook gevaar op.
- Weersomstandigheden en duisternis kunnen de beoordeling van en de hulp aan het slachtoffer bemoeilijken.
- In principe geeft u ter plaatse beschutting.

Help een slachtoffer op de plaats waar hij ligt of zit

Verplaats een slachtoffer in principe niet; door verplaatsen kan zijn toestand verslechteren.

Soms is het noodzakelijk het slachtoffer te verplaatsen om hem uit een gevaarlijke situatie te halen of omdat hulpverlening (bijvoorbeeld reanimatie) anders niet mogelijk is. Doe dit bij voorkeur met de noodvervoersgreep van Rautek (zie verder). Als dit niet mogelijk is, mag het slachtoffer op iedere manier worden weggesleept; bijvoorbeeld door hem aan de benen weg te trekken. Hiervoor zijn overigens talloze technieken beschikbaar, die wij hier niet verder bespreken.

Soms wil het slachtoffer opstaan. Leg hem dan uit waarom het beter is dat hij blijft liggen. Er mag echter geen worsteling ontstaan.

Emotionele reacties

Het zien van een ongeval kan bij iedereen psychische en/of lichamelijke reacties teweegbrengen. Deze reacties kunnen uiteenlopen van een normale respons (schrikken, zweten, gespannen zijn, inactiviteit) tot overactiviteit (hinderlijk in de weg lopen, onrust stoken, schelden en tieren) en paniek.

U hebt dan een bijzonder moeilijke taak. U moet rekening houden met uw eigen reacties, bijvoorbeeld de neiging tot weglopen of niet tot actie kunnen komen, en tegelijkertijd ervoor zorgen dat de reacties van de omstanders niet storen bij de hulpverlening. Hiervoor zijn geen eenduidige richtlijnen te geven. Een rustige houding blijkt bij te dragen aan een juiste opvang van dit soort situaties.

Soms blijkt, dagen of weken na het ongeval, dat u de herinnering aan het gebeurde niet kunt verwerken. Het is dan goed daar met anderen over te praten, bijvoorbeeld met de mensen van de ambulancedienst, of zo nodig professionele hulp te zoeken.

Kans op infectie

Hulpverleners lopen infectierisico bij beademing en bij contact met bloedende wonden. Aids en hepatitis B en C kunnen worden overgebracht door seksueel contact en bij contact met het bloed van een zieke. Deze infecties worden *niet* overgebracht door huidcontact, tranen en zweet, ademlucht, hoesten of niezen, zoenen of insectensteken.

Bij beademing van een aids- of hepatitispatiënt zonder bloed in de mond bestaat geen risico op besmetting. Bij beademing van een aids- of hepatitispatiënt met veel bloed in de mond zou er theoretisch enige besmettingskans kunnen zijn als de hulpverlener wondjes in de mond heeft. Bloedende huidwonden van een aids- of hepatitispatiënt zouden besmetting kunnen veroorzaken als de hulpverlener wondjes aan de handen heeft en het bloed van de patiënt daarmee in aanraking komt.

Al wordt de kans op besmetting zeer gering geacht, toch moet hulpverleners zeer dringend geadviseerd worden hulpmiddelen (beademingsmasker, handschoenen) te gebruiken. Men moet ook bedenken dat de prevalentie van aids, hepatitis en andere besmettelijke ziekten in vele landen vele malen hoger is dan in Nederland, en dat de prevalentie in Nederland door immigratie toeneemt.

De 'gewone' hygiënische maatregelen (handen wassen enzovoort) moeten altijd worden toegepast.

2.2.2 Handelingen

Rautekgreep

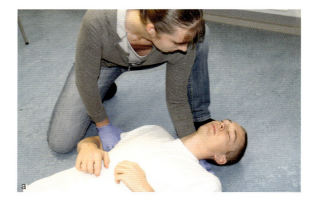

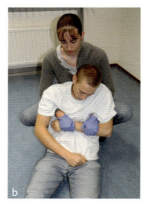
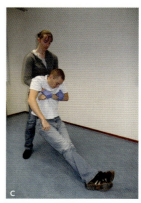

Figuur 2.3 Noodvervoersgreep van Rautek

- Kniel aan de rechterzijde van het slachtoffer, ter hoogte van diens schouder.
- Plaats uw linker voet achter het hoofd van het slachtoffer.
- Ga met uw linker hand onder de nek door en breng uw vingers in de linker oksel van het slachtoffer.
- Leg uw rechter hand vanaf de rugzijde in de rechter oksel van het slachtoffer.
- Breng het slachtoffer in een vloeiende beweging in zittende houding en uw lichaam achter hem.
- Schuif uw armen onder de oksels van het slachtoffer door.
- Breng één onderarm van het slachtoffer horizontaal voor de borst.
- Leg uw handen met aaneengesloten vingers en duimen over deze onderarm van het slachtoffer.

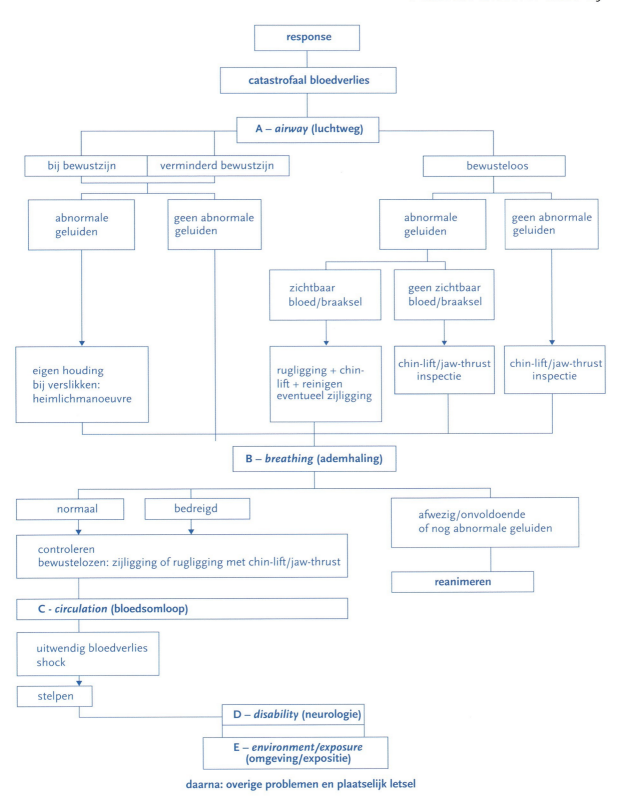

Figuur 2.4 Algemene benadering: beslisregel

- Ga in hurkhouding, met uw voeten achter het slachtoffer en uw knieën aan weerszijden van het slachtoffer, zo dicht mogelijk tegen hem aan zitten.
- Til hem op door uw benen te strekken (pas op uw rug!).
- Versleep hem uit de gevarenzone.
- Leg het slachtoffer weer voorzichtig neer en verleen de noodzakelijke eerste hulp.
- Als u aan de rechterzijde van het slachtoffer knielt, voert u de handelingen in spiegelbeeld uit.

2.3 STOORNISSEN IN DE VITALE FUNCTIES

2.3.1 Respons (reactie op prikkels)

Aanpak

Stel het niveau van het bewustzijn vast door:
- het slachtoffer aan te spreken;
- voorzichtig aan de schouder van het slachtoffer te schudden als hij niet reageert op aanspreken, en eventueel een pijnprikkel toe te dienen (knijpen in de m. trapezius).

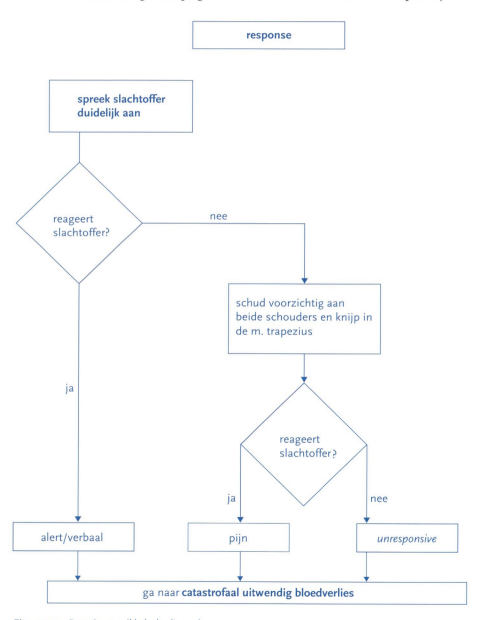

Figuur 2.5   Reactie op prikkels: beslisregel

De indeling volgt de AVPU-methodiek:
- alert (A);
- verbal (V);
- painful (P);
- unresponsive (U).

Alert: het slachtoffer reageert spontaan en samenhangend, of is enigszins verward
- Conclusie: hij is bij bewustzijn.
- Actie: beoordeel de luchtweg (zie paragraaf 2.3.3), na het verzorgen van eventuele catastrofale bloedingen.

Verbal: het slachtoffer reageert niet spontaan, maar wel op aanspreken; is daarbij verward en/of maakt een suffe of agressieve indruk
- Conclusie: hij heeft een verminderd bewustzijn.
- Actie: beoordeel, na het verzorgen van eventuele catastrofale bloedingen, de luchtweg (zie paragraaf 2.3.3).

Pain: het slachtoffer praat niet en heeft meestal de ogen gesloten, maar reageert door te bewegen en/of geluiden te maken wanneer een pijnprikkel wordt toegediend
- Conclusie: hij is bewusteloos.
- Actie:
  - roep om hulp (in de hoop dat iemand dat hoort die dan 112 kan bellen);
  - indien de luchtweg en ademhaling anders niet kunnen worden beoordeeld (*en alleen dan!*): draai, na het verzorgen van eventuele catastrofale bloedingen, het slachtoffer op de rug;
  - beoordeel de luchtweg (zie paragraaf 2.3.3).

Unresponsive: het slachtoffer reageert in het geheel niet
- Conclusie: hij is diep bewusteloos.
- Actie:
  - roep om hulp (in de hoop dat iemand dat hoort die dan 112 kan bellen);
  - indien de luchtweg en ademhaling anders niet kunnen worden beoordeeld (*en alleen dan!*): draai, na het verzorgen van eventuele catastrofale bloedingen, het slachtoffer op de rug;
  - beoordeel de luchtweg (zie paragraaf 2.3.3).

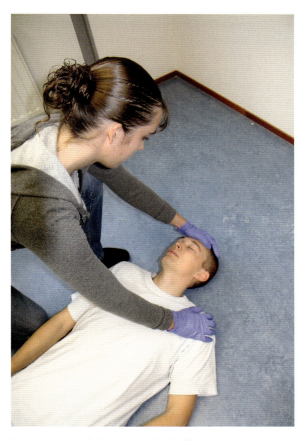

Figuur 2.6 Benadering van het slachtoffer
Aanspreken, aan de schouder schudden met fixatie van het hoofd, eventueel pijnprikkel toedienen.

Handelingen

Aanspreken
- Benader het slachtoffer aan de zijde van zijn gezicht.
- Spreek het slachtoffer luid en duidelijk aan en geef gerichte opdrachten: hij reageert anders misschien niet omdat hij niet beseft dat u het tegen hem heeft.
- Vraag het slachtoffer of hij zijn ogen wil openen wanneer hij de ogen dicht heeft.
- Pak eventueel de hand of schouder van het slachtoffer vast, aanraking kan zijn aandacht focussen op u als hulpverlener.

Schudden aan de schouder
- Doe dit alleen als het slachtoffer de ogen niet opent of geen antwoord geeft op aanspreken.

- Zorg er met name bij ongevalsslachtoffers voor dat het hoofd niet beweegt; houd de andere hand op het voorhoofd.

Pijnprikkel toedienen
- Knijp in de m. trapezius.

Op de rug draaien van een bewusteloos slachtoffer dat op zijn buik ligt
- Blijf geknield naast het slachtoffer, aan de zijde van zijn gezicht, nadat u de bewusteloosheid hebt vastgesteld.
- Leg de arm van het slachtoffer die het dichtst bij u is langs zijn lichaam. Zorg ervoor dat de hand van die arm plat op de grond ligt, met de handpalm naar boven.
- Loop om het slachtoffer heen.
- Leg het been van het slachtoffer dat het verst van u verwijderd is over zijn andere been.
- Kniel aan de zijde van zijn achterhoofd.
- Breng de arm van het slachtoffer die het dichtst bij u is voorzichtig langs zijn hoofd omhoog. Zorg ervoor dat de arm recht langs het hoofd ligt en de hand van die arm plat op de grond ligt, met de handrug naar boven.
- Pak het slachtoffer met één hand bij de schouder en met de andere hand bij de heup. Pak daarbij tevens de arm die langs die heup ligt.
- Draai het slachtoffer naar u toe tot hij op zijn zijde ligt.
- Laat dan de schouder los en steun met die hand het hoofd van het slachtoffer.
- Draai het slachtoffer door, tot hij op zijn rug ligt.

Nota bene Een slachtoffer is soms verder goed te beoordelen ook wanneer hij niet op de rug ligt. Er is dan geen noodzaak hem op de rug te draaien.

2.3.2 Catastrofaal uitwendig bloedverlies

Aanpak
Zeer ernstig uitwendig bloedverlies is direct zichtbaar en wordt gelijktijdig met het beoordelen van de respons gestelpt, door uitoefenen van druk ter plaatse of het toepassen van arteriële drukpunten, en in extreme

Figuur 2.7 Het draaien van het slachtoffer naar rugligging

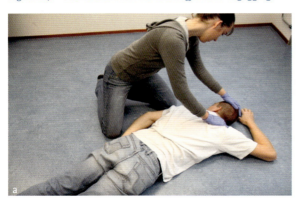
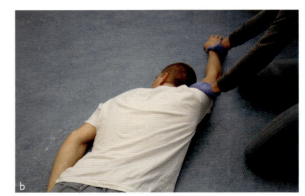
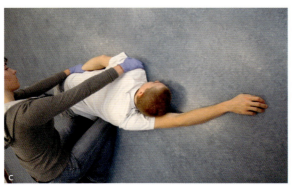
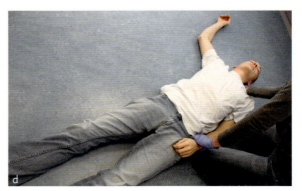

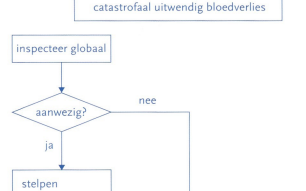

Figuur 2.8 Uitwendig bloedverlies: beslisregel

gevallen door het aanleggen van een tourniquet. Direct daarna wordt de beoordeling van het slachtoffer voor wat betreft de ademweg voortgezet.

Minder ernstig uitwendig bloedverlies komt bij de C van ABCD aan de orde (zie paragraaf 2.3.6).

Handelingen

Uitoefenen van druk op de plaats van de bloeding
- Gebruik hiervoor (zo mogelijk) een opengevouwen snelverband en leg dit op de wond.
- Druk dan met uw hand op de plaats van de wond.

Figuur 2.9 Lokale druk op de wond

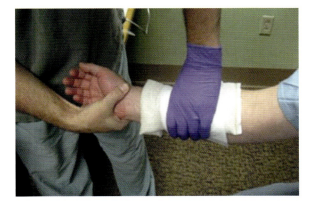

- Gebruik elk ander hulpmiddel als u geen verbandmateriaal heeft (handdoek, theedoek, kleding of zelfs de blote hand).
- Verwijder géén vreemde voorwerpen die uit de wond steken (bijvoorbeeld een stuk glas of een mes). Oefen in dat geval zo goed mogelijk druk uit aan weerszijden van het voorwerp.

Toepassen van drukpunten
Een drukpunt voor het dichtdrukken van een arterie moet aan de volgende eisen voldoen:
- het moet gelegen zijn tussen de wond en het hart;
- het moet op een harde onderlaag (bot) liggen;
- het moet zich op een plaats bevinden waar het bloedvat bereikbaar is voor het dichtdrukken.

Behalve bij de a. subclavia voelt u ter plaatse van een drukpunt de arterie kloppen. U drukt het bloedvat met minimale kracht dicht tegen het bot, net genoeg om te zien dat de bloeding ophoudt. Meer kracht is pijnlijk voor het slachtoffer.

Hals
- Leg een geopend snelverband op de wond.
- Druk bij een bloeding aan de linkerzijde de rechter duim krachtig op de wond, waarbij de overige vingers in de nek liggen.
- Buig met de vrije hand het hoofd in de richting van de gewonde zijde.
- Bij een bloeding aan de rechterzijde worden de handelingen tegengesteld gedaan.

Oksel/bovenarm
- Laat het slachtoffer liggen.
- Kniel naast het slachtoffer aan de kant van de bloeding.
- Bij een bloeding links wordt de rechter hand op de linker schouder van het slachtoffer gelegd en wordt de rechter duim achter het sleutelbeen geplaatst, aan de buitenkant van de m.sternocleidomastoideus.
- Buig met de linker hand het hoofd van het slachtoffer naar links, waardoor de spieren in het gebied van het drukpunt ontspannen.
- Druk nu met de rechter duim in de richting van de voeten tegen de bovenste rib. De a. subclavia wordt daardoor dichtgedrukt.
- Bij een bloeding rechts worden de handelingen tegengesteld uitgevoerd.

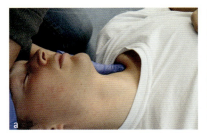 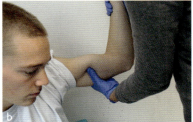 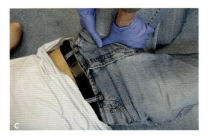

Figuur 2.10 Drukpunten in hals, bovenarm en lies (a. subclavia, a. brachialis, a. femoralis)

Onderarm/hand
- Laat het slachtoffer bij voorkeur liggen.
- Kniel naast het slachtoffer aan de kant van de bloeding.
- Til zijn arm op en houd deze bij de hand vast.
- Plaats bij een bloeding links de linker duim aan de binnenkant van de bovenarm precies onder de biceps, dwars op de humerus; u voelt de arterie daar kloppen.
- Omvat met de overige vingers van de linker hand de arm in de ondergreep.
- Houd met de rechter hand de hand van het slachtoffer omhoog.
- Druk met de duim van de linker hand de a. brachialis tegen de humerus dicht.
- Bij een bloeding rechts worden alle handelingen tegengesteld verricht.

Been
- Laat het slachtoffer liggen.
- Kniel naast het slachtoffer, aan de kant van de bloeding, met het gezicht naar dat van het slachtoffer gericht.
- Til, bij een bloeding aan het linker been, dat been in de knieholte even iets op om de plaats van de liesplooi te vinden.
- Plaats de rechter duim dwars iets boven de liesplooi; u voelt de arterie daar kloppen.
- Plaats de linker duim op de rechter duim.
- Houd de overige vingers van beide handen gestrekt aan weerszijden van het gewonde been.
- Druk de a. femoralis dicht tegen het os pubis.

Bij een bloeding aan het rechter been worden de handelingen tegengesteld gedaan.

Aanleggen van een tourniquet
De indicatie is een arteriële bloeding uit een extremiteit waarbij lokale druk of het toepassen van drukpunten onvoldoende helpen.

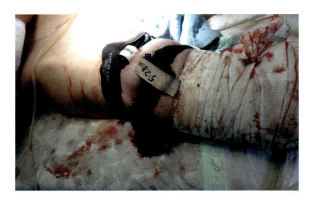

Figuur 2.11 Aanleggen van een tourniquet
Combat-applied tourniquet (CAT) om het bovenbeen met daarop geschreven het tijdstip van aanleggen in combinatie met een drukverband om de knie bij een traumatische onderbeenamputatie met ernstig bloedverlies

In principe gaat het om een niet-rekbaar circulair verband dat zo strak wordt aangetrokken dat de druk ter plaatse boven de arteriële bloeddruk uitgaat. Er bestaan kant-en-klare tourniquets, zoals de in figuur 2.11 toegepaste *combat-applied tourniquet* (CAT), maar improvisatie (een reep stof of een riem of iets anders dat plat en flexibel is, ten minste 5 cm breed en lang genoeg om tweemaal om de extremiteit geslagen te kunnen worden) is ook mogelijk.

Noteer het tijdstip van aanleggen van de tourniquet, en geef dat door.

Ter voorkoming van weefselschade is het zaak de tourniquet zodra mogelijk door een alternatief te vervangen.

2.3.3 Luchtweg/airway

Aanpak
Bij slachtoffers van hoogenergetisch trauma (verkeersongevallen, val van hoger dan anderhalf à twee keer de eigen lichaamslengte) en bij slachtoffers die klagen over pijn in de nek dient u in verband met

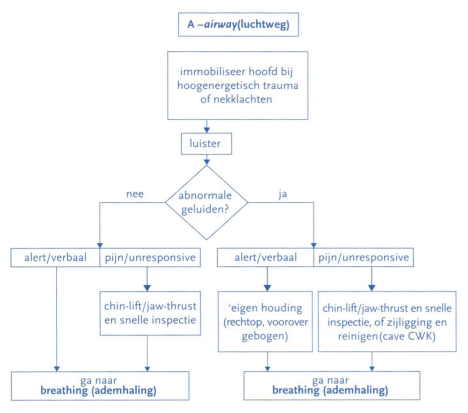

Figuur 2.12 Luchtweg: beslisregel
CWK = cervicale wervelkolom.

mogelijk wervelletsel de nek te immobiliseren (met de handgreep van Zäch of met de techniek getoond in figuur 2.13), zodra dat mogelijk is. Een hulpverlener die alleen is, zal moeten improviseren (bijvoorbeeld met twee tassen) tot de beoordeling is afgerond.

Beoordeel de luchtweg door te luisteren en te kijken. Er zijn twee mogelijkheden.

Figuur 2.13 Fixatie van het hoofd met twee handen

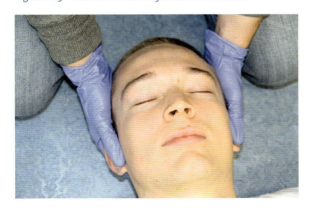

Er zijn geen abnormale geluiden hoorbaar
- Conclusie: geen duidelijke afwijking aan de luchtweg waarneembaar.
- Actie indien het slachtofffer bij bewustzijn is:
  – beoordeel de ademhaling (zie paragraaf 2.3.4).
- Actie indien het slachtoffer een gestoord bewustzijn heeft (verminderd bewustzijn, bewusteloosheid):
  – open de luchtweg: verricht een chin-lift of jaw-thrust en een snelle inspectie;
  – beoordeel de ademhaling (zie paragraaf 2.3.4).

Er zijn wel abnormale geluiden hoorbaar
Abnormale geluiden zijn bijvoorbeeld piepen, zagen, gieren, gorgelen, snurken of rochelen. Het slachtoffer maakt dikwijls een benauwde indruk.
- Conclusie: gedeeltelijke afsluiting van de luchtweg:
  – door de eigen tong (bewusteloosheid);
  – door bloed en/of zwelling (aangezichtsletsel, aangezichtsverbranding, overgevoeligheidsreactie of astma);

- door een corpus alienum (voedsel bij verslikken, braaksel bij bewusteloosheid).
- Actie (doel: vrijmaken/vrijhouden van de luchtweg):
  - maak knellende kleding rond de hals los;
  - maak de luchtweg vrij.

Luchtweg vrijmaken
- Bij een bewusteloos slachtoffer zonder zichtbare afwijkingen:
  - chin-lift/jaw-thrust en snelle inspectie.
- Bij een bewusteloos slachtoffer met zichtbare afwijkingen zoals bloed of braaksel:
  - stabiele zijligging (als de ademhaling abnormaal hoorbaar blijft: open en reinig de mond).
- Als het slachtoffer bij kennis is maar met verminderd bewustzijn:
  - laat hem zelf zijn houding kiezen (iets voorover gebogen rechtop zitten is het beste), steun hem daarbij zo nodig en roep ogenblikkelijk hulp in;
  - indien zwelling door astma: help het slachtoffer eventueel bij het nemen van eigen medicijnen (alleen als hij bij kennis is!), het abnormale geluid kan hoorbaar blijven;
  - indien zwelling door allergische reactie: pas een voorgevulde wegwerpspuit met adrenaline toe (Epipen®), indien beschikbaar;
  - indien zwelling of bloeding door aangezichtsletsel: geen verdere eerste hulp mogelijk (het abnormale geluid blijft dikwijls hoorbaar);
  - indien aangezichtsverbranding: geen verdere eerste hulp mogelijk (het abnormale geluid blijft dikwijls hoorbaar).
- Als het slachtoffer bij kennis is na waargenomen verslikking:
  - moedig hem aan te hoesten (zie paragraaf 2.3.4);
  - beoordeel de ademhaling (zie paragraaf 2.3.4).

Nota bene Bij een probleem met de ademweg dat u, als u de enige hulpverlener bent, niet kunt verhelpen door middel van chin-lift en/of reiniging van de mondholte *moet* u het slachtoffer in stabiele zijligging brengen, ook al is er mogelijk wervelletsel. Als er meer hulpverleners zijn, kan de *log-roll* worden toegepast.

Handelingen

Beoordelen van de luchtweg

Kijk
Kijk of het slachtoffer:
- aangezichtsletsel, aangezichtsverbranding of een bewustzijnsstoornis heeft;
- een benauwde indruk maakt;
- naar zijn keel grijpt;
- naar adem snakt;
- cyanotisch is;
- hulpademhalingsspieren (halsspieren en/of intercostale spieren) gebruikt;
- een regelmatig op en neer gaande borst of buik heeft (vaker dan tienmaal per minuut).

Luister
Luister of er abnormale geluiden hoorbaar zijn:
- gieren;
- piepen;
- zagen;
- snurken;
- rochelen.

Chin-lift en snelle inspectie

- Draai het slachtoffer op de rug (als dat nog niet gebeurd is).
- Breng het hoofd iets achterover met uw ene hand op het voorhoofd (pas op bij mogelijk nekletsel; pas dan de *jaw-thrust* toe).
- Plaats de vingertoppen van uw andere hand onder het benige gedeelte van de kin van het slachtoffer

Figuur 2.14   Chin-lift/head-tilt

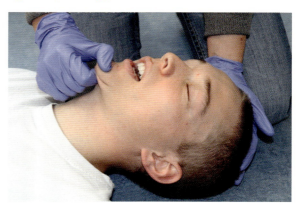

en til de kin op. (Pas op: niet te hard met uw vingers op de weke delen drukken; vooral bij kinderen kan dit tot afsluiting leiden.)
- Open de mond en inspecteer de mond in een snelle procedure.
- Plaats, indien dat niet gemakkelijk gaat, twee gestrekte vingers van elke hand achter de kaakhoek van het slachtoffer, zo dicht mogelijk bij het oor, breng de onderkaak naar voren en druk met uw duimen op de kin de mond open.
- Als u een losliggend voorwerp ziet, duw dan met een duim de wang van het slachtoffer tussen zijn kiezen.
- Ga met de vingers van uw andere hand, eventueel omwikkeld met een zakdoek of gaas, langs de binnenzijde van de ene wang en maak de mondholte met een lepelende beweging langs de binnenzijde van de andere wang leeg. (Pas op dat uw vingers niet beschadigd worden, bijvoorbeeld door een bijtreflex bij een bewusteloos slachtoffer).
- Laat een goed zittend kunstgebit op zijn plaats zitten.

Jaw-thrust (bij verdenking CWK-letsel)
- Stel u achter het hoofd van het slachtoffer op.
- Plaats de derde en vierde vinger van beide handen met de toppen beiderzijds op de ramus mandibulae.
- Plaats uw beide duimmuizen aan weerszijden op de jukboog van het slachtoffer.
- Beweeg de onderkaak in opwaartse richting voorzichtig naar de duimmuizen toe.
- Open zo nodig de mond door uw duimen op de kin te plaatsen.

Nota bene Bij traumaslachtoffers heeft de jaw-thrust de voorkeur.

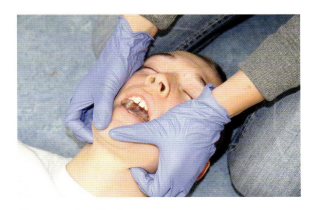

Figuur 2.15 Jaw-thrust

Slachtoffer vanuit rugligging in stabiele zijligging draaien
- Verwijder een eventuele bril van het slachtoffer.
- Kniel naast het slachtoffer aan de zijde van zijn gezicht.
- Pak de arm van het slachtoffer die het dichtst bij u is vast bij elleboog en pols en breng deze schuivend over de onderlaag omhoog, zo ver dat de arm bijna haaks op het lichaam staat. Niet forceren!
- Buig het been van het slachtoffer dat het verst van u verwijderd is in de knie en plaats de voet van dat been in de knieholte van het been dat het dichtst bij u is; houd de knie van het gebogen been vast.
- Pak de andere arm van het slachtoffer en leg die met de handrug naar boven gekeerd op de schouder die het dichtst bij u is.
- Pak de andere schouder van het slachtoffer.
- Draai het slachtoffer tot in zijligging naar u toe door zijn gebogen knie en de andere schouder naar u toe te trekken.
- Laat de schouder los en verplaats de hand van het slachtoffer die op zijn schouder ligt, naar de grond ter hoogte van zijn slaap.

Figuur 2.16 Slachtoffer vanuit rugligging in stabiele zijligging draaien

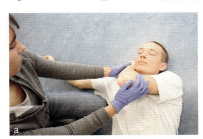
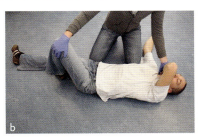
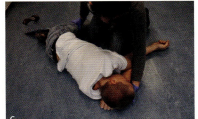

- Draai het slachtoffer verder door zijn gebogen knie tot op de grond te duwen.
- Geleid daarbij zijn hoofd zo dat het op zijn handrug komt te liggen; voorkóm schudden en onnodige bewegingen.
- Zorg dat de elleboog van de bovenliggende arm boven de onderliggende arm op de grond rust.
- Breng, zo nodig, vervolgens zijn hoofd iets achterover met zijn neus en mond naar de grond gericht.
- Leg de heup en de knie van het bovenliggende been in een hoek van 90°.
- Controleer om de minuut de ademhaling.
- Overweeg het slachtoffer na dertig minuten op de andere zijde te draaien (dit is in de eerstehulpsituatie vrijwel nooit aan de orde). (Pas op bij ongevalsslachtoffers!)

Log-roll

De log-roll is een techniek waarmee een slachtoffer gekanteld kan worden terwijl de wervelkolom 'onbeweeglijk' blijft. Er treedt zo min mogelijk buiging (naar voren, achteren of opzij) en torsie op. Bij een log-roll zijn bij voorkeur vier helpers nodig, en een vijfde helper die de rug van het slachtoffer kan inspecteren of een *back-board* onder het slachtoffer kan schuiven.

- Helper 1 houdt het hoofd onbeweeglijk ten opzichte van de romp, bij voorkeur met de handgreep van Zäch.
- Helpers 2, 3 en 4 knielen naast het slachtoffer. Helper 2 pakt met zijn ene hand de schouder die het verst van hem verwijderd is en met zijn andere hand de heup en de onderarm van het slachtoffer. Helper 3 pakt met zijn ene hand de flank van het slachtoffer en met zijn andere hand de knie. Helper 4 omvat beide enkels van het slachtoffer.
- Helper 1 heeft de leiding. Op zijn aanwijzing wordt het slachtoffer 'als een blok' gekanteld. Hij telt hardop en geeft aan dat hij bij '3' begint met draaien en dat bij '6' het draaien voltooid zal zijn. Hij laat het hoofd van het slachtoffer meedraaien, maar houdt het voortdurend in dezelfde positie ten opzichte van diens romp.
- Helper 4 licht de benen van het slachtoffer tijdens het kantelen geleidelijk iets op, zodat zij evenwijdig aan diens wervelkolom blijven.

Openen en leegmaken van de mondholte (bij een slachtoffer dat in zijligging ligt)

- Kniel aan de zijde van het gezicht van het slachtoffer.
- Ga met uw arm die het dichtst bij het hoofd van het slachtoffer is tussen zijn armen door en plaats twee gestrekte vingers boven zijn kaakhoek (die het dichtste bij de grond is).
- Plaats twee gestrekte vingers van uw andere hand boven de andere kaakhoek van het slachtoffer.
- Breng zijn kaak naar voren.
- Druk met uw duimen op zijn kin de mond open.
- Duw met een duim de wang van het slachtoffer tussen zijn kiezen, om bijten te voorkomen.
- Ga met de vingers van uw andere hand, eventueel omwikkeld met een zakdoek of gaas, langs de binnenzijde van de ene wang en maak de mondholte met een lepelende beweging langs de binnenzijde van de andere wang leeg.
- Laat een goed zittend kunstgebit op zijn plaats zitten.

Handgreep van Zäch

- Doe uw eigen horloge en sieraden af.
- Kniel op *beide* knieën achter het hoofd van het slachtoffer.
- Breng bij bewusteloze slachtoffers het hoofd in de middenpositie.

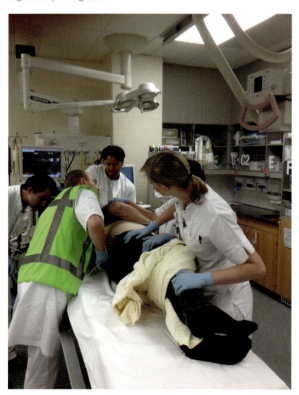

Figuur 2.17 Log-roll

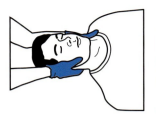
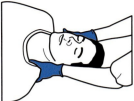
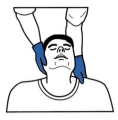
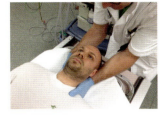

Figuur 2.18 Handgreep van Zäch ter immobilisatie CWK

- Pak met één hand een schouder van het slachtoffer, zodat uw duimtop het sleutelbeen raakt en uw vingers onder de schouder en nek komen te liggen.
- Breng de andere hand onder het achterhoofd van het slachtoffer, waarbij de duim langs het oor tegen de onderkaak ligt.
- Fixeer het hoofd tussen beide onderarmen, die evenwijdig aan de onderlaag liggen.
- Breng het hoofd van een slachtoffer dat bij bewustzijn is alleen in de middenpositie als hij daarbij geen (toename van) pijn aangeeft. Ondersteun anders het hoofd improviserend.

Gebruik van de Epipen®

- Verwijder de dop van de Epipen® (adrenaline autoinjector 0,3 mg).
- Plaats de Epipen® in de richting van de pijl op het bovenbeen.
- Druk op de knop aan het andere uiteinde.

2.3.4 Ademhaling/breathing

Aanpak
Beoordeel de ademhaling door maximaal 10 seconden te kijken, te luisteren en te voelen. Er is een aantal mogelijkheden.

Ademhaling ongestoord
Borst en buik gaan regelmatig en minstens tienmaal per minuut op en neer, er is een luchtstroom aan de mond voelbaar (tienmaal per minuut is de snelheid van uw eigen ademhaling in rust) en er is geen abnormaal geluid (meer) hoorbaar.

- Conclusie: ademhaling ongestoord.
- Actie (doel: afsluiting van de luchtweg voorkomen):
  – houd de luchtweg vrij;
  – **slachtoffer bij bewustzijn:** laat het slachtoffer zijn eigen houding kiezen en ondersteun hem zo nodig;
  – **slachtoffer bewusteloos:** laat het slachtoffer in rugligging en houd de luchtweg door middel van de chin-lift (jaw-thrust bij de traumapatiënt) open; of leg het slachtoffer in stabiele zijligging (hier wordt van een 'bedreigde ademhaling' gesproken omdat de luchtweg afgesloten kan raken);
  – controleer de ademhaling om de minuut;
  – ga vervolgens na of er uitwendig bloedverlies is en/of er tekenen van shock zijn (zie paragraaf 2.3.7 en 2.3.8).

Nota bene Wanneer u het slachtoffer in rugligging laat en de chin-lift toepast, is het nemen van verdere maatregelen lastiger. Wanneer u het slachtoffer in stabiele zijligging brengt is dat mogelijk ongunstig voor eventueel aanwezig wervelletsel. Voor dit dilemma is geen vaste richtlijn te geven: u moet naar beste inzicht handelen.

Nota bene Omdat de gedeeltelijke afsluiting van de luchtweg door aangezichtsverbranding of aangezichtsletsel (leidend tot abnormale geluiden) op straat dikwijls niet te verhelpen is, wordt bij deze slachtoffers, zolang ze bij bewustzijn zijn, gehandeld zoals beschreven bij 'ademhaling ongestoord'

Ademhaling afwezig of onvoldoende
Borst en buik gaan niet of minder dan tienmaal per minuut op en neer, of er is geen of slechts af en toe een luchtstroom aan de mond voelbaar, of er is nog steeds een abnormaal geluid hoorbaar. Het slachtoffer is soms cyanotisch.

- Conclusie: afwezige/onvoldoende ademhaling (al dan niet in combinatie met stilstand van de circulatie).
- Actie:
  – laat 112 bellen en laat een automatische externe defibrillator (AED) halen, als dat nog niet gebeurd is, of doe dat zelf (bij voorkeur per mobiele telefoon);
  – vermeld moet worden dat er geen normale ademhaling is!

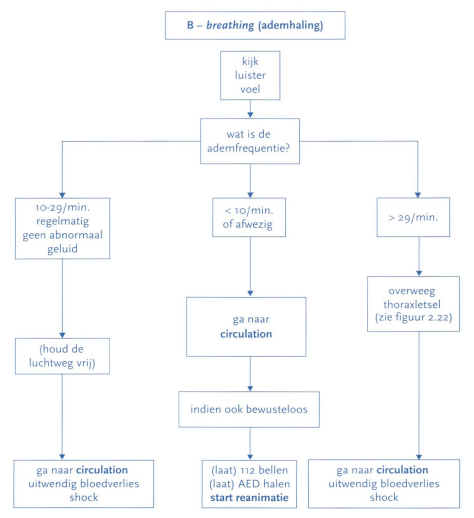

Figuur 2.19 Ademhaling, beslisregel
AED = automatische externe defibrillator.

– draai het slachtoffer zo nodig op de rug;
– start reanimatie (zie paragraaf 2.3.6).

Nota bene Een slachtoffer dat bij bewustzijn is en zich verslikt heeft, wordt behandeld met stoten op de rug en de heimlichmanoeuvre.
Nota bene Een slachtoffer dat snakkende ademvbewegingen maakt terwijl er geen luchtstroom aan de mond waarneembaar is (*gaspen*), ademt niet.
Nota bene Omdat de gedeeltelijke afsluiting van de luchtweg door aangezichtsverbranding of aangezichtsletsel (leidend tot abnormale geluiden) dikwijls niet te verhelpen is, wordt bij deze patiënten, zolang ze bij bewustzijn zijn, gehandeld zoals beschreven is bij 'ademhaling ongestoord'.

Tachypneu
Borst en buik gaan 30 keer per minuut of vaker op en neer.
- Conclusie: tachypneu, zeer waarschijnlijk door zuurstofgebrek als gevolg van een ernstige stoornis (bijvoorbeeld hartinfarct).
- Actie:
  – roep tijdig hulp in (112 bellen);
  – zoek naar de oorzaak.

Nota bene Sommige mensen hebben perioden van snel ademen, zonder dat daar een lichamelijke aanleiding voor bestaat (hyperventilatie). Alleen als zij dat zelf vertellen, mogen zij aangeven wat voor hen de beste handelwijze is.

Handelingen

Beoordelen van de ademhaling

Kijk
Kijk of het slachtoffer:
- aangezichtsletsel, aangezichtsverbranding of een bewustzijnsstoornis heeft;
- een benauwde indruk maakt;
- naar zijn keel grijpt;
- naar adem snakt;
- cyanotisch is;
- een regelmatig op en neer gaande borst/buik heeft (vaker dan tienmaal per minuut);
- symmetrische bewegingen van de borst heeft;
- gestuwde halsvenen heeft;
- een zuigende thoraxwond (*sucking wound*) heeft;
- hulpademhalingsspieren gebruikt.

Voel/luister (gedurende ten hoogste 10 seconden)
- Houd uw oor boven mond en neus van het slachtoffer.
- Voel of het slachtoffer symmetrische bewegingen van de thorax heeft.
- Leg tevens uw hand op de overgang buik-borst wanneer u geen chin-lift hoeft uit te voeren (bijvoorbeeld ter controle van de ademhaling van een slachtoffer dat in stabiele zijligging is gebracht).

Slachtoffer vanuit stabiele zijligging naar rugligging draaien
- Kniel aan de zijde van het gezicht van het slachtoffer.
- Steun het hoofd van het slachtoffer.
- Duw zijn heup van u af.

Figuur 2.20 Beoordelen van de ademhaling

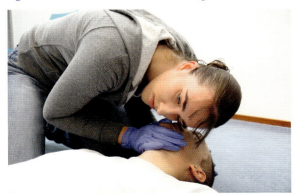

- Pak de gebogen knie van het slachtoffer vast zodra die omhoog gekomen is.
- Leg het gebogen been recht.

2.3.5 Thoraxletsel

Aanpak
Op dit moment van de beoordeling worden bedreigende afwijkingen aan en in de thorax overwogen waaraan op straat iets kan worden gedaan of die onmiddellijk inroepen van professionele hulp noodzakelijk maken. Er zijn verschillende mogelijkheden.

Zuigende thoraxwond (sucking wound)
- Verschijnselen: sterke benauwdheid, wond met luchtbellen en hoorbare luchtpassage.
- Behandeling op straat: luchtdicht aan drie zijden afplakken, indien materiaal beschikbaar.

Penetrerende thoraxverwonding met uitstekend voorwerp
- Verschijnselen: wond, soms benauwdheid.
- Behandeling op straat:
  - verwijder geen voorwerpen die uit de wond steken en probeer deze te immobiliseren;

Figuur 2.21 Thoraxletsel

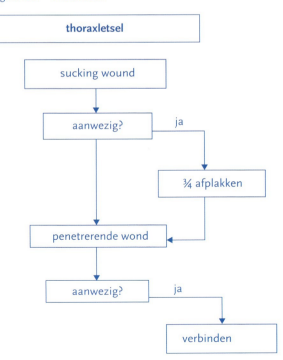

– dek de wond af (plooi het verband om een nog uitstekend voorwerp heen);
– indien stabiele zijligging noodzakelijk is: leg het slachtoffer op de gewonde zijde (tenzij daar een voorwerp uitsteekt).

(Spannings)pneumothorax

- Verschijnselen: benauwdheid, versnelde ademhaling, asymmetrische adembewegingen, eventueel gestuwde halsvenen.
- Behandeling op straat: geen.

Multipele ribfracturen

- Verschijnselen; pijn bij ademhalen, soms benauwdheid, pijn bij druk op de thorax, crepitaties, subcutaan emfyseem.
- Behandeling op straat: geen.

Handelingen

Luchtdicht afplakken

- Leg een steriel gaas op de wond.
- Plak het gaas met stroken kleefpleister vast, waarbij het volledig wordt bedekt met uitzondering van de onderrand.
- Alternatief: leg een stuk plastic op het gaas en plak dat vervolgens aan drie zijden met kleefpleister af.

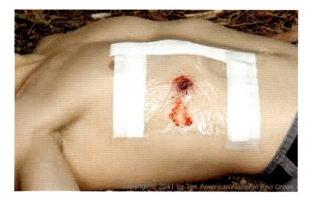

Figuur 2.22 Thoraxwond driekwart afgeplakt

2.3.6 Circulatie/circulation

Aanpak

Bij slachtoffers die bewusteloos zijn en niet normaal ademen, of die vijf initiële beademingen hebben ontvangen (kinderen, drenkelingen) maar niet spontaan zijn gaan ademen, wordt ervan uitgegaan dat er sprake is van een circulatiestilstand. Er wordt *niet* naar pulsaties van arteriën gevoeld omdat aangetoond is dat dit onderzoek te veel foutpositieve resultaten oplevert. Bovendien is aangetoond dat thoraxcompressies bij kloppend hart geen schade opleveren. Derhalve wordt gestart met reanimatie als er geen levenstekenen zijn (zie figuur 2.23).

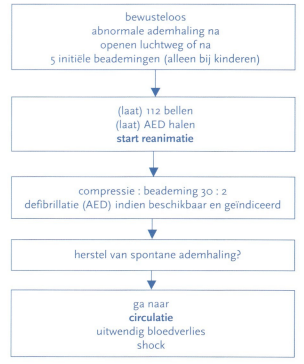

Figuur 2.23 Circulatiestilstand: beslisregel

Slachtoffer is bewusteloos en ademt niet spontaan

- Conclusie: stilstand van de circulatie.
- Actie (doel: zorgen dat zuurstofrijk bloed door de slagaders stroomt):
  – laat 112 bellen, met de vermelding dat het om een reanimatie gaat, en laat een AED halen, als dat nog niet gebeurd is (doe dat zelf als u alleen bent, dus voordat u begint met de reanimatie);
  – begin met 30 compressies;
  – blaas in;
  – **effectief:** ga door met uitwendige hartmassage (thoraxcompressie) plus effectieve beademing;
  – **niet effectief:** ga door met 'compressie zonder effectieve beademing' (zie paragraaf 2.4.2);

- Laat, als dat mogelijk is, nagaan of er uitwendig bloedverlies is (zie paragraaf 2.3.7).
■ Er wordt niet gestart met reanimatie indien:
- de hulpverlener gevaar loopt;
- het slachtoffer onmiskenbaar is overleden;
- de hartstilstand langer dan 20 minuten geleden is opgetreden.
■ Er wordt niet gezocht naar een niet-reanimerenverklaring (die moet zijn voorzien van pasfoto en naam, geboortedatum en handtekening van de drager) voordat met de reanimatie wordt begonnen (zie figuur 2.24). Indien een dergelijke verklaring tijdens de reanimatie door leken wordt gevonden, wordt de reanimatie voortgezet; door professionals wordt onder die omstandigheden de reanimatie gestaakt.
■ Ga bij slagen van de reanimatie na of er uitwendig bloedverlies is en/of er tekenen van shock zijn (zie paragraaf 2.3.7 en 2.3.8).

■ Zorg ervoor dat de duimmuis en de pinkmuis van uw dominante hand op de lengteas van het sternum rusten, aan weerszijden van het midden. De vingers mogen de thorax niet raken.
■ Plaats uw andere hand op de onderliggende, dominante hand en haak bij voorkeur de vingers van beide handen in elkaar (of u links of rechts van het slachtoffer knielt, de dominante hand ligt altijd onder).
■ Houd uw armen volledig gestrekt en loodrecht op het sternum.
■ Druk het sternum loodrecht omlaag in de richting van de wervelkolom (5-6 cm).
■ Laat het sternum daarna volledig terugveren.
■ Zorg ervoor dat uw handen steeds contact houden met het sternum van het slachtoffer.
■ Indrukken en terugveren van het sternum verlopen in een ritmische beweging en duren even lang.

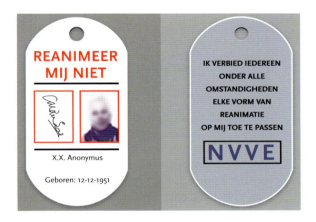

Figuur 2.24 Voorbeeld van een niet-reanimerenplaatje

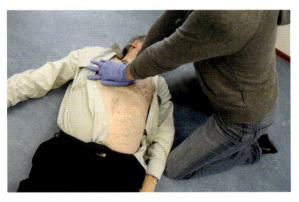

Figuur 2.25 Uitwendige hartmassage (thoraxcompressie)

Handelingen

Uitwendige hartmassage (thoraxcompressie)
■ Zorg dat het slachtoffer plat op de rug op een harde onderlaag ligt.
■ Ontbloot de borst alleen als de kleding 'zwaar' is (winterjas) of wanneer de AED zal worden gebruikt.
■ Kniel op beide knieën naast het slachtoffer, met uw knieën tegen het slachtoffer aan.
■ Bepaal het midden van de borst (kruising van het sternum met tepellijn; onderste 1/3 gedeelte van het sternum).

Mond-op-pocketmaskbeademing
■ Leg het slachtoffer op de rug als dat nog niet gebeurd was.
■ Voer de jaw-thrust uit.
■ Plaats het masker met de punt naar het voorhoofd gericht over mond en neus.
■ Druk het masker met beide duimen en wijsvingers stevig aan (voorkom lekkage).
■ Adem in en blaas uw adem gedurende één seconde door het pijpje van het masker.
■ Kijk met een schuin oog of daardoor zijn thorax duidelijk zichtbaar omhoogkomt.
■ Laat, wanneer de thorax omhooggekomen is, het masker los van het gezicht.

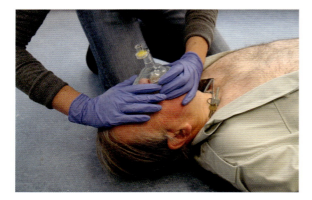

Figuur 2.26   Mond-op-pocketmaskbeademing

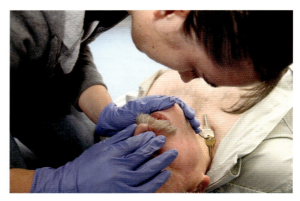

Figuur 2.27   Mond-op-mondbeademing

- Kijk daarbij of zijn thorax weer inzakt.
- Adem zelf opnieuw in.
- Frequentie: 12 maal per minuut inblazen.

Pas mond-op-mondbeademing toe als mond-op-pocketmaskbeademing niet mogelijk is

Mond-op-mondbeademing
- Leg het slachtoffer op de rug als dat nog niet gebeurd was.
- Voer de chin-lift uit als dat nog niet gebeurd was.
- Knijp met duim en wijsvinger van de hand die op het voorhoofd van het slachtoffer rust zijn neus goed dicht.
- Open de mond van het slachtoffer iets en handhaaf de chin-lift.
- Adem in en plaats uw wijdgeopende mond goed sluitend over de mond van het slachtoffer.
- Blaas uw adem gedurende één seconde in de mond van het slachtoffer.
- Kijk met een schuin oog of daardoor zijn thorax duidelijk zichtbaar omhoogkomt.
- Neem, wanneer de thorax omhooggekomen is, uw mond van de mond van het slachtoffer. U hoeft zijn neus niet los te laten.
- Kijk daarbij of zijn thorax weer inzakt.
- Adem zelf opnieuw in. Zorg ervoor de uitademingslucht van het slachtoffer niet in te ademen.
- Verder als bij mond-op-pocketmaskbeademing.

Pas mond-op-neusbeademing toe als mond-op-mondbeademing wegens mond- of kaakletsel niet mogelijk is.

Mond-op-neusbeademing
- Leg het slachtoffer op de rug als dat nog niet gebeurd was.
- Voer de chin-lift uit.
- Houd met de hand die op het voorhoofd rust het hoofd in de positie waarin het bij de chin-lift is gebracht.
- Houd de chin-lift in stand en sluit met uw duim de lippen van het slachtoffer (dit kan bij kaak- of mondletsel moeilijk zijn).
- Adem in en plaats uw mond over de neus van het slachtoffer.
- Blaas uw adem gedurende één seconde in de neus van het slachtoffer.
- Kijk met een schuin oog of zijn thorax daardoor duidelijk zichtbaar omhoogkomt.
- Neem, wanneer de thorax omhooggekomen is, uw mond van de neus van het slachtoffer en open met uw hand zijn mond.
- Kijk daarbij of zijn thorax weer inzakt.
- Adem zelf opnieuw in. Zorg ervoor de uitademingslucht van het slachtoffer niet in te ademen.
- Verder als bij mond-op-pocketmaskbeademing.

Mond-op-tracheostomabeademing
Een tracheostoma is een kunstmatige opening van de luchtpijp naar de hals.
- Verwijder nooit een buisje dat in de opening in de hals zit.
- Indien er geen stop op het buisje zit:
  - leg zo mogelijk iets stevigs onder de schouderbladen;
  - adem in en plaats uw mond goed sluitend over de opening in de hals;
  - gebruik minder kracht.

- Verder als bij mond-op-mondbeademing.
- Indien er lucht ontsnapt via de mond of de neus van het slachtoffer sluit u de mond door uw duim onder de kin te plaatsen en de neus door deze met twee vingers dicht te knijpen.

Niet-effectieve beademing
Bij ieder van de beademingsmehoden (mond-pocketmask, mond-mond, mond-neus) kan de beademing niet-effectief zijn. Dat is het geval als:
- de thorax van het slachtoffer niet omhoogkomt;
- u weerstand voelt bij het inblazen;
- de thorax na het inblazen niet inzakt.

U handelt dan als volgt:
- inspecteer de mond;
- breng het hoofd iets verder achterover en herhaal chin-lift of jaw-thrust;
- probeer nogmaals in te blazen;
- indien ook die poging niet lukt, begin 'compressie zonder effectieve beademing' (zie paragraaf 2.4).

Nota bene Bij niet-effectieve inblazing *moet* het hoofd verder achterovergebracht worden, óók als het slachtoffer mogelijk een letsel van de halswervels heeft.

Snelle kantelmethode
Als maaginhoud naar de mond stroomt, draai het slachtoffer dan ogenblikkelijk bij heup en schouder naar u toe op zijn zij. Hij komt daardoor tegen uw dijen te liggen. Breng zijn hoofd iets achterover en maak de mondholte leeg. Draai daarna het slachtoffer weer op de rug en ga door met beademen.

Reanimatie door één hulpverlener
- Laat professionele hulp waarschuwen, als dat nog niet gebeurd is; doe dat zelf als u alleen bent.
- Bepaal de positie van de handen op het sternum.
- Geef dertig keer uitwendige hartmassage (thoraxcompressie) met een tempo van 100/min. Dit is de minimumfrequentie; iets sneller (tot 120/min.) mag ook.
- Breng het hoofd van het slachtoffer in de juiste positie (zie mond-op-mondbeademing).
- Beadem tweemaal in maximaal 5 seconden.
- Bepaal zonder op de tweede uitademing te wachten direct weer de positie van de handen op het sternum.
- Geef vervolgens afwisselend dertig keer uitwendige hartmassage (thoraxcompressie) en twee keer beademing.
- Ga door met reanimeren tot deskundige hulp de behandeling overneemt.
- Staak de uitwendige hartmassage (thoraxcompressie) als het slachtoffer bij bewustzijn komt, de ogen opent, begint te bewegen en begint normaal te ademen.
- Houd bij blijvende bewusteloosheid het slachtoffer in rugligging met chin-lift of breng hem in stabiele zijligging.
- Controleer regelmatig de ademhaling; als die afwezig of abnormaal blijkt, begin dan opnieuw de reanimatie.
- Als ook het bewustzijn is teruggekeerd, controleer dan het bewustzijn om de minuut.

Reanimatie door meer hulpverleners
- Als bij reanimatie door één hulpverlener.
- Wissel om de vijf cycli van hulpverlener (1 cyclus = 30 massages + 2 beademingen = ongeveer 2 minuten).

AED-gebruik
- Reanimatie wordt zo min mogelijk onderbroken; de handelingen worden bij voorkeur door iemand anders gedaan.
- Zodra de AED beschikbaar is, open de deksel en schakel het apparaat in.
- Breng de elektroden aan: één verticaal op de borst, naast het sternum onder het rechter sleutelbeen, en één verticaal op de linker thoraxhelft ter hoogte van de oksel (bij vrouwen mag de elektrode geen contact met de mamma maken).
- Volg bij twijfel de instructies op de verpakking van de elektroden.
- Volg de gesproken instructies op.
- Zorg dat niemand contact maakt met het slachtoffer wanneer het ritme wordt geanalyseerd of wanneer een schok moet worden toegediend.
- Blijf de instructies volgen tot het slachtoffer spontaan begint te ademen, of totdat anderen de reanimatie overnemen, of totdat u uitgeput raakt.

Nota bene De AED kan ook bij kinderen vanaf 1 jaar gebruikt worden; indien beschikbaar met gebruikmaking van 'kinderelektroden' en een 'kinderinstelling' op het apparaat. Er lijken geen bezwaren te bestaan tegen het gebruik van de AED bij kinderen jonger dan 1 jaar.

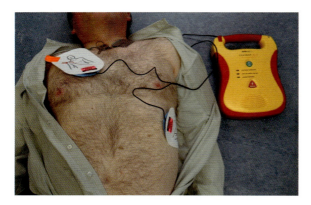

Figuur 2.28 Automatische externe defibrillator (AED)
Elektroden plakken zoals op het apparaat aangegeven.

Beëindigen van de reanimatie
Ga door met reanimeren totdat:
- professionele hulp het van u overneemt/aangeeft dat verder reanimeren zinloos is;
- het slachtoffer tekenen van herstel vertoont (hoesten, bewegen, normaal ademen, openen van de ogen);
- u uitgeput raakt;
- niet meer te verwachten is dat professionele hulp binnen twintig minuten beschikbaar zal komen.

U reanimeert wel zo lang als u kunt!

2.3.7 Uitwendig bloedverlies

Aanpak
Beoordeel het slachtoffer op eventueel uitwendig bloedverlies door te kijken.
- Conclusie: uitwendig bloedverlies.
- Actie (doel: bloedverlies stoppen/verminderen):
    - laat het slachtoffer bij voorkeur liggen;
    - stelp de bloeding (breng het gewonde lichaamsdeel omhoog; oefen druk uit op de wond, bij voorkeur met handschoenen aan, om te beginnen gedurende tien minuten; pas eventueel drukpunten toe; leg, indien beschikbaar, een snelverband of compressief verband aan; leg in uiterste noodzaak een tourniquet aan, indien beschikbaar;
- geef rust aan het gewonde lichaamsdeel;
- beoordeel het slachtoffer op shock (zie paragraaf 2.3.8).

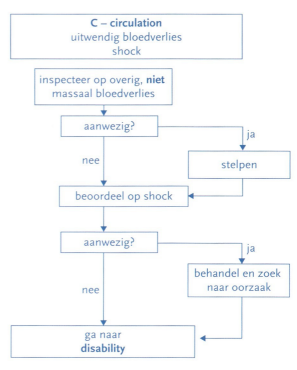

Figuur 2.29 Circulatie: beslisregel

Nota bene Elk groot bloedverlies kan leiden tot shock. Mede daarom moeten uitwendige bloedingen worden gestopt.

Nota bene Als het bloedverlies zeer groot (catastrofaal) is, worden eerst de bloedingsbronnen verzorgd en daarna de vitale functies beoordeeld (zie paragraaf 2.3.2).

Handelingen

Uitoefenen van druk op de plaats van de bloeding
- Gebruik hiervoor (indien beschikbaar) gaas of een opengevouwen snelverband en leg dit op de wond.
- Druk dan met uw hand op de plaats van de wond.
- Gebruik elk ander hulpmiddel als u geen verbandmateriaal heeft (handdoek, theedoek, kleding of zelfs de blote hand).
- Verwijder géén vreemde voorwerpen die uit de wond steken (bijvoorbeeld een stuk glas of een mes). Oefen in dat geval zo goed mogelijk druk uit aan weerszijden van het voorwerp.

2 BASIC LIFE SUPPORT OP STRAAT

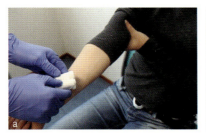
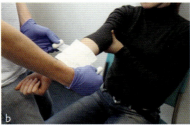
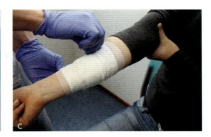

Figuur 2.30   Aanleggen van een snelverband

Aanleggen van een snelverband
- Laat het slachtoffer zitten of liggen.
- Beoordeel de grootte van de wond en kies een maat snelverband die uitgevouwen de wond ruim bedekt.
- Verwijder de verpakking en zorg ervoor dat het verband opgevouwen blijft.
- Pak het snelverband met de zwachtels boven met beide handen vast.
- Breng het verband op ongeveer 30 cm naast de wond en pak met elke hand een zwachtel.
- Beweeg de handen uit elkaar. Het snelverband slaat daardoor open.
- Leg het verband meteen op de goede plaats op de wond. Het mag niet meer verschuiven.
- Neem een van de zwachtels en rol daarmee de eerste slag over de rand van het verband, voor de helft van de breedte op het verband en de andere helft op de huid.
- Doe daarna hetzelfde met de tweede zwachtel aan de andere zijde van het verband.
- Zwachtel vervolgens dakpansgewijs (de vorige slag steeds overlappend) naar het midden: eerst met de ene, daarna met de andere zwachtel. Zorg ervoor dat de randen van het snelverband door beide zwachtels geheel worden afgesloten.
- Knoop de einden van de zwachtels ruim naast de wond aan elkaar.

Aanleggen van een compressief verband
Er zijn verschillende soorten: het klassieke wonddrukverband en de kant-en-klaarbandage.

Wonddrukverband
- Laat het slachtoffer zitten of liggen.
- Leg enkele lagen synthetische watten, gelijkmatig verdeeld over het snelverband, rondom de gewonde ledemaat.
- Zorg ervoor dat de watten aan beide kanten ruim over de rand van het snelverband uitsteken.
- Leg het geheel vast, bij voorkeur met een ideaal zwachtel.
- Kijk in de rol, leg de eerste slag circulair bij de rand van de watten zodat deze daar uitsteken.
- Zwachtel in de richting van de romp, waarbij iedere volgende slag de vorige voor 2/3 bedekt.
- Er wordt niet 'teruggezwachteld' (er ontstaat anders 'stuwing').
- Zorg dat de watten buiten de rand van de laatste slag uitsteken.
- Zet het eind van de zwachtel vast, met kleefpleister of een verbandklemmetje.

Kant-en-klaar emergency bandage
- Laat het slachtoffer liggen.
- Leg het witte wondkussen op de wond.

Figuur 2.31   Het aanleggen van een wonddrukverband

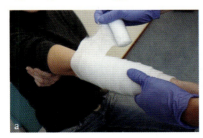
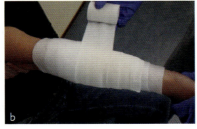

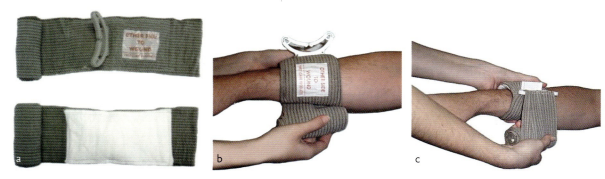

Figuur 2.32   Kant-en-klaar emergency bandage

- Rol de zwachtel af in de richting van de plastic clip.
- Haal de zwachtel door de clip en rol vervolgens af in tegengestelde richting (als bij het wonddrukverband).
- Door de zwachtel meer of minder aan te trekken wordt compressie uitgeoefend.
- Zet de zwachtel vast met de aan het uiteinde van de zwachtel bevestigde tweede clip.

2.3.8 Shock

Aanpak
Beoordeel shock bij het slachtoffer door te kijken en te voelen. Het slachtoffer ziet er slecht uit en maakt een zieke indruk. Hij voelt koud en klam aan, is dorstig en onrustig, en is slap en krachteloos. Mensen met een blanke huid worden 'grauw'; bij mensen met een gekleurde huid is dit moeilijker te zien. In alle gevallen worden de nagelbedden bleek.

De polsfrequentie is verhoogd (> 100/min.); soms is de a. radialis niet, maar de a. carotis nog wel voelbaar.

De beoordeling van shock is moeilijk, ook voor professionals (zie paragraaf 3.3.3, polsfrequentie, bloeddruk en capillary refill). Tot een percentage van 30% volumeverlies (1500 ml bij volwassene) kan door het lichaam zelf gecompenseerd worden!

Conclusie: *het slachtoffer is in shock*
- Actie (doel: verergering van de shock voorkomen):
  - laat het slachtoffer liggen;
  - stop eventueel uitwendig bloedverlies;
  - zoek naar andere op straat behandelbare oorzaken van shock en behandel deze zo mogelijk (fracturen van de extremiteiten of fractuur van het bekken, zie paragraaf 2.7);
  - overweeg andere op straat niet behandelbare oorzaken van shock en roep ogenblikkelijk hulp in: cardiaal (zie paragraaf 2.4.3), allergische reactie (zie paragraaf 2.3.3), spanningspneumothorax (zie paragraaf 2.3.5), longembolie, dwarslaesie (zie paragraaf 2.5.3);
  - stel het slachtoffer gerust en laat hem niet alleen;
  - bescherm het slachtoffer tegen afkoelen;
  - laat het slachtoffer niet drinken;
  - houd (zo nodig) de luchtweg vrij (zie paragraaf 2.3.3);
  - beoordeel het slachtoffer op bewustzijn, pupilreactie en lateralisatie (zie paragraaf 2.5.2 en 2.5.3);
  - beoordeel het slachtoffer op plaatselijke letsels (zie paragraaf 2.6.2, 2.6.4 en 2.7).

2.4 BIJZONDERE GEVALLEN

2.4.1 Verslikken

Aanpak
- Gedeeltelijke of volledige afsluiting van de luchtweg kan ook, met name tijdens (haastig) eten, ontstaan door verslikken.
- Verschijnselen:
  - het slachtoffer is (zeer) benauwd;
  - het slachtoffer ademt abnormaal hoorbaar (gedeeltelijke afsluiting) en hoest;
  - ademt niet (volledige afsluiting);
  - grijpt met uitpuilende ogen naar de keel (meestal tijdens het eten).
- Conclusie: gedeeltelijke of volledige afsluiting van de luchtweg door verslikking.
- Actie (doel: vrijmaken/vrij houden van de luchtweg):
  - maak in geval van gedeeltelijke afsluiting de luchtweg vrij met behulp van aansporen tot hoesten;

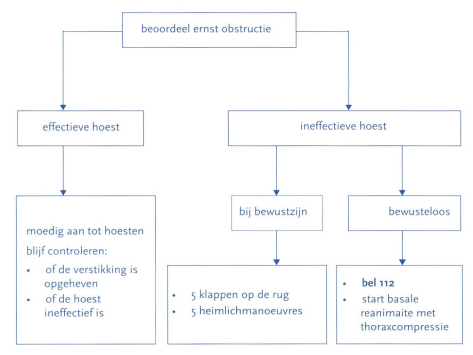

Figuur 2.33 Beslisregel voor het opheffen van een luchtwegobstructie door een corpus alienum bij volwassenen

- indien dit geen succes heeft en in geval van volledige afsluiting: geef stoten op de rug, daarna zo nodig de heimlichmanoeuvre;
- herhaal het afwisselend stoten met vlakke hand tussen de schouderbladen en de heimlichmanoeuvre;
- indien bewusteloosheid ontstaat: leg het slachtoffer op de grond; laat, als dat nog niet gebeurd is, daarna 112 bellen of doe dat zelf (bij voorkeur per mobiele telefoon).
- Begin reanimatie.

Handelingen

Verwijderen van een corpus alienum na 'verslikken'

Beginnen
- Probeer het corpus alienum, als u het kunt zien, met uw vingers lepelend te verwijderen.
- Ga, als dat niet lukt, iets opzij achter het slachtoffer staan.
- Laat het slachtoffer iets voorover buigen.
- Steun met uw ene hand de schouder aan de voorzijde.
- Stoot met uw andere hand maximaal vijf keer tussen de schouderbladen.
- Pas bij onvoldoende resultaat de heimlichmanoeuvre toe (in staande of zittende houding).

Heimlichmanoeuvre bij staand slachtoffer
- Ga achter het slachtoffer staan.
- Zorg dat het slachtoffer wat voorover buigt.
- Sla uw armen van achteraf om de thorax van het slachtoffer en plaats een vuist tussen zijn navel en het xifoïd.
- Omvat de vuist met uw andere hand en trek beide handen met een ruk schuin omhoog naar u toe. Let erop dat uw handen niet op de ribben van het slachtoffer drukken. Herhaal dit maximaal vijf keer.
- Wissel, zolang het corpus alienum niet is losgekomen, vijf stoten en vijf heimlichmanoeuvres af.
- Controleer na iedere serie de mond en verwijder zichtbare, losliggende voorwerpen.

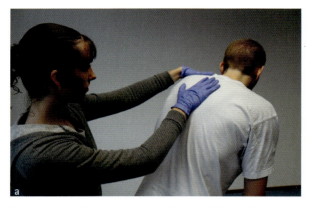
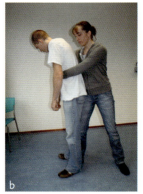
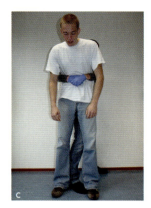

Figuurt 2.34 Heimlichmanoeuvre bij staand slachtoffer

Heimlichmanoeuvre bij zittend slachtoffer
- Ga achter het slachtoffer staan en zet uw linker of rechter heup tegen de rugleuning van de stoel.
- Handel verder als bij een staand slachtoffer.

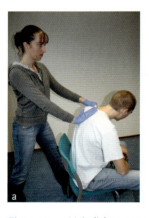
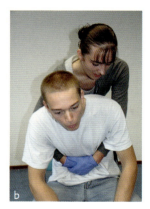

Figuur 2.35 Heimlichmanoeuvre bij zittend slachtoffer

Als het handelen geen resultaat heeft en het slachtoffer het bewustzijn verliest
- Leg het slachtoffer neer.
- Draai het hoofd opzij.
- Controleer de mond en verwijder zichtbare, losliggende voorwerpen.
- Indien geen verbetering:
  – geef 30 keer compressie van de borst (op dezelfde manier als bij hartmassage) (zie paragraaf 2.3.3);
  – controleer na 30 compressies opnieuw of er losse voorwerpen in de mond zijn;
  – wissel twee pogingen tot beademen af met 30 keer compressie van de borst ('compressie zonder effectieve beademing');
  – controleer na iedere serie de mond en verwijder zichtbare, losliggende voorwerpen.

2.4.2 Verdrinken

Aanpak
- Haal de drenkeling zo spoedig mogelijk horizontaal op de kant (om het risico op hypotensie en cardiovasculaire collaps te minimaliseren), met aandacht voor stabilisatie van de cervicale wervelkolom.
- Tracht, nog in het water, de luchtweg vrij te maken en start zo nodig met beademen. Thoraxcompressie is in het water niet mogelijk en verspilling van tijd.
- Eenmaal op de kant en indien de ademhaling bij een drenkeling na de chin-lift afwezig, te traag of 'snakkend' blijft (zie paragraaf 2.3.4) en er slechts één hulpverlener is:
  – verwijder zichtbaar vreemd materiaal uit de mond;
  – start met vijf initiële beademingen, voor de eerste beademingen kan een hogere inademingsdruk noodzakelijk zijn dan normaal (vanwege de slechte compliantie van de longen door longoedeem);
  – indien de ademhaling niet spontaan op gang komt, start u met reanimatie (zie paragraaf 2.3.6);
  – reanimeer gedurende 1 minuut, alvorens hulp te halen (bij voorkeur per mobiele telefoon);
  – bescherm het slachtoffer tegen verder afkoelen.

2.4.3 Angina pectoris en acuut coronair syndroom

Angina pectoris, c.q. een (dreigend) acuut coronair syndroom (ACS), berusten beide op onvoldoende zuurstofaanvoer naar het myocard, meestal als gevolg van vernauwing van de coronaria, waardoor uiteindelijk een myocardinfarct kan optreden. Vaak zijn er al langer klachten en gebruikt de patiënt medicijnen. Die medicijnen dragen patiënten meestal bij zich. Pijn op de borst kan vele andere oorzaken hebben (zie paragraaf 3.4.3 en hoofdstuk 7 waar cardiale pathologie verder wordt besproken.

Aanpak
Zie paragraaf 7.1 en 7.2 voor verdere details.

Pijn op de borst, stabiele angina pectoris
- Pijn midden op de borst, soms uitstralend naar arm, kaak, of bovenbuik.
- Klachten onstaan na emoties, schrik, expositie aan koude en door inspanning.
- Pijn vermindert in rust na enkele minuten.
- Soms transpiratie.
- Nitroglycerine (spray of tablet), indien beschikbaar, is effectief.

Pijn op de borst, ACS
- Pijn midden op de borst, soms uitstralend naar arm, kaak, of bovenbuik.
- Pijn vermindert niet of nauwelijks in rust en duurt meestal langer dan 20-30 minuten.
- Soms transpiratie.
- Angst.
- Soms onregelmatige pols.
- Soms shock.
- Nitroglycerine, indien beschikbaar, helpt niet of slechts tijdelijk.

Maatregelen op straat
- Hulp inroepen (112).
- Geruststellen.
- Helpen eigen medicatie in te nemen.

2.4.4 Beademen en reanimeren bij kinderen

Aanpak: verschillen ten opzichte van volwassenen
De belangrijkste verschillen tussen de reanimatie bij jonge kinderen (0-1 jaar), kinderen tot de puberteit en 'volwassenen' die de puberteit gepasseerd zijn.
- Bewustzijnsverlies bij kinderen wordt vaker veroorzaakt door hypoxie dan door een cardiale oorzaak.
- Na vaststellen dat een bewusteloos kind niet ademt, vijfmaal beademen alvorens met reanimatie te beginnen.
- Bij kinderen die gereanimeerd moeten worden, wordt professionele hulp niet voor aanvang gewaarschuwd maar pas na één minuut reanimeren.
- Maak onderscheid tussen zuigelingen (0-1 jaar) en kinderen (1-12 jaar/puberteit, ter beoordeling van de hulpverlener).

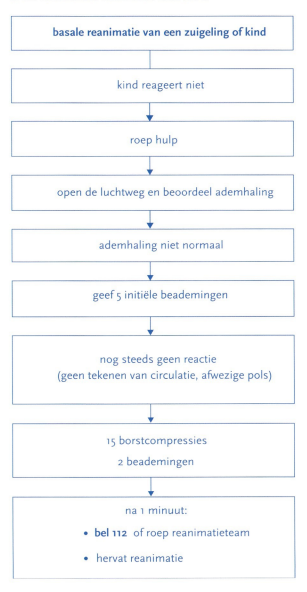

Figuur 2.36 Reanimatie bij zuigelingen en kinderen: beslisregel
Bron: Nederlandse Reanimatie Raad 2010.

Handelingen: verschillen ten opzichte van volwassenen

Beademen
- Kinderen 0-1 jaar:
  - mond op mond-en-neus, masker.
- Kinderen > 1 jaar:
  - mond-op-mond of mond-op-neus, masker.
- Inblazen: 1-1,5 seconden.

Uitwendige hartmassage (thoraxcompressie)
- Kinderen 0-1 jaar: twee vingers op dezelfde` positie als bij volwassenen (één hulpverlener) of beide duimen waarbij de handen de thorax omcirkelen (meer hulpverleners).
- Kinderen > 1 jaar: gebruik één of twee handen op dezelfde` positie als bij volwassenen.
- Borst indrukken: 1/3 van thoraxdiameter (zuigelingen 4 cm; kinderen 5 cm).

Reanimeren
- Thoraxcompressie: beademen 15 : 2 = 1 cyclus. Bij één hulpverlener eventueel 30 : 2 als het wisselen te veel tijd neemt).
- Tempo thoraxcompressies: 100/min. tot maximaal 120/min.
- Wisselen van hulpverlener na circa twee minuten.

Verwijderen van een corpus alienum na 'verslikken'

Kind 0-1 jaar
- Laat direct professionele hulp komen bij ineffectief hoesten of bewustzijnsverlies.
- Houd het kind in buikligging op uw onderarm, die op uw bovenbeen rust of over uw benen als u zit of knielt.
- Ondersteun het hoofdje met uw onderliggende hand.
- Geef maximaal vijf slagen tussen de schouderbladen met de hiel van de hand.
- Indien geen verbetering:
  - leg uw vrije hand of arm op het hoofdje of de rug van het kind;
  - draai het kind om;
  - geef vijf compressies van de borst in 5 seconden (op dezelfde manier als bij reanimatie, maar trager);
  - controleer daarna de mond en verwijder zichtbare, losliggende voorwerpen.
- Indien geen verbetering:
  - laat professionele hulp waarschuwen en probeer te beademen.
  - controleer de mond voor iedere inblazing en verwijder zichtbare, losliggende voorwerpen;
  - na vijf pogingen zonder succes, ga over op 15 compressies en twee pogingen tot beademen;
  - controleer na iedere serie de mond en verwijder zichtbare, losliggende voorwerpen; doe geen blinde pogingen;
  - laat na één minuut thoraxcompressie zonder effectieve beademing professionele hulp waarschuwen, als dat nog niet gebeurd is.

Kind > 1 jaar
- Sta of kniel achter het zittende of staande kind.
- Geef maximaal vijf slagen tussen de schouderbladen met de hiel van de hand.
- Indien geen verbetering:
  - omcirkel de romp met uw armen vlak onder de oksels van het slachtoffer;
  - plaats één vuist iets boven de navel onder het xifoïd in de middellijn;
  - omvat de vuist met uw andere hand en trek vijfmaal beide handen met een ruk schuin omhoog naar u toe, let erop dat uw handen niet op de ribben van het slachtoffer drukken;
  - herhaal dit in series van vijf;
  - risico op beschadiging van interne organen is aanwezig, laat daarom altijd een deskundige het slachtoffer nakijken op letsel;
  - indien luchtwegobstructie nog aanwezig: laat professionele hulp roepen, of neem het kind mee als u gaat alarmeren;
  - controleer na iedere serie de mond en verwijder zichtbare, losliggende voorwerpen.
- Indien geen verbetering:
  - laat professionele hulp waarschuwen en probeer te beademen;
  - controleer de mond voor iedere inblazing en verwijder zichtbare, losliggende voorwerpen;
  - na vijf pogingen zonder succes, ga over op 15 compressies en twee pogingen tot beademen;
  - controleer na iedere serie de mond en verwijder zichtbare, losliggende voorwerpen, doe geen blinde pogingen;
  - laat na 1 minuut thoraxcompressie zonder effectieve beademing professionele hulp waarschuwen, als dat niet gebeurd is.

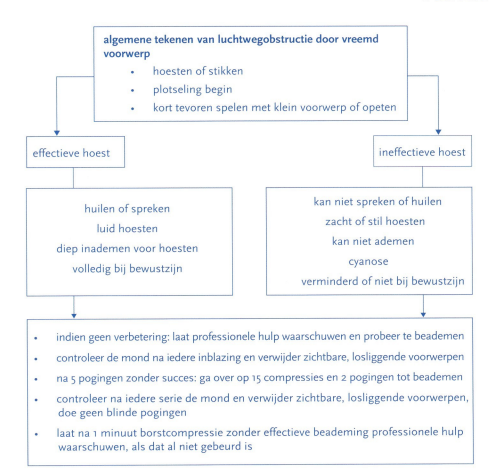

Figuur 2.37 Opheffen van een luchtwegobstructie door een corpus alienum bij zuigelingen en kinderen: beslisregel

2.5 BEWUSTZIJN, PUPILREACTIES EN LATERALISATIE/DISABILITY

2.5.1 Bewustzijn

Aanpak en handelingen

AVPU-methode
- A staat voor helder bewustzijn (*alert*).
- V staat voor reactie op aanspreken (*verbal response*).
- P staat voor reactie op pijn (*pain*).
- U staat voor geen reactie op pijn (*unresponsive*).

De AVPU-bepaling is grof, maar snel en eenvoudig. Bepaal het bewustzijnsniveau door:
- het slachtoffer aan te spreken;
- zo nodig een pijnprikkel te geven door in de m. trapezius te knijpen;
- zo nodig druk uit te oefenen op een nagelbed.

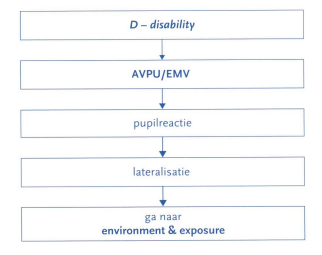

Figuur 2.38 Neurologisch onderzoek: bewustzijn, pupilreacties en lateralisatie

EMV-score

De Glasgow Coma Scale (GCS) is een gedetailleerdere methode en past meer bij *advanced life support* (zie hoofdstuk 3). Door te scoren op de parameters E (*eyes*, ogen openen), M (motorische reacties) en V (*verbal response*, spraak) kan de EMV-score bepaald worden op een schaal van 3-15 (zie tabel 2.3).

Het bepalen van de EMV op straat heeft voor de hulpverlener geen directe therapeutische consequenties, maar is wel van belang voor de prognose. Met name achteruitgang van de EMV geeft aan dat er sprake is van grote urgentie. Een voorbeeld is dat het slachtoffer aanvankelijk bij kennis is, maar later 'wegzakt' en een intracraniële bloeding blijkt te hebben. De methode vereist echter de nodige ervaring als snelheid geboden is. Het is wenselijk de drie EMV-componenten afzonderlijk te vermelden en niet te volstaan met alleen de totaalscore.

Coma wordt gedefinieerd als AVPU = p of u, dan wel EMV ≤ 8.

2.5.2 Pupilreacties

Aanpak en handelingen

- Bepaal de pupilreacties door het oog kortdurend met de hand af te dekken, die daarna weer wordt weggetrokken (of door er met een lampje in te schijnen).
- De pupillen horen rond te zijn en beiderzijds gelijkelijk te reageren op licht en accommodatie; direct en consensueel. Afwijkingen daarin moeten in eerste instantie aan intracraniële problematiek doen denken en dienen op straat als alarmsignaal. Op straat hebben afwijkingen aan de pupillen voor de hulpverlener geen therapeutische consequenties, maar de informatie moet wel worden doorgegeven.

2.5.3 Lateralisatie

Aanpak en handelingen

- Bepaal de motorische reactie aan beide armen en benen door het slachtoffer te vragen die te bewegen. Bij een bewusteloos slachtoffer kan dit gedaan worden door achtereenvolgens in de vier extremiteiten een pijnprikkel toe te dienen.
- Vergelijk daarbij de reactie van linker arm en been ten opzichte van rechter arm en been, en de reactie van beide armen ten opzichte van beide benen.
- Een links-rechtsverschil wijst op intracraniële afwijkingen; een verschil boven-onder op problemen van het ruggenmerg.
- Verminderde beweeglijkheid van één extremiteit wijst mogelijk op afwijkingen van de plexus.
- In geval van een dwarslaesie (compleet ruggenmergletsel) kan door vaatverwijding shock ontstaan (zogeheten neurogene shock).
- De EMV, de pupilreacties en eventuele lateralisatie zijn belangrijke gegevens die moeten worden doorgegeven.

2.5.4 Overige neurologische afwijkingen

Flauwte

De flauwte is een bijzondere vorm van bewustzijnsstoornis: een kortdurende vermindering van het bewustzijn als gevolg van een tijdelijk afgenomen bloedtoevoer naar de hersenen.

Tabel 2.3 EMV-score

eyes (openen van de ogen)	E	motorische reactie	M	verbale reactie	V
spontaan	4	voert opdrachten uit	6	spreekt adequaat	5
op aanspreken	3	lokaliseert op pijn	5	spreekt verward (zinnen)	4
op pijnprikkel	2	trekt terug op pijn	4	inadequaat (woorden)	3
niet	1	buigt abnormaal op pijn	3	kreunt (geluid)	2
		strekt abnormaal op pijn	2	geen reactie	1
		reageert niet	1		

Mogelijke oorzaken
- Uitputting, zoals bij vermoeidheid, honger of zwakte na ziekte.
- Psychische oorzaken, zoals plotselinge schrik, emoties, zien van bloed.
- Benauwde omgeving.
- Bloedarmoede.

Verschijnselen
- Aanvankelijk: bleke gelaatskleur, zweten, geeuwen.
- Na enige tijd: bewustzijnsvermindering.
- Uiteindelijk: bewustzijnsverlies.
- Soms: trekkingen die op epilepsie lijken.

Maatregelen
- Tracht het bewustzijnsverlies te voorkomen: zorg voor frisse lucht, stel het slachtoffer gerust en leg hem plat neer.
- Als het slachtoffer het bewustzijn verliest, handel dan als bij iedere bewusteloze (zie paragraaf 2.5.1).

Nota bene Als er sprake is van een flauwte, komt het slachtoffer binnen ongeveer een minuut vanzelf bij. Laat hem dan nog tien minuten liggen. Als het slachtoffer niet snel bijkomt, is er iets anders aan de hand!

Diabetes
Zie ook hoofdstuk 9. Zowel hypo- als hyperglykemie kunnen aanleiding geven tot bewustzijnsveranderingen.

Hyperglykemie kan op straat in de eerstehulpsetting niet gediagnosticeerd of behandeld worden. Hypoglykemie kan door de patiënt herkend worden, in welk geval suiker of suikerrijke drank, indien beschikbaar, kan worden ingenomen.

Epilepsie
Zie ook paragraaf 8.23. Epilepsie is een ongecontroleerde elektrische ontlading in de hersenen, die zich op verschillende manieren kan manifesteren. De belangrijkste is het gegeneraliseerd tonisch-klonisch insult: bewusteloosheid met schokkende bewegingen van armen en benen, soms met tongbeet en/of incontinentie, gedurende 2-3 minuten. Na een 'uitputtingsfase' van circa 15 minuten keert het bewustzijn als regel terug.

Tijdens het insult is er geen adequate ademhaling. Indien een insult langer duurt dan tien minuten, of indien een nieuw insult optreedt voordat het bewustzijn is teruggekeerd, spreekt men van status epilepticus.

Maatregelen
- Probeer niet de bewegingen van het slachtoffer tegen te houden.
- Probeer niet iets tussen de tanden van het slachtoffer te brengen.
- Probeer verwondingen door de krampende bewegingen te voorkomen.
- Controleer en verzorg het slachtoffer na het insult zoals iedere bewusteloze (zie 3.2).
- Roep tijdig hulp in.

Cerebrovasculair accident (CVA)
Het cerebrovasculair accident (CVA) wordt onderverdeeld in:
- herseninfarct of *transient ischemic attack* (TIA), blijvende of tijdelijke ischemie van een deel van de hersenen;
- intracraniële bloeding;
- subarachnoïdale bloeding.

Verschijnselen van herseninfarct, TIA of intracraniële bloeding
- Halfzijdige verlamming (hemiparese).
- Gestoorde spraak (afasie).
- Soms verminderd bewustzijn.
- Soms misselijkheid en braken.

Ter herkenning van het beeld wordt wel gebruik gemaakt van *Be Fast* (zie onder).

Maatregelen op straat
- Roep tijdig hulp in.
- Verricht ABCD-controles en handel dienovereenkomstig.

Verschijnselen van subarachnoïdale bloeding (SAB)
- Heftige, acuut optredende hoofdpijn.
- Misselijkheid en braken.
- Bewustzijnsverlies.
- Soms ademhalings- of circulatiestilstand

Maatregelen op straat
- Roep tijdig hulp in.
- Verricht ABCD-controles en handel overeenkomstig.

Handelingen

Be Fast

- **Face** Vraag het slachtoffer of hij zijn tanden kan laten zien en let hierbij op een eventueel scheve mond of een hangende mondhoek. Kijk ook naar hangende oogleden.
- **Arms** Vraag het slachtoffer om beide armen tegelijkertijd naar voren te strekken, de ogen te sluiten en de handpalmen naar boven te draaien. Kijk of een arm niet naar beneden zakt of rondzwalkt.
- **Speech** Let op veranderingen in het spreken, zoals niet meer goed uit de woorden kunnen komen of

Figuur 2.39   Be Fast
Bron: Nederlandse Hartstichting.

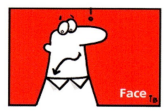
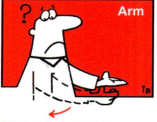
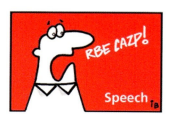
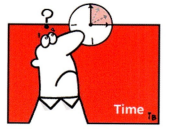
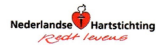

onduidelijk spreken. Vraag aan familie/omstanders of er iets veranderd is in de spraak.
- **Time** Vraag aan het slachtoffer of aan omstanders hoe lang de symptomen al bestaan.

2.6 ENVIRONMENT EN EXPOSURE

2.6.1 Oververhitting

Aanpak
Er zijn drie fasen van oververhitting:
- hittekramp;
- warmtestuwing, warmte-uitputting (*heat exhaustion*);
- hitteberoerte (*heat stroke*).

Hittekramp
- Verschijnselen:
  - pijn in de spieren van armen en benen.
- Actie (doel: aanvullen van zout en water; lichaamstemperatuur normaliseren):
  - laat het slachtoffer zich minder inspannen;
  - breng het slachtoffer eventueel naar een koele plaats;
  - zorg dat het slachtoffer extra drinkt (denk om zout).

Warmtestuwing, warmte-uitputting (heat exhaustion)
- Verschijnselen:
  - bleke huid, hevig transpireren;
  - soms: rode, droge huid;
  - hoofdpijn;
  - misselijkheid;
  - duizeligheid/collaps.
- Actie (doel: lichaamstemperatuur normaliseren; water en zout aanvullen):
  - breng het slachtoffer naar een koele plaats;
  - zorg dat het slachtoffer extra drinkt en geef extra zout.

Hitteberoerte (heat stroke)
- Verschijnselen:
  - verwardheid en bizar gedrag;
  - bewustzijnsdaling;
  - eventueel toevallen;
  - mogelijk shock;
  - eventueel stilstand van de circulatie.
- Actie (doel: lichaamstemperatuur normaliseren):
  - breng het slachtoffer naar een koele plaats;
  - koel het slachtoffer actief af;
  - laat niet meer drinken bij bewustzijnsdaling;
  - beoordeel de vitale functies en stel deze veilig (zie paragraaf 2.3);
  - roep professionele hulp in.

Handelingen

Extra zout geven
- Bij hittekramp: zoute voedingsmiddelen laten eten of drinken (oral rehydration solution (ORS), cola, chips, bouillon).
- Bij warmtestuwing: water laten drinken met één theelepel zout per liter.

Actief afkoelen
- Ventilator.
- Afsponsen (geen ijskoud water gebruiken; door vasoconstrictie neemt de warmteafgifte af).
- Inwikkelen in een nat laken.

Achtergrondinformatie
Bij de stofwisseling ontstaat warmte. De hoeveelheid geproduceerde warmte is afhankelijk van de verrichte inspanning. Een deel wordt gebruikt om de lichaamstemperatuur constant te houden (de lichaamscellen functioneren het best bij 37 °C). De overtollige warmte wordt aan de omgeving afgegeven door met name straling en transpiratie (hierbij gaat ook zout verloren). De afgifte neemt af in een warme en vochtige omgeving.

Wanneer de warmteproductie groter is dan de warmteafgifte begint de lichaamstemperatuur te stijgen. Bij heftige transpiratie gaat veel vocht (en zout) verloren waardoor uitdroging en mogelijk shock kunnen ontstaan.

De (zeer) hoge lichaamstemperatuur, de uitdroging en de disbalans in elektrolyten leiden tot een gestoorde hersenwerking en ten slotte tot ademhalingsstoornissen en stilstand van de circulatie.

2.6.2 Brandwonden

Aanpak
- Doof eerst de eventuele vlammen en let daarbij op gevaar.
- Houd rekening met de mogelijkheid van beschadiging van de luchtweg en daardoor obstructie (zie paragraaf 2.3.3).
- Beoordeel door te kijken de huid van het slachtoffer op de plaats waar hij in aanraking is geweest met vuur, hete vloeistof, stoom, hete gassen, een heet voorwerp, elektriciteit of chemische stoffen.

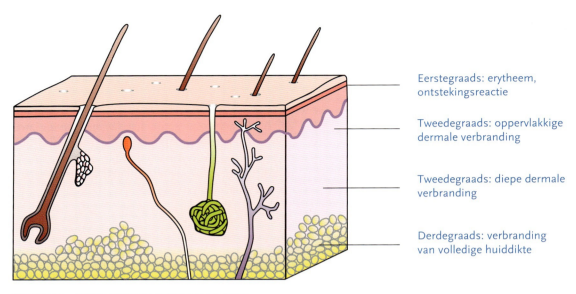

Figuur 2.40 Indeling van verbrandingen naar diepte

Eerstegraads verbranding

De huid is rood, droog, licht gezwollen en pijnlijk, maar wel intact.

- Conclusie:
  - eerstegraads verbranding van de hand, met een minimaal tweedegraads plekje op de wijsvinger (zie figuur 2.41).

Figuur 2.41 Eerstegraads verbranding van de hand

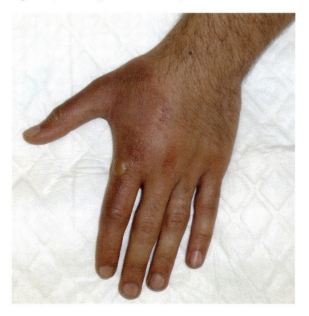

- Actie (doel: bestrijden van ongemak):
  - koelen met lauwwarm stromend water gedurende circa tien minuten.

Tweedegraads brandwond

De huid is bleek-rood, 'nat', licht gezwollen en pijnlijk en vertoont blaren, soms pas na enige tijd.

- Conclusie:
  - tweedegraads brandwond (zie figuur 2.42).
- Actie (doel: voorkomen van uitbreiding en besmetting; bevorderen van de genezing):
  - koel met lauwwarm stromend water gedurende circa tien minuten;

Figuur 2.42 Tweedegraads verbranding van de hand

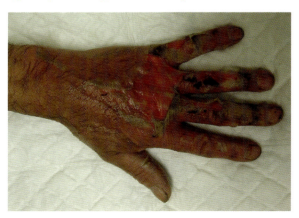

- dek zo schoon mogelijk, bij voorkeur steriel, af;
- laat blaren altijd intact.

Derdegraads brandwond
De huid is grauw-wit (gekookt) of zwart (verkoold), droog, heeft de normale soepelheid verloren (voelt aan als leer) en de brandplek zelf is niet pijnlijk (de omgeving van de brandplek is dat wel).

- Conclusie:
  - derdegraads brandwond (zie figuur 2.43).
- Actie (doel: voorkomen van uitbreiding en besmetting; bevorderen van de genezing):
  - koel met lauwwarm, stromend water gedurende circa tien minuten;
  - dek zo schoon mogelijk af, bij voorkeur steriel.

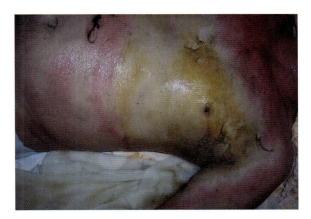

Figuur 2.43 Derdegraads brandwond van de romp

Handelingen
- Bepaal of het slachtoffer professionele hulp nodig heeft of dat u de definitieve behandeling zelf kunt uitvoeren.
- U kunt roodheid en minimale brandblaren zelf behandelen.
- Professionele behandeling is noodzakelijk bij:
  - tweede- of derdegraads brandwonden;
  - brandwonden aan het gelaat, de handen, de voeten en de geslachtsorganen;
  - brandwonden in de buurt van gewrichten;
  - inademing van rook of hete gassen;
  - verbranding door elektriciteit of chemische stoffen.

Nota bene De grootte en uitgebreidheid van de brandwond is zeer belangrijk: als er meer dan 20% van het lichaamsoppervlak verbrand is, zal shock ontstaan ten gevolge van oedeemvorming en verlies van vocht en eiwit door de niet meer intacte huid. Een snelle inschattingsmethode is de regel van negen (zie figuur 2.44). Alleen tweede- en derdegraads brandwonden worden meegeteld. Voor kinderen gelden aangepaste percentages (zie paragraaf 12.5), waarbij het hoofd een groter percentage omvat en armen en benen minder oppervlak vertegenwoordigen. Handpalm plus vingers van het slachtoffer hebben de grootte van 1% lichaamoppervlakte.

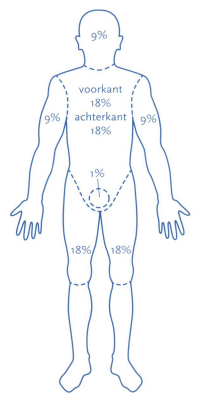

Figuur 2.44 Regel van negen voor volwassenen

Vlammen doven
- Let op uw eigen veiligheid.
- Laat het slachtoffer liggen.
- Laat het slachtoffer eventueel over de grond rollen.
- Doof de vlammen met water.
- Als er geen water bij de hand is, wikkel het slachtoffer dan in een (brand)deken of jas (niet van synthetische stof); begin bij de hals; zorg dat er

geen 'schoorsteen' ontstaat en houd zijn hoofd vrij.
- Blus brandende benzine en dergelijke met een brandblusapparaat (hierbij niet in het gezicht van het slachtoffer spuiten).

Koelen
- Verwijder sieraden en ringen.
- Koel ten minste tien minuten (pas op voor onderkoeling bij kinderen en bejaarden).
- Koel bij voorkeur met lauw, rustig stromend leidingwater (desnoods met slootwater).
- Verwijder kleding en luiers, tenzij de kleding vastzit aan de verbrande plek.

Afdekken
- Dek tweede- en derdegraads brandwonden af, bij voorkeur met metallineverband (een steriel verband dat aan één zijde is voorzien van een aluminium laagje zodat het niet aan de wond plakt) of steriel gaas. Anders met alles wat schoon is (pas gewassen theedoek, servet of zakdoek).
- Laat blaren intact.
- Smeer niets op de wond, ook geen brandzalf (dit bemoeilijkt de latere beoordeling).

Wegspoelen van chemische stoffen
- Verwijder de met de chemische stof doordrenkte kleding. Gebruik hierbij handschoenen.
- Spoel ten minste 30 minuten met veel lauw water. Zorg ervoor dat de chemische stof zich niet over het lichaam verspreidt.
- (Laat) de schoenen uittrekken.
- Behandel wonden zoals brandwonden.

Nota bene Sommige chemische stoffen zijn vluchtig. Dit kan bij inademen gevaar opleveren, zowel voor het slachtoffer als voor de hulpverlener

Achtergrondinformatie
Brandwonden kunnen op verschillende wijzen ontstaan: door open vuur, door hete vloeistoffen, door een hete kachel of door chemische stoffen. De ernst en de diepte van een brandwond hangt af van een aantal factoren: de temperatuur, de duur van inwerking op de huid en de oorzaak van de verbranding.
Als de oorzaak van de verbranding nog niet is opgeheven, moet de hulpverlener dit doen. Kleding die aan de huid vastzit, mag niet worden losgetrokken (daardoor zou extra schade ontstaan).

Een aangezichtsverbranding gaat vaak gepaard met beschadiging van de luchtweg door inademen van hete lucht. Er is dan kans op een ademhalingsstoornis door zwelling van de luchtwegen (zie paragraaf 2.3.3).
De eerstegraads verbranding wordt als regel door de zon veroorzaakt. De huid is nog intact; daarom spreekt men niet van eerstegraads brandwonden. Deze telt niet mee bij het beoordelen van het totaal verbrand lichaamsoppervlak (TVLO).
Het verbrande oppervlak (alleen bij tweede- en derdegraads brandwonden) wordt bepaald met behulp van de 'regel van negen' (zie figuur 2.44). De volaire zijde van de hand van het slachtoffer, met gesloten vingers, is 1% van diens lichaamsoppervlak.
Bij kinderen onder de 10 jaar is de oppervlakteverdeling anders, het hoofd omvat een groter percentage, de extremiteiten minder (zie hoofdstuk 12).
Chemische stoffen op de huid kunnen ook tot 'verbranding' leiden. In dat geval moet u de kleding en het schoeisel zo snel mogelijk verwijderen (pas op dat u zelf niet in contact met de chemische stof komt). Daarna moet u de huid ter verdunning van de chemische stof ten minste 30 minuten afspoelen. Zorg ervoor dat de chemische stof daarbij niet over de intacte huid stroomt.
Chemische stoffen op de huid kunnen vergiftigingsverschijnselen veroorzaken door opname door de huid heen. Wees ook voorzichtig met 'vluchtige' chemische stoffen; dit kan door inademen tot problemen leiden. Zorg dat deskundigen met betrekking tot de stof geraadpleegd worden over eventuele gevolgen.
Spoelen met (ijskoud) water kan onderkoeling tot gevolg hebben. Bij kinderen en bejaarden kan dit al optreden bij spoelen met lauw water.

2.6.3 Onderkoeling

Aanpak
Er zijn twee fasen in onderkoeling.

Lichte onderkoeling
- Verschijnselen:
  - het slachtoffer heeft het zeer koud en rilt, maar is nog bij kennis;
  - bleekheid van de huid.
- Actie (doel: verdere afkoeling voorkomen):
  - breng het slachtoffer in een warme, beschutte omgeving;

- voorkom verder afkoelen;
- verwijder zo nodig natte kleding van het slachtoffer;
- warm het slachtoffer op: warme douche, kruiken, dekens (ook om het hoofd), warme zoete dranken (geen alcohol) en voedsel;
- laat het slachtoffer actief bewegen.

Ernstige onderkoeling
- Verschijnselen:
    - sufheid/slaperigheid, of agressiviteit/overdreven opgewektheid;
    - uiteindelijk vitale functies die toenemend gestoord raken.
- Actie (doel: verdere afkoeling voorkomen en vitale functies veiligstellen):
    - breng het slachtoffer in een warme, beschutte omgeving;
    - verwijder natte kleding van het slachtoffer als dat zonder het slachtoffer te bewegen uitvoerbaar is;
    - zo niet, dan moet het slachtoffer alleen worden toegedekt (bewegen van het slachtoffer in deze omstandigheden kan leiden tot ventrikelfibrilleren);
    - bescherm het slachtoffer tegen verdere afkoeling;
    - warm niet actief op;
    - beoordeel en behandel de vitale functies (zie paragraaf 2.3);
    - waarschuw 112.

Handelingen

Beschermen tegen verdere afkoeling
- Wikkel het slachtoffer in dekens in combinatie met een alu-deken (goudkleurige zijde buiten, zilverkleurige zijde binnen; waardoor 80% van de lichaamswarmte wordt teruggekaatst), zo mogelijk armen, benen en romp afzonderlijk.
- Pak het hoofd zorgvuldig in, waarbij het gezicht vrij blijft.

Achtergrondinformatie
Er is sprake van 'echte' onderkoeling (hypothermie) wanneer de lichaamstemperatuur onder de 35 °C daalt. Van ernstige hypothermie is sprake bij een temperatuur onder de 30 °C. Er is dan meer warmteverlies aan de omgeving dan het lichaam warmte kan produceren.

Het warmteverlies aan lucht is afhankelijk van:
- de omgevingstemperatuur;
- de luchtvochtigheid;
- de windsnelheid;
- de mate van bescherming (bijvoorbeeld kleding);
- de bouw en conditie van het slachtoffer.

Het warmteverlies in water is bijzonder groot. Daarom zijn drenkelingen zeer dikwijls ook onderkoeld. Omdat het lichaam zich beschermt tegen de onderkoeling, wordt de bloedtoevoer naar onder andere de ledematen sterk verminderd. De kerntemperatuur wordt daarom het liefst in de oesofagus gemeten, met een speciale lagetemperatuurthermometer.

Een zeer lage lichaamstemperatuur leidt tot slecht functioneren van de cellen. Dit uit zich het eerst in de hersenen en leidt tot inadequaat gedrag, en daarna tot sufheid en bewustzijnsverlies. Ademhaling en hartslag worden zeer traag, waardoor die moeilijker zijn waar te nemen.

Ook hebben onderkoelde slachtoffers een 'prikkelbaar' hart. Daardoor kan gemakkelijk ventrikelfibrilleren ontstaan. Manipulatie of beweging van ernstig onderkoelde slachtoffers moet daarom zo veel mogelijk vermeden worden. Door de lage temperatuur zijn de cellen beter bestand tegen zuurstoftekort. Daarom wordt een eventuele reanimatie zo lang mogelijk voortgezet (bij voorkeur tot in het ziekenhuis), volgens het principe: *nobody is dead until warm and dead*.

Hypothermie leidt daarnaast ook tot stollingsstoornissen.

Bij onderkoeling is professionele hulp absoluut noodzakelijk.

2.6.4 Bevriezing

Aanpak
Beoordeel de huid van het slachtoffer. Er zijn verschillende mogelijkheden (deze worden meestal pas na ontdooien duidelijk).

De huid is bleekgrijs en pijnlijk (na ontdooien rood tot violet)
- Conclusie:
    - eerstegraads bevriezing.
- Actie (doel: uitbreiding van de bevriezing en infectie voorkomen):
    - opwarmen.

De huid vertoont blaren, gevuld met helder of bloederig vocht, en is zeer pijnlijk
- Conclusie:
  - tweedegraads bevriezing.
- Actie (doel: uitbreiding van de bevriezing en infectie voorkomen):
  - opwarmen;
  - blaren intact laten;
  - afdekken;
  - niet wrijven;
  - professionele hulp inroepen.

De huid is spierwit en gevoelloos
- Conclusie:
  - derdegraads bevriezing.
- Actie (doel: uitbreiding van de bevriezing en infectie voorkomen):
  - opwarmen;
  - professionele hulp inroepen.

Handelingen

Opwarmen
- Gebruik bij voorkeur lichaamswarmte.
- Zorg dat eventueel gebruikt warm water maximaal 40 °C is.

Achtergrondinformatie
Bij bevriezing is het lichaam niet in staat de lichaamstemperatuur plaatselijk op peil te houden. Dit is een kwestie van warmtetoevoer (via de bloedvaten) en warmteverlies aan de omgeving. De vingers, tenen, neus en oren zijn kwetsbaar voor bevriezing omdat zij sterker dan andere lichaamsdelen aan de kou zijn blootgesteld.

Het opwarmen moet met verstand gebeuren. Lichaamswarmte (van het slachtoffer zelf of van de hulpverlener) komt het eerst in aanmerking. Met warm water moet zeer voorzichtig worden omgegaan: het slachtoffer heeft een gestoord gevoel in de bevroren lichaamsdelen en kan daardoor ongemerkt verbranden wanneer het water te heet is. Het opwarmen zelf kan extreem pijnlijk zijn.

Wrijven beschadigt de bevroren huid, zonder dat het de bevriezing wezenlijk eerder opheft. Wrijven moet daarom worden nagelaten. Evenals bij brandwonden is er, door het verbreken van de intacte huid, gevaar voor infectie.

Bevriezing vraagt om professionele hulp. In de Nederlandse situatie is het daarom aan te raden om voor opwarmen alleen lichaamswarmte te gebruiken, terwijl het slachtoffer naar een ziekenhuis wordt overgebracht.

2.7 OVERIG PLAATSELIJK LETSEL

2.7.1 Anamnese en algemene indruk

Vraag
Vraag, als het slachtoffer bij bewustzijn is, naar AMPLE.
- *Allergy*: allergieën.
- *Medication:* medicijngebruik.
- *Past medical history*: voorgeschiedenis.
- *Last meal:* laatste tijdstip waarop gegeten of gedronken is.
- *Events*: wat gebeurde er direct voorafgaand aan het letsel of het ziek worden.

Vraag ook:
- de precieze toedracht (geeft dikwijls een aanwijzing voor welke letsels verwacht kunnen worden;
- of het slachtoffer pijn heeft, en waar;
- of er een afwijkend gevoel of tintelingen in de vingers of de tenen is;
- naar de vaccinatiestatus tegen tetanus, indien er wonden zijn.

Kijk
Kijk naar:
- bloed;
- wonden;
- blauw verkleurde huid;
- bleke huid;
- afwijkende stand van ledematen;
- scheef gezicht.

2.7.2 Wonden

Aanpak
Beoordeel wonden bij het slachtoffer door te kijken. Er zijn verschillende mogelijkheden.

Wekedelenwond
- Verschijnselen:
  - beschadigde huid;
  - (meestal) bloed zichtbaar;
  - pijn.
- Actie (doel: voorkomen van verdere besmetting/infectie/verder bloedverlies):
  - verwijder ringen en sieraden, bij voorkeur door het slachtoffer zelf;

– beslis of het slachtoffer door u zelf wordt behandeld.

Zo ja
- Reinig en ontsmet de wond.
- Dek de wond steriel af.
- Geef zo nodig rust en steun aan het gewonde lichaamsdeel.

Zo nee
- Verwijder geen voorwerpen die uit de wond steken.
- Voorkom verdere besmetting van de wond.
- Stelp eventuele bloeding.
- Geef rust en steun aan het gewonde lichaamsdeel.
- Verwijs het slachtoffer of laat hulp inroepen.

Doordringende thoraxwond
Zie ook paragraaf 2.3.5.
- Verschijnselen:
  - wond ter hoogte van de borst;
  - kortademigheid;
  - soms slurpend geluid hoorbaar.
- Actie (doel: beperken van de stoornis in de werking van de long):
  - breng het slachtoffer in half zittende houding en ondersteun hem;
  - verwijder geen voorwerpen die uit de wond steken;
  - dek de wond af (plooi het verband om een nog uitstekend voorwerp heen);
  - plak een zuigende wond (sucking wound) zo mogelijk aan drie zijden luchtdicht af;
  - indien stabiele zijligging noodzakelijk is, leg het slachtoffer op de gewonde zijde (tenzij daar een voorwerp uitsteekt);
  - laat hulp inroepen.

Doordringende buikwond
- Verschijnselen:
  - wond ter hoogte van de buik;
  - soms uitpuilende darmen (evisceratie).
- Actie (doel: voorkomen van (verdere) beschadiging van de darmen):
  - laat het slachtoffer liggen;
  - verwijder geen voorwerpen die uit de wond steken;
  - dek de wond af (plooi het verband om een nog uitstekend voorwerp heen);
  - duw uitpuilende darmen niet terug; leg het verband, eventueel huishoudfolie, er los bovenop;
  - laat hulp inroepen.

Brandwond
Zie paragraaf 2.6.2.

Handelingen

Reiningen en ontsmetten van een wond
- Reinig de wond door deze onder de kraan schoon te spoelen.
- Dep de wond en de omgeving met een ontsmettende vloeistof (bijvoorbeeld chloorhexidine of cetrimide).

Afdekken van een wond met verband
Zie paragraaf 2.3.7.

Rust en steun geven
- Laat het slachtoffer het gewonde lichaamsdeel niet bewegen.
- Laat het slachtoffer een gewonde arm met de andere hand vasthouden of leg een mitella aan.
- Leg, indien mogelijk, een opgerolde jas of iets dergelijks langs een gewond been.

Aanleggen van een mitella
- Ga voor het slachtoffer staan.
- Pak de driekante doek vast bij de punt en een slip.
- Houd de uitgespreide doek met de punt bij de elleboog van het slachtoffer.
- Breng de bovenste slip tussen de romp en de arm tot op de schouder aan de gezonde zijde.
- Breng de andere slip voor de gewonde arm over de schouder aan dezelfde zijde om de nek tot op de schouder aan de gezonde zijde.
- Knoop de slippen met een platte knoop aan elkaar, zo dat de knoop onder het oor aan de gezonde zijde komt te liggen.
- De vingertoppen moeten juist buiten de mitella steken.
- Vouw de punt naar voren en zet deze vast.

2.7.3 Contusie en distorsie

Aanpak
Beoordeel contusie en distorsie door te kijken.
- Verschijnselen:
  - aanvankelijk alleen pijn;

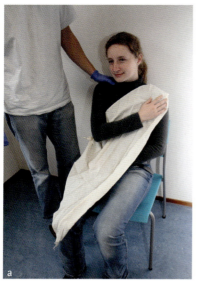 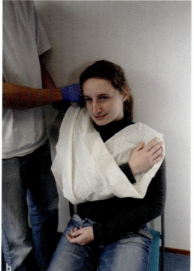 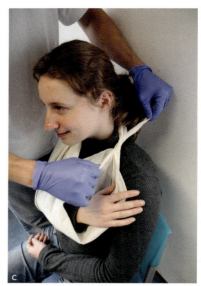

Figuur 2.45 Aanleggen van een mitella

- daarna zwelling (soms pas na wat langere tijd);
- later (soms) blauwe verkleuring;
- soms onvermogen het getroffen lichaamsdeel te gebruiken.
■ Actie (doel: voorkomen van (verdere) zwelling):
  - RICE: *rest, immobilisation, cooling, elevation*;
  - koel het getroffen lichaamsdeel met water, een coldpack of ijs;
  - wikkel een *coldpack* of ijs in een theedoek of handdoek;
  - verwijder sieraden en ringen;
  - geef rust en steun aan het getroffen lichaamsdeel: been hoogleggen, arm in mitella.

Handelingen

Aanleggen van een mitella
Zie paragraaf 2.7.2.

2.7.4 Fractuur en luxatie

Aanpak
Beoordeel een fractuur of luxatie bij het slachtoffer door te kijken en te vragen. Er zijn verschillende mogelijkheden.

Fractuur of luxatie aan de ledematen
■ Verschijnselen:
  - pijn;
  - onvermogen het getroffen lichaamsdeel te gebruiken;
  - zwelling;
  - soms een abnormale stand;
  - soms abnormale beweeglijkheid;
  - soms een uitwendige wond.
■ Actie (doel: voorkomen van verdere schade/besmetting):
  - houd het getroffen lichaamsdeel onbeweeglijk;
  - verwijder sieraden en ringen;
  - geef rust en steun aan het getroffen lichaamsdeel in de positie waarin het ligt;
  - dek bij een open botbreuk/ontwrichting de wond af; zo mogelijk steriel.

Wervelfractuur
■ Verschijnselen:
  - pijn en/of functiebeperking in nek of rug;
  - eventueel tintelingen en/of verlammingsverschijnselen in armen of benen.
■ Actie (doel: voorkomen van schade aan het ruggenmerg en blijvende verlamming):
  - laat het slachtoffer liggen zoals u hem aantreft;

- voorkom elke beweging van de wervelkolom van het slachtoffer.

Nota bene Het veiligstellen van de ademhaling gaat altijd voor. Het slachtoffer mag dan wél bewogen worden. Moet het slachtoffer wegens gevaar verplaatst worden, sleep hem dan in zijn lengterichting weg aan de benen.

Nota bene Ga bij elk ongevalsslachtoffer uit van mogelijk wervelletsel. Denk dus aan een botbreuk van rug- of nekwervel na een val van hoogte, bij een auto- of motorongeval en na een duik in ondiep water.

Bekkenfractuur
- Verschijnselen:
  - pijn ter plaatse;
  - soms beweeglijk bij druk op de bekkenkammen.

Nota bene Naar beweeglijkheid dient niet actief gezocht te worden in verband met het mogelijk veroorzaken van ernstig bloedverlies.
- Actie (doel: vermindering van inwendig bloedverlies):
  - bekken immobiliseren met brede broekriem of laken ter hoogte van de heup;
  - voeten aan elkaar binden (door endorotatie in de heupen wordt het bekken 'gesloten').

Ribfractuur
- Verschijnselen:
  - pijn ter plaatse;
  - pijn bij ademen;
  - oppervlakkige ademhaling.
- Actie (doel: slachtoffer zo goed mogelijk laten ademen):
  - breng het slachtoffer in halfzittende houding en ondersteun hem.

Schedelbasisfractuur
- Verschijnselen:
  - teken van Battle (blauwe verkleuring achter het oor);
  - brilhematoom (blauwe verkleuring rond de ogen, zie figuur 8.5);
  - liquor of bloed uit de neus of een van de oren van het slachtoffer;
  - bewusteloosheid.

- Actie
  - roep tijdig hulp in;
  - controleer ABCD en handel overeenkomstig.

Handelingen

Onbeweeglijk (laten) houden, rust en steun geven
- Laat het slachtoffer de getroffen arm vasthouden of tegen het lichaam aanhouden.
- Laat het getroffen lichaamsdeel vasthouden door een ander, of houd het zelf vast.
- Geef bij een botbreuk van de bovenste ledematen rust en steun met een mitella (onderarm, pols, hand) of een brede das (schouder, sleutelbeen, bovenarm, elleboog).
- Geef bij een botbreuk van de onderste ledematen (bekken, bovenbeen, knie, onderbeen) steun aan het been met een opgerolde deken, kleding of tassen, zo mogelijk over de gehele lengte.

Afdekken van een open fractuur
Doe dit alleen als de wond goed zichtbaar is, dat wil zeggen vrij van kleding.
- Zorg ervoor dat de breukplaats niet beweegt.
- Leg een verband op de wond en zet dat provisorisch vast.

Afdekken van een open schedelfractuur
- Wond afdekken met (snel) verband.
- Geen druk uitoefenen op hersenweefsel als dat naar buiten puilt.

Aanleggen van een mitella
Zie paragraaf 2.7.2.

Aanleggen van een brede das
- Vouw een driekante doek in vieren tot een brede das.
- Breng een slip tussen de gewonde arm en de romp door tot op de schouder aan de gezonde zijde.
- Breng de andere slip over de schouder aan de gewonde zijde achter de nek om naar de schouder aan de gezonde zijde.
- Knoop daar de slippen aan elkaar vast met een platte knoop.
- Zorg ervoor dat pols en hand in de das rusten; de vingers steken er uit.

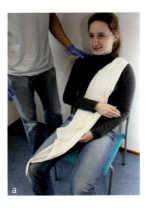
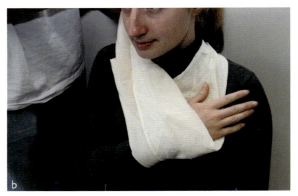

Figuur 2.46   Aanleggen van een brede das

2.7.5 Oogletsel

Aanpak
- Verschijnselen:
    - pijn in één of beide ogen;
    - rood oog;
    - tranende ogen en toegeknepen oogleden;
    - een bloeding en/of vervormde pupil;
    - angst, onrust;
    - verminderd gezichtsvermogen.

Nota bene Soms heeft het slachtoffer een 'tik' tegen het oog gevoeld.
Nota bene Probeer niet contactlenzen te verwijderen.

Vuiltje in het oog
- Actie (doel: ongemak opheffen):
    - laat het slachtoffer met het oog knipperen zodat tranen worden gevormd, maar laat er niet in wrijven;
    - spoel het oog zo nodig;
    - breng het slachtoffer naar een oogarts als het vuiltje zich op het hoornvlies bevindt;
    - verwijder het vuiltje als het zich op het wit van het oog bevindt en zich makkelijk laat verwijderen;
    - breng het slachtoffer naar een oogarts als het niet lukt het vuiltje te verwijderen.

Scherp voorwerp in het oog
- Actie (doel: verergering van het oogletsel voorkomen):
    - verwijder het voorwerp niet;
    - zorg dat het slachtoffer niet in het oog wrijft;
    - maak het slachtoffer comfortabel (laat hem liggen of breng hem in halfzittende houding);
    - dek het oog zo mogelijk af met een kapje;
    - breng het slachtoffer naar een oogarts.

Bijtende stof in het oog
- Actie (doel: oorzaak van het letsel wegnemen; verergering voorkomen):
    - spoel het oog;
    - breng het slachtoffer naar een oogarts.

Verbranding van het oog
- Actie (doel: verergering van het letsel voorkomen):
    - spoel het oog;
    - breng het slachtoffer naar een oogarts.

Stomp oogletsel
- Actie (doel: verergering van het letsel voorkomen):
    - breng het slachtoffer naar een oogarts als er klachten van gezichtsvermindering zijn.

Hoornvliesbeschadiging door fel licht (lasogen/sneeuwblindheid)
- Actie (doel: verergering van het letsel voorkomen):
    - breng het slachtoffer naar een oogarts.

Handelingen

Verwijderen van een vuiltje
- Trek met duim en wijsvinger de oogleden voorzichtig van elkaar.
- Verwijder het vuiltje als het zichtbaar is, door het er met de punt van een gaasje of een schone zakdoek uit te pikken of naar de dichtstbijzijnde ooghoek te vegen. Veeg niet over het hoornvlies.

- Als het vuiltje niet zichtbaar is, laat het slachtoffer eerst naar boven kijken en trek het onderste ooglid naar beneden; laat het slachtoffer daarna naar beneden kijken en trek het bovenste ooglid omhoog.
- Verwijder het vuiltje zodra het op het wit van het oog of in de ooglidplooi wordt gezien.

Spoelen van het oog
- Laat het slachtoffer zo mogelijk gaan liggen.
- Houd het oog open of laat dit door een ander doen.
- Gebruik indien mogelijk een oogdouche (beschikbaar in veel fabrieken en laboratoria).
- Spoel het oog bij verbranding gedurende ten minste tien minuten met zachtstromend water.
- Spoel het oog bij bijtende stoffen gedurende ten minste 30 minuten.
- Zorg ervoor dat het spoelwater niet in het andere oog komt (spoelen naar de buitenooghoek toe).

Afdekken van een oog
Om te voorkomen dat druk op het oog wordt uitgeoefend dient u:
- geen verband direct op het oog aan te brengen;
- zo mogelijk een kapje te gebruiken;
- eventueel een 'worstverband' rond het oog aan te brengen.

2.8 ELEKTRICITEITSLETSELS

Aanpak
- Actie (doel: oorzaak wegnemen; vitale functies veiligstellen):
  - zorg dat u niet zelf door de stroom getroffen wordt;
  - schakel de stroombron uit;
  - als dat niet mogelijk is, vraag u af of u op de brandweer moet wachten (in geval van hoogspanningskabel of bovenleiding) en dus verder niets moet doen;
  - eventueel: isoleer uzelf;
  - verbreek pas daarna het contact tussen het slachtoffer en de stroombron;
  - beoordeel en verzorg het slachtoffer.

Handelingen

Stroombron uitschakelen
- Trek de stekker uit het stopcontact.
- Zet de (hoofd)schakelaar om.

Isoleren
- Ga op een droog, niet-metalen (niet-geleidend) voorwerp staan (plank, deken, jas, rubbermat).
- Trek dikke handschoenen aan of omwikkel uw handen met een dikke laag niet-geleidend materiaal (droog textiel, rubber, papier, leer).
- Gebruik eventueel een houten stok.
- Verwijder de stroombron (draad, apparaat) of trek het slachtoffer aan diens droge kleding weg.

Beoordelen
- Op dezelfde wijze als ieder ander slachtoffer: vitale functies eerst, plaatselijk letsel daarna.
- Let speciaal op de zeer plaatselijke tweede- of derdegraads verbranding op een eventuele intree- en uittreeplaats.
- Een slachtoffer kan door hevige spiertrekkingen weggeslingerd zijn en daardoor bijkomende letsels oplopen.

Achtergrondinformatie
Elektriciteit vloeit naar de aarde. Wanneer iemand een stroombron aanraakt (elektriciteitsdraad, defect apparaat) of door de bliksem wordt getroffen, vloeit de stroom door het lichaam naar de aarde, tenzij er een goede isolatie ten opzichte van de aarde bestaat (bijvoorbeeld rubberen zolen).

De schade die stroom aanricht, is afhankelijk van de spanning en de stroomsterkte, en van de weg die de stroom door het lichaam kiest.

Stroom die door de hersenen gaat, veroorzaakt bewusteloosheid en soms stilstand van de circulatie of van alleen de ademhaling. Stroom die door het hart gaat, kan ritmestoornissen teweegbrengen.

Brandwonden ten gevolge van stroom lijken nogal eens mee te vallen; dikwijls echter is er aanzienlijke schade aan onderliggende spieren en andere weefsels langs het traject waar de stroom doorheen gekomen is. In principe is het hele traject tussen intree- en uittreeplaats verwond. Door de verkramping van spieren kunnen zelfs lange pijpbeenderen breken. Ook kunnen ritmestoornissen optreden.

Nota bene De hulpverlener moet bijzonder bedacht zijn op de eigen veiligheid: het uitschakelen van de stroom bij een gebroken hoogspanningsleiding of tram- en treinleiding vergt speciale materialen en vaardigheden.

Nota bene De hulpverlener moet brandweer of politie waarschuwen, omstanders op een afstand houden en voorlopig geen verdere actie ondernemen.

2.9 VERGIFTIGINGEN

2.9.1 Algemene benadering

Aanpak
Let op gevaar voor uzelf!
  Bij de beoordeling zijn er verschillende mogelijkheden.

Het slachtoffer is niet bij bewustzijn en de aard van de giftige stof is bekend
- Actie:
  - beoordeel de vitale functies en stel ze veilig (zie paragraaf 2.3);
  - schakel professionele hulp in;
  - meld de aard van de giftige stof aan de professionele hulpverleners;
  - geef een restant van het gif en/of de verpakking mee.

Het slachtoffer is niet bij bewustzijn en de aard van de giftige stof is niet bekend
- Actie:
  - beoordeel de vitale functies en stel ze veilig (zie paragraaf 2.3);
  - roep hulp in.

Het slachtoffer is bij bewustzijn en kan aangeven welke giftige stof langs welke weg is ingenomen
- Actie:
  - beperk de inwerking van het gif;
  - schakel professionele hulp in;
  - meld de aard van de giftige stof aan de hulpverleners;
  - geef een restant van het gif en/of de verpakking mee.

2.9.2 Vergiftiging via het spijsverteringskanaal

Bijtende stoffen
Bijvoorbeeld vaatwasmiddelen, gootsteenontstoppers, toiletreinigers, soldeervloeistof, ammonia, ontroesters.
- Actie:
  - laat het slachtoffer zo snel mogelijk één of twee glazen water drinken (kinderen een half glas) en daarna de mond spoelen;
  - wek geen braken op;
  - roep hulp in;
  - geef een restant van het gif en/of de verpakking mee.

Petroleumproducten
Bijvoorbeeld lampenolie, terpentine, meubelolie.
- Actie:
  - laat het slachtoffer niet drinken;
  - wek geen braken op;
  - roep hulp in;
  - geef een restant van het gif en/of de verpakking mee.

Alle overige stoffen
Bijvoorbeeld geneesmiddelen, giftige planten, paddenstoelen.
- Actie:
  - laat het slachtoffer vooral niet drinken;
  - wek braken op;
  - roep hulp in;
  - geef een restant van het gif en/of de verpakking mee.

2.9.3 Vergiftiging via de luchtweg of de longen

Aanpak
- Let op de eigen veiligheid (in verband met nog aanwezige giftige gassen of dampen) Soms is hulp van de brandweer nodig.
- Beoordeel de vitale functies en stel ze veilig (zie paragraaf 2.3).
- Schakel direct professionele hulp in, ook al zijn er geen verschijnselen.
- Breng het slachtoffer, als dat veilig kan, zo snel mogelijk in de frisse lucht.

2.9.4 Vergiftiging via de huid

Aanpak
- Bepaal of u zelf kunt helpen, dan wel of gespecialiseerde hulp nodig is.
- Trek indien u zelf kunt helpen, handschoenen (geen latex of plastic) aan en verwijder de met de stof doordrenkte kleding.
- Spoel de huid gedurende ten minste 30 minuten met stromend water (zie paragraaf 2.6.2).
- Roep hulp in.

Handelingen

Laten braken
Nota bene Alleen bij slachtoffers met een volledig ongestoord bewustzijn.
- Open de mond.
- Druk de wang met uw ene hand tussen de kiezen.

- Plaats uw wijs- en middelvinger (of die van het slachtoffer!) diep in de keel van het slachtoffer.
- Beweeg de vingers achter op de tong heen en weer.

2.9.5 Achtergrondinformatie

Giftige stoffen kunnen via het spijsverteringskanaal (vaste stof, vloeistof), via de luchtweg (gas of damp) en via de huid (vloeistof) het lichaam binnenkomen.

De verschijnselen van vergiftiging zijn uiterst gevarieerd en lang niet altijd direct herkenbaar.

Zolang het slachtoffer niet bewusteloos is, kan hij zelf aangeven om welke giftige stof het gaat. Als het slachtoffer bewusteloos is, moet u zoeken naar aanwijzingen (verpakking en dergelijke). Let altijd op uw eigen veiligheid.

Er zijn vele chemische stoffen, die elk om een andere aanpak vragen. Informatie is te verkrijgen (alleen voor professionele hulpverleners) via het Vergiftigingencentrum (Rijksinstituut voor Volksgezondheid en Milieu (RIVM) te Bilthoven; 030-2748888, www.vergiftigingen.info) of binnen het bedrijf waar de vergiftiging heeft plaatsgevonden.

Bij bijtende stoffen geeft men water te drinken in de hoop dat het de bijtende stof een beetje verdunt en zo de inwerking beperkt.

Braken kan opnieuw schade veroorzaken aan de slokdarm en de mond.

Petroleumachtige stoffen drijven in het algemeen op water, bij braken bestaat het gevaar (naast aspiratie) dat deze stoffen verdampen en in de longen terechtkomen. Dit kan ernstige ademhalingsproblemen veroorzaken. Bij overige stoffen kan de verdunning door het drinken van water juist de opname in het maagdarmkanaal versterken en daarom moet geen water gegeven worden. Door braken kan de opname worden verminderd.

Kinderen zijn potentiële alleseters. Denk daarom bij vergiftigingsverschijnselen bij kinderen ook aan (kamer)planten en vruchten en bloemen van planten en struiken.

2.10 VERVOER EN OVERDRACHT

2.10.1 Aanpak

Beoordeel de situatie

Vervoer over korte afstand is noodzakelijk indien er duidelijk gevaar bestaat voor slachtoffer en hulpverlener (brand, instortingsgevaar, aanstormende trein enzovoort).

- Actie:
  - verplaats het slachtoffer zo snel mogelijk, bij voorkeur met behulp van de rautekgreep, anders in de lengterichting aan de benen trekkend, eventueel improviserend.

Vervoer over korte afstand is wenselijk indien het weer ongunstig is en beschutting ter plaatse niet kan worden gegeven. Het slachtoffer moet dan nadat de noodzakelijke eerste hulp is verleend en als de aard van zijn letsels dat toelaat, over een korte afstand worden verplaatst.

- Actie:
  - verplaats het slachtoffer beheerst met behulp van de noodvervoersgreep volgens Rautek;
  - ondersteunend verplaatsen;
  - het is essentieel dat de overdracht van het slachtoffer aan professionele hulpverleners op systematische wijze plaatsvindt met behulp van MIST (zie tabel 2.2).

Handelingen

Rautekgreep
Zie paragraaf 2.2.2.

Ondersteunend verplaatsen (alleen te gebruiken als het slachtoffer nog op één been kan steunen)
- Ga aan de gezonde zijde van het slachtoffer staan.
- Laat het slachtoffer een arm om uw hals slaan.
- Houd die arm stevig bij de pols vast.
- Sla uw andere arm om het middel van het slachtoffer en pak zo mogelijk diens onderarm vast.
- Zet uw heup achter de bil van het slachtoffer.
- Zet met uw vrije voet een kleine stap voorwaarts.
- Til met uw heup het slachtoffer iets op en zet met slachtoffer een stap voorwaarts.
- Herhaal deze laatste stappen tot u uit de gevarenzone bent.

2.11 KLEINE EERSTE HULP

2.11.1 Insectenbeten

Aanpak
- Verwijder de angel op dezelfde manier als een splinter, zonder de eventueel nog aanwezige gifblaas te beschadigen.
- Zoek voor iemand die door een wesp in de mond of keel is gestoken *onmiddellijk* professionele hulp.

- Zoek in geval van overgevoeligheidsreacties (jeukende vlekken op de huid, opgezwollen lippen, benauwdheid) *onmiddellijk* professionele hulp.
- Behandel stoornissen in de vitale functies zoals eerder beschreven.
- Gebruik indien beschikbaar, de Epipen® (zie paragraaf 2.3.3).

2.11.2 Kwallenbeten

Aanpak

Lokale effecten (roodheid, jeukl, zwelling, blaren, pijn)
- Tentakels niet verwijderen met blote handen.
- Spoelen met (verdunde) azijn of alcohol gedurende minimaal 30 seconden.
- Na inactivering resten eventueel verwijderen door spoelen met (zee)water of afkrabben met behulp van een mes of iets dergelijks.
- Eventueel applicatie van ijs.

Vergiftigingsverschijnselen
Misselijkheid, braken, duizeligheid, (neiging tot) bewusteloosheid, spierkrampen, bewegingsonrust, verwardheid.
- zoek *onmiddellijk* professionele hulp.

Overgevoeligheidsreactie
- Zoek *onmiddellijk* professionele hulp.
- Behandel stoornissen in de vitale functies zoals eerder beschreven.
- Gebruik indien beschikbaar, de Epipen® (zie paragraaf 2.3.3).

2.11.3 Overgevoeligheidsreactie op voedingsmiddelen

Aanpak
- Zoek *onmiddellijk* professionele hulp.
- Behandel stoornissen in de vitale functies zoals eerder beschreven.
- Gebruik indien beschikbaar, de Epipen® (zie paragraaf 2.3.3).

2.11.4 Splinter

Aanpak
- Verwijder de splinter in de lengterichting.

2.11.5 Uitgeslagen tand

Aanpak
- Pak de tand vast aan de kroon en spoel de tand zo nodig vluchtig schoon.
- Bewaar de tand onder de tong van het slachtoffer of in melk.
- Zorg dat het slachtoffer bij een tandarts komt.

2.11.6 Bloedneus

Aanpak
- Knijp de neus dicht op de overgang kraakbeen/bot.
- Laat het slachtoffer voorover zitten.

2.11.7 Blaar

Aanpak
- Overweeg een drukblaar met een steriele naald door te prikken.
- Duw dan het vocht eruit, ontsmet en plak er een pleister op.

2.11.8 Insect in oor

Aanpak
- Indruppelen met lauw water.

2.11.9 Corpus alienum in oor of neus

Aanpak
- Laten snuiten.
- Indien dit geen resultaat heeft, is voor het verwijderen speciaal instrumentarium (haakjes en dergelijke) nodig.

2.11.10 Tekenbeet

Aanpak
- Verwijder de teek met het daarvoor bestemde tekenpincet.
- Laat het slachtoffer professionele hulp zoeken.

2.11.11 Slangenbeet

Aanpak
- Probeer het gif niet te verwijderen door uitzuigen of insnijden van de wond.

- Leg een compressief verband aan over de bijtwond.
- Laat het slachtoffer professionele hulp zoeken.

NUTTIGE LINKS
Geraadpleegd maart 2014.

AED4.eu. http://www.aed4.eu.
Brandwondenstichting. Acute hulp. http://brandwondenstichting.nl/behandeling-verzorging/acute-hulp.
Eerste Hulp Wiki. http://www.eerstehulpwiki.nl/wiki/index.php/Hoofdpagina.
EHBO Traumachirurgie van VUmc [iTunes Preview]. https://itunes.apple.com/nl/itunes-u/ehbo-traumachirurgie/id479529766?mt=10.
EHBO.NL, Oranje Kruis. http://www.ehbo.nl.
European Resuscitation Council. https://www.erc.edu.
Gifwijzer, eerste hulp bij vergiftigingen. http://www.gifwijzer.nl.
Nederlandse Reanimatie Raad. https://www.reanimatieraad.nl.
Richtlijnen reanimatie. https://www.reanimatieraad.nl/content/?code=ur7dqxtgr3m26vk4tvzqhqv8nvjgwyyt.
Rode Kruis, EHBO. http://www.rodekruis.nl/ehbo/paginas/ehbo.aspx .
Stichting Landelijk Protocol Eerstehulp Verlening (LPEV). http://www.lpev.nl/index.htm.

Met dank aan dr. Titia Lans voor de foto's.

Kijk voor verdere verdieping op www.studiecloud.nl

3 Advanced life support

Walter Henny, Edward Tan

3.1 INLEIDING

De patiënt met een acuut probleem, traumatisch of non-traumatisch, stelt de behandelaar voor een grote moeilijkheid. Er zijn tientallen aandoeningen die in aanmerking komen, terwijl de wijze waarop die aandoeningen zich uiten tot een handvol is beperkt. Is bewusteloosheid veroorzaakt door inklemming, epilepsie, encefalitis, intoxicatie, een slag op het hoofd, diepe shock of circulatiestilstand? Dat onderscheid kan gemaakt worden, maar differentiëren kost tijd. En tijd is nu juist datgene wat de patiënt met een ernstig probleem niet heeft; en ook de behandelaar niet.

Duidelijk zal zijn dat de klassieke benadering van zorgvuldige anamnese, gedetailleerd lichamelijk onderzoek, aanvullend onderzoek, afwegen van de verkregen gegevens en formuleren van een werkhypothese onder acute omstandigheden niet de meest effectieve werkwijze is. De patiënt verslechtert gaande het proces en de behandelaar 'wordt daardoor ingehaald'.

Toch wordt in de praktijk ook bij de acuut zieke patiënt dikwijls in verbazend korte tijd de juiste diagnose gesteld en worden de juiste maatregelen genomen. Is hier sprake van een begenadigde behandelaar die als het ware aanvoelt in welke richting gezocht moet worden? In feite gaat het om clinici die vanuit een grote ervaring het diagnostisch proces uiterst snel weten te doorlopen. Zij verzamelen hun gegevens, stellen tegelijkertijd differentiaaldiagnoses op en verwerpen of accepteren mogelijkheden, mede op basis van waarschijnlijkheid.

Dit hoofdstuk probeert de minder ervaren collega handvatten aan te reiken om het diagnostisch proces sneller te laten verlopen. Menige *postgraduate* cursus – zoals ATLS®, A(C)LS®, APLS®, FCCS®, MOET® en MedicALS® – beoogt hetzelfde te doen.

In eerste instantie vindt een *primary survey/assessment* plaats, waarin men zich een indruk vormt in welke mate de patiënt vitaal bedreigd is. Dit gebeurt met behulp van de ABCDE-methode aan de hand van de vitale parameters *airway, breathing, circulation, disability* en *environment/exposure*. Tegelijkertijd worden maatregelen genomen om de gestoorde vitale processen te corrigeren, dikwijls voordat geheel duidelijk is welke diagnose ten grondslag ligt aan die stoornissen.

In tweede instantie vindt dan nadere differentiatie plaats in de *secondary survey/assessment*. Daarbij wordt in de regel uitgegaan van het *presenting problem*, de belangrijkste afwijking die met lichamelijk onderzoek en anamnese is vastgesteld.

In dit proces is het uitermate belangrijk dat niet alleen de aanwezige afwijkingen worden gevonden, maar ook dat wordt vastgesteld welke parameters (vooralsnog) binnen de normale grenzen vallen: daaraan hoeft dan voorlopig geen verdere aandacht besteed te worden. Het geheel doet denken aan het afwerken van checklists, zoals in de luchtvaart gebruikelijk is.

De hieronder beschreven aanpak is meer dan een beslisregel waarin iedere stap een eenvoudige keuze is tussen 'ja' of 'nee'. Lopende de beschrijving van het lichamelijk onderzoek en de anamnese noemen wij per afwijkende parameter telkens een korte differentiaaldiagnose. Door die verschillende differentiaaldiagnoses (DD's) te combineren komt de behandelaar tot de (meest) waarschijnlijke diagnose, maar het combineren moet de behandelaar wel zelf doen. Wel vermelden wij in de DD's waar dat relevant is, per aandoening een of meer karakteristieke verschijnselen die bij de differentiatie kunnen helpen.

In de opsomming van DD's wordt, waar mogelijk, onderscheid gemaakt tussen 'direct bedreigend' en 'bedreigend op termijn'.

In dit hoofdstuk zijn de anamnese, de diagnostische handelingen en de verschillende DD's met kopjes aangegeven: 'Anamnese/diagnostiek', 'Direct bedreigend' en 'Bedreigend op termijn'. De maatregelen die genomen moeten worden, hebben het kopje: 'Behandeling'.

Gedetailleerde informatie over de genoemde aandoeningen kan gevonden worden in deel 3.

Ten overvloede: de verschillende systemen in het lichaam beïnvloeden elkaar. Hypoxie door een pulmonale oorzaak leidt tot een tachycardie, enzovoort. In het onderstaande wordt dit aangeduid met: 'cirkel'.

In de praktijk wordt in het ziekenhuis de beoordeling van acute patiënten als regel door een team verricht, waarbij ieder teamlid een tevoren afgesproken taak heeft. Samenwerking is dan buitengewoon belangrijk, waarbij het vooral draait om het delen van informatie, overeenkomstig de principes van Crew Resource Management (CRM, zie paragraaf 1.4).

3.2 AANPAK

3.2.1 Eerste voorbereiding
- Kort rondje 'wie is wie en wat is zijn functie' (indien nodig).
- Controle van apparatuur en klaarmaken van materialen.
- Briefing van team en taakverdeling (wie doet wat).
- Zo nodig opschalen qua personeel en expertise.
- Persoonlijke bescherming: handschoenen, masker, spatschort en röntgenschort.

3.2.2 Algemene indruk
- Bij aankomst van de patiënt vormt de behandelaar/het team zich een algemene indruk: ziek, stridoreus, benauwd, bleek, veranderd bewustzijn, koortsig, pijnlijk en/of rash.

3.2.3 Overdracht
- De ambulancediensten gebruiken sinds kort SBARR (zie tabel 3.1). Bij een vooraankondiging zullen in ieder geval de S en de R vermeld worden, plus de geschatte aankomsttijd.

Tabel 3.1 SBARR

Situation	Identificeer jezelf/reden van contact
	• patiënt: geslacht, leeftijd
	Event
	• trauma: ongevalsmechanisme/letsel
	• non-trauma: toestandsbeeld
	ABCDE
Background	Relevante voorgeschiedenis
	Allergie
	Infectierisico
	Medicatie
	Bijzonderheden
Assessment	Bevindingen/behandeling
	Werkdiagnose
Recommendation	Verwachting/gewenste opvang
Response	Bevestig afspraken

- MIST (zie tabel 2.2) is te beschouwen als een verkorte vorm van SBARR.
- Catastrofaal uitwendig bloedverlies wordt ogenblikkelijk gestelpt.
- Afhankelijk van de bewustzijnsgraad en de algemene indruk kan op dit moment zeer globaal naar de belangrijkste klacht worden geïnformeerd.
- Een formele anamnese wordt afgenomen aan het begin van de secondary survey/assessment.

3.2.4 Primary survey/assessment
Het lichamelijk onderzoek en de implicaties ervan worden nader uitgewerkt in paragraaf 3.3.

Anamnese/diagnostiek
Terwijl het lichamelijk onderzoek loopt worden, mede afhankelijk van de omvang van het team, direct de volgende maatregelen genomen.
- Bij trauma: stabiliseren van de nek.
- Zuurstoftherapie (minstens 12 l/min. per non-rebreathing masker; zie figuur 3.1).
- Ontkleden.
- Vitale parameters ABCDE:
    - ademfrequentie (RR), arteriële zuurstofsaturatie (SpO_2), gemeten met de pulsoximeter;
    - capnografie bij beademde patiënten;
    - polsfrequentie (PR), bloeddruk (BP), *capillary refill time* (CRT);
    - AVPU/EMV-score (voor details zie paragraaf 3.3.4);
    - temperatuur.
- ECG-plakkers aanbrengen.
- Infuus plaatsen.
- Routine laboratoriumonderzoek.
- Glucosetest.
- Maagsonde en blaaskatheter op indicatie.
- Aanvullend onderzoek (*primary adjuncts*).
- Röntgenonderzoek van thorax/bekken.
- Echografie: *focussed assessment by sonography for trauma* (FAST).

Nota bene Een foto van de cervicale wervelkolom (X-CWK) is weinig sensitief en niet levensreddend. Overweeg eventueel een CT-scan als primair onderzoek.

Nota bene Het bepalen van de EMV-score heeft voor de hulpverlener geen directe therapeutische consequenties, maar is wel van belang voor de prognose. Met name achteruitgang van de EMV met ≥ 2 punten geeft aan dat er sprake is van grote urgentie.

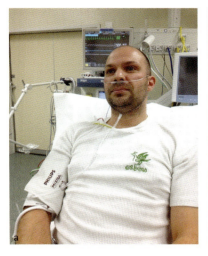 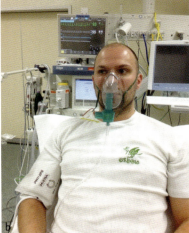 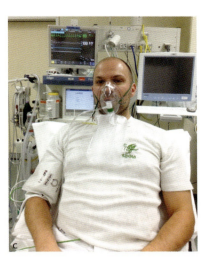

Figuur 3.1 Zuurstoftherapie
a Neuskatheter 5 l/min. (FiO$_2$ 0,25).
b Ventimask 12-15 l/min. (FiO$_2$ 0,60-0,80).
c Non-rebreathing masker 12-15 l/min. (FiO$_2$ 0,80-1,00).

In deze fase krijgt de behandelaar of het team al zeer snel belangrijke informatie, dikwijls zonder direct over een diagnose te beschikken.
- Volwassene/kind/neonaat/zwangere.
- Direct bedreigend/niet direct bedreigend (zie hierna).
- Trauma/non-trauma.
- Presenterende klacht.
- Waarschijnlijke/mogelijke 'locatie' van het probleem (al dan niet in combinatie):
  - luchtweg;
  - respiratoir;
  - cardiovasculair;
  - gastro-intestinaal/abdomen;
  - neurologisch/bewustzijnsverlies;
  - metabool/endocrien;
  - infectieus;
  - omgeving/toxicologie.

Direct bedreigend
Voor de classificatie 'direct bedreigend' gelden de volgende criteria.

Luchtweg (airway)
- Stridor.

Ademhaling (breathing)
- RR > 30.
- RR < 10.
- Inspanning (retractie, hulpspieren, *tracheal tug*).
- Symmetrie.
- SaO2 < 90%.
- **Cirkel** PR, huidskleur, bewustzijn (mentatie).

Circulatoir (circulation)
- PR > 100.
- PR < 50.
- Perifere pulsaties (radialis) afwezig of minder goed palpabel dan centraal (femoralis, carotis).
- CRT > 2 s.
- BP < 90 mmHg.
- BP > 160 mmHg.
- Polsdruk < 40 mmHg.
- Urineproductie < 1 ml/kg/uur.
- **Cirkel** Tachypneu, huidskleur, bewustzijn (mentatie).

Neurologie (disability)
- Bewustzijn (EMV) dalend of < 9 (= comateus).
- Decorticaat (beschadiging van de neocortex: de armen zijn abnormaal gebogen) of decerebraat ('ontherseningsstijfheid': de armen zijn abnormaal gestrekt).
- Pupillen.
- Lateralisatie.
- **Cirkel** Cushingrespons (bradypneu, bradycardie, hypertensie).

Waar mogelijk worden (de oorzaken van) deze stoornissen tijdens de primary survey/assessment gecorrigeerd en wordt pijnstilling begonnen.

3.2.5 Secondary survey/assessment

Het onderzoek en de implicaties worden nader uitgewerkt in paragraaf 3.4.

Soms zal dit onderzoek pas op termijn kunnen plaatsvinden; bijvoorbeeld wanneer belangrijk inwendig bloedverlies onmiddellijke chirurgische interventie noodzakelijk maakt (*treat first what kills first*).

3.3 PRIMARY SURVEY/ASSESSMENT

3.3.1 Luchtweg (airway)

Anamnese/diagnostiek
- Luisteren naar stridor, rochelen en reutelen.
- Inspectie mond-keelholte.
- Inspectie hals op zwelling (kan compressie of verplaatsing van de trachea geven).
- Palpatie hals: crepitaties (bij larynxfractuur).

Direct bedreigend
- Obstructie farynx: aangezichtsfracturen, tong, zwelling weke delen.
- Obstructie larynx: zwelling, spasme, trauma, corpus alienum.
- Obstructie subglottisch: secretie, corpus alienum, zwelling weke delen.
- Obstructie bronchus: aspiratie.

Bedreigend op termijn
- Comateuze toestand (EMV < 9).
- Brandwonden gelaat.

Behandeling
- Zuurstof.
- Chin-lift, jaw-thrust.
- Uitzuigen mond-keelholte.
- Verwijderen corpus alienum.
- Intubatie (supraglottisch, endotracheaal).
- Chirurgische luchtweg (cricothyreotomie).

3.3.2 Ademhaling (breathing)

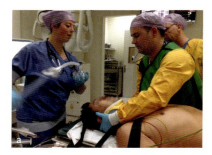
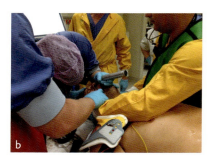
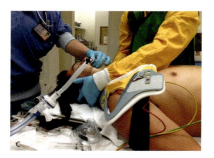

Figuur 3.3 Intubatie met bescherming van de CWK bij traumapatiënt

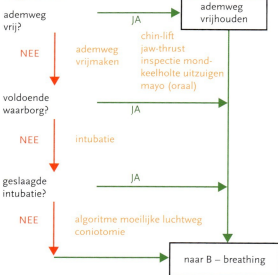

Figuur 3.2 Beslisregel Airway en controle wervelkolom
CWK = cervicale wervelkolom. WK = wervelkolom.

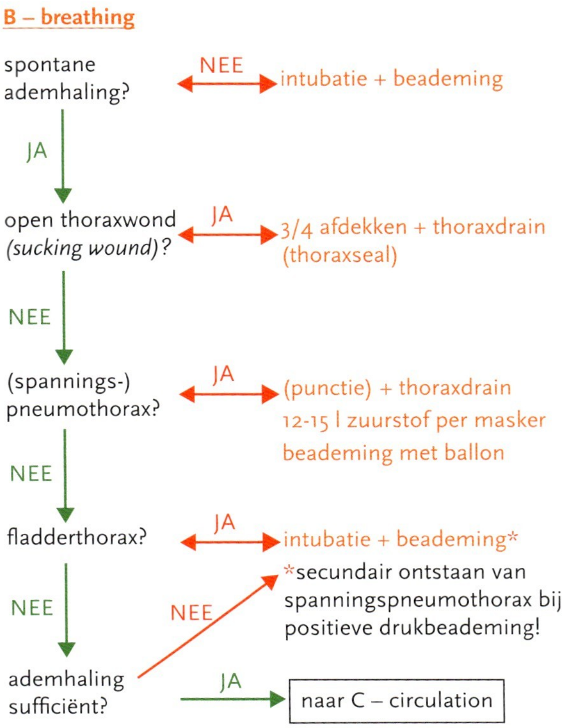

B – breathing

spontane ademhaling? — **NEE** → intubatie + beademing

JA ↓

open thoraxwond (sucking wound)? — **JA** → 3/4 afdekken + thoraxdrain (thoraxseal)

NEE ↓

(spannings-)pneumothorax? — **JA** → (punctie) + thoraxdrain
12-15 l zuurstof per masker
beademing met ballon

NEE ↓

fladderthorax? — **JA** → intubatie + beademing*

NEE ↓ **NEE** ↗ *secundair ontstaan van spanningspneumothorax bij positieve drukbeademing!

ademhaling sufficiënt? — **JA** → naar C – circulation

Figuur 3.4 Beslisregel Breathing

- Aanvullend onderzoek:
  - pulsoximetrie;
  - X-thorax;
  - laboratorium: arteriële bloedgasanalyse (ABG);
  - capnografie (bij geïntubeerde en beademde patiënt).

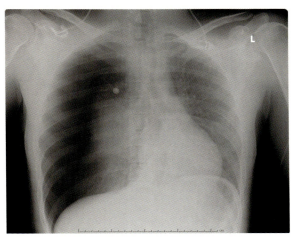

Figuur 3.5 Spanningspneumothorax (klinische diagnose; deze foto had niet gemaakt moeten worden)

Anamnese/diagnostiek

- Hals:
  - CVD verhoogd?
  - inspectie (wonden, luchtlekkage);
  - subcutaan emfyseem;
  - palpatie positie trachea.
- Thorax:
  - ademfrequentie (RR);
  - ademdiepte (excursie);
  - wonden (defect met *sucking wound*-aspect), controleer bij penetrerend letsel ook de rugzijde!;
  - symmetrie;
  - intrekkingen, paradoxale adembewegingen (als uiting van fladderthorax);
  - ademhalingsinspanning (gebruik hulpademhalingsspieren);
  - auscultatie (ademgeruis, verlengd exspirium, crepitaties);
  - percussie.

Direct bedreigend

- Open pneumothorax (sucking wound).
- Spanningspneu (links-rechtsverschil, asymmetrie, CVD↑, afwijkende positie trachea).
- Luchtwegruptuur (subcutaan emfyseem, leidend tot massale luchtlekkage bij drainage van pneumothorax).
- Bronchospasme (expiratoire stridor).
- Toename COPD (rhonchi, koorts).
- Infectie bij emfyseem (verlengd exspirium, koorts).
- Longoedeem (crepitatie basaal), zie ook paragraaf 3.3.3 onder *pumpfailure* (gemengd B- en C-probleem!).

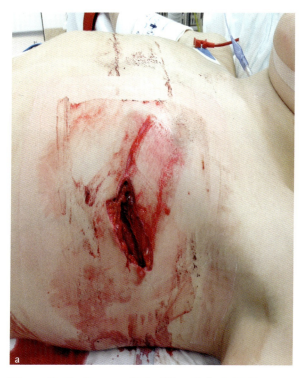
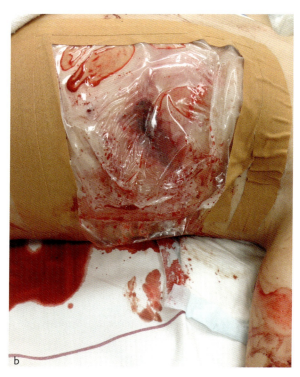

Figuur 3.6 Sucking wound (a), driekwart afgeplakt (b)

Behandeling
- Open pneumothorax: driekwart afplakken, *thorax seal*.
- Spanningspneu: decompressie (punctie, thoracocentese, thoraxdrainage).
- Luchtwegruptuur: consult anesthesie, intubatie.
- Bronchospasme: specifieke medicatie eventueel intubatie/beademen.
- Toename COPD: specifieke medicatie (antibiotica).
- Infectie bij emfyseem: specifieke medicatie antibiotica.
- Longoedeem: zie ook paragraaf 3.3.3 (geen specifieke B-behandeling, anders dan zuurstoftherapie).

3.3.3 Circulatie (circulation)

Anamnese/diagnostiek
- BP.
- Polsfrequentie (PR) en kwaliteit: perifeer afwezig of minder goed palpabel dan centraal; links-rechtsverschil.
- CRT.
- Auscultatie hart en longen:
  - crepitaties basaal;
  - souffles, derde toon;
  - palpatie;
  - puntstoot.

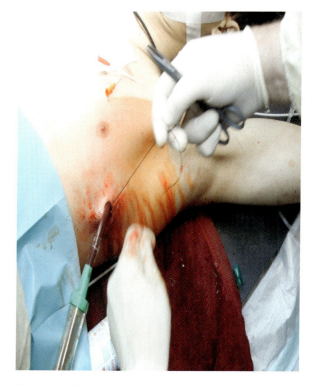

Figuur 3.7 Thoraxdrain
De thoracocentesenaald is nog in situ.

- Aanvullend onderzoek:
  - bij trauma: X-thorax, FAST, X-bekken;
  - ECG;
  - laboratorium: hematologie, kruisserum, ABG, lever- nierfunctie, elektrolyten, cardiac markers.

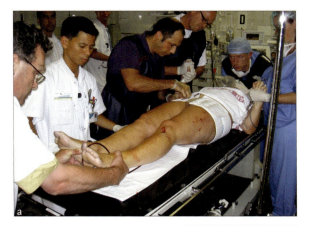

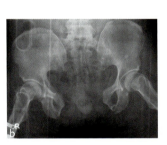
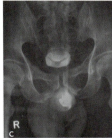

Figuur 3.8   Open book-fractuur
a Bekkensling + endorotatie.
b Röntgenopname.
c Controlefoto en urethrogram van bekken met sling.

Direct bedreigend

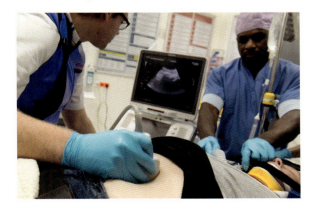

Figuur 3.9   Echografie abdomen

Shock
- Hypovolemie;
  - bloed (zichtbaar, echo);
  - vocht (anamnese);
- Pumpfailure:
  - myocardinfarct (ECG-afwijkingen, ST-elevatie, laboratorium);
  - aritmie (ECG);
  - decompensatie (CVD↑, crepitaties bij longoedeem);
  - klepvitium (souffle);
  - endocarditis (koorts, souffle);
  - cardiomyopathie;
  - chronische tamponnade (CVD↑, zachte harttonen, laag voltage ECG, echo);
  - maligne hypertensie.

Nota bene Bij pumpfailure zal er longoedeem optreden, met zowel B- als C-problemen. De behandeling is met name gerelateerd aan de onderliggende oorzaak.

- Vasodilatatie:
  - anafylaxie (*rash*);
  - sepsis/SIRS (systemic inflammatory response syndrome)/toxisch (koorts);
  - neurogeen (trauma).
- Obstructie
  - embolus (pijn);
  - dissectie (pijn, afwezigheid pulsaties);
  - spanningspneumothorax;
  - acute tamponnade;
  - graviditeit.

Nota bene Addisoncrisis en ernstig astma.

Behandeling

Hypovolemie
- Bloed:
  - vind en stop de bloeding;
  - transfusie.
- Vocht:
  - infuus.
- Addisoncrisis:
  - infuus;
  - corticosteroïden.

Pumpfailure
- Myocardinfarct:
  - MONA (*morphine, oxygen, nitrate, aspirin*);
  - trombolyse, revascularisatie.
- Decompensatie, cardiomyopathie:
  - inotropica;
  - diuretica.

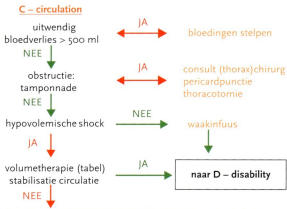

- diagnostiek acute fase:
  - X-thorax
  - echografie buik/thorax
  - X-bekken

diagnostiek acute fase	pols	BP	klasse shock	volumetherapie (* verwarmd)
	< 100	> 100	I	500 ml
shockIII/IV non-responder OK: damage control surgery	> 100	> 100	II	1000 ml (+2e infuus)*
• ++ echografie buik: laparotomie • thoraxdrain > 1500 ml: thoracotomie	> 120	< 100	III	+ 6 RBC O– bijvoorbeeld
• bekkenfractuur: sling, packing, stabilisatie	> 140	< 60	IV	massive transfusion
shockII/I good responder • CT cerebrum, CWK, thorax en abdomen • angiografie + embolisatie	of 0	of 0		EA +: thoracotomie EA-: dead on arrival

Figuur 3.10 Beslisregel Circulation
BP = bloeddruk. CWK = Cervicale wervelkolom. EA = Elektrische activiteit op elektrocardiogram. OK = Operatiekamer. RBC = rode bloedcellen.

- Aritmie:
  - antiaritmica;
  - cardioversie.
- Klepvitium:
  - endovasculaire interventie, operatief.
- Endocarditis:
  - antibiotica.
- Chronische tamponnade:
  - punctie, operatief ontlasten.

Vasodilatatie
- Anafylaxie:
  - vocht;
  - antihistaminica;
  - vasopressoren;
  - corticosteroïden.
- Sepsis:
  - kweek;
  - vocht;
  - antibiotica;
  - vasopressor;
  - *low-dose* steroïden.
- Neurogeen:
  - vocht;
  - vasopressoren;
  - atropine.

Obstructie
- Embolus:
  - vocht;
  - vasopressoren;
  - anticoagulantia;
  - trombolyse.
- Dissectie:
  - antihypertensivum;
  - endovasculaire interventie;
  - operatie.
- Spanningspneu:
  - drainage.
- Acute tamponnade:
  - drainage;
  - operatie.
- Ernstig astma:
  - specifieke medicatie.
- Graviditeit:
  - left lateral tilt.

3.3.4 Neurologische afwijkingen (disability)

Figuur 3.11 Beslisregel Disability

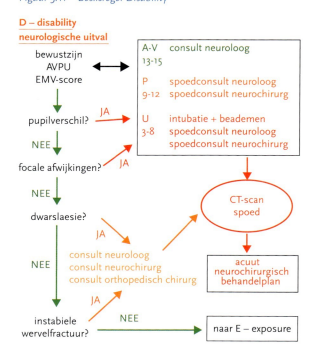

Anamnese/diagnostiek
- EMV (AVPU wordt met name prehospitaal gebruikt, zie paragraaf 2.5.1).
- Pupilreacties.
- Lateralisatie en test voor beroerte: Be Fast.
- Meningeale prikkeling.
- Convulsies.

Aanvullend onderzoek
- ABG (met name CO).
- Glucosetest.
- Toxicologie bloed/urine.

Tabel 3.2 EMV-score

eyes (openen van de ogen)	E	motorische reactie	M	verbale reactie	V
spontaan	4	voert opdrachten uit	6	spreekt adequaat	5
op aanspreken	3	lokaliseert op pijn	5	spreekt verward (zinnen)	4
op pijnprikkel	2	trekt terug op pijn	4	inadequaat (woorden)	3
niet	1	buigt abnormaal op pijn	3	kreunt (geluid)	2
		strekt abnormaal op pijn	2	geen reactie	1
		reageert niet	1		

Figuur 3.12 Pupilcontrole (a) met pupildilatatie (b) links

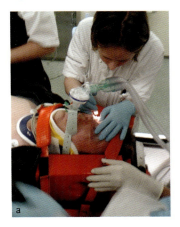
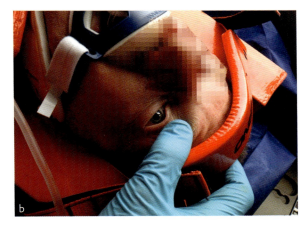

Direct bedreigend
- Hersenletsel.
- Intoxicatie.
- Metabool.
- Intracraniële bloeding.
- Ruggenmergletsel.
- Beroerte.
- Infectie.

Behandeling
- Infectie:
  - nader onderzoek;
  - antibiotica.
- Hersenletsel:
  - nader onderzoek (CT).
- Intracraniële bloeding:
  - nader onderzoek (CT);
  - operatie.

- Ruggenmergletsel:
  - nader onderzoek (CT wervelkolom; MRI ruggenmerg);
  - operatie.
- Intoxicatie:
  - nader onderzoek;
  - antidota.
- Hypoglykemie:
  - glucose.
- Hyperglykemie:
  - vocht;
  - insuline.
- Beroerte:
  - nader onderzoek (CT);
  - trombolyse.
- Convulsies:
  - diazepam;
  - fenytoïne.

3.3.5 Environment

Figuur 3.13   Beslisregel Exposure, onderzoek van de gehele patiënt

E – exposure
onderzoek van de gehele patiënt

ontkleding van de gehele patiënt
(met inachtneming van eventueel wervelletsel)
lichamelijk onderzoek top-teen

algemene maatregelen
- hypothermie voorkomen
- tetanusprofylaxe
- AB-profylaxe
- sedatie
- pijnstilling
- (maagsonde)
- (urinekatheter)

specifieke maatregelen

fracturen	rechtleggen, spalken
open fracturen	steriel afdekken, spalken, AB
vaatletsel	dopplerechografie, angiografie
zenuwletsel	consult neurochirurg/plasticus
(subtotale) amputaties	*mangled extemity score*
specifieke letsels	specifieke (spoed)consulten

save life before limb!

damage control orthopedics

definitief behandelplan 0-24 uur

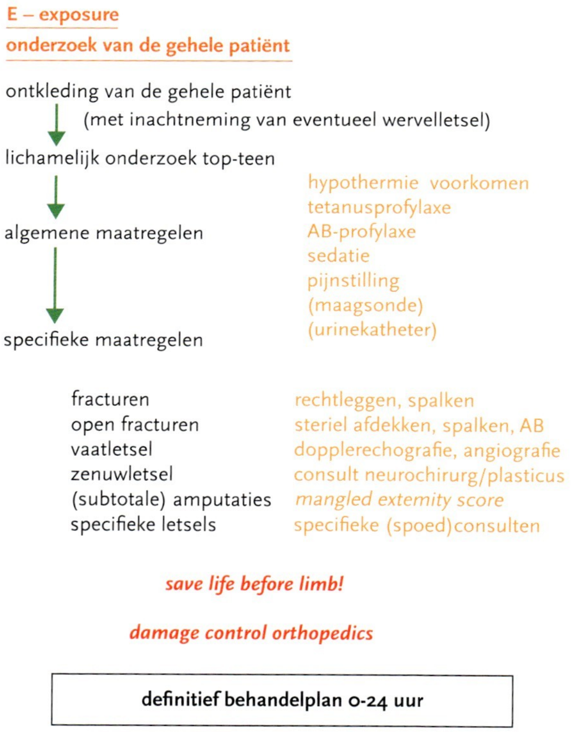

Anamnese/diagnostiek
- Inspectie op rash.
- Temperatuur meten.

Direct bedreigend
- Meningokokkensepsis.
- Infectie.
- Hyperthermie.
- Hypothermie.

Behandeling
- Meningokokkensepsis:
  - kweek;
  - antibiotica.
- Infectie/ontsteking:
  - zoeken naar focus;
  - kweek;
  - antibiotica.
- Hyperthermie:
  - koelen.
- Hypothermie:
  - opwarmen.

3.3.6 Reassessment

Wanneer de patiënt tijdens de primary survey verslechtert, moet de reeds eerder verrichte beoordeling herhaald worden om eventuele nieuw opgetreden problemen te signaleren en te behandelen.

Na afronding van de primary survey worden de vitale parameters gecontroleerd om een indruk te krijgen of de tot nog toe ingestelde behandeling resultaat heeft gehad. Is dat niet het geval, dan zijn er twee mogelijkheden: er is een nieuw probleem opgetreden (het onderzoek wordt daarom in hoog tempo herhaald), of er is sprake van een situatie waarin de reeds ingestelde behandeling onvoldoende is om de patiënt te laten verbeteren. In het laatste geval is een (meestal operatieve) interventie aangewezen.

3.4 SECONDARY SURVEY/ASSESSMENT

3.4.1 Algemeen

Het doel is door een zeer volledig lichamelijk onderzoek alle aanwezige afwijkingen op te sporen. Er wordt begonnen, zoals vermeld, met een snelle ABCDE-herbeoordeling. Voor zover niet al eerder gedaan, wordt vervolgens de anamnese uitge-werkt.

Trauma: AMPLE
- *Allergy*: allergieën.
- *Medication*: medicijngebruik.
- *Past medical history*: voorgeschiedenis.

- *Last meal:* laatste tijdstip waarop gegeten of gedronken is.
- *Events:* wat er gebeurde direct voorafgaand aan het letsel of het ziek worden.

Non-trauma: PHRASED
- *Presenting complaint.*
- *History of that complaint.*
- *Relevant past medical history.*
- *Allergy.*
- *Systems* (tractusanamnese).
- *Elementary social history.*
- *Drugs* (medicijnen en anderzins).

Gedetailleerder onderzoek
Hierna volgt gedetailleerd lichamelijk en, waar nodig, aanvullend onderzoek. De uitvoering daarvan wordt bekend verondersteld.

Werkdiagnose
Getracht wordt, uitgaande van de bevindingen (met inbegrip van de gegevens verkregen tijdens de primary survey), te komen tot één of meer werkdiagnoses. Deze aandoeningen zijn over het algemeen niet direct levensbedreigend. Waar nodig worden de direct levensbedreigende aandoeningen (rood), die dan ook tijdens de primary survey aan de orde zijn geweest, nogmaals genoemd.

Het is werkzaam hierbij de belangrijkste presenterende klacht(en) en de daarbij behorende DD('s) voor ogen te houden. In het onderstaande wordt voor nadere informatie over de genoemde aandoeningen en de behandeling telkens verwezen naar deel 3.

3.4.2 Benauwdheid

Direct bedreigend
- Obstructie.
- Ernstige astma-aanval.
- *Acute on chronic.*
- Longoedeem.
- Spanningspneu.
- Decompensatie.
- Hypovolemie.
- Longembolie.
- Tamponnade.

Bedreigend op termijn
- Astma.
- Longoedeem.
- Pneumothorax.
- Pneumonie.
- Pleura-exsudaat.
- Embolie.
- Acidose (diabetes/salicylaat).
- Ponsbloeding (ademcentrum).

3.4.3 Pijn op de borst

Direct bedreigend
- Myocardinfarct.
- Embolie.
- Dissectie van de thoracale aorta.
- Instabiele angina.
- *New onset*-angina.

Bedreigend op termijn
- Pneumothorax.
- Pericarditis.
- Pleuritis.
- Oesofageaal.
- Spierpijn.
- Cervicale spondylos.
- Herpes.

3.4.4 Gestoord bewustzijn

Bedreigend op termijn
- Zonder meningisme:
  - drugs;
  - hypoxie;
  - hypoglykemie;
  - ketoacidose;
  - *cardiac failure;*
  - *respiratory failure;*
  - *renal failure;*
  - *liver failure;*
  - hyponatriëmie;
  - hypernatriëmie;
  - sepsis;
  - CO-intoxicatie;
  - alcohol;
  - wernicke-encefalopathie.
- Met meningisme:
  - bacteriële meningitis;
  - encefalitis;
  - SAB;
  - intracerebrale bloeding;
  - cerebrale malaria.

3.4.5 Collaps

Bedreigend op termijn

Permanent
- Intracerebrale bloeding.
- Subarachnoïdale bloeding.
- Occlusie.

Transiënt
- TIA.
- Cardiale syncope:
  - ischemie;
  - aortastenose;
  - cardiomyopathie;
  - pulmonale hypertensie;
  - longembolie;
  - (myxoom);
  - aritmie.
- Reflexsyncope.
- Vasovagale syncope:
  - houding.
- Vasculaire syncope:
  - vertebrobasilair.
- Epilepsie (status epilepticus).
- Metabool:
  - hypoglykemie;
  - ziekte van Addison;
  - feochromocytoom;
  - hypoxemie;
  - insulinoom;
  - *dumping*;
  - hyperventilatie.
- Medicijnen:
  - bètablokkers;
  - calciumblokkers;
  - amiodaron;
  - diuretica;
  - antihypertensiva;
  - antidepressiva.

3.4.6 Hoofdpijn

Bedreigend op termijn
- Afwijkende EMV of focale afwijkingen:
  - beroerte (acuut);
  - subarachnoïdale bloeding (SAB), acuut;
  - chronisch subduraal hematoom;
  - meningitis (subacuut);
  - encefalitis (subacuut);
  - abces (subacuut);
  - tumor primair/meta (chronisch).
- Papiloedeem zonder focale afwijkingen:
  - hypertensie;
  - mass lesions;
  - hydrocephalus;
  - hersenoedeem;
  - sinustrombose.
- Koorts zonder focale afwijkingen:
  - meningitis, encefalitis;
  - SAB;
  - sinusitis;
  - malaria;
  - tyfus.
- Koorts met extracraniële verschijnselen:
  - sinusitis;
  - cervicale spondylose;
  - reuscelarteriitis;
  - acuut glaucoom.
- Overige:
  - clusterhoofdpijn;
  - spanningshoofdpijn;
  - migraine;
  - intoxicatie (drugs, CO).

3.4.7 Warme en rode of bleke, koude extremiteiten

Bedreigend op termijn
- Veneuze trombose.
- Erysipelas/cellulitis.
- Overige chirurgische infecties.
- Spierscheur.
- Ruptuur bakercyste.
- Flebitis.
- Arteriële afsluiting:
  - embolus;
  - trombose.
- Compartimentsyndroom.
- Raynaud.

3.4.8 Pijn in de buik

Direct bedreigend
- Peritonitis.
- Afsluiting darm.

- Afsluiting urine- of galwegen met koorts.
- Bloeding met shock:
  - intraperitoneaal;
  - retroperitoneaal;
  - intraluminaal.
- Pancreatitis acuta.
- Mesenteriale trombose.
- Extra-uteriene graviditeit.

Bedreigend op termijn
- Infiltraat.
- Afsluiting van gal- of urinewegen zonder koorts.
- Torsio testis.
- Epididymo-orchitis.
- Hematoom buikwand.
- Beklemde breuk.
- Ketoacidose.
- Uremie.
- Intoxicatie.
- Porfyrie.
- Sikkelcelcrisis.
- Angina (pectoris).
- Myocardinfarct.
- Longembolie.
- Basale pneumonie.

3.4.9 Pijnlijke gewrichten

Bedreigend op termijn

Monoarticulair (één gewricht)
- Trauma.
- Infectie.
- Neoplasma.
- Jicht.
- Corpus alienum.
- Haemarthros (hemofilie).

Polyarticulair (meer gewrichten)
- Gonorroe (cave: rash).
- Endocrien.
- Viraal.
- Endocarditis.
- Acuut reuma.
- Allergie.
- Ziekte van Lyme.

Overig
- Artrose.
- Reumatoïde artritis, spondylartrose.
- Psoriasis.
- Enteropathisch, bechterewspondylitis.
- Reitersyndroom.
- Bindweefselziekte.

3.4.10 Rash

Direct bedreigend

Erytrodermie/exfoliatie (dikwijls met vesikels)
- Meningokokkensepsis.
- Gonokokkensepsis.
- Toxische epidermale necrolyse (TEN).
- Toxische-shocksyndroom (pijnlijk!).
- *Staphylococcal scalded skin syndrome* (pijnlijk!).

Urticaria/angioedeem
- Anafylaxie.

Purpura (met trombocytopenie)
- Diffuse intravasale stolling (DIS).

Erytheem
- Necrotiserende fasciitis.
- Gasgangreen.

Bedreigend op termijn

Erytrodermie/exfoliatie
- Psoriasis.
- Seborroïsche dermatitis.
- Contactdermatitis.
- Drugs.
- Lymfoom.

Purpura (trombocyten normaal)
- Corticosteroïden.
- Infectie.
- Henoch-schönleinpurpura.
- Drugs.
- Paraneoplastisch (dikwijls met vesikels).

Purpura met trombocytopenie
- Systemische lupus erythematodes (SLE).
- Hypersplenisme.

- Lymfoom.
- Erytheem.
- Erysipelas.

3.4.11 Vesikels

Bedreigend op termijn

Pijnloos
- Infectie:
  - stafylokokken;
  - scabiës;
  - insect;
  - herpes.
- Eczeem.
- Auto-immuunziekte.
- Pemfigus.
- Dermatitis herpetiformis.
- Parapemfigus (gestationis).
- Erythema multiforme.
- Epidermolysis bullosa.

Pijnlijk
- Herpes (dermatoom).
- Stevens-johnsonsyndroom (gegeneraliseerd).

3.4.12 Koorts

Koorts is een algemeen verschijnsel, waarvan de oorzaak een uiterst acute presentatie kan hebben of juist pas na lang zoeken wordt gevonden omdat er zo weinig andere verschijnselen zijn. Om die reden is in het overzicht van oorzaken hieronder geen onderscheid gmaakt tussen 'Direct bedreigend' en 'Bedreigend op termijn'.

- Infectie (ook als complicatie van ingrepen).
- Niet-infectieuze ontsteking reactie (bijvoorbeeld veneuze trombose).
- Medicatie.
- Vergiftiging.
- Trauma (met name hersenletsel en intracraniële bloeding).
- Omgeving (bijvoorbeeld hyperthermie).
- Deficiënties (bijvoorbeeld dehydratie).
- Endocriene afwijkingen (bijvoorbeeld thyreotoxicose).
- Granulomateuze afwijkingen (bijvoorbeeld sarcoïdose, ziekte van Wegener).
- Maligniteiten.
- Allergieën en auto-immuunafwijkingen, zoals toxische epidermale necrolyse (TEN) of lyellsyndroom.
- Genetische afwijkingen (bijvoorbeeld sikkelcelanemie).

LITERATUUR

Advanced Life Support Group. Acute medical emergencies: The practical approach. 2nd ed. Oxford: Blackwell, 2010.

American College of Surgeons. ATLS® manual. 9th ed. Chicago (IL): ACS, 2012.

NUTTIGE LINKS

Geraadpleegd maart 2014.

Acute boekje. http://www.kwaliteitskoepel.nl/assets/structured-files/NIV/Acute-Boekje-met-gehele-register-2010-DEF-website.pdf.

Acute Zorgregio Oost, Een dag MMT. http://azo.nl/mmt/een-dag-mmt.

Advanced Life Support Groep Nederland (ALSG). www.alsg.nl.Essential EKG (ECG) information fore physicians. http://www.themdsite.com/personal_reference.cfm.

European Resuscitation Council. https://www.erc.edu.

Medische Simulatie Spoedeisende Hulp, abcde in de praktijk. http://www.abcdesim.nl/abcde-in-de-praktijk.

Nederlandse Reanimatie Raad. https://www.reanimatieraad.nl.

Trauma.org. http://trauma.org.

4 De bedreigde klinische patiënt

Jan Bakker, Simone Schutte

4.1 INLEIDING

Een belangrijk aspect van adequaat behandelen is de juiste timing van de verschillende onderdelen van de behandeling. Dit geldt zowel voor de initiële behandeling, bijvoorbeeld de operatie voor een coloncarcinoom, als voor de complicaties die daarna kunnen ontstaan, zoals pneumonie enkele dagen na de operatie. In bijna alle gevallen geldt dat een vroeg ingestelde behandeling van deze complicaties de morbiditeit en mortaliteit kan verminderen. Het tijdig herkennen van deze complicatie is daarom cruciaal. Belangrijk in dit kader is dat het niet altijd gaat om het herkennen van patiënten met een ernstige shock maar ook om patiënten met subtiele afwijkingen waar, bij tijdige adequate behandeling, veel morbiditeit kan worden voorkomen. Het probleem is niet onbelangrijk. Uit verschillende onderzoeken is gebleken dat het eerder herkennen van complicaties bij patiënten op zaal in 40% van de gevallen een opname op de intensive care had kunnen voorkomen. Daarbij komen infectieuze complicaties, die veelal in het begin gepaard gaan met slechts subtiele veranderingen, frequenter voor dan meer in het oog springende complicaties zoals een acuut myocardinfarct of een longembolie.[1]

In dit hoofdstuk gaan we verschillende orgaansystemen die een belangrijke rol spelen in het begin van een acute ziekte bespreken met als centraal thema: 'Hoe herken ik de klinisch bedreigde patiënt?'

4.2 WAT IS EEN KLINISCH BEDREIGDE PATIËNT?

In het algemeen beschouwen we patiënten met ernstige stoornissen in het bewustzijn, de circulatie of de ventilatie als vitaal bedreigd. Maar ook afwijkingen die op zichzelf niet direct levensbedreigd lijken, kunnen in samenhang wel degelijk een ernstige bedreiging vormen voor de patiënt. Wanneer een patiënt bijvoorbeeld twee dagen na een grote operatie behandeld moet worden met antibiotica voor een urineweginfectie en een dag later extra zuurstof nodig heeft en ook wat verward is, is zijn risico om te overlijden inmiddels sterk toegenomen. Het is daarom van groot belang dat vroegtijdig symptomen van verslechtering worden opgemerkt. Tabel 4.1 geeft een overzicht van parameters die als waarschuwingssignalen kunnen dienen.

Zoals in de voorgaande hoofdstukken beschreven is, speelt samenwerking tussen de diverse betrokken disciplines een grote rol. Het is belangrijk dat de juiste signalen binnen het team tijdig opgevangen en gedocumenteerd worden, en dat er vervolgens adequate stappen genomen worden. In meerdere onderzoeken is aangetoond dat verpleegkundigen veranderingen in de toestand van een patiënt vaak veel eerder signaleren dan artsen. Tot wel 24 uur voordat een patiënt een cardiorespiratoir arrest op zaal ontwikkelt, zijn in de verpleegkundige status meldingen te vinden van de achteruitgang van de patiënt. Crew Resource Management (CRM), waarvan heldere communicatie onderdeel uitmaakt, maakt goed interdisciplinair begrip mo-

Tabel 4.1 Waarschuwingssignalen bij een klinisch bedreigde patiënt

parameter	afwijkende waarde
bewustzijn (EMV)	daling ≥ 2 punten
ademhalingsfrequentie (RR)	< 10 of > 25/min.
polsfrequentie (PR)	< 55 of > 110/min.
ritmestoornissen	elke nieuw ontstane afwijking van het oorspronkelijke hartritme
systolische bloeddruk (BP)	< 90 mmHg
urineproductie	< 200 ml/8 uur (= 1 verpleegkundige dienst)
temperatuur	< 35 °C of > 38,5 °C
arteriële zuurstofsaturatie (SpO_2, gemeten met de pulsoximeter)	< 90% ondanks toedienen van extra zuurstof

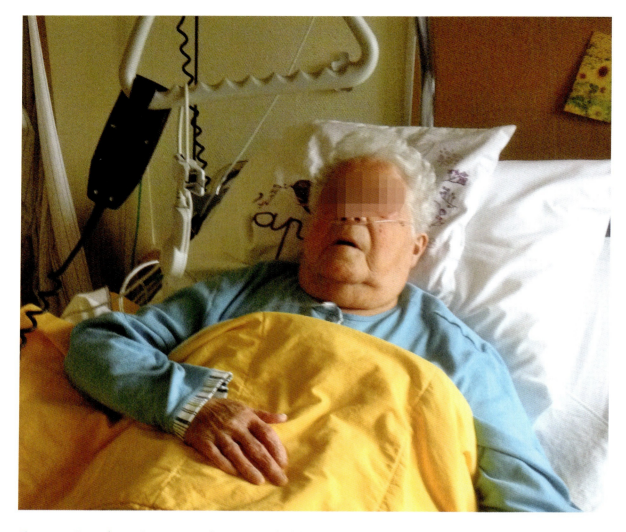

Figuur 4.1 Een oudere patiënte een paar dagen na grote buikchirurgie
Patiënte kan alleen rechtop in bed zitten en heeft drie liter zuurstof per neusbril. Bedreigd of niet?
Foto: Arie van Vugt (met toestemming van de patiënt).

gelijk zodat men adequaat op elkaar kan reageren. Dit voorkomt onnodige vertraging in de behandeling (doctor's delay). Een verpleegkundige die met duidelijke gegevens in de hand een arts waarschuwt, moet serieus genomen worden. Artsen kunnen eenvoudiger beslissen of haast geboden is of niet.

In het navolgende beschrijven wij de verschillende systemen en alarmerende symptomen.

4.3 BEWUSTZIJN

In het kader van neurologische ziekten is een verandering in het bewustzijn veelal een alarmerend symptoom. Activatie van het sympathisch zenuwstelsel, in het kader van de *flight-fight response*, in een poging om vitale functies in stand te houden resulteert in het begin vaak in een toegenomen alertheid. Leeftijd, comorbiditeit en medicatie- en alcoholgebruik kunnen dit effect snel tenietdoen. Het optreden van verwardheid bij een patiënt met een nieuwe infectie is vaak de eerste uiting van orgaandisfunctie. Dit wordt onder andere geweten aan het optreden van stoornissen in de microcirculatie. In dat geval is er sprake van een ernstige sepsis, een syndroom geassocieerd met een mortaliteit van 30% of meer.

> **Casus**
> Een gezonde 65-plusser gaat met de auto boodschappen doen in de stad, samen met zijn vitale echtgenote. Bij het links afslaan op de kruising passeert hij de vluchtheuvel aan de linker- in plaats van aan de rechterkant. Wanneer zijn vrouw hem hierop attendeert, blijkt dat hij dit niet gemerkt heeft. Een paar honderd meter verderop moet hij de auto aan de kant zetten omdat hij zich niet lekker voelt. Zijn vrouw rijdt hem naar de eerste hulp. Daar zien wij een verwarde, zieke man. Hij wordt opgenomen op de intensive care met een verdenking op een ernstige infectie. Na enige uren heeft hij een moeilijk te behandelen lage bloeddruk en zijn beide benen diep paars verkleurd. De volgende dag zijn beide benen zwart en niet meer doorbloed. Deze voorheen gezonde 65-plusser overlijdt de dag na opname aan een onbehandelbare septische shock als gevolg van een infectie met *Staphylococcus pyogenes*.

4.3.1 Delier

In het kader van acute ziekte zien we voornamelijk bij oudere patiënten een hoge incidentie van delier, dat vrijwel altijd het gevolg is van een onderliggende stoornis. De aanwezigheid van delier is niet altijd gemakkelijk vast te stellen, aangezien het gepaard kan gaan met motorische onrust, alertheid, agressie en hevige emoties (hyperactief delier) of juist verminderde alertheid, spaarzame spraak en apathie (hypoactief of stil delier).

DOS

Voor verpleegkundigen is een eenvoudige scorelijst beschikbaar, de Delirium Observatie Screening (DOS), waarmee tijdens iedere dienst een aantal items gescoord worden die samen een totale dagscore geven waaruit de waarschijnlijkheid van een delier afgeleid kan worden (figuur 4.2).[2]

CAM-ICU

Een andere veel gebruikte scorelijst op de intensive care is de CAM-ICU. Deze lijst schat de ernst van een delirante toestand in aan de hand van vier kenmerken:
- acuut en fluctuerend beloop;
- verminderde aandacht;
- ongeorganiseerdheid van denken;
- veranderd niveau van bewustzijn.[3]

De CAM-ICU kan ook worden toegepast bij beademde patiënten. Patiënten die voldoen aan de criteria voor delier en uiteindelijk op de intensive care opgenomen worden, hebben veelal een verdubbelde kans op overlijden.

Oorzaken van verwardheid

Acute verwardheid bij een patiënt op de verpleegafdeling moet altijd leiden tot een zoektocht naar oorzaken. In deze zoektocht moeten acute circulatoire, infectieuze en metabole oorzaken uitgesloten worden (zie tabel 4.2).

Tabel 4.2 Belangrijke oorzaken van acute verwardheid bij de zieke patiënt op zaal

- Hypoxemie
- Circulatoir falen
- Infectie en/of koorts
- Lever- en/of nierfunctiestoornissen
- Hypo- of hyperglykemie
- Hypo- of hypernatriëmie
- Urineretentie
- Medicatie (sedativa, opiaten)
- Alcohol of drugs onthouding

4.4 VENTILATIE

Bij het beoordelen van de ventilatie van patiënten neemt men veelal zijn toevlucht tot het meten van de arteriële zuurstofsaturatie (SpO_2) met behulp van pulsoximetrie of arteriële bloedgasanalyse (zuurstofspanning, koolzuurspanning, basenexces, bicarbonaat en zuurstofsaturatie). Omdat de arteriële zuurstofsaturatie meestal snel gecorrigeerd kan worden door zuurstoftoediening, wordt vaak nagelaten de patiënt te observeren en te onderzoeken, en zo kunnen belangrijke signalen verloren gaan.

4.4.1 Ademhalingspatronen

Bij de eerste presentatie van een acuut zieke patiënt is observatie van het ademhalingspatroon en de ademarbeid (waarbij gelet wordt op het gebruik van hulpademhalingsspieren de frequentie en de diepte van de ademhaling) belangrijker dan het meten van de zuurstofsaturatie of het afnemen van een

datum: ...

naam patiënt: ...

observaties	dagdienst			late dienst			nachtdienst		
	nooit	soms-altijd	weet niet	nooit	soms-altijd	weet niet	nooit	soms-altijd	weet niet
de patiënt:									
1 zakt weg tijdens gesprek of bezigheden	0	1	–	0	1	–	0	1	–
2 is snel afgeleid door prikkels uit de omgeving	1	0	–	1	0	–	1	0	–
3 heeft aandacht voor gesprek of handeling	0	1	–	0	1	–	0	1	–
4 maakt vraag of antwoord niet af	0	1	–	0	1	–	0	1	–
5 geeft antwoorden die niet passen bij de vraag	0	1	–	0	1	–	0	1	–
6 reageert traag op opdrachten	0	1	–	0	1	–	0	1	–
7 denkt ergens anders te zijn	0	1	–	0	1	–	0	1	–
8 beseft wel welk dagdeel het is	1	0	–	1	0	–	1	0	–
9 herinnert zich recente gebeurtenis	1	0	–	1	0	–	1	0	–
10 is plukkerig, rommelig, rusteloos	0	1	–	0	1	–	0	1	–
11 trekt aan infuus, sonde, katheter enzovoort	0	1	–	0	1	–	0	1	–
12 is snel of plotseling geëmotioneerd	0	1	–	0	1	–	0	1	–
13 ziet of hoort dingen die er niet zijn	0	1	–	0	1	–	0	1	–
									totaal deze dag (0-39)
totaal per dienst (0-13)	D =			L =			N =		D + L + N =

DOS-eindscore = totaal deze dag gedeeld door 3:

↓

DOS-eindscore < 3   geen delier
DOS-eindscore ≥ 3   waarschijnlijk delier

Figuur 4.2 Delirium Observatie Screening (DOS, versie 0-1)
Voorbeeld: patient X heeft respectievelijk in de dagdienst 3, in de late dienst 5 en in de nachtdienst 4 gescoord. De totaalscore van die dag is 3 + 5 + 4 = 12. De eindscore is 12 / 3 = 4. Deze eindscore geeft aan dat de aanwezigheid van een delier waarschijnlijk is.

bloedgas. Activatie van het sympathisch zenuwstelsel zal de ademhaling versnellen en een snelle ademhaling (> 20/min.) is dan ook een belangrijk waarschuwingssignaal bij de acuut zieke patiënt. Let wel op dat andere factoren die het sympathisch zenuwstelsel activeren ook gepaard kunnen gaan met versnelde ademhaling (bijvoorbeeld pijn). Abnormale ademhalingspatronen zijn de cheyne-stokesademhaling, opiaatademhaling en kussmauladenhaling.

Cheyne-stokesademhaling

De cheyne-stokesademhaling wordt gekenmerkt door een abnormale frequentie en diepte van de teugen. Dit uit zich in abnormale, trage frequentie met herhalende wisselende diepte van de teugen (van oppervlakkige teugen naar steeds diepere teugen en terug naar meer oppervlakkige teugen), gevolgd door een apneu die tot wel twee minuten kan duren. Hierna herhaalt zich het patroon. Dit patroon is geassocieerd met hartfalen, verhoogde intracraniële druk, centraal apneusyndroom en gebruik van opiaten. De cheyne-stokesademhaling wordt vaak gezien tijdens het stervensproces.

Opiaatademhaling
Ook bij de opiaatademhaling wordt een abnormale frequentie en diepte van de teugen gevonden. Dit patroon wordt gekenmerkt door trage diepe teugen.

Kussmaulademhaling
De kussmaulademhaling kenmerkt zich door een normale frequentie met diepe teugen. Het patroon is geassocieerd met metabole acidose, bijvoorbeeld een diabetische ketoacidose. De ademhaling wordt centraal gestuurd en de patiënt kan het patroon dus niet veranderen.

4.4.2 Arteriële zuurstofsaturatie
Wanneer de zuurstofspanning in het bloed daalt, zal ook de arteriële saturatie dalen. Dit is gemakkelijk te meten met de pulsoximeter die op vele verpleegafdelingen beschikbaar is. De arteriële saturatie kan echter langere tijd acceptabel blijven doordat de zuurstofdissociatiecurve een S-vorm heeft en doordat deze links kan verschuiven door veranderingen in het milieu interieur. Een daling van de arteriële saturatie zoals gemeten met de pulsoximeter moet dan ook altijd als een serieus waarschuwingssignaal worden gezien. Het corrigeren van deze afwijking door het toedienen van zuurstof (een eerste reflex) leidt echter vaak de aandacht af van de onderliggende oorzaak, die voor de uiteindelijke prognose veelal veel belangrijker is dan de arteriële saturatie op dat moment. Het is dan ook allereerst belangrijk om je af te vragen *waarom* de arteriële saturatie is gedaald.

Het toedienen van extra zuurstof middels neusslang, zuurstofbrilletje of non-rebreathing masker is belangrijk bij patiënten met een ernstige saturatiedaling, met name wanneer er ook sprake is van beperkte cardiale compensatie (bijvoorbeeld door een recent myocardinfarct of decompensatio cordis). Het toedienen van zuurstof bij ernstig zieke patiënten met een acceptabele zuurstofsaturatie (> 93%) is twijfelachtig. Een recente cochranereview naar de effectiviteit van zuurstoftherapie bij het acute myocardinfarct (een standaardinterventie sinds 1950) heeft laten zien dat dit mogelijk zelfs in een toename van de mortaliteit kan resulteren.[4]

Een uitzondering moet wellicht gemaakt worden voor omstandigheden waarbij er sterke aanwijzingen zijn dat de arteriële saturatie laag is (cyanose, abnormaal ademhalingspatroon enzovoort) maar een pulsoximeter of een bloedgasanalyse niet snel voorhanden is. In deze gevallen is het raadzaam een arterieel bloedgas af te nemen (indien mogelijk) en te starten met zuurstoftherapie. Na het binnenkomen van de uitslag van de bloedgasanalyse of het beschikbaar komen van de pulsoximeter kan de toegediende zuurstof aangepast worden.

4.4.3 Anamnese en lichamelijk onderzoek
Wellicht nog belangrijker dan het corrigeren van de hypoxemie is het stellen van de juiste of waarschijnlijkste diagnose, waarna het oorzakelijke probleem behandeld kan worden. In dit kader zijn anamnese (voor zover mogelijk) en een adequaat lichamelijk onderzoek van de acuut benauwde patiënt erg belangrijk. Volg hiervoor de in de voorgaande hoofdstukken beschreven ABCDE-systematiek. Ook wanneer de patiënt in staat is te antwoorden op anamnestische vragen, vergeet dan niet ook de verpleegkundige en eventueel de medepatiënten te vragen naar wat er voorafging aan de huidige situatie.

> **Tip**
> Voor de uitkomst van de patiënt is het belangrijker onwaarschijnlijke diagnosen zo snel mogelijk uit te sluiten dan veel tijd te steken in het opstellen van een lange differentiaaldiagnose.

4.5 CIRCULATIE

4.5.1 Aanpassingsmechanismen
Het transport van zuurstof naar de organen past zich normaal aan aan de zuurstofbehoefte van het orgaan in kwestie. Dit kan weergegeven worden in een formule:

Zuurstoftransport = [hemoglobinegehalte] × [hemoglobine zuurstofsaturatie] × [hartminuutvolume] × [constante]

Uit deze formule is direct duidelijk dat het aanpassen van het hartminuutvolume (*flow*) ons enige acuut beschikbaar aanpassingsmechanisme is voor het zuurstoftransport. Dat wil zeggen dat een verlies van hemoglobine of een daling van de zuurstofsaturatie alleen maar opgevangen kan worden door een toename van het hartminuutvolume. Wanneer de hartfunctie beperkt is door bijvoorbeeld een recent myocardinfarct of een cardiomyopathie, zal de patiënt veel sneller in problemen komen. Een acute daling van het hartminuutvolume, door bijvoorbeeld een acuut myocardinfarct, kan niet opgevangen worden anders dan door gebruik te maken van het overschot aan zuurstof dat in onze circulatie aanwezig is. Dit is een belangrijk mechanisme om de oxygenatie op peil te houden. In acute situaties gaat dit veelal gepaard met uiterlijke kenmerken. Bij een acute daling van het zuurstofaanbod aan onze weefsels zal ons sympathicussysteem geactiveerd worden teneinde te proberen het zuurstofaanbod aan vitale organen (hart en hersenen) in stand te houden ten koste van het aanbod aan lever, nieren, darmen en huid. Activatie van het sympathicussysteem heeft een direct effect op de hartfrequentie en de bloeddruk. Dit heeft tot gevolg dat de hartfrequentie (PR) stijgt en de bloeddruk niet daalt of soms zelfs toeneemt (zie figuur 4.3). Pas wanneer het sympathicussysteem uitgeput is (sympathicolyse) zal een sterke daling van de bloeddruk optreden. In het geval van een verbloeding zal de bloeddruk pas gaan dalen wanneer het hartminuutvolume sterk gedaald is. Dit betekent dat de bloeddruk bij het beoordelen van een patiënt bij wie mogelijk sprake is van een falende circulatie, *niet* een specifieke parameter is. Alleen een uitgesproken hypotensie is een duidelijk maar ook laat alarmsignaal.

Door de activatie van het sympathicussysteem wordt de doorbloeding van de hersenen lange tijd intact gehouden, ook al is er sprake van een ernstig tekort aan zuurstof in andere weefsels. Een klinisch belangrijk symptoom hiervan is afnemende urineproductie door de afgenomen renale doorbloeding. Hoewel de urineproductie niet voorspellend is voor het optreden van acute nierschade bij ernstig zieke patiënten,[5] kan een afnemende urineproductie wel degelijk een teken zijn van verminderde doorbloeding van de nieren. Een dergelijk symptoom vraagt dan ook om een klinische evaluatie van de patiënt ten aanzien van vullingsstatus en circulatie. Wanneer een patiënt bij wie het hartminuutvolume bedreigd is (bloeding, myocardinfarct, longembolie) het bewustzijn gaat verliezen, is er geen compensatie meer. Hetzelfde geldt voor de patiënt bij wie de ademhaling trager wordt, als teken van verminderde doorbloeding van het ademhalingscentrum in de hersenstam. Beide symptomen zijn een belangrijke waarschuwing voor een op handen zijnde reanimatiesituatie waarbij circulatie en ademhaling volledig falen. In deze gevallen is direct ingrijpen noodzakelijk.

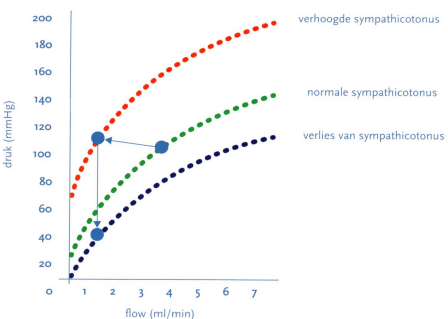

Figuur 4.3 Relatie tussen bloeddruk en hartminuutvolume (flow) in relatie tot de activiteit van het sympathisch zenuwstelsel

> **Tip**
> Wanneer bij een patiënt de urineproductie plotseling tot nul is gereduceerd, moet men bedacht zijn op andere oorzaken dan verminderde doorbloeding van de nieren aangezien in dat geval de urineproductie veelal geleidelijk afneemt. Een belangrijke oorzaak is obstructie van de urinekatheter.

4.5.2 Lactaat

Een belangrijk kenmerk van situaties waarin de vraag naar zuurstof groter is dan het aanbod is het stijgen van de lactaatspiegel in het bloed. Hoewel lactaat een normaal eindproduct is van het metabolisme van glucose, zal het zich gaan ophopen wanneer er in de mitochondriën te weinig zuurstof beschikbaar is.[6] Sinds de eerste beschrijving van lactaat in 1843 is een verhoogde lactaatconcentratie in het bloed geassocieerd met een sterk verhoogde kans op overlijden.[7] In situaties waarin nog weinig diagnostiek en therapie is gedaan (ambulancedienst buiten het ziekenhuis, eerste hulp) blijkt een verhoogde lactaatspiegel een betere voorspeller van mortaliteit dan de bloeddruk, zelfs bij patiënten met hypotensie.[8,9] Ook in de postoperatieve fase en bij patiënten met een infectie is een verhoogd lactaat, ook wanneer de bloeddruk stabiel is, geassocieerd met verhoogde morbiditeit en mortaliteit.[9,10]

Aangezien de lactaatspiegel, gemeten in veneus of capillair bloed, goed overeenkomt met die in arterieel bloed, kan de lactaatconcentratie gemakkelijk en snel bepaald worden bij acuut zieke patiënten op zaal.[11] Hiervoor kan een handzaam (*point-of-care-*) apparaat gebruikt worden, dat net als glucosemeters gebruik maakt van een kleine hoeveelheid volbloed dat eventueel capillair kan worden verkregen. Na het invoeren in het apparaat is de lactaatconcentratie na één minuut al beschikbaar. Een alternatief is het afnemen van veneus bloed of een arteriële bloedgasanalyse waarbij tevens het lactaat gemeten wordt (er zijn geen belangrijke verschillen tussen de lactaatconcentraties in arterieel, capillair of veneus bloed). Lactaatbepaling moet dan ook zeker een onderdeel zijn van de beoordeling van een acuut zieke patiënt op zaal. Iedere patiënt met een verhoogde lactaatspiegel heeft een groot risico op overlijden, onafhankelijk van vitale parameters als hartfrequentie, bloeddruk en arteriële saturatie.

4.5.3 Perifere circulatie

Huidtemperatuur

De circulatie van de huid staat onder sterke invloed van het sympathisch zenuwstelsel. Activatie van het sympathicussysteem veroorzaakt een sterke vasoconstrictie in de huid waardoor de doorbloeding afneemt, met als gevolg dat de huid livide verkleurt (lijkvlekken). De livide verkleuring kan veelal het eerst worden waargenomen aan de benen, maar ook aan vingers en oren. Aangezien de afgenomen doorbloeding gepaard gaat met een daling van de huidtemperatuur, zal de patiënt koud en klam aanvoelen. In een onderzoek bij patiënten op de intensive care is aangetoond dat patiënten met een niet-warme huid een lager hartminuutvolume en een hogere lactaatspiegel hebben dan patiënten met een warme huid.[12] Bijzonder in dit onderzoek was dat de temperatuur subjectief werd vastgesteld: door de rug van de hand op de armen of benen van de patiënt te leggen, bepaalde de onderzoeker de huidtemperatuur naar eigen oordeel.

Lichaamstemperatuur

Uit een multi-regressieanalyse is naar voren gekomen dat een te lage lichaamstemperatuur een slechtere prognose heeft dan een verhoogde lichaamstemperatuur.

Capillaire refill

Bij afgenomen perifere perfusie zal ook de *capillary refill test* (CRT) afwijkend zijn. Bij deze test wordt druk uitgeoefend op het nagelbed van de wijsvinger van de patiënt, zodat dit wit verkleurt (figuur 4.4). Na 5 seconden wordt de druk acuut verminderd. De tijd totdat het nagelbed zijn normale kleur herkregen heeft, wordt vastgelegd. Bij oudere patiënten moet dit korter duren dan 4,5 seconde, bij kinderen en jongvolwassenen korter dan 2 seconden. Wanneer de capillaire refill langer duurt dan normaal, is er sprake van abnormale perifere perfusie.[13,14]

De CRT kan ook op het sternum of het voorhoofd worden uitgevoerd, bijvoorbeeld wanneer de extremiteiten koud zijn en de test daardoor mogelijk foutpositief kan uitvallen. In recente onderzoeken is aangetoond dat een abnormale perifere perfusie bij patiënten op de intensive care gerelateerd is aan meer orgaanfalen en sterfte.[15,16] Dit geldt zowel direct bij opname op de intensive care als na volledige resuscitatie van de patiënt naar adequate bloeddruk en oxygenatie.

4.6 EARLY WARNING SCORE (EWS)

Zoals uit het bovenstaande duidelijk mag zijn, is het van groot belang om verslechtering van de klinische situatie van de patiënt vroegtijdig vast te stellen. Er zijn meerdere makkelijk te hanteren scoringssystemen die het herkennen van een vitaal bedreigde patiënt vergemakkelijken en structureren. Deze systemen geven meerdere malen per dag een objectief beeld van de patiënt en dat faciliteert het maken van goede afspraken binnen het multidisciplinaire behandelteam over hoe men moet omgaan met een afwijkende score. Er zijn diverse EWS-systemen beschikbaar die goed bruikbaar zijn voor een groot aantal patiëntengroepen.[17-19] Een Nederlandse bewerking van het EWS-scoresysteem is weergegeven in tabel 4.3.

Met behulp van de EWS-totaalscore kan bepaald worden welke actie ondernomen moet worden en binnen welke termijn een arts de patiënt moet komen beoordelen. In het voorbeeld van tabel 4.3 moet bij een EWS > 6 een arts gewaarschuwd worden en moet continue bewaking gestart worden bij een EWS ≥ 9.

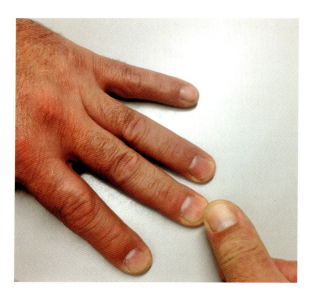

Figuur 4.4 Capillary refill test (CRT)
Druk gedurende 5 seconden hard op het nagelbed van de wijsvinger zodat dit wit verkleurt. Laat de vinger los en registreer hoe lang het duurt voor het nagelbed weer de normale kleur heeft.

Tabel 4.3 Early Warning Score (EWS)

score	3	2	1	0	1	2	3
bewustzijn (AVPU)*				A			V, P of U
ademhalingsfrequentie (/min.)	≤ 8		9-11	12-20		21-24	≥ 25
zuurstofsaturatie (%)	≤ 91	92-93	94-95	≥ 96			
inspiratoire zuurstoffractie				lucht			zuurstoftoediening
hartfrequentie (/min.)		≤ 40	41-50	51-90	91-110	111-130	≥ 131
systolische bloeddruk (mmHg)	≤ 90	91-100	101-110	111-249	≥ 250		
temperatuur (°C)	≤ 35,0		35,1-36,0	36,1-38,0	38,1-39,0	≥ 39,1	

score	beleid
0-1	1 × per 12-24 uur
3-5 of ongerust	controle 1 × per vier uur; overleg met collega-verpleegkundige of zaalarts
6	controle 1 × per vier uur. Waarschuw arts; beoordeling door arts binnen 1 uur
7-8	controle 1 × per uur; overweeg continue bewaking. Waarschuw arts, beoordeling < 30 minuten. Arts overweegt overleg met spoedinterventieteam en/of achterwacht
≥ 9	controle 1 × per half uur; start continue bewaking. Waarschuw arts, beoordeling < 15 min. Arts overlegt met spoedinterventieteam en/of achterwacht

* A = alert. V= reactie op verbale respons. P = reactie op pijnprikkel. U = niet-reactief (unresponsive). Controles minimaal éénmaal per dienst.
Naar Van Prytherch et al. 2010.[19]

Interventieteams

De EWS kan gebruikt worden om te beslissen of een spoedinterventieteam (SIT) of een *medical emergency team* (MET) opgeroepen zal worden. Steeds meer ziekenhuizen hebben deze SIT's en MET's, veelal bemand door intensivecarepersoneel, die door iedere medewerker opgeroepen kunnen worden. De inzet van een SIT heeft tot doel vroegtijdig problemen te onderkennen en zo nodig spoedige actie te ondernemen. Het is gebleken dat het tijdig beoordelen van patiënten met behulp van EWS-systemen en vervolgens vroegtijdig starten van behandeling in veel gevallen een opname op de intensive care kan voorkomen.

4.7 SAMENVATTING

Patiënten op een verpleegafdeling die een sterk verhoogd risico hebben op ernstige complicaties of overlijden presenteren zich vaak met subtiele veranderingen in een of meer orgaansystemen. Hoewel de nadruk bij de beoordeling van patiënten vaak ligt op de hemodynamiek, en dan voornamelijk de bloeddruk, zijn afwijkingen in bewustzijn, ademhaling, perifere circulatie en een snel uit te voeren lactaatbepaling veelal eerder waarneembaar en prognostisch net zo belangrijk. Ook het gevoel van de verpleegkundige die zich zorgen maakt, is een belangrijk waarschuwingssignaal dat we niet mogen negeren bij het beoordelen van de acuut zieke patiënt op zaal. Een simpel scoringssysteem kan gebruikt worden om deze patiënten te identificeren. Patiënten die als bedreigd worden geïdentificeerd, dienen vervolgens geëvalueerd te worden op de ABCDE-wijze die in hoofdstuk 3 is beschreven. Daardoor kunnen het opstellen van een werkdiagnose en het snel instellen van de adequate behandeling veel morbiditeit en mortaliteit voorkomen.

LITERATUUR

1 Moore LJ, Moore FA, Todd SR, Jones SL, Turner KL, Bass BL. Sepsis in general surgery: the 2005-2007 national surgical quality improvement program perspective. Arch Surg 2010;145(7):695-700.
2 Schuurmans MJ. Delirium observatie screening (DOS) schaal, versie 0-1. Utrecht: UMC Utrecht, 2001.http://www.psychiatrienet.nl/oudesite/files/DOS_vragenlijst_en_invulinstructie.doc.pdf.
3 Van Eijk MM, Van den Boogaard M, Van Marum RJ, Benner P, Eikelenboom P, Honing ML, et al. Routine use of the confusion assessment method for the intensive care unit: A multicenter study. Am J Resp Crit Care Med 2011;184(3):340-4.
4 Cabello JB, Burls A, Emparanza JI, Bayliss S, Quinn T. Oxygen therapy for acute myocardial infarction. Cochrane Database Syst Rev 2010;(6):CD007160.
5 De Geus HR, Bakker J, Lesaffre EM, le Noble JL. Neutrophil gelatinase-associated lipocalin at ICU admission predicts for acute kidney injury in adult patients. Am J Resp Crit Care Med 2011;183(7):907-14.
6 Bakker J, Schieveld SJ, Brinkert W. Serumlactaatconcentratie als maat voor weefselhypoxie bij ernstig zieke patiënten. Ned Tijdschr Geneeskd 2000;144(16):737-41.
7 Kompanje EJ, Jansen TC, Van der Hoven B, Bakker J. The first demonstration of lactic acid in human blood in shock by Johann Joseph Scherer (1814-1869) in January 1843. Intensive Care Med 2007;33(11):1967-71.
8 Jansen TC, Van Bommel J, Mulder PG, Rommes JH, Schieveld SJ, Bakker J. The prognostic value of blood lactate levels relative to that of vital signs in the pre-hospital setting: a pilot study. Crit Care 2008;12(6):R160.
9 Howell MD, Donnino M, Clardy P, Talmor D, Shapiro NI. Occult hypoperfusion and mortality in patients with suspected infection. Intensive Care Med 2007;33(11):1892-9.
10 Meregalli A, Oliveira RP, Friedman G. Occult hypoperfusion is associated with increased mortality in hemodynamically stable, high-risk, surgical patients. Crit Care 2004;8(2):R60-5.
11 Brinkert W, Rommes JH, Bakker J. Lactate measurements in critically ill patients with a hand-held analyser. Intensive Care Med 1999;25(9):966-9.
12 Kaplan LJ, McPartland K, Santora TA, Trooskin SZ. Start with a subjective assessment of skin temperature to identify hypoperfusion in intensive care unit patients. J Trauma 2001;50(4):620-7.
13 Champion HR, Sacco WJ, Carnazzo AJ, Copes W, Fouty WJ. Trauma score. Crit Care Med 1981;9(9):672-6.
14 Schriger DL, Baraff L. Defining normal capillary refill: variation with age, sex, and temperature. Ann Emerg Med 1988;17(9):932-5.
15 Lima A, Jansen TC, Van Bommel J, Ince C, Bakker J. The prognostic value of the subjective assessment of peripheral perfusion in critically ill patients. Crit Care Med 2009;37(3):934-8.
16 Lima A, Van Bommel J, Jansen TC, Ince C, Bakker J. Low tissue oxygen saturation at the end of early goal-directed therapy is associated with worse outcome in critically ill patients. Crit Care 2009;13 Suppl 5:S13.
17 Gardner-Thorpe J, Love N, Wrightson J, Walsh S, Keeling N. The value of Modified Early Warning Score (MEWS) in surgical in-patients: A prospective observational study. Ann R Coll Surg Engl 2006;88(6):571-5.
18 Smith GB, Prytherch DR, Meredith P, Schmidt PE, Featherstone PI. The ability of the National Early

Warning Score (NEWS) to discriminate patients at risk of early cardiac arrest, unanticipated intensive care unit admission, and death. Resuscitation 2013; 84(4):465-70.

19 Prytherch DR, Smith GB, Schmidt PE, Featherstone PI. ViEWS: Towards a national early warning score for detecting adult inpatient deterioration. Resuscitation 2010;81(8):932-7.

Kijk voor verdere verdieping op www.studiecloud.nl

Deel 3 Acute aandoeningen en verrichtingen

In dit deel worden verschillende acute ziektebeelden en een aantal verrichtingen kort en praktisch beschreven. Voor aanvullende informatie verwijzen wij naar de handboeken.

Het deel werd samengesteld door Menno Gaakeer, SEH-arts[KNMG], met medewerking van: Jelmer Alsma, internist acute geneeskunde; Carianne Deelstra, SEH-arts[KNMG]; Maaike Dirks, neuroloog; Walter Henny, chirurg n.p.; Stephanie Klein Nagelvoort-Schuit, internist acute geneeskunde-intensivist; Sjors van Lieshout, SEH-arts[KNMG]; Simone Schutte, anesthesioloog; Edward Tan, traumachirurg; Arie van Vugt, traumachirurg.

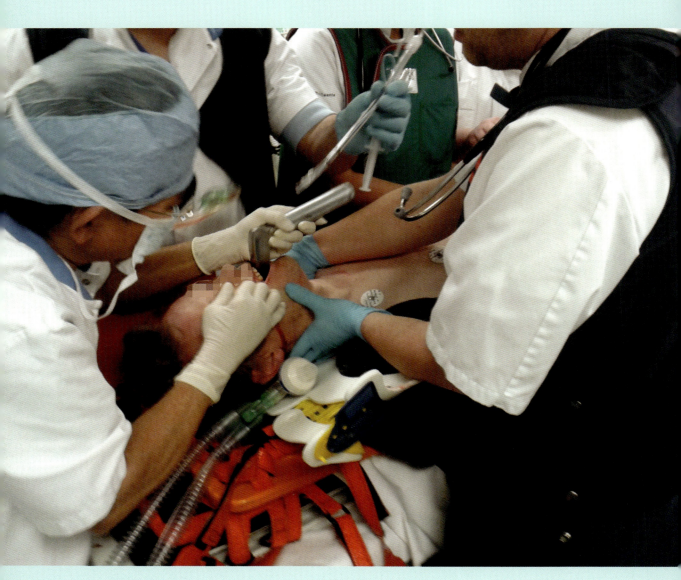
Airway-intubatie. Foto: © Arie van Vugt.

5 Bovenste-luchtwegproblemen

5.1	Acute laryngitis
5.2	Acute epiglottitis
5.3	Peritonsillair abces
5.4	Aangezichtsletsel
5.5	Corpus alienum in de luchtweg
5.6	Rapid sequence induction (RSI)

5.1 ACUTE LARYNGITIS[1]

Acute laryngitis is een ontsteking van de larynx die minder dan drie weken duurt. Het is een van de meest voorkomende aandoeningen van de larynx en wordt vooral gezien in de leeftijdscategorie 18-40 jaar.

Pathofysiologie
Bij de meeste patiënten is de oorzaak een (virale) bovenste-luchtweginfectie of een kortstondige overbelasting van de stembanden. In zeldzame gevallen is sprake van een auto-immuunaandoening zoals reumatoïde artritis, ziekte van Wegener of sarcoïdose.

Bevindingen
Kenmerkend voor een acute laryngitis is heesheid als gevolg van oedeem van de stembanden. Bijkomende symptomen variëren naar gelang de oorzaak.

Aanvullend onderzoek
Aanvullend onderzoek is bij acute laryngitis niet nodig.

Maatregelen
Acute laryngitis herstelt doorgaans zonder specifieke behandeling anders dan stemrust en het vermijden van irriterende stoffen. De heesheid verdwijnt na gemiddeld drie tot acht dagen. Het gebruik van antibiotica wordt niet aanbevolen.

Indien de klachten na 2-3 weken nog bestaan zonder dat sprake is van een duidelijk benigne oorzaak, is verwijzing naar een kno-arts geïndiceerd.

5.2 ACUTE EPIGLOTTITIS[1]

Acute epiglottitis is een potentieel levensbedreigende aandoening die steeds vaker bij volwassenen wordt gediagnosticeerd. In Nederland zijn geen incidentiecijfers bekend, maar internationale publicaties laten een stijging zien van 0,8 per 100.000 inwoners per jaar in 1986 naar 3,1 per 100.000 in 2000. Bij kinderen is de incidentie juist sterk afgenomen sinds het opnemen van de vaccinatie tegen *Haemophilus influenzae type B* (Hib-vaccinatie) in het Rijksvaccinatieprogramma in 1993.

Pathofysiologie
Epiglottitis is een acute, meestal infectieuze ontsteking van de epiglottis en het supraglottische gebied (aryepiglottische plooien, valse stembanden en arytenoïden). De sterke hechting van mucosa aan submucosa op het niveau van de stembanden voorkomt over het algemeen uitbreiding naar de glottis en subglottis. De meest voorkomende verwekkers zijn *Haemophilus influenzae*, diverse streptokokkenstammen en *Staphylococcus aureus,* waarbij eerstgenoemde wordt geassocieerd met een agressiever beloop. In zeldzame gevallen is trauma door thermisch letsel, een vreemd lichaam of ingestie van een chemische stof de oorzaak.

Bevindingen
Epiglottitis kan snel progressief verlopen en binnen enkele uren leiden tot een volledige obstructie van de luchtweg. De meeste patiënten presenteren zich echter met een sinds één à twee dagen bestaande keelpijn, pijn bij slikken en dysfagie. De stem kan veranderd of zachter zijn, maar is gewoonlijk niet hees. In enkele gevallen is oorpijn de voornaamste klacht. Minder dan de helft van de patiënten heeft bij presentatie koorts. Ook dyspneu, stridor en speekselvloed zijn ten tijde van presentatie maar bij een minderheid aanwezig en kunnen zelfs afwezig blijven tot vlak

---

1 Geschreven door Joppe Saanen.

voor het ontstaan van een volledige luchtwegobstructie. Het ontbreken van deze klassieke symptomen leidt ertoe dat de diagnose initieel nog wel eens wordt gemist. Een epiglottitis dient te worden overwogen als de bevindingen bij onderzoek van de orofarynx niet in overeenstemming zijn met de ernst van de pijnklachten. Ook pijn bij palpatie van het os hyoideum of door het heen en weer bewegen van de larynx is een aanwijzing voor epiglottitis.

Aanvullend onderzoek
De diagnose wordt gesteld door middel van flexibele faryngolaryngoscopie. De epiglottis kan kersenrood tonen, maar is vaker bleek en oedemateus. Bij ongeveer 30% wordt een epiglottisabces gezien. Hoewel flexibele scopie zelden een laryngospasme en luchtwegobstructie zou luxeren, is dit niet uitgesloten. Derhalve dient men dit pas te verrichten als personeel en instrumentarium voor een spoedintubatie of cricothyreotomie voorhanden zijn. Indien een faryngolaryngoscopie niet mogelijk is, kan een laterale röntgenfoto van de hals worden gemaakt. Het *thumb sign* wijst op epiglottitis, maar met een sensitiviteit van 77-90% sluit een normale röntgenfoto epiglottitis niet uit.

Differentiaaldiagnose
In de differentiaaldiagnose staan onder meer faryngitis, tonsillitis, peritonsillair abces en hals- of mondbodemabces. Meerdere aandoeningen kunnen tegelijkertijd voorkomen, dus het aantonen van een van deze aandoeningen sluit een epiglottitis niet uit.

Maatregelen
Bij verdenking op een epiglottitis moet deskundige hulp worden ingeschakeld. Manipulatie in de mondholte in de tussentijd wordt ontraden. Hoewel sommige auteurs adviseren iedere patiënt te intuberen, is een selectieve benadering tegenwoordig meer gebruikelijk. De aanwezigheid van stridor en/of dyspneu en de mate van vernauwing van het ademweglumen zijn hierin richtinggevend. Aanwezigheid van stridor of dyspneu of een ademweglumen van < 50% van de normale diameter geldt als indicatie voor een spoedintubatie of cricothyreotomie. Bij een patiënt zonder stridor of dyspneu en een matig gezwollen epiglottis kan worden volstaan met observatie op een afdeling waar te allen tijde monitoring en een spoedinterventie kan plaatsvinden. Het percentage patiënten dat op deze manier zonder artificiële luchtweg kan worden behandeld, is 70-91%. De behandeling bestaat verder uit rehydratie, pijnstilling en het intraveneus toedienen van breedspectrumantibiotica. In de acute fase kunnen tevens corticosteroïden worden gegeven om de zwelling tegen te gaan, hoewel geen gerandomiseerde onderzoeken bestaan die dit beleid ondersteunen.

5.3 PERITONSILLAIR ABCES[1]
Een tonsillitis kan zich diep in het weefsel van de tonsil uitbreiden en aanleiding geven tot abcesvorming.

Pathofysiologie
Bij de meeste patiënten is de oorzaak een bacteriële bovenste-luchtweginfectie met een streptococcus. Ook een verwaarloosd gebit met parodontitis kan aanleiding geven tot uitbreiding van de infectie.

Bevindingen
Kenmerkend voor een peritonsillair abces zijn koorts (in ernstige gevallen met tekenen van sepsis), keelpijn, pijn bij slikken en moeite met spreken (zacht, 'hete aardappel'-stem). Zwelling van de hals met spierspasmen (torticollis, trismus) en pijn bij draaien van het hoofd of openen van de mond maken het klinisch beeld compleet. Obstructie van de keelholte kan uiteindelijk leiden tot acute benauwdheid of zelfs inspiratoire stridor.

Inspectie van de mond-keelholte levert de diagnose op, door een macroscopisch ontstoken tonsil met verdringen naar de contralaterale zijde van het gehemelte en de huig. Als er een trismus is, kan inspectie sterk bemoeilijkt of zelfs onmogelijk zijn.

Aanvullend onderzoek
Aanvullend onderzoek is vaak niet nodig. Anamnese en inspectie zijn voldoende om de diagnose te stellen. Bij een dreigende luchtwegobstructie of sepsis is een CT geïndiceerd. Met name bij sepsis is dit onderzoek gericht op eventuele uitbreidingen naar de diepe halsloge en het mediastinum.

Maatregelen
Een tonsillitis wordt in principe conservatief behandeld en met antibiotica aangepakt. Aanvullend kan de keelpijn met NSAID's onderdrukt worden. In geval van ernstig algemeen ziekzijn met hoge koorts kan opname en intraveneuze toediening geïndiceerd zijn.

Een abces moet chirurgisch behandeld worden. Punctie met afnemen van een kweek, gevolgd door incisie en drainage onder narcose, is de aangewezen therapie. De ontstoken tonsil kan eventueel in dezelfde ingreep verwijderd worden.

---

1 Geschreven door Arie van Vugt.

Bij verdenking op een gecompliceerd beloop van een tonsillitis is verwijzing naar een kno-arts met spoed geïndiceerd.

5.4 AANGEZICHTSLETSEL[1]

In de methodiek van Basic Life Support en Advanced Life Support is deze diagnose in de primary survey direct gerelateerd aan A (*airway*) en respiratoire insufficiëntie. Directe start met voorlopige maatregelen ter controle van de ademweg is aangewezen (uitzuigen, chin-lift, jaw-thrust, mayotube) en zuurstoftherapie (15 l/min. zuurstof per non-rebreathing masker). In een aantal gevallen is intubatie geïndiceerd. Soms kan, zeker in de BLS-setting, een stabiele zijligging of zelfs het (voorover)zittend positioneren van de patiënt levensreddend zijn.

In geval van bloeding in het aangezichtsgebied kan het bloedverlies dusdanig zijn dat dit resulteert in een hypovolemische shock. Een adequate intraveneuze of intraorale toegang en volumetherapie of transfusie is dan aangewezen.

Nota bene Bij adequaat inwerkend geweld en significant letsel: CWK-immobilisatie!

Pathofysiologie

Een mandibulafractuur, zeker als deze dubbelzijdig is, leidt tot instabiliteit van het onderste deel van het aangezicht, met naar dorsaal wegzakken van kaak en tongbasis, waardoor direct een obstructie van de luchtweg kan ontstaan.

Bij een uitgebreide maxillafractuur kan eveneens instabiliteit van het middelste deel van het aangezicht naar dorsaal ontstaan, waardoor de luchtweg bedreigd kan raken. Bloedingen in de neus-mondkeelholte dragen in hoge mate bij tot bedreiging van de ademweg en respiratoire insufficiëntie door aspiratie van bloed.

Bij uitbreiding naar de orbita of schedelbasis kunnen oogspieren ingeklemd raken en kan een retrobulbair hematoom leiden tot hoge drukken in de orbita met bedreiging van het oog.

Bevindingen

- Eerste indruk van patiënt met verwonding aangezicht: let op directe tekenen van luchtwegobstructie: reutelen, rochelen, stridor.
- Inspectie van de mond-keelholte op bloed, losse elementen en prothesemateriaal is essentieel.
- Na de primary survey (met name A en B) is bij de secondary survey een gericht onderzoek van het aangezicht als volgt uitvoerbaar:
    - uitbreiding naar de orbitabodem en schedelbasis;
    - visus, pupilreactie, oogbewegingen, exopthalmus, orbitaranden palperen;
    - liquorroe;
    - arcus zygomaticus;
    - sensibiliteit n. infraorbitalis;
    - problemen bij occlusie van kaken of ogen;
    - pijn over kaakkopje, mandibulahals;
    - continuïteit tandenrij maxillair, mandibulair;
    - instabiliteit middengezicht, mandibula.
- Denk aan de eigen veiligheid bij palpatie in de mond.

Aanvullend onderzoek

- X-zygoma.
- X-oogplethysmografie.
- CT-scan (gouden standaard voor uitbreiding letsel en indeling fractuurtype) inclusief CWK.

Maatregelen

- Airway: voorlopige en zo nodig definitieve maatregelen, CWK-immobilisatie.
- Breathing: zuurstofsuppletie.

Figuur 5.1 Indeling van maxillafracturen volgens Lefort
a Lefort I: fractuur van de processus alveolaris.
b Lefort II: fractuur uitbreidend tot in de sinus maxillaris of de orbitabodem.
c Lefort III: fractuur uitbreidend tot in de voorste schedelgroeve of het orbitadak.

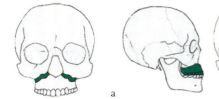 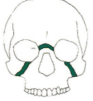 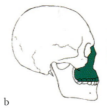 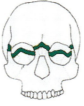 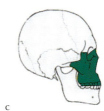

a   b   c

---

1 Geschreven door Arie van Vugt.

- Circulation: i.v. toegang en volumetherapie op indicatie.
- Consult en overleg met maxillofaciaal chirurg.
- Opname op high care of intensive care bij gecompromitteerde ademweg.

Nota bene Overweeg indicatie tot cricotyreotomie bij ernstig aangezichtsletsel!
Nota bene Aangezichtsletsel is een contra-indicatie voor nasale mayotube, nasale intubatie en nasaal inbrengen van een maagsonde.

5.5 CORPUS ALIENUM IN DE LUCHTWEG[1]

Herkenning en behandeling van een luchtwegobstructie door een vreemd lichaam (corpus alienum) is belangrijk omdat dit acuut optreedt en snelle en adequate behandeling verergering met soms fatale afloop kan voorkomen. Luchtwegobstructie door een corpus alienum valt in de BLS of ALS onder de A, zodat dit probleem al vroeg uitgesloten of behandeld zal moeten worden.

Pathofysiologie

Een corpus alienum in de luchtwegen is veelal het gevolg van een verslikking. Voedsel dat bestemd is voor de slokdarm komt in de luchtwegen terecht. Beruchte voorbeelden zijn pinda's uit de lucht happen of te grote voedselbrokken inslikken. Daarnaast kan door een gestoorde coördinatie van laryngeale spiergroepen een verslikking optreden, zoals bij een (recent) CVA met slikklachten, bij larynxtumoren of bij intoxicatie door bijvoorbeeld medicatie, alcohol of drugs.

Bij plotse ademhalingsproblemen of ademstilstand moet altijd gedacht worden aan een geobstrueerde luchtweg door een corpus alienum.

Bevindingen

Het herkennen van een acute luchtwegobstructie bij niet-bewusteloze personen is eenvoudig door de volgende tekenen: plotseling verminderde of volledig onvermogen te kunnen praten, hoesten, duidelijke inspiratoire stridor, zichtbare acute stress of universeel bekende gebaren in de richting van de hals of keel.

Herkenning van een geobstrueerde luchtweg bij bewusteloze patiënten kan lastiger zijn. Een inspiratoire stridor is soms aanwezig, maar de afwezigheid daarvan sluit een obstructie niet uit. In deze gevallen is de heteroanamnese, indien aanwezig, van essentieel belang. Een corpus alienum kan een luchtweg partieel of geheel obstrueren. Een partiële afsluiting kan houdingsafhankelijk zijn, waarbij de patiënt een voorkeurshouding aanneemt. Bij een totale afsluiting is de ademhaling afwezig.

Aanvullend onderzoek

Aanvullend onderzoek is niet geïndiceerd bij een volledige of snel progressieve partiële obstructie, aangezien snelle interventie noodzakelijk en levensreddend is. Bij een niet-progressieve partiële obstructie kan een slikfoto (röntgenfoto met contrast), thoraxfoto (airtrapping, afwezigheid van luchtbronchogram) of tracheobronchoscopie uitkomst bieden om te bepalen waar de obstructie zich bevindt.

Maatregelen

Als de patiënt nog kan ademen en hoesten, moet hij aangespoord worden dit te blijven doen. Ondertussen kan gespecialiseerde hulp gevraagd worden. Wanneer de luchtpassage insufficiënt wordt (bij persisterende partiële obstructie of bij progressie naar complete obstructie) is onmiddellijke medische interventie noodzakelijk. Een inadequate luchtpassage is te herkennen aan een progressieve inspiratoire stridor, een zwakker wordende hoestpoging, een onvermogen tot spreken of aan tekenen van cyanose.

Bij patiënten die nog bij bewustzijn zijn, is de heimlichmanoeuvre (zie paragraaf 2.4.1) de aanbevolen eerste interventie. Deze wordt herhaald totdat de luchtwegobstructie opgeheven is of totdat de patiënt bewusteloos raakt. Bij morbide obese patiënten of bij zwangeren in het derde trimester wordt aanbevolen de thoraxcompressiemanoeuvre te gebruiken. Bij een patiënt in rugligging kunnen aangepaste heimlich- of thoraxcompressiemanoeuvres worden toegepast.

Bij bewusteloze patiënten handelt men als volgt: probeer na mondinspectie een zichtbaar corpus alienum te verwijderen met een *finger sweep* of met de magilltang, waarbij erop gelet moet worden dat het corpus alienum niet verder naar beneden geduwd wordt. Als deze interventies niet succesvol zijn of als het corpus alienum niet zichtbaar is, wordt overgegaan op ALS-technieken en wordt de patiënt door middel van kapbeademing vijfmaal beademd, voordat gespecialiseerde interventies gebruikt worden om een ademweg te creëren, zoals directe laryngoscopie om het voorwerp te lokaliseren en te verwijderen. Als geen luchtpassage mogelijk is en de luchtweg niet vrijgemaakt kan worden, bestaat een indicatie voor spoedcricothyreotomie. Wanneer het corpus alienum zich lager in de trachea bevindt, is een starre of flexibele spoedfaryngo-, -laryngo- of -bronchoscopie een optie (kno-arts of longarts).

---

1 Geschreven door Titus Schönberger.

5.6 RAPID SEQUENCE INDUCTION (RSI)[1]

Het beoordelen, vrijmaken en vrijhouden van de luchtweg heeft de hoogste prioriteit bij de opvang en behandeling van de acuut zieke patiënt. Het doel hiervan is de hersenen en andere vitale organen van voldoende geoxygeneerd bloed te voorzien.

Als eenvoudige maatregelen, zoals het hoofd achterover buigen (cave CWK-letsel), jaw-thrust, chin-lift en masker-ballonventilatie, onvoldoende helpen kan een indicatie bestaan voor het creëren van een definitieve veilige luchtweg door middel van een endotracheale tube (ETT). Een andere reden kan zijn dat de patiënt niet in staat is zelf zijn luchtweg vrij te houden. Voor het verkrijgen van deze, als gouden standaard beschouwde, definitieve luchtweg moet meestal vooraf sedatie en spierverslapping gegeven worden door een deskundig persoon met voldoende kennis over de indicaties en contra-indicaties van de te gebruiken medicijnen.

Bij niet-nuchtere patiënten met risico op aspiratie is *rapid sequence induction* (RSI) de aangewezen voorbereiding op intubatie. Alle traumapatiënten in de acute fase en zwangeren in het derde trimester van de zwangerschap en kort na de bevalling worden als niet nuchter beschouwd. Voor het toedienen van de gebruikte medicijnen dient vooraf een intraveneuze toegang aanwezig te zijn.

Nota bene Bij een bedreigde luchtweg is het vroegtijdig inroepen van expertise vereist.

Medicatie
Diverse sedativa en spierverslappers zijn mogelijk, ieder met eigen voor- en nadelen. Goede kennis van mogelijkheden, beperkingen en bijwerkingen is noodzakelijk voor gebruik.

Techniek
- Indien het niet uw dagelijks werk is, waarschuw iemand met meer ervaring op dit gebied. Indien mogelijk wacht tot die persoon aanwezig is en bereid ondertussen de intubatie voor.
- Wees voorbereid, bereid een alternatief plan voor, bijvoorbeeld het gebruik van een larynxmasker of indien noodzakelijk een chirurgische luchtweg (cricothyreotomie).
- Verdeel de taken.
- Controleer vooraf alle materialen noodzakelijk voor intubatie: zuurstof, masker en ballon, laryngoscoop (controleer batterij en lampje), voldoende ETT's (normaal maat 7 en 8), cuff-spuitje, werkende zuiginstallatie, tubevoerder, magilltang, CO_2-meter en materiaal om de tube te fixeren.
- Controleer de cuff van de tube.
- Leg het slachtoffer uit wat u gaat doen.
- Breng een intraveneuze toegang aan, of controleer of de toegang goed open is.
- Preoxygeneer met 100% zuurstof, vraag eventueel het slachtoffer een aantal malen diep in te ademen.
- Geef druk op het cricoïd (ter preventie van aspiratie).
- Geef een sedativum.
- Geef een spierverslapper.
- Zodra de patiënt verslapt is, niet (kap)beademen.
- Intubeer de patiënt.
- Blaas de ballon van de ETT op en ausculteer de thorax op vijf plekken (ventraal, axillair links en rechts, en ter hoogte van de maag), en sluit de CO_2-meter aan.
- Indien de ETT goed zit, laat de cricoïddruk los.
- Let op de positionering van en fixeer de ETT.
- Begin met beademen van de patiënt met de ballon.
- Geef zo nodig aanvullende sedativa.

Complicaties
Rondom een endotracheale intubatie is een aantal (ernstige) complicaties mogelijk. Niet alle complicaties zijn te voorkomen, maar voorzichtigheid en goede controles vooraf en achteraf kunnen veel ellende voorkomen.
- Tijdens het inbrengen van de laryngoscoop en de tube kunnen beschadigingen in de mond- en keelholte ontstaan.
- Door bloedverlies kan het zicht op de larynx bemoeilijkt worden.
- Letsels aan het gebit.
- Laryngospasme.
- Positionering van de tube in de oesofagus (wanneer niet tijdig herkend).
- Niet endotracheaal kunnen positioneren van de tube.
- Hypoxie.
- Geen alternatief plan kunnen uitvoeren.

---

1 Geschreven door Gael Smits.

6 Onderste-luchtwegproblemen

6.1 Spontane pneumothorax
6.2 Thoraxdrainage
6.3 Fladderthorax/longcontusie
6.4 Hematothorax
6.5 Exacerbatie COPD
6.6 Asthma bronchiale en status asthmaticus
6.7 Pneumonie
6.8 Longembolie

6.1 SPONTANE PNEUMOTHORAX[1]

Een pneumothorax is een ingeklapte long door lucht in de pleuraholte. Naargelang de oorzaak worden drie vormen onderscheiden: spontaan, traumatisch en iatrogeen. Hier wordt enkel de spontane pneumothorax (SP) besproken. De spontane pneumothorax kan primair (PSP) zijn, dat wil zeggen zonder bekende oorzaak, of secundair (SSP) als complicatie van een onderliggende longziekte. De incidentie van de SP is ongeveer 5-10 per 100.000 inwoners per jaar. De PSP wordt vooral gezien in de leeftijdsgroep 15-40 jaar, de SSP voornamelijk na het 55e levensjaar. De verhouding mannen-vrouwen varieert van 2 tot 6 op 1.

Pathofysiologie

Een SP is het gevolg van luchtlekkage van de alveoli naar de pleuraholte. De exacte pathogenese is niet bekend, maar een plotse ruptuur van subpleurale bullae of blebs lijkt hier in ieder geval een belangrijke rol in te spelen. Men veronderstelt dat een ruptuur ontstaat door lokale drukverhoging in de alveoli als gevolg van air-trapping bij een perifere luchtwegontsteking (bijvoorbeeld door roken). Subpleurale bullae komen bij ongeveer 90% van de patiënten met een PSP voor.

Een van de belangrijkste risicofactoren voor een PSP is roken, met een levenslang risico van 12%. Voor niet-rokers is dit risico slechts 0,1%. Ook duiken, vliegen en blootstelling aan luide muziek geven een verhoogd risico door de optredende drukverschillen. Daarnaast lijken weersveranderingen van invloed te zijn. Zo komt een PSP vaak voor in clusters, bijvoorbeeld één à twee dagen na een onweer. Andere predisponerende factoren zijn leptosome lichaamsbouw (lang en dun), positieve familieanamnese, syndroom van Marfan, homocysteïnurie en thoracale endometriose.

Een secundaire spontane pneumothorax kan bij vrijwel elke longziekte optreden. De meest voorkomende SSP's treden op bij COPD (ongeveer 70%), cystische fibrose, tuberculose, maligniteit en HIV-geassocieerde *Pneumo-cystis jiroveci*-pneumonie.

Bevindingen

Een SP ontstaat veelal in rust en geeft acute, ipsilaterale pijn op de borst. Dyspneu is meestal mild. De pijn is bij aanvang vaak pleuritisch van karakter (scherpe pijn, vastzittend aan ademhalingen) en gaat na verloop van tijd over in een meer constante, zeurende pijn. Minder frequent voorkomende klachten zijn een droge hoest, hemoptoë en orthopneu. Soms is een patiënt zelfs klachtenvrij. De meeste klachten verminderen spontaan binnen 24-72 uur, ook als de pneumothorax nog aanwezig is. In tegenstelling tot bij de PSP staat bij de SSP dyspneu op de voorgrond, zelfs als de pneumothorax klein is. Ook ver-min-deren de klachten over het algemeen niet vanzelf.

Kenmerkende bevindingen bij lichamelijk onderzoek zijn verminderd ademgeruis, hypersonore percussie en verminderde thoraxexcursies aan de aangedane zijde. Soms is subcutaan emfyseem aanwezig. Tachycardie komt regelmatig voor. Bij een kleine pneumothorax kunnen overigens al deze symptomen ontbreken.

Als complicatie van een pneumothorax kan een ventiel- of spanningspneumothorax ontstaan (zie paragraaf 3.3.3) met ernstige dyspneu en shock. Een

---

1 Geschreven door Joppe Saanen.

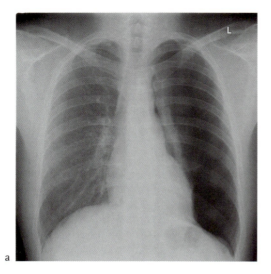 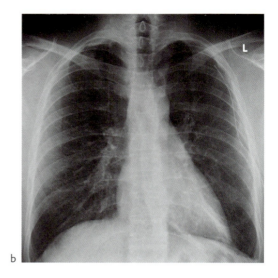

Figuur 6.1
a Volledige pneumothorax links. Thorax luchthoudend, geen longstructuur te vervolgen tot aan de thoraxwand. *Let op:* Verdringing van het mediastinum naar contralateraal wijst op een spanningspneumothorax! Een spanningspneumothorax is een klinische diagnose, een röntgenfoto hoort in de praktijk niet gemaakt te worden!
b Ontplooiing van de long na inbrengen thoraxdrainage met goed klinisch resultaat. Na ruim 30 minuten zuigdrainage ligt de long geheel aan.

spanningspneumothorax komt bij een SP overigens zelden voor.

Aanvullend onderzoek

X-thorax Toont de viscerale pleura van de ingeklapte long als een dunne scherpe lijn. Lateraal hiervan is een radiolucent gebied zichtbaar waarin de longvaattekening ontbreekt. Soms is pleuravocht aanwezig. Het mediastinum kan verplaatst zijn naar de gezonde zijde door de opgeheven negatieve intrapleurale druk aan de aangedane zijde. Dit is een fysiologisch fenomeen en hoeft niet te wijzen op een spanningscomponent. Een expiratiefoto is niet zinvol. Cave: een ventrale pneumothorax is niet altijd zichtbaar op een AP-foto. Echografie kan hierbij van toegevoegde waarde zijn.

Bloedgasanalyse Kan hypoxemie tonen, wat wordt veroorzaakt door perfusie van de gecollabeerde, niet-geventileerde long. Deze shunting verdwijnt na verloop van tijd door compensatoire vasocontrictie in de aangedane long. Hypercapnie is bij een PSP ongebruikelijk, het wordt vooral gezien bij een SSP door de afgenomen alveolaire ventilatie bij een reeds gereduceerde longreserve.

ECG-afwijkingen Afwijkingen zoals rechterasdeviatie, afname van de precordiale R-topprogressie, afname van de QRS-amplitude en precordiale T-topinversie kunnen gezien worden bij een pneumothorax aan de linkerzijde.

Maatregelen

- Symptomatisch: zuurstof en pijnstilling.
- Ten aanzien van de pneumothorax zelf:
  – conservatief;
  – percutane aspiratie van lucht;
  – drainage met thoraxdrain.
- Een spanningspneumothorax vereist directe naaldthoracocentese (zie paragraaf 3.3.2). Naaldthoracocentese is slechts een tijdelijke maatregel, hierna dient alsnog een thoraxdrain te worden ingebracht.

6.2 THORAXDRAINAGE[1]

Het inbrengen van een thoraxdrain kan in de acute situatie levensreddend zijn en wordt derhalve tot de handelingen gerekend die in de ALS beheerst moeten worden. Is dit niet het geval, dan kan een thoracocentese (punctie) in de tweede intercostale ruimte als

---

1 Geschreven door Arie van Vugt.

tijdelijke maatregel uitgevoerd worden om tijd te kopen en hulp te kunnen inroepen (SEH-arts, chirurg, intensivist, longarts). Dit zal te allen tijde afhankelijk zijn van de ernst van de verstoring van de ventilatie en vrijwel alleen voorkomen in het geval van een spanningspneumothorax.

In deze paragraaf wordt de veiligste methode beschreven, conform de ATLS®-systematiek: de open methode met digitale controle door palpatie.

Voorbereiding

- Indien bij bewustzijn is uitleg aan de patiënt essentieel. Ondanks lokale verdoving zal het penetreren van de pleura en positioneren van de drain altijd een pijnlijk moment zijn.
- Antibiotische profylaxe.
- Lokalisatie van het entreepunt: voorste axillairlijn, vierde intercostale ruimte (tepelhoogte), aftekenen van de incisie is aan te bevelen.
- Desinfectie en (vierkant) afdekken van het operatieterrein.
- Tevoren klaarzetten van een drainagesysteem en de dikte van de drain bepalen:
  - bij volwassenen met pneumothorax 20 Ch;
  - bij volwassenen met hematothorax ten minste 28 Ch;
  - bij kinderen dikte aanpassen aan de hand van het pediatrisch reanimatie-interventielint (PRIL).
- Controleren van de instrumenten en hechtingen in de huid.

Uitvoering

- Lokaal anesthesie van huid en subcutis tot op de rib.
- Overweeg eventueel systemisch een kortwerkend opiaat te geven zoals fentanyl.
- Zo nodig tijdens procedure in de diepte bijverdoven.
- Incisie huid tot in de subcutis met scalpel (4-5 cm incisie).
- Stomp prepareren met klem of schaar (spreiden) tot op de rib.
- Identificatie bovenzijde rib.
- Penetratie pleura langs bovenzijde rib met gesloten schaar of klem.
- Langs bovenzijde rib de weke delen losmaken door heen en weer schuiven van een schaar of klem.
- Openen van de schaar/klem en geopend terugtrekken.
- Met de wijsvinger door de gemaakte opening binnenzijde thorax palperen en controleren. Bij vrijliggende long kan de drain ingebracht worden.
- Langs de vinger de drain met klem inbrengen. De mandrijn in de drain mag niet als punctie-instrument gebruikt worden. De mandrijn 1 cm van het uiteinde van de drain laten zitten is handig, omdat hiermee na introductie de drain gemakkelijk opgevoerd en gepositioneerd kan worden.
- Luchtdrain naar top en ventraal positioneren.
- Vochtdrain naar dorsaal en caudaal positioneren (overweeg hier entree in mid-axillairlijn).
- Fixeren drain met hechting.
- Sluiten van de incisie met enkele hechtingen.

Figuur 6.2 Patiënt met schotwonden thoracaal
a Thoracocentese tweemaal links met infuusnaald (een van de canules onvoldoende, heeft zich naar buiten gewerkt) en eenmaal rechts.
b/c Thoraxdrain recht ingebracht in voorste axillairlijn, 4ᵉ intercostale ruimte. Open methode, digitaal gecontroleerd conform ATLS®-richtlijn. Drain wordt met hechting gefixeerd.

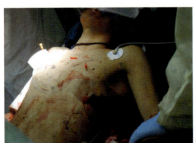
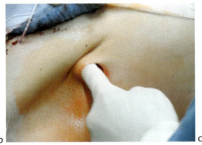
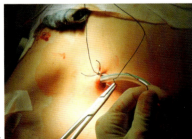

- Drain afleiden over de contralaterale zijde naar het drainagesysteem.
- Steriel afdekken van de wond.

Controle
- Direct waar te nemen:
  - ontsnappen lucht bij introductie;
  - vochtig aanslaan van de drain;
  - pendelen van lucht op waterslot/zuigdrainage;
  - bloed in de drain: meten van de productie!
- Monitoring van de vitale parameters:
  - subjectief: benauwdheid patiënt;
  - objectief: ademfrequentie, ademdiepte auscultatie ademgeruis, stemfremitus.
- Aanvullend onderzoek:
  - saturatie (pulsoximeter, eventueel arterieel bloedgas);
  - X-thorax ter controle.

6.3 FLADDERTHORAX/LONGCONTUSIE[1]

Een fladderthorax is een klinische diagnose die gesteld kan worden bij (ernstig) thoraxletsel. In de BLS- en ALS-systematiek zal deze diagnose al in de primary survey vermoed of gesteld worden bij de evaluatie van de B. Een fladderthorax leidt tot respiratoire insufficiëntie die bij de eerste opvang een zodanige omvang kan aannemen dat naast direct starten met zuurstoftherapie (15 l/min. zuurstof per non-rebreathing masker) in een aantal gevallen ook intubatie en mechanische ventilatie geïndiceerd zijn.

Pathofysiologie
Multipele ribfracturen leiden tot een instabiele thoraxwand. Bij spontane inspiratie leidt de negatieve intrathoracale druk tot intrekking van het losliggende deel van de thoraxwand versus een uitwaarts bewegen van de rest van de thorax. Bij expiratie geschiedt het tegenovergestelde: de thoraxwand zakt in, het instabiele deel beweegt naar buiten. Dit wordt paradoxale adembeweging genoemd.

Naast de instabiele thoraxwand moet ook rekening gehouden worden met kleine excursies, oppervlakkig en snel ademen ten gevolge van de pijn. De paradoxale beweging kan soms niet goed als zodanig worden onderscheiden en wordt daarom ook omschreven als het 'fladderen' van de thorax.

De onderliggende long kan in meerdere of mindere mate beschadigd zijn. De vaak aanwezige longcontusie draagt in hoge mate aan de ernst van de respiratoire insufficiëntie. Uit de beschadigde long kan luchtlekkage resulteren in een (spannings)pneumothorax, zeker bij mechanische ventilatie met positieve druk.

Er kan ook intrathoracaal bloedverlies optreden vanuit de beschadigde thoraxwand, resulterend in een hematothorax die bijdraagt aan de respiratoire insufficiëntie en kan leiden tot een hypovolemische shock.

Bevindingen
- Let op klinische tekenen van respiratoire insufficiëntie: dyspneu, hoge ademfrequentie, oppervlakkig ademen, asymmetrie en fladderen van de thorax lateraal of sternaal.
- Zoek bij lichamelijk onderzoek gericht naar aanwijzingen voor een (spannings)pneumothorax en subcutaan emfyseem.
- Bij percussie dient men te letten op dempingen in de flank (hematothorax).
- Bij lage ribfracturen: wees bedacht op intra-abdominaal letsel (lever, milt en nieren met name).
- Denk aan de mogelijkheid van een contusio cordis (ritmestoornissen).

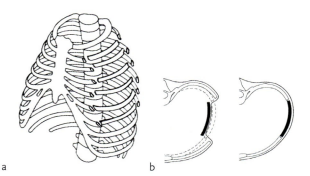

Figuur 6.3   Fladderthorax
a Instabiele thoraxwand.
b Tegengestelde (paradoxale) beweging van de ribbenkast bij inspiratie.

---
1 Geschreven door Arie van Vugt.

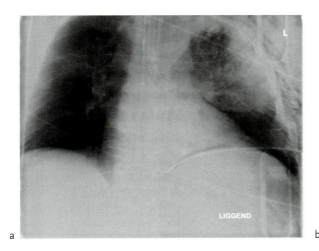
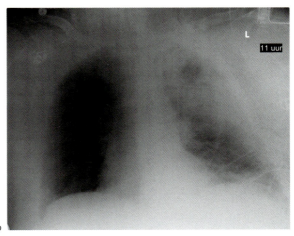
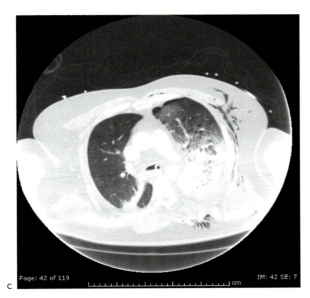
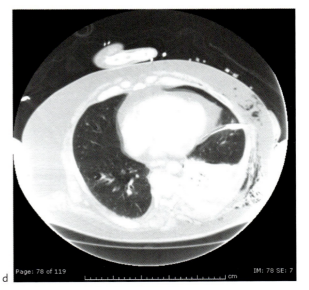

Figuur 6.4 Longcontusie
a X-thorax: multipele ribfracturen links lateraal.
b Duidelijke toename contusiebeeld links op tweede foto na 24 uur.
c CT-scan: met ernstige longcontusie links dorsaal (deels luchthoudende structuur) subcutaan emfyseem.
d In de meer naar caudaal gelegen coupe vrijwel volledige consolidatie van de long.

Aanvullend onderzoek

- Laboratorium: Hb, arteriële bloedgasanalyse, troponine (*cardiac marker*) in verband met eventuele contusio cordis.
- ECG: ritme- en geleidingsstoornissen bij contusio cordis.
- X-thorax: let op tekenen van pneumothorax, hematothorax, longcontusie.
- Extended FAST: tekenen van randpneumothorax, hematothorax, vrij vocht intra-abdominaal.
- CT-scan: occulte (ventrale) pneumothorax, mate van longcontusie, uitsluiten dan wel aantonen van intra-abdominaal letsel.
- Bewaking: ABC met specifiek op de ventilatie gerichte pulsoximetrie, arteriële lijn ter frequente controle van bloedgassen.

Maatregelen
- Zuurstofsuppletie, adequate pijnstilling (epiduraalkatheter).
- Opname op high care/intensive care.
- Lage drempel voor intubatie en beademing.
- Overweeg profylactische thoraxdrainage bij beademing en noodzaak tot transport (prehospitaal, inhospitaal, overplaatsing ander ziekenhuis).
- In geselecteerde gevallen is operatieve interventie met chirurgische stabilisatie van de ribben een optie.
- Longfysiotherapie, houdingsdrainage (zitten, zijligging, mobiliseren bed-stoel).

6.4 HEMATOTHORAX[1]

In de BLS- en ALS-systematiek zal deze diagnose in de primary survey al vermoed of gesteld worden bij de evaluatie van de B en de C. Een hematothorax kan leiden tot respiratoire insufficiëntie waarvoor directe start met zuurstoftherapie (15 l/min. zuurstof per non-rebreathing masker) geïndiceerd is. In een beperkt aantal gevallen zijn intubatie en mechanische ventilatie geïndiceerd. Bij tekenen van een hypovolemische shock is een adequate i.v. of i.o. toegang en volumetherapie of transfusie aangewezen.

Pathofysiologie

Een bloeding in de vrije thoraxholte leidt tot een onvermogen tot ontplooiing van de longen en tot compressieatelectase van de caudale en dorsale longdelen. Hierdoor wordt de ventilatie direct gecompromitteerd. Daarnaast kan in de atelectatische longdelen shunting optreden die eveneens bijdraagt tot een inadequate oxygenatie en uitwas van CO_2. De bloeding in de vrije thoraxholte is een van de belangrijke oorzaken van een verbloedingsshock. Bij thoraxletsel moet naast het ontwikkelen van een hematothorax ook rekening gehouden worden met de mogelijkheid van een (spannings)pneumo(hemato)thorax, longcontusie, fladderthorax en ribfracturen met verminderde ademexcursie op basis van pijn. Ook bij penetrerend letsel is de combinatie van een hypovolemische shock en een tamponnade (obstructieve shock) geen uitzondering.

Bevindingen
- Let op klinische tekenen van respiratoire insufficiëntie: dyspneu, hoge ademfrequentie, oppervlakkig ademen, gebruik hulpademhalingsspieren, asymmetrie.
- Bij percussie dient men te letten op dempingen in de flank (hematothorax) dan wel de voorzijde van de thorax (pas waarneembaar bij een massale hematothorax).
- Zoek bij lichamelijk onderzoek gericht naar aanwijzingen voor (spannings)pneumothorax, fladderthorax, ribfracturen.
- De circulatie moet scherp gemonitord worden: polsfrequentie, bloeddruk, capillaire refill met de focus op de mogelijke oorzaak (of oorzaken) van de bloeding: *blood on the floor and four more*.
- Denk voornamelijk bij penetrerend letsel aan de mogelijkheid van een tamponnade (gestuwde halsvenen, zachte cortonen).
- Bij lage ribfracturen: wees bedacht op intra-abdominaal letsel (lever, milt en nieren in het bijzonder).
- Bij penetrerend letsel is de *log-roll* met inspectie van de rugzijde essentieel. Bij alle steekwonden beneden de tepelgrens: ook bedacht zijn op buikletsel! Bij schotwonden kan alles in het traject van de kogelbaan aangedaan zijn.
- Bij een persisterende hematothorax (onvoldoende drainage, stolsels) bestaat het gevaar voor een secundaire infectie met het ontwikkelen van een thoraxempyeem.

Aanvullend onderzoek
- Laboratorium: Hb, arterieel bloedgas, troponine (cardiac marker) m.b.t. eventuele contusio cordis.
- ECG: ritme- en geleidingsstoornissen laagvoltage bij tamponnade.
- X-thorax: let op teken hematothrax, pneumothorax, longcontusie. Bij penetrerend letsel markering aanbrengen (bijvoorbeeld paperclip). Bij schotwonden lokalisatie inschot-en uitschotopening en lokalisatie van pro-jectiel(en).
- X-BOZ-bekken: bij schotwonden lokalisatie en bepalen kogelbaan intra-abdominaal traject.
- Extended FAST: tekenen van hematothorax, (rand)pneumothorax, tamponnade, vrij vocht intra-abdominaal.

---

[1] Geschreven door Arie van Vugt.

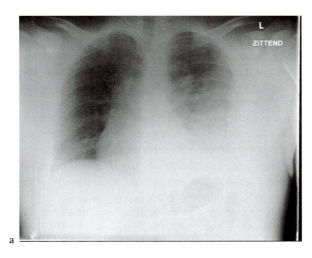
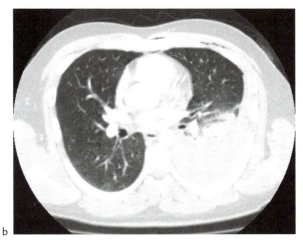
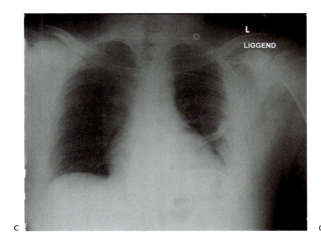
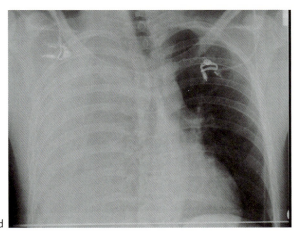

Figuur 6.5   Hematothorax
a X-thorax: hematothorax links, lichte verdringing van het mediastinum naar rechts, klinisch geen aanwijzingen voor een spanningspneumothorax.
b CT-thorax: hematothorax links (geen luchthoudende structuren dorsaal te zien) met compressie van de onderkwab en atelectase (ventraal van de vochtcollectie) met gedeeltelijke luchthoudendheid, geen aanwijzingen voor pneumothorax.
c Controle-thoraxfoto na drainage links met initiële drainproductie van 800 ml en luchtlekkage. Minimale resthoeveelheid vocht. Geen chirurgische interventie noodzakelijk!
d Massale hematothorax rechts, pneumothorax niet uit te sluiten. Ernstige hypovolemische shock met drainproductie > 1500 ml direct na inbrengen. Spoedthoracotomie rechts geïndiceerd ter chirurgische controle van de bloeding.

- CT-scan: inschatten hoeveelheid bloed, occulte pneumothorax, mate van longcontusie, uitsluiten dan wel aantonen van intra-abdominaal letsel.
- Bewaking: ABC met specifiek op de ventilatie gerichte pulsoximetrie, arteriële lijn ter frequente controle van bloedgassen.

Maatregelen

- Zuurstofsuppletie, adequate pijnstilling (cave epiduraalkatheter).
- I.v. of i.o. toegang, volumetherapie/transfusie.
- Thoraxdrainage (pas na inbrengen i.v. toegang).
- Thoracotomie voor chirurgische bloedstelping bij > 1500 ml initiële productie.
- Overweeg thoracotomie bij > 200 ml/uur gedurende 4 uur bij geëxpandeerde long.
- Longfysiotherapie, houdingsdrainage (zitten, zijligging, mobiliseren bed-stoel).
- Opname op high care/intensive care.
- Video-assisted thoracoscopic surgery (VATS) bij onvoldoende drainage en persisterende hematothorax (CT-scan): gericht uitruimen stolsels/bloed.

6.5 EXACERBATIE COPD[1]

COPD is een chronische longziekte, gekenmerkt door luchtwegobstructie die niet omkeerbaar is. Deze obstructie is meestal progressief en geassocieerd met een abnormale inflammatoire respons van de long op schadelijke prikkels of gassen. De ernst van de aandoening wordt mede bepaald door de tiffeneau-index (verhouding tussen *forced expiratory volume* en *forced vital capacity*: FEV1/FVC) en door de aanwezigheid van extrapulmonale effecten.

Een exacerbatie COPD wordt gedefinieerd als een gebeurtenis in het natuurlijke beloop van de ziekte, gekarakteriseerd door een verandering van de trias kortademigheid, hoesten en sputumproductie, waarvoor aanpassing van onderhoudsmedicatie nodig is.

Pathofysiologie

Bij een exacerbatie COPD staan twee pathofysiologische processen centraal: toename van oedeem van de luchtwegwand en contractie van glad spierweefsel. Beide processen leiden tot een toegenomen luchtwegweerstand en soms een gestoorde gaswisseling met toename van dyspneu en ademarbeid. Bij cardiaal belaste patiënten speelt vaak een cardiopulmonaal mengbeeld een rol en zullen beide ontregelde systemen simultaan behandeld moeten worden.

Exacerbatie COPD is een acuut ontstane, aanhoudende verslechtering van de conditie van de patiënt ten opzichte van de stabiele situatie en buiten de normale fluctuatie. Daarbij kan de patiënt in korte tijd gaswisselingscapaciteit verliezen waardoor een respiratoire insufficiëntie ontstaat. Als gevolg hiervan ontstaan hypoxie, die kan leiden tot irreversibele schade aan orgaansystemen, en hypercapnie, die voornamelijk een respiratoire acidose veroorzaakt met disfunctie van diezelfde orgaansystemen. Indien cerebrale functies gecompromitteerd worden, ontstaat een somnolent of comateus beeld.

Oorzaken van een exacerbatie zijn: tracheobronchiale infecties (viraal of bacterieel) en blootstelling aan omgevingsfactoren (NO_2, ozon, SO_2). Voor ongeveer 30% van de exacerbaties is geen oorzaak aan te wijzen.

Bevindingen

Naast de (pulmonale) voorgeschiedenis en anamnese wordt de diagnose exacerbatie COPD vooral gesteld op de bevindingen van lichamelijk onderzoek, aangevuld met een X-thorax, bloedgasanalyse en laboratoriumonderzoek.

COPD-patiënten presenteren zich met dyspneu, orthopneu en een verhoogde ademhalingsfrequentie (> 25/min.). De voorkeurshouding van de patiënt is zittend, het gebruik van hulpademhalingsspieren is zichtbaar en een verlengd (piepend) exspirium is soms aanwezig. Vaak is er een voorafgaande periode met productief hoesten en of sputumproductie, met of zonder systemische verschijnselen zoals koorts, koude rillingen of sufheid.

Voor het correct objectiveren van hypoxie, hypercapnie en zuur-baseverstoringen is (arteriële) bloedgasanalyse noodzakelijk. Een PaO_2 < 60 mmHg (8 kPa) of een SpO_2 < 90% is indicatief voor respiratoire insufficiëntie. Patiënten met hypercapnie ($PaCO_2$ > 50 mmHg (6,5 kPa) en pH < 7,30) hebben een ernstige respiratoire insufficiëntie.

Aanvullend onderzoek

- Labonderzoeken (bloedbeeld, infectie parameters, nierfunctie, elektrolyten, bloedgas).
- X-thorax.
- ECG.

---

[1] Geschreven door Titus Schönberger en Yvonne Heijdra.

- Sputumkweek.
- Bloedkweken bij koorts > 38,0 °C.
- Bepalingen voor atypische verwekkers (legionellasneltest in urine, serologie).
- Tbc-diagnostiek (op indicatie).

Differentiaaldiagnose
- Pneumonie.
- Pneumothorax.
- Hartfalen/pulmonaal oedeem.
- Longembolie.
- Longcarcinoom.
- Bovenste-luchtwegobstructie.
- Aspiratie.
- Pleurale effusie.

Maatregelen
- Zuurstof toedienen via non-rebreathing masker of neusbril, afhankelijk van de ernst en opgeleide van de SpO_2 (aangepaste streefwaarde 90-92%).
- Bij vermoeden van infecties: (intraveneuze) antibiotica.
- Ter verwijding van de bronchioli: sympathicomimetica en anticholinergica (salbutamol/ipratropium) toedienen via verneveling.
- Steroïden oraal of intraveneus.
- Bij dreigende uitputting en persisterende hypoxie en/of hypercapnie moet tijdig worden overwogen of niet-invasieve ondersteunende beademing gestart moet worden (lokaal protocol).
- Indien de patiënt daadwerkelijk uitgeput raakt, zal hij geïntubeerd en beademd moeten worden (of, wanneer hier afspraken over zijn gemaakt dan wel na zorgvuldig overleg, worden geabstineerd).

Opmerking
Een belangrijk uitgangspunt is dat hypoxemie binnen enkele minuten dodelijk kan verlopen, in tegenstelling tot hypercapnie. Hypercapnie en extreme respiratoire acidose kunnen zeer lang worden verdragen. Een COPD-patiënt met een ernstige hypoxemie mag men dus nooit zuurstof onthouden omdat men bang is voor een depressie van het ademcentrum. Dit moet beschouwd worden als een kunstfout. Dus in iedere acute situatie met een hypoxemie moet altijd zuurstof worden toegediend via neuskatheter of masker, om vervolgens op geleide van de kliniek, perifeer gemeten saturatie en bloedgasanalyses het zuurstofregime te bepalen.
Streefwaarde SpO_2: 90-92%.

LITERATUUR
GOLD, Global initiative for chronic obstructive lung diseases [internet]. http://www.goldcopd.org, geraadpleegd januari 2014.

6.6 ASTHMA BRONCHIALE EN STATUS ASTHMATICUS[1]
Astma is een chronische ontsteking van de luchtwegen door verhoogde reactiviteit en accumulatie van pulmonale afweer- en immuuncellen op diverse exogene en endogene stimuli. Deze reactie leidt uiteindelijk tot een vernauwing van de luchtwegen door contractie van glad spierweefsel, bronchiale wandverdikkingen, verminderde pulmonale bloeddoorstroming en taaier sputum in de grote en kleine luchtwegen. In tegenstelling tot COPD is deze vernauwing in principe volledig omkeerbaar. Op lange termijn kan permanente luchtwegvernauwing zich manifesteren door fibrosering van luchtwegen.

Pathofysiologie
De luchtwegvernauwing bij astma wordt geïnitieerd door een complexe cellulaire respons op specifieke en/of aspecifieke prikkels. Specifieke prikkels zijn bijvoorbeeld allergenen. Aspecifieke prikkels zijn bijvoorbeeld temperatuurverschillen, mist, rook en baklucht. Ook het beoefenen van sport en luchtweginfecties kunnen een astmatische aanval uitlokken.

Bij patiënten met familiaire belasting voor astma of met allergische aandoeningen van huid of slijmvliezen kunnen bovenstaande mechanismen eerder optreden en tevens heftiger verlopen dan normaal.

Bevindingen
De meeste astmapatiënten zijn bekend met het beloop van hun aanval en weten wanneer ze medische zorg nodig hebben. De belangrijkste verschijnselen bij een acute astma-aanval zijn dyspneu, *wheezing* (piepen) en hoesten, meestal 's nachts of 's ochtends. Veelal is een tachypneu aanwezig, evenals het gebruik

---

[1] Geschreven door Titus Schönberger en Yvonne Heijdra.

van hulpademhalingsspieren. Bij auscultatie van de longen kan wheezing aanwezig zijn, maar een *silent chest* wijst juist op een ernstige aanval. Tachycardie en tekenen van stress zullen reflexmatig aanwezig zijn.

De mate en ernst van het piepen of hoesten zijn geen goede indicatoren voor de ernst van de aanval. Dit kan beter geschat worden aan de hand van klinische verschijnselen en de *peak expiratory flow rate* (PEFR) of de FEV_1:
- het gebruik van hulpademhalingsspieren;
- aanwezigheid van hypoxie;
- paradoxale ademhaling;
- hypoventilatie;
- verminderd bewustzijn;
- een stille ademhaling (*silent chest*) wijst op een zeer ernstige luchtwegobstructie met onvoldoende luchtwegverplaatsing om piepen te veroorzaken;
- van een status astmaticus spreekt men als een astma-aanval niet reageert op de initiële behandeling met zuurstof- en vochttoediening, vernevelingen en intraveneuze corticosteroïden.

Aanvullend onderzoek
Perifere saturatiemeting is een eenvoudige manier om adequate oxygenatie van bloed te monitoren. Een X-thorax wordt gemaakt om complicaties van een astma-aanval (pneumothorax, pneumomediastinum of atelectase) uit te sluiten en om overige cardiopulmonale pathologie aan te tonen of uit te sluiten. Het afnemen van een arterieel bloedgas is geïndiceerd bij ernstige astmatische aanvallen om centrale hypoxie, hypercapnie en/of acidose te objectiveren.

Bij ernstige astma-aanvallen en bij cardiaal belaste patiënten moeten de vitale parameters continu gemonitord worden. Door middel van spirometrie kan zowel de mate van luchtwegobstructie als de effectiviteit van de behandeling gevolgd worden. Hiertoe worden herhaaldelijk het FEV_1 en de PEFR bepaald. Ook herhaalde auscultatie van de longen tijdens de behandeling geeft een goede indicatie over de effectiviteit van de gestarte behandeling.

Differentiaaldiagnose
- Exacerbatie COPD.
- Decompensatie cordis.
- Bovenste-luchtwegobstructie door corpus alienum of tumor.
- Pneumonie.
- Longembolie.
- Hyperventilatiesyndroom.

Maatregelen
- Zuurstoftoediening op geleide van (perifere) saturatie.
- Salbutamol/ipratropium (Combivent®) vernevelen met aerosol (zuurstof continueren). Bij onvoldoende respons op verneveling kan salbutamol intraveneus gegeven worden, echter alleen onder bewaking.
- Intraveneuze corticosteroïden.
- Eventueel magnesiumsulfaat intraveneus bij slechte respons op bovenstaande behandeling.
- In geval van een status astmaticus is intubatie noodzakelijk.

6.7 PNEUMONIE[1]
Pneumonie (longontsteking) is een veelvoorkomende aandoening, met regelmatig een acute presentatie. Jaarlijks krijgt ongeveer 1% van de bevolking een pneumonie, waarbij mannen vaker aangedaan zijn. De incidentie van (en sterfte door) pneumonie neemt toe naarmate de leeftijd hoger is. Daarnaast wordt een verhoogde incidentie waargenomen bij kinderen van 1-5 jaar. In 2009 stierven rond de 5500 Nederlanders primair ten gevolge van een pneumonie.

Pathofysiologie
De longen worden door microaspiratie continu blootgesteld aan micro-organismen die aanwezig zijn in de bovenste luchtwegen. Bij een goed functionerend immuunsysteem hebben deze geen negatieve invloed. Een longontsteking kan zich ontwikkelen door aangeboren of verworven afwijkingen in de gastheer in combinatie met blootstelling aan bijzonder virulente micro-organismen.

Voor de juiste therapiekeuze is het van belang te kijken naar de locatie van ontstaan. Indien de pneumonie thuis ontstaat, spreekt men van *community-acquired pneumonia* (CAP). De pneumonie kan echter ook in het ziekenhuis ontstaan, wat een andere therapiekeuze tot gevolg zal hebben.

Tevens is het voor de therapiekeuze van belang om inzicht te krijgen in het onderliggend lijden van de patiënt en de microbiële oorzaak van de pneumonie. De microbiële oorzaak kan onderscheiden worden

---
[1] Geschreven door Simone Bernard en Jessica Nomen.

Tabel 6.1 AMBU-65-score

variabele	criteria	punten
ademhalingsfrequentie	≥ 30/min.	1
mentale status	EMV < 15	1
bloeddruk	systolisch ≤ 90 mmHg óf diastolisch ≤ 60 mmHg	1
ureum	> 7 mmol/l	1
leeftijd	≥ 65 jaar	1

voorspelde mortaliteit binnen 30 dagen na diagnose

0 punten	0,7%
1 punt	3,6%
2 punten	13,0%
3 punten	17,0%
4 punten	41,5%
5 punten	57,0%

in typische verwekkers (waaronder *Streptococcus pneumoniae* en *Haemophilus influenzae*) en atypische verwekkers (*Mycoplasma pneumoniae, Legionella pneumophila* en *Chlamydia pneumoniae*). *Streptococcus pneumoniae* is de meest frequente verwekker van CAP (50%). Relatief zelden wordt een pneumonie veroorzaakt door een virus, zoals seizoensinfluenza of vogelinfluenza.

Bevindingen

Typerend voor de presentatie van patiënten met een pneumokokkenpneumonie is koorts met koude rillingen, (productieve) hoest, dyspneu, tachypneu en algehele malaise, vaak binnen enkele uren ontstaan. Vraag naar risicofactoren, als onderliggend lijden, ziekte in de omgeving (tuberculose), reisanamnese, contact met dieren (*Coxiella burnettii* oftewel Q-koorts)

Tabel 6.2 PSI-score

variabele	criteria	punten	
patiënt	leeftijd		(jaren)
	geslacht	vrouw	- 10
	afkomstig uit	verpleeghuis	+ 10
comorbiditeit	maligniteit		+ 30
	leverziekte		+ 20
	hartfalen		+ 20
	CVA in voorgeschiedenis		+ 10
	nierziekte		+ 10
lichamelijk onderzoek	verwardheid	EMV < 15	+ 20
	ademfrequentie	> 30/min.	+ 20
	systolische bloeddruk	< 90 mmHg	+ 20
	temperatuur	< 35 of > 40 °C	+ 15
	hartfrequentie	> 125/min.	+ 10
laboratoriumwaarden	pH	< 7,35	+ 30
	ureum	> 11,0 mmol/l	+ 20
	natrium	< 130 mmol/l	+ 20
	glucose	> 14,0 mmol/l	+ 10
	hematocriet	< 0.30	+ 10
	saturatie	< 90%	+ 10
X-thorax	pleuravocht aanwezig		+ 10
klasse	PSI-score	overlijdenskans	
I	*	0,1%	
II	≤ 70	0,6%	
III	71-90	0,9%	
IV	91-130	9,3%	
V	> 130	27,0%	

* Patiënten < 50 jaar zonder comorbiditeit en zonder afwijkingen in lichamelijk onderzoek.

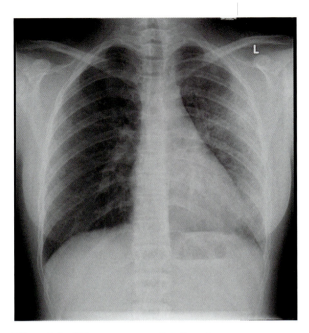

Figuur 6.6   X-thorax, pneumonie links onder

en recente ziekenhuisopnames (andere verwekkers zoals *Pseudomonas*) of saunabezoek (*Legionella*).

Bij het lichamelijk onderzoek is het van belang de vitale functies te beoordelen en monitoren. Bij percussie kan een demping en bij auscultatie een verminderd tot opgeheven ademgeruis worden waargenomen in de aangedane longkwab. Tevens kunnen er bijgeluiden hoorbaar zijn zoals rhonchi en inspiratoire crepitaties. Deze bevindingen voorspellen echter niet of nauwelijks of een patiënt daadwerkelijk een pneumonie heeft, mede door interbeoordelaarsvariatie.

Er bestaan verschillende scoringssystemen voor het inschatten van de mate van ziek-zijn, de mortaliteitskans en de keuze van behandeling bij een pneumonie. Bij een hoge score is de kans op sterfte hoog en is snelle behandeling in het ziekenhuis geïndiceerd. De AMBU-65-score is relatief makkelijk toepasbaar (zie tabel 6.1), de Pneumonia Severity Index (PSI) wordt internationaal meer toegepast, maar is complexer (zie tabel 6.2). Beide scores bepalen mede de keuze van het antibioticum.

Aanvullend onderzoek

Bloedonderzoek
Verhoogd CRP en leukocyten verschaffen informatie over de ernst van de pneumonie. Risicofactoren voor mortaliteit zijn een laag natriumgehalte en een hoog ureum. Arterieel bloedgas geeft de mate van hypoxemie (pO_2), alveolaire hypoventilatie (pCO_2) en de pH weer.

Bloed- en sputumkweken
Informatie over de verwekker is noodzakelijk voor gerichte therapie. Deze onderzoeken dienen te geschieden vóór de start van antibiotica, maar de toediening van antibiotica dient hier niet door vertraagd te worden. De opbrengst van kweken valt echter vaak tegen.

X-thorax
Op een staande voor-achterwaartse én zijwaartse thoraxfoto kan een verminderde luchthoudendheid van de longdelen, oftewel consolidatie of infiltraat, worden waargenomen.

Urine-antigeensneltest
Deze wordt verricht bij verdenking op pneumokokken en legionella, maar men moet rekening houden met een lage sensitiviteit van deze tests.

Maatregelen
- Zuurstoftoediening is een belangrijke ondersteunende therapie.
- Antibiotica: de eerste gift dient op de SEH worden toegediend. De antibioticakeuze berust op de ernst van het klinische beeld, de vermoedelijke verwekker, het onderliggend lijden en aanvullend onderzoek. Revisie dient plaats te vinden nadat de verwekker bekend is.

LITERATUUR
Bartlett JG. Diagnostic approach to community-acquired pneumonia in adults [internet]. Waltham (MA): UpToDate, 2011. http://www.uptodate.com/contents/diagnostic-approach-to-community-acquired-pneumonia-in-adults, geraadpleegd januari 2014.

De Bruin A, Ariel A, Verweij G, Israëls A. Ziekenhuispatiënten; geslacht, leeftijd en diagnose, 2009. Den Haag/Heerlen: Centraal Bureau voor de Statistiek, 2009. http://www.cbs.nl/nl-NL/menu/themas/gezondheid-welzijn/methoden/dataverzameling/korte-onderzoeksbeschrijvingen/korte-onderzoeksbeschrijving-ziekenhuispatienten-diagnose.htm, geraadpleegd januari 2014.

Kumar P, Clark M. Kumar and Clark's clinical medicine. 8th ed. Philadelphia (PA): Elsevier Saunders, 2012.

Mandell LA, Wunderink RG, Anzueto A, Bartlett JG, Campbell GD, Dean NC, et al. Infectious Diseases Society of America/American Thoracic Society consensus guidelines on the management of community-acquired pneumonia in adults. Clin Infect Dis 2007;44 Suppl 2:S27-72.

Marrie TJ, Tuomanen EI. Pneumococcal pneumonia in adults [internet]. Waltham (MA): UpToDate, 2011. http://

www.uptodate.com/contents/pneumococcal-pneumonia-in-adults, geraadpleegd januari 2014.

Marrie TJ. Epidemiology, pathogenesis, and microbiology of community-acquired pneumonia in adults [internet]. Waltham (MA): UpToDate, 2011. http://www.uptodate.com/contents/pneumococcal-pneumonia-in-adults, geraadpleegd januari 2014.

Stehouwer CDA, Koopmans RP, Van der Meer J. Interne geneeskunde. 14e dr. Houten: Bohn Stafleu van Loghum, 2010.

Van der Meer J, Van 't Laar A. Anamnese en lichamelijk onderzoek. 4e dr. 2006.

Van Hilten O, Mares AMHM, redactie. Gezondheid en zorg in cijfers 2009. Den Haag/Heerlen: Centraal Bureau voor de Statistiek, 2009. http://www.cbs.nl/nl-NL/menu/themas/gezondheid-welzijn/publicaties/publicaties/archief/2009/2009-c156-pub.htm, geraadpleegd januari 2014.

Wiersinga WJ, Bonten MJ, Boersma WG, Jonkers RE, Aleva RM, Kullberg BJ, et al. Dutch guidelines on the management of community-acquired pneumonia in adults. Nijmegen: Stichting Werkgroep Antibiotica Beleid (SWAB), 2011. http://www.swab.nl/richtlijnen, geraadpleegd januari 2014.

6.8 LONGEMBOLIE[1]

Een longembolie is een embolie in een longslagader. Hierdoor kan het door die slagader aangeleverde bloed aan die long niet of slechts gedeeltelijk van zuurstof worden voorzien. Een longembolie kan een groot aantal klachten veroorzaken. Deze diversiteit aan klachten maakt het diagnosticeren van een longembolie op de SEH tot een uitdaging. Het is niet bekend hoeveel patiënten er zich met een longembolie op de SEH melden, aangezien er geen betrouwbare manier is om te achterhalen hoeveel er niet worden gevonden. Gedacht wordt dat 1 op de 500 à 1000 patiënten op de SEH een longembolie heeft.

Pathofysiologie

Een longembolie is geen geïsoleerde ziekte van de longen, maar een complicatie van veneuze trombose. Zowel een longembolie als een diepe veneuze trombose (DVT) horen tot hetzelfde proces, veneuze trombo-embolie. Bij 70% van de patiënten met een longembolie wordt bewijs gevonden voor een DVT.[2] Een longembolie is het resultaat van een trombus die uren tot weken eerder is gevormd in het diepe veneuze systeem. De trombus schiet los en migreert door het veneuze systeem naar de rechter ventrikel. Via de rechter ventrikel komt hij in de longslagader en sluit daar de longvaten af. De verschijnselen die kunnen ontstaan door deze afsluiting hangen samen met vier belangrijke factoren:

- de uitgebreidheid van de occlusie van de longvaten en de grootte van de embolie;
- de pre-existente cardiopulmonale conditie van de patiënt;
- chemische vasoconstrictie door productie van serotonine en tromboxaan (Tx) door trombocyten die zich vasthechten aan de trombus en de productie van fibropeptide B door afbraak van fibrinogeen;
- reflexvasoconstrictie als reactie op dilatatie van de longarteriën.[3]

Tabel 6.3 Pulmonary embolism rule-out criteria (PERC)

Variabelen
Leeftijd < 50 jaar
Pols < 100/min.
SaO_2 < 95% zonder extra zuurstof
Geen hemoptoë
Geen exogeen oestrogeen gebruik
Geen operatie of trauma waarvoor hospitalisatie de afgelopen vier weken
Geen unilaterale zwelling van het been
Geen eerdere veneuze trombo-embolie

Tabel 6.4 Wellsscore bij longembolie

variabele	punten
klinische tekenen en symptomen van een DVT	3
hartslag > 100/min.	1,5
immobilisatie (> drie dagen) of chirurgie, in de vier voorafgaande weken	1,5
longembolie of diepe veneuze trombose in de voorgeschiedenis	1,5
hemoptoe	1
maligniteit (die reeds behandeld wordt of behandeld is in de laatste zes maanden of palliatieve therapie)	1
alternatieve diagnose minder waarschijnlijk dan een longembolie	3
totaalscore (afkapwaarde vier punten)	

---

1 Geschreven door Egon Zwets.

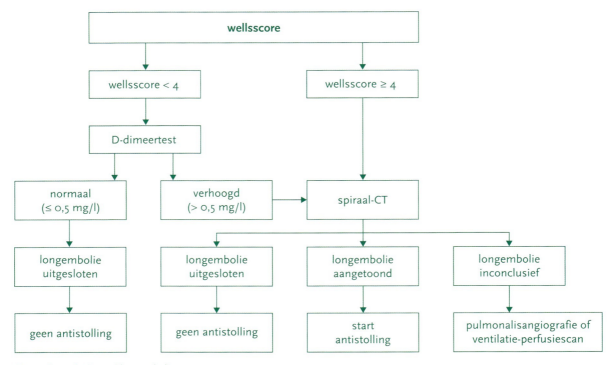

Figuur 6.7   Beslisregel longembolie

Bevindingen

De grote verscheidenheid aan zowel symptomen als hemodynamische consequenties maken het op de SEH moeilijk te beoordelen of iemand longembolieën heeft. Klachten als dyspneu, pijn op de borst, palpitatieklachten, duizeligheid, syncope, vermoeidheid en zwakte zouden alle een uiting kunnen zijn van een longembolie. Het is van belang om het juiste klinische vermoeden te hebben zonder dat dit leidt tot overdiagnostiek.

Figuur 6.8   ECG passend bij longembolie
SR met rechter bundeltakblok, S1Q3T3 en negatieve T's op V1-V4.

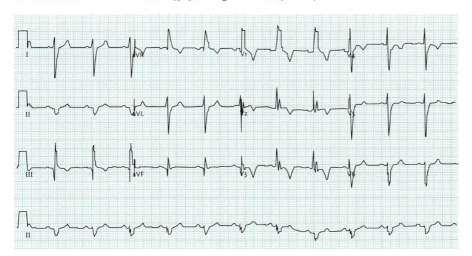

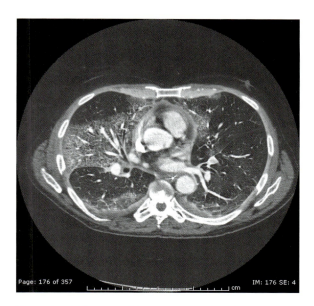

Figuur 6.9 CT-angiografie, met aan de rechterkant een groot gebied van verstoorde vascularisatie, kenmerkend voor een grote longembolus

Hypoxie die niet verklaard kan worden door een alternatieve diagnose verhoogt de kans op een longembolie.

Een normale saturatie daarentegen sluit een longembolie niet uit, maar samen met andere factoren kan het een indicatie zijn om niet verder te zoeken naar een longembolie.

In de praktijk maakt men hiertoe wel gebruik van de *pulmonary embolism rule-out criteria* (PERC) (tabel 6.3). Indien aan alle criteria voldaan wordt of wanneer klinisch een alternatieve diagnose voor de hand ligt, is een longembolie zeer onwaarschijnlijk.

Aanvullend onderzoek (op indicatie)

Laboratorium
D-dimeer, bloedbeeld, creatinine, ureum, troponine, bloedgas, lactaat.

X-thorax
Een X-thorax kan aanwijzingen geven voor een longembolie (*Hampton's hump* of *Westermark sign*), maar is met name bedoeld om een alternatieve diagnose uit te sluiten, zoals een pneumothorax of pneumonie.

ECG
Op een ECG kan rechtsbelasting worden vastgesteld: diepe S in afleiding I en een q en negatieve T in afleiding III (S1Q3T3), negatieve T anteroseptaal (V2-V3) en inferieur (II, III en aVF). Daarnaast ook sinustachycardie, RBTB, aritmieën en rechtasdeviatie (figuur 6.8 toont een ECG met S1Q1T3, RBTB en negatieve T's anterieur). Tevens kan middels het ECG een alternatieve diagnose worden gesteld, zoals pericarditis of een myocardinfarct.

Echo
Met echografie kan een vergroot rechter ventrikel worden gezien als teken van rechtsbelasting bij grote longembolieën. Tevens kan het gebruikt worden als diagnosticum voor een DVT. Met name bij stabiele zwangeren of patiënten met nierfunctiestoornissen met klinische aanwijzingen op een longembolie kan een bewezen DVT een goede reden zijn om geen verdere diagnostiek te doen in de vorm van een CT.

Spiraal-CT
Met name de nieuwere CT is gevoelig voor het aantonen van zelfs kleine perifere longembolieën. Stabiele patiënten met een slechte nierfunctie moeten wel geprehydreerd te worden om de nieren te beschermen.

Maatregelen
De opvang van de patiënten met longembolieën op de SEH vindt plaats volgens het ABC-principe – een patiënt met hypoxie zal zuurstof krijgen. Met het toedienen van infuusvloeistoffen moet men echter voorzichtig zijn. In de aanwezigheid van rechterventrikeldisfunctie kan toediening van grote hoeveelheden vloeistof de druk op de ventrikelwand verhogen, met als gevolg een verplaatsing van het intraventriculaire septum naar de linker ventrikel, wat leidt tot een verslechtering van de linkerventrikelfunctie. Wel zijn er aanwijzingen dat een bolus van 500 cc de cardiac output kan verbeteren bij patiënten in shock als gevolg van massieve longembolieën.

Bij patiënten met een bewezen of klinisch duidelijke longembolie wordt de patiënt behandeld met subcutaan laagmoleculairgewichtheparine zoals dalteparine, en zal per os gestart worden met coumarinederivaten zoals acenocoumarol of marcoumar. Trombolyse wordt overwogen bij patiënten met massale longembolieën en hemodynamische instabiliteit.[6]

LITERATUUR

Büller HR, Crijns HJGM, Huisman MV, Kamphuisen PW, Leebeek FWG, Levi MM, et al. Richtlijn Diagnostiek, preventie en behandeling van veneuze trombo-embolie en secundaire preventie van arteriële trombose. Utrecht: Kwaliteitsinstituut voor de Gezondheidszorg CBO, 2008.

Kostadima E, Zakynthinos E. Pulmonary embolism: pathophysiology, diagnosis, treatment. Hellenic J Cardiol 2007;48:94-107.

Kucher N, Goldhaber SZ. Management of massive pulmonary embolism. Circulation 2005 12;112(2):e28-32

Marx JA, Hockberger RS, Walls RM, editors. Rosen's emergency medicine: Concepts and clinical practice. 7th ed. St. Louis (MO): Mosby Elsevier, 2010.

Mercat A, Diehl JL, Meyer G, Teboul JL, Sors H. Hemodynamic effects of fluid loading in acute massive pulmonary embolism. Crit Care Med 1999;27(3):540-4.

Riedel M. Acute pulmonary embolism 1: pathophysiology, clinical presentation, and diagnosis. Heart 2001;85(2):229-40.

Kijk voor verdere verdieping op www.studiecloud.nl

7 Cardiale problemen

7.1	Stabiele angina pectoris
7.2	Acuut coronair syndroom
7.3	Acuut hartfalen
7.4	Pericardiale aandoeningen en harttamponnade
7.5	Endocarditis
7.6	Myocarditis
7.7	Bradycardie
7.8	Tachyaritmieën met circulatie

7.1 STABIELE ANGINA PECTORIS[1]

- Typische angina pectoris voldoet aan drie criteria:
  - retrosternale klachten (beklemming, drukkend, samensnoerend gevoel op de borst;
  - provocatie van klachten door inspanning of emoties;
  - verdwijnen van klachten in rust of door sublinguale nitraten binnen 2-10 minuten.
- Atypische angina pectoris voldoet aan twee van deze criteria.
- Als de anamnese een progressief beeld doet vermoeden (bijvoorbeeld steeds afnemend inspanningsniveau) of als de patiënt niet reageert op de behandeling, moet gehandeld worden conform acuut coronair syndroom (zie paragraaf 7.2).

Pathofysiologie
Angina pectoris is meestal het gevolg van atherosclerose, waardoor atherosclerotische plaques ontstaan die een vernauwing van de coronaria veroorzaken. Bij stabiele angina pectoris zijn de plaques stabiel. Risicofactoren voor het ontstaan van atherosclerose zijn genetische aanleg, geslacht (man), leeftijd, hypercholesterolemie, hypertensie, diabetes mellitus, roken en overgewicht. Bij inspanning of emotie ontstaat daardoor in de hartspier een disbalans tussen zuurstofbehoefte en zuurstofaanbod. Het relatieve zuurstoftekort lijdt tot klachten.

Andere mogelijke oorzaken van angina pectoris zijn coronair spasme, aortaklepstenose of een combinatie van oorzaken. Bij ouderen, vrouwen en patiënten met diabetes mellitus kan het klachtenpatroon zich minder uitgesproken presenteren.

Bevindingen
Naast het specifiek uitvragen van de klachten (aard, lokalisatie, duur) is het belangrijk om uitlokkende factoren (inspanning, emotie, koude) en bijkomende verschijnselen (misselijkheid, transpireren, angst) uit te vragen. Risicofactoren voor atherosclerose, eventuele voorgeschiedenis van hart- en vaatziekten en familieanamnese worden nagegaan, evenals een eventuele verergering van klachten (frequentie, duur of bij minder inspanning).

NYHA-classificatie
De New York Heart Association (NYHA) heeft een classificatie gepubliceerd van angina pectoris.
- Klasse I: geen of sporadisch klachten.
- Klasse II: alleen klachten bij zware lichamelijke inspanning.
- Klasse III: klachten bij geringe lichamelijke inspanning.
- Klasse IV: klachten in rust en/of 's nachts.

Aanvullend onderzoek
Naast anamnese en lichamelijk onderzoek zijn de kernonderzoeken een 12-afleidingen ECG, bloedonderzoek en echografie van het hart.

Differentiaaldiagnose
- Acuut coronair syndroom (zie paragraaf 7.2).
- Pericarditis.
- Refluxklachten.
- Symptomatisch aneurysma aortae.
- Aortadissectie.
- Longembolie.
- Pneumothorax.
- Pneumonie.
- Pleuritis en (boven)buikklachten.

---

1 Geschreven door Barbra Backus.

Maatregelen

Leefstijladvies en controle van risicofactoren
- Stoppen met roken.
- Dieetadviezen.
- Lichaamsbeweging.
- Controle lichaamsgewicht.
- Behandelen hypercholesterolemie.
- Behandelen diabetes mellitus.
- Bloeddrukcontrole.

Medicamenteus
- Isosorbidedinitraat 5 mg sublinguaal wanneer na het staken van de inspanning de klachten niet direct verdwijnen. Zo nodig herhalen na 5 en 10 minuten. Ook eventueel preventief te gebruiken bij bekende uitlokkende factoren.
- Cardioselectieve bètablokker.
- Acetylsalicylzuur.

7.2 ACUUT CORONAIR SYNDROOM[1]

Acuut coronair syndroom (ACS) is een verzamelnaam voor instabiele angina pectoris (IAP), niet-ST-elevatiemyocardinfarct (non-STEMI) en een ST-elevatiemyocardinfarct (STEMI).

Pathofysiologie

Instabiele angina pectoris, non-STEMI en STEMI zijn qua pathofysiologie niet strikt van elkaar te scheiden. De aanwezigheid van atherosclerose met atherosclerotische plaques ligt aan alle drie ten grondslag. Risicofactoren voor het ontstaan van atherosclerose zijn: leeftijd, genetische aanleg, geslacht (man), hypercholesterolemie, hypertensie, diabetes mellitus, roken en overgewicht. Bij het ACS is sprake van een instabiele plaque in de coronaria, welke ruptureert met thrombusvorming en reactieve contractie van de vaatwand, met als gevolg afname van de coronaire doorbloeding en ischemie. Is de trombus niet-occlusief of snel weer opgelost, dan ontstaat het klinische beeld van een instabiele angina pectoris of non-STEMI. Is de trombus occlusief en persisterend, dan ontstaat het klinisch beeld van een STEMI. Bij een myocardinfarct is per definitie sprake van cardiale celdood op basis van de cardiale ischemie, wat kan worden aangetoond door cardiale enzymen (bij voorkeur cardiale troponine) in het bloed te bepalen. Overigens, stijging van troponine komt ook voor bij andere oorzaken dan een myocardinfarct door ischemie, zoals een longembolie, dissectie van de aorta, nierinsufficiëntie, sepsis en atriumfibrilleren. De klinische context naast de diagnostiek is van wezenlijk belang.

Bevindingen

De meeste patiënten klagen over een plotseling opgetreden onaangenaam, drukkend en beknellend gevoel, dikwijls retrosternaal, midthoracaal gelokaliseerd. Dit is de klassieke pijn-op-de-borst. De klachten verdwijnen niet in rust of na toedienen van een nitraat onder de tong. De symptomen wordt als heviger ervaren dan die van stabiele angina pectoris. De pijn kan uitstralen naar de linker of naar de rechter arm, of naar beide armen. Ook kan sprake zijn van uitstraling naar de kaak, hals, schouders, rug of bovenbuik. Vegetatieve klachten zoals zweten, misselijkheid en braken komen vaak voor. Minder specifieke klachten zijn duizeligheid, zwakte, bewustzijnsverlies of een onrustig gevoel en gevoel van dreigend gevaar. Bij oudere patiënten, vrouwen en diabetici kan het klachtenpatroon minder specifiek zijn, waarbij vooral de pijn-op-de-borst minder uitgesproken is, waardoor de vegetatieve klachten meer op de voorgrond kunnen staan.

Aanvullend onderzoek

Naast anamnese en lichamelijk onderzoek zijn de kernonderzoeken een 12-afleidingen ECG (zo nodig herhalen!) en bloedonderzoek naar cardiale enzymen.

Differentiaaldiagnose

In de differentiaaldiagnose van een ACS staan onder andere:
- stabiele angina pectoris;
- pericarditis;
- refluxklachten;
- symptomatisch aneurysma;
- aortadissectie;
- longembolie;
- pneumothorax;
- pneumonie;
- pleuritis en (boven)buikklachten.

Maatregelen
- MONA (morfine, zuurstof, nitraten, carbasalaatcalcium (ascal)) is een gemakkelijk acroniem om

---

1 Geschreven door Barbra Backus en Simone Schutte.

richting te geven aan de acute behandeling. Voor een klinische beslisregel, zie figuur 7.1.

- Patiënt op een bed plaatsen en zuurstof geven.
- Aansluiten aan ECG-monitor.
- 12-afleidingen ECG maken en direct beoordelen indicatie voor percutane coronaire interventie (STEMI).
- Controle van de vitale parameters.
- Infuusnaald inbrengen en bloed afnemen voor diagnostiek (*cardiac markers*).
- Acetylsalicylzuur, thienopyridines en heparine toedienen volgens protocol.
- Nitroglycerine intraveneus op geleide van pijn en bloeddruk.
- Adequate pijnstilling intraveneus (opiaten).

De snelheid van reperfusie is bij een STEMI bepalend voor de uitkomst. In de prehospitale setting is in het *Landelijk protocol ambulancezorg* (LPA) deze diagnostiek reeds protocollair vastgelegd en een directe overdracht aan de interventie-cardioloog in het ziekenhuis geregeld. Het is bij zelfverwijzers belangrijk patiënten waarbij sprake is van deze criteria snel te identificeren. Typische indicaties voor onmiddellijke reperfusietherapie zijn:

- presentatie binnen 12 uren na ontstaan van thoracale pijn verdacht voor een myocardinfarct;
- en ST-segmentelevatie > 0,2 mV in twee aangrenzende precordiale afleidingen of > 0,1 mV in twee of meer aangrenzende extremiteitsafleidingen;
- of Dominante R-toppen en ST-depressie in V1-V3 (posterior infarct);
- of (vermoedelijk) nieuw LBTB.

Nota bene Informeer de cardioloog direct over de aanwezigheid van een dergelijke patiënt.

7.3 ACUUT HARTFALEN[1]

Bij hartfalen is de pompfunctie van het hart verstoord. Van acuut hartfalen is sprake wanneer acuut symptomen ontstaan van hartfalen of wanneer chronisch

Figuur 7.1 Beslisregel voor acuut coronair syndroom
AMI = acuut myocardinfarct. IAP = instabiele angina pectoris. LBTB = linker bundeltakblok.

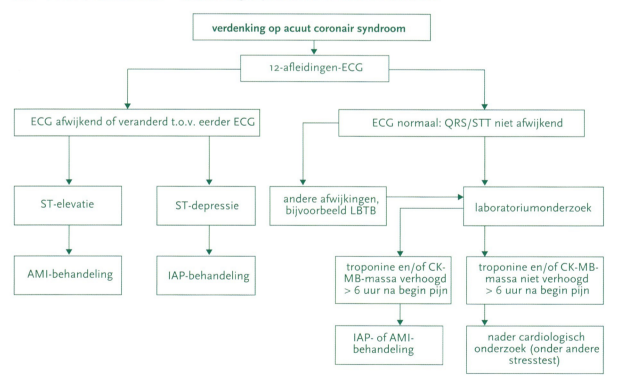

---

1 Geschreven door Gaël Smits.

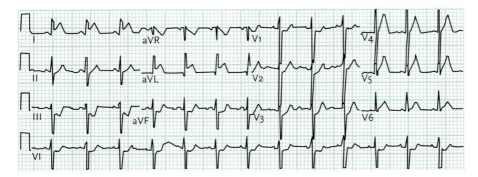

Figuur 7.2 ECG met beeld van STEMI, indicatie voor spoedinterventie
Normaal sinusritme, ST-elevatie in I, aVL. ST-depressie in III, aVG, V1-3, kenmerkend voor voorwand-infarct STEMI.

hartfalen acuut verslechtert. Omdat bij veel patiënten longstuwing op de voorgrond staat wordt ook wel van astma cardiale gesproken.

Pathofysiologie
Door verlies van pompfunctie ontstaan *backward failure* (links- en/of rechtsdecompensatie) en/of *forward failure*.

Oorzaken kunnen zijn: ACS, klepdisfunctie of -afwijkingen, pericardiale aandoeningen, hypertensie, brady- of tachyaritmieën, longembolie, verhoogde vullingsdrukken (acute nierinsufficiëntie) of een verhoogde perifere weerstand.

Andere oorzaken zijn koorts, anemie, schildklierproblemen, slechte medicatiecompliantie of gebruik van medicatie zoals corticosteroïden, NSAID's of COX-2-remmers. Deze factoren kunnen vooral bij patiënten bekend met chronisch hartfalen acuut hartfalen veroorzaken.

Bevindingen
Belangrijke onderwerpen zijn de snelheid van ontstaan, chronisch hartfalen in de voorgeschiedenis, aanwezigheid van perifeer oedeem of koorts, medicatiegebruik, benauwdheid, orthopneu, hoesten zonder sputum of met roze sputum, erg zweten of angstig zijn. Vraag ook naar longaandoeningen.
Bij lichamelijk onderzoek:
- dyspneu, tachypneu, of orthopneu; crepitaties, rhonchi of andere bijgeluiden;
- perifere vasoconstrictie en cyanose, klamme huid of zweten, tachycardie, vaatvulling;
- galopritme, cardiale souffles, verhoogde centraalveneuze druk (cave: bij ernstige dyspneu patiënt niet plat laten liggen!);
- koorts.

Aanvullend onderzoek
- 12-afleidingen ECG: sinustachycardie, tachy- of bradyaritmie, aanwijzingen voor linkerventrikelhypertrofie, tekenen van myocardischemie, aanwijzingen voor oud of nieuw myocardinfarct.
- X-thorax: vergrote hartcontour, longvaatstuwing, aanwezigheid van kerley-B-lijntjes, alveolair oedeem.
- Laboratorium: bloedbeeld, elektrolyten, hartenzymen en NT-proBNP, arterieel bloedgas, ontstekingsparameters, nierfunctie.
- Echocardiogram: contractiliteit, wandbewegingsstoornissen, klep(dis)functie, pericardvocht.
- Vochtbalans: urineproductie.

Differentiaaldiagnose
- Astma bronchiale.
- Exacerbatie COPD.
- Pneumonie.
- Longembolie.
- Pneumothorax.

Maatregelen
- Zuurstof (streefsaturatie 94-98%).
- Positioneren, goed rechtop zittend.
- Nitroglycerine, continu intraveneus (op geleide van de bloeddruk), cave aortastenose en hypertrofische cardiomyopathie.
- Niet-invasieve beademingsondersteuning met positieve eindexpiratoire druk.
- Lisdiureticum, overwegen bij systemische overvulling.
- Morfine, hoewel nog veel toegepast, heeft geen aangetoonde meerwaarde.

- Monitoring saturatie, bloeddruk, hartritme en urineproductie.
- Onderzoek naar oorzaak en behandeling hiervan.

Nota bene Bij hypotensief acuut hartfalen (cave cardiogene shock) vochtsuppletie en inotropica (dopamine/dobutamine).

7.4 PERICARDIALE AANDOENINGEN EN HARTTAMPONNADE[1]

Pericardiale aandoeningen zijn aandoeningen van het pericard.
- Een pericarditis is een ontsteking van het pericard. Door de pericardeffusie die hierbij kan optreden, kan een harttamponnade ontstaan.
- Een harttamponnade van het hart ontstaat door compressie van met name de rechter ventrikel ten gevolge van een opeenhoping van pus, vocht, bloed of stolsels in het pericard. Een acute harttamponnade is een levensbedreigende aandoening.

Pathofysiologie

Pericarditis

De meest voorkomende oorzaak van pericarditis is een virale ontsteking. Andere oorzaken zijn een bacteriële ontsteking (tuberculose), een hartoperatie, een myocardinfarct, chemisch, een auto-immuunziekte, neoplastisch (pericarditis carcinomatosa), posttraumatisch, radiotherapie of idiopatisch. De pericarditis kan acuut of chronisch zijn.

Een virale pericarditis verloopt vaak subklinisch en herstelt meestal zonder behandeling. Soms kan het een recidiverend karakter hebben. Andere oorzaken behoeven vaak specialistische behandeling.

Door de ontstekingsreactie kan pericardeffusie ontstaan. Bij een pericarditis constrictiva verkleeft het pericard en wordt op die manier de pompfunctie van het hart belemmerd. Het is ook mogelijk dat een pericarditis zonder effusie en verkleving verloopt.

Harttamponnade

Wanneer er sprake is van een plotse toename van vocht in het relatief stijve pericard leidt dit acuut tot een tamponnade. Het pericard kan dan niet meerekken. Bij een langzaam ontstane ophoping van vocht, waarbij tot wel twee liter of meer kan accumuleren, kan het dat wel.

Ophoping van vocht in het pericard zorgt voor stijging van de druk in de pericardholte waardoor de bewegingsruimte van het hart afneemt. Vooral ten gevolge van een instroombelemmering van de rechter ventrikel ontstaat een obstructie van de *venous return* en daalt de *cardiac output*. De patiënt raakt hierdoor hypotensief en uiteindelijk in shock.

Behalve door pericardeffusie (pericarditis) kan een harttamponnade ook ontstaan door ophoping van bloed of tumorweefsel. Oorzaken van een hemopericard zijn: trauma (stomp of penetrerend thorax trauma), aortadissectie, linkerventrikelruptuur bij myocardinfarct, iatrogeen (percutane interventie, dotterprocedure, ablatie en open hartchirurgie) of een hemorragische pericarditis.

Het vocht kan zich bevinden in één grote holte of geloketteerd zijn in verschillende vochtpockets.

Bevindingen

- Bij pericardiale aandoeningen klagen patiënten over algehele malaise en vermoeidheid. Naast dyspneu kan er sprake zijn van oedeem.
- Patiënten hebben vaak pijn gerelateerd aan de ademhaling, schouderpijn of een schurende, permanente pijn op de borst. Deze pijn is niet inspanningsgerelateerd en reageert niet of nauwelijks op nitroglycerine onder de tong. Wel kan de pijn houdingsafhankelijk zijn, waarbij zij afneemt bij vooroverbuigen en toeneemt bij liggen.
- Informeer of patiënten koorts hebben.
- Vraag ook naar recente trauma's of invasieve/chirurgische procedures.
- Informeer naar voorafgaande ziekten (vrijewandruptuur in de linker ventrikel na acuut myocardinfarct) of thoracale pijnklachten (aortadissectie).

Bij een acute tamponnade zullen symptomen van shock op de voorgrond staan: verwardheid en agitatie, hypotensie, tachycardie, pulsus paradoxus, koude extremiteiten en een slechte perifere perfusie. De klassieke diagnostische bevindingen volgens de beck-trias bestaan uit stijging van de CVD, hypotensie en zachte harttonen. De klinische presentatie in de praktijk kan echter aspecifiek zijn. Progressieve stijging van de CVD is de regel, maar dit kan gemaskeerd

---

1 Geschreven door Barbra Backus.

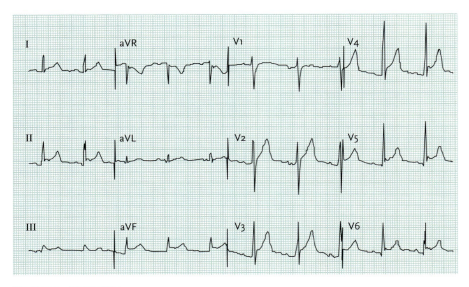

Figuur 7.3 Pericarditis
ST-elevaties (concaaf) in vrijwel alle afleidingen. Alleen in aVR is sprake van een ST-depressie. In V2-V5 is sprake van een PQ-depressie.

worden door hypovolemie. Bij auscultatie kan pericardwrijven een teken van pericarditis zijn.

Aanvullend onderzoek
- 12-afleidingen ECG: karakteristieke bevindingen bij een pericarditis zijn ST-elevaties in vrijwel alle afleidingen zonder reciproke depressies en een depressie van het QT-segment (figuur 7.1).
- Echocardiografie: contractiliteit, vullingsstatus en aanwezigheid van pericardiaal vocht.
- X-thorax: bij acute tamponnade is de thoraxfoto vaak niet afwijkend. Er moet minstens 200 ml pericardvocht aanwezig zijn voordat dit zichtbaar wordt als een vergrote (tentvormige) hartschaduw. Meestal zijn er geen of weinig tekenen van longstuwing. Een pericarditis constrictiva kan zich presenteren met een kalkschil rond het hart.
- CT: bij verdenking op of ter uitsluiting van een aortadissectie.
- Laboratoriumonderzoek: bloedbeeld, CK en troponine (beide licht verhoogd), nierfunctie, infectieparameters (niet altijd verhoogd), virale diagnostiek (serologie en eventueel een feceskweek), zo nodig bloedkweken.

Differentiaaldiagnose
In de differentiaaldiagnose van pericarditis en harttamponnade staan onder andere:

- Acuut coronair syndroom.
- Aortadissectie.
- Myocarditis.
- Myogene klachten.
- Maagklachten/reflux.
- Longembolie of een (spannings)pneumothorax.

Maatregelen
- Benadering volgens het ABCDE-principe, waarbij in de C adequate i.v. of i.o. toegang.
- Een intraveneuze vloeistofbolus kan tijdelijk de veneuze druk laten stijgen en de cardiale output voor enkele minuten verbeteren. Daarna continueren met toedienen van continue vulling op geleide van het klinische beeld, de bloeddruk en de CVD.
- Soort vulling (bloed/kristalloïden/colloïden) is afhankelijk van de oorzaak.
- Ontlastende punctie in principe door cardioloog: pericardiocentese, bij voorkeur echogeleid. Controleer of de punctie persisterend effect heeft.
- Chirurgische interventie door middel van pericardiotomie of thoracotomie is geïndiceerd bij een progressieve bloeding in de pericardholte, na recente thoraxchirurgische procedures, bij aanwezigheid van bloedstolsels, lokettering van vocht, wanneer percutane drainage anderszins

niet mogelijk is of bij een pericarditis constrictiva.
- Bij een verdenking op pericarditis kunnen in overleg in overleg met de cardioloog de volgende maatregelen genomen worden:
    - rust, in verband met het risico op een snel recidief;
    - NSAID's, bijvoorbeeld carbasalaatcalcium 4 dd 300-600 mg of ibuprofen 3-4 dd 300-800 mg gecombineerd met een maagbeschermer, gedurende 2-4 weken;
    - zo nodig corticosteroïden.

7.5 ENDOCARDITIS[1]

Endocarditis is een ontsteking van het endocard en/of een hartklep. Deze ontsteking wordt veroorzaakt door micro-organismen. Endocarditis komt vaker voor bij bepaalde risicogroepen zoals patiënten met een hartklepdeformatie (congenitaal of verworven), waardoor een hartklepinsufficiëntie en/of stenosering van de klep is ontstaan; patiënten met een congenitaal cor vitium; patiënten met een hartklepprothese van elk soort, en intraveneuze drugsgebruikers.

Pathofysiologie

Micro-organismen komen de bloedbaan binnen via huid, mond of darmen. Ook bij sommige medische of tandheelkundige behandelingen kan een bacteriëmie ontstaan. Bij gezonde mensen verloopt dit laatste meestal zonder problemen. Patiënten met een hartklepdeformatie hebben echter een groter risico op een endocarditis, waarbij het micro-organisme zich nestelt op de hartklep (vegetaties) en daar ontstekingen veroorzaakt. Ontstekingen van hartkleppen kunnen op zich weer leiden tot ernstige hartklepinsufficiëntie of -stenosering, waardoor hartfalen kan ontstaan. Soms zijn patiënten acuut ernstig ziek, soms verloopt het proces over enige tijd (subacute vorm). Ten gevolge van de vegetaties kunnen septische emboliëen zich op diverse plekken in het lichaam verspreiden of er kunnen zich abcessen of fistels vormen. Geleidingsstoornissen of ritmestoornissen komen ook voor. Door de verspreiding van bacteriële emboliëen kan een cerebrovasculair accident (CVA) ontstaan. Tot slot kan er een glomerulonefritis ontstaan door het neerslaan van immuuncomplexen. De prognose is afhankelijk van een snelle herkenning en behandeling. De prognose wordt negatief beïnvloed door pre-existente hart(klep)problemen en/of door de aanwezigheid van een kunsthartklep.

Bevindingen

Anamnese
- Vraag naar al bekende hartklepafwijkingen en naar recente medische of tandheelkundige behandelingen of verwondingen.
- Vraag naar klachten die bij een CVA passen.
- Informeer ook naar intraveneus drugsgebruik.

Symptomen van bacteriële endocarditis
- Acute endocarditis: hoge koorts, koude rillingen, sepsis en hartklepinsufficiëntie.
- Subacute endocarditis: subfebriele temperatuur, algehele vermoeidheid en zwakheid, zweten, en griepachtige verschijnselen.
- Bij met name oudere mensen kunnen deze verschijnselen minder duidelijk zijn door andere symptomen als veranderd gedrag en wisselende mate van verwarring, stoornissen in het kortetermijngeheugen en desoriëntatie, zeker wanneer een CVA de eerste uiting van een endocarditis is. Ook kunnen erge hoofdpijn en nekstijfheid voorkomen.
- Bij septische emboliëen kunnen splinterbloedingen onder de nagels zichtbaar worden.

Aanvullend onderzoek
- Laboratorium: bloedbeeld, infectieparameters, bloedkweken (reeks van drie binnen 24 uur zonder antibiotica, eventueel de volgende dag herhalen).
- Urine: erytrocytencilinders.
- Echocardiogram (zo mogelijk transoesofageale echografie (TEE) door cardioloog): vegetaties, onder andere op hartkleppen, abcessen, hartklepinsufficiëntie.
- Fundoscopie: inspectie van de ogen op septische emboliëen.

Maatregelen
- Wanneer de patiënt in cardiogene shock is, moet dat volgens de ABCDE-systematiek behandeld worden. Zo nodig geeft men diuretica, vaatverwijders of inotropica.

---
1 Geschreven door Barbra Backus.

- De infectie wordt behandeld met intraveneuze toediening van een bactericide gedurende 4-6 weken. Wanneer de resistentiebepaling bekend is kan het antibioticum daarop aangepast worden.
- Patiënten met een endocarditis moeten doorverwezen worden voor opname naar de cardioloog. Als een hartklep ernstig is aangedaan moet deze te zijner tijd vervangen worden.

7.6 MYOCARDITIS[1]

Pathofysiologie

Een myocarditis is een ontsteking van de hartspier. Oorzaken zijn (virale) infecties, schimmels, parasieten, auto-immuunaandoeningen, allergische reactie op of toxiciteit van medicijnen (chemotherapie). In de praktijk zal men het vaakst een virale myocarditis zien.

De ontsteking kan het hart verzwakken, wat kan leiden tot symptomatisch hartfalen door een dilaterende cardiomyopathie. Meestal verloopt een myocarditis subklinisch, zonder al te veel symptomen. De prognose is dan in principe goed. Zelden overlijden mensen in het acute stadium.

Bevindingen

- In de anamnese vindt men vaak vermoeidheid, dyspneu of orthopneu, pijn op de borst en hartkloppingen.
- Vraag naar recente infecties (van alle tracti) en medicatie.
- Bij lichamelijk onderzoek kan er sprake zijn van koorts, tachycardieën, of soms tekenen van hartfalen (perifeer oedeem, orthopneu of dyspneu).

Aanvullend onderzoek

- Bloedonderzoek: ontstekingsparameters (soms verhoogd), soms verhoogde waarden van myocardiale markers (CK, CK-MB, troponine, verhoogd NT-proBNP) en lever- of nierfunctiemarkers als uiting van hartfalen (indien aanwezig).
- Bloedkweken.
- Fecesonderzoek: (virale) kweken.
- ECG: vaak diffuse afwijkingen zoals ST-T-segmentveranderingen, ritmestoornissen of geleidingsstoornissen.
- Echocardiografie: wandbewegingsstoornissen. Bij hartfalen gedilateerde atria en/of ventrikels met diffuse wandbewegingsstoornissen.
- X-thorax: toegenomen cor-thoraxratio, versterkte vaattekening en/of pleuravocht, als hartfalen aanwezig is.
- Mycoardbiopsie: in later stadium door cardioloog.

Differentiaaldiagnose

In de differentiaaldiagnose van een myocarditis staan:
- perimyocarditis;
- acuut myocardinfarct;
- hartklepafwijkingen.

Maatregelen

- Bij hartfalen worden zuurstof, diuretica en vaatverwijders (ACE-remmers/langwerkende nitraten) toegediend.
- Bijkomende hartritmestoornissen dienen behandeld te worden met antiaritmica.
- Wanneer nodig kunnen inotropica of mechanische hartfunctieondersteunende therapie gegeven worden.
- Wanneer een oorzaak voor de mycoarditis wordt gevonden, wordt deze behandeld en/of zo mogelijk weggenomen. Aangezien een virale oorzaak doorgaans niet behandeld kan worden, is de therapie bij een virale myocarditis symptomatisch.
- Bij niet-infectieuze myocarditis kunnen corticosteroïden ondersteuning bieden.

7.7 BRADYCARDIE[2]

Men spreekt van een bradycardie bij een hartfrequentie < 50/min. in rust.

Pathofysiologie

- Een bradycardie kan onstaan door primaire cardiale oorzaken zoals disfunctie van de sinusknoop (sinusbradycardie, sino-auriculair arrest, sick sinus, sinusarrest) of van de AV-knoop (tweede- of derdegraads atrioventriculair blok of een combinatie hiervan).
- Secundair kan een bradycardie optreden bij een myocardinfarct, hartklepleiden (aortaklepstenose), congenitale hartafwijkingen, myocarditis of na cardiale chirurgie.

---

1 Geschreven door Barbra Backus.
2 Geschreven door Geesje van Woerden.

- Overige oorzaken zijn vasovagale reactie, hypothyreoïdie, ziekte van Lyme, hypothermie, hyperkaliëmie, sarcoïdose en (dreigende) cerebrale inklemming.
- Medicamenten die een bradycardie kunnen veroorzaken zijn bètablokkers, digoxine, calciumkanaalblokkers en amiodaron.
- Een bradycardie kan fysiologisch zijn bij sporters.
- Tot slot is bij naderend overlijden een bradycardie een normale bevinding (*dying heart*).

Bevindingen
- Een patiënt met een symptomatische bradycardie klaagt over duizeligheid of een licht gevoel in het hoofd.
- Vaak is er extreme vermoeidheid en heeft de patiënt moeite met concentreren en/of voelt zich verward.
- Soms is er sprake van kortademigheid, pijn op de borst of het gevoel van hartkloppingen.
- Vraag naar het meemaken van een (*near*) syncope als een trage hartslag een daling van de bloeddruk veroorzaakte.

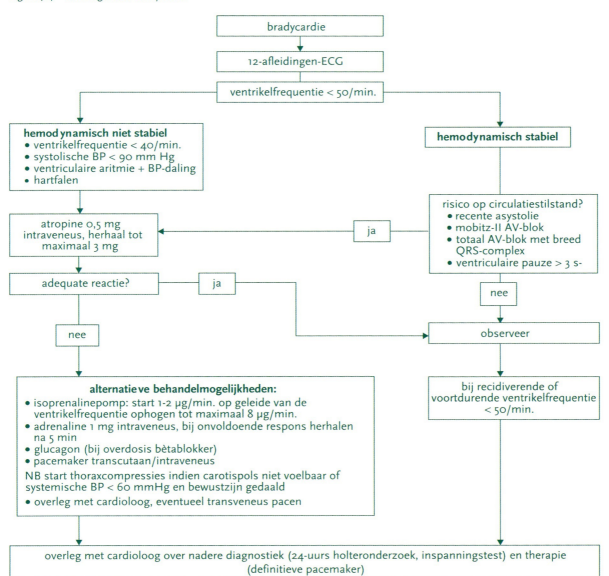

Figuur 7.4 Beslisregel voor bradycardie

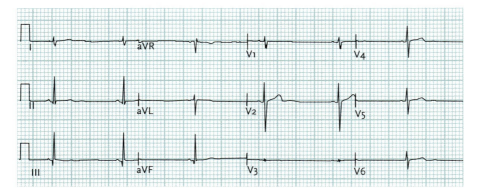

Figuur 7.5 Sinusbradycardie
U-golven in precordiale afleidingen passend bij sinusbradycardie.

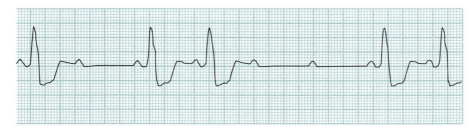

Figuur 7.6 Ritmestrook met mobitz-II AV-blok

- Vraag verder naar duur en lengte van de klachten, medicatiegebruik, comorbiditeit of sporten.
- Controleer zo nodig of de patiënt stervende of in een terminale fase is.

Aanvullend onderzoek
- 12-afleidingen ECG.
- Bloedonderzoek: elektrolytstoornissen, cardiale enzymen, schildklierfunctie, ziekte van Lyme.
- Echocardiografie.
- Continue ritmebewaking.

Maatregelen

Medicamenteus
- Atropine 0,5 mg intraveneus, herhaal tot maximaal 3 mg.
- Isoprenalinepomp: start 1-2 µg/min., op geleide van de ventrikelfrequentie ophogen tot maximaal 8 µg/min.
- Adrenaline 1 mg intraveneus, eventueel herhalen na 5 minuten.
- Glucagon (bij overdosis van een bètablokker).

Pacemaker
- Transcutaan.
- Transveneus.

Overleg met cardioloog
- Aanvullend onderzoek (24-uurs holteronderzoek, inspanningstest).
- Definitieve therapie (pacemaker).

7.8 TACHYARITMIEËN MET CIRCULATIE[1]
Een tachycardie is een hartfrequentie > 100/min. in rust. Er wordt geen onderscheid gemaakt naar de oorsprong van het snelle hartritme. In deze paragraaf worden alleen tachyaritmieën behandeld waarbij nog output aanwezig is.

Pathofysiologie
De oorzaken van een tachyaritmie zijn in drie groepen te verdelen:
- gestoorde impulsvorming;
- gestoorde geleiding;
- een combinatie hiervan.

---
1 Geschreven door Geesje van Woerden.

Hieronder staan diverse voorbeelden van tachyaritmieën onderverdeeld naar hun oorsprong, supraventriculair of ventriculair.

Supraventriculair
Bij supraventriculaire tachyaritmieën (SVT) is het QRS-complex gelijk aan het QRS bij sinusritme.
- **Sinustachycardie** (figuur 7.6). Oorzaken: fysiologisch (kinderen, angst, emoties, inspanning), farmacologisch (atropine, adrenaline, alcohol, nicotine, cafeïne), pathologisch (koorts, hypoxie, anemie, hypovolemie, longembolie, hyperthyreoïdie, feochromocytoom).
- **Atriale tachycardie** Atriale frequentie 100-250/min., regulair.
- **Atriumflutter** (figuur 7.7). Atriale frequentie 250-350/min., regulair. Oorzaken: cardiaal (ischemische hartziekten, hartfalen, myocarditis, stomp thoraxtrauma), overig (longembolie, digoxine).
- **Atriumfibrilleren (AF)** (figuur 7.8). Atriale frequentie > 350/min. irregulair. Meerdere, kleine gebieden van de atriale hartspier zijn continu aan het ontladen, gevolgd door continue contracties. De atriale frequentie is rond de 400/min., de ventrikelrespons meestal 170-180/min., of lager in geval van medicijnen of ziekte. AF komt vaak samen voor met reumatische hartziekte, hypertensie, ischemische hartziekten, klepafwijkingen, koorts en thyreotoxicose. Door AF is er een toegenomen risico op trombo-embolische complicaties.
- **AV-nodale re-entrytachycardie (AVNRT)** (figuur 7.9). AVNRT is de meest voorkomende re-entry-SVT. Er is sprake van een re-entrycirkel in en rond de AV-knoop, waarbij in ieder geval een snel en een langzaam pad bestaat waardoor de re-entry kan ontstaan. De frequentie is 180-250/min. en op het ECG is een kleine R' te zien en een korte RP-tijd (< 100 ms). Man-vrouwverhouding 3 op 1.
- **Atrioventriculaire re-entrytachycardie (AVRT)** Ontstaat door re-entrymechanisme, maar in dit geval door een extra geleidingspad tussen atria en ventrikels, meestal de bundel van Kent. De re-entry kan anterograad zijn (breed QRS, retrograde P-top, RP-tijd > 100 ms) of retrograad (retrograde P-top).

Ventriculair
Bij ventriculaire tachyaritmieën is het QRS-complex abnormaal en breed.

Tabel 7.1 Diagnostiek en behandeling van tachyaritmie met instabiele hemodynamiek

tekenen van instabiele hemodynamiek onder andere:	verlaagd bewustzijnsniveau systolische bloeddruk < 90 mmHg pijn op de borst hartfalen
beleid	standaard ABCDE-maatregelen zoals zuurstof en infuus cardioversie, maximaal 3 pogingen
indien cardioversie geen succes heeft	vraag hulp cardioloog amiodaron 300 mg i.v. in 10-20 min., gevolgd door opnieuw elektrische schok waarna amiodaron 900 mg in 24 uur

- **Ventriculaire tachycardie (VT)** (figuur 7.10). Frequentie 100-250/min., regulair. Een ventriculaire ectopische pacemaker zorgt voor een ritme > 100/min. Belangrijkste oorzaak: mitralisklepinsufficiëntie, waarbij uit het littekengebied ectopische ritmes kunnen ontstaan doordat de prikkelgeleiding verstoord is.
- **Ventrikelflutter** Frequentie > 250/min.
- **Multiforme re-entrytachycardie** (figuur 7.11). Multiforme re-entrytachycardieën ontstaan wanneer de QT verlengt. Bij een kenmerkende multiforme re-entrytachycardie, torsade de pointes, verandert de QRS-as van positief naar negatief waardoor op het ECG een soort golfbeweging te zien is. Oorzaken: familiair, toxinen (organofosfaatinsecticiden), medicijnen (tricyclische antidepressiva, tetracyclinen), CVA, elektrolytstoornis (hypokaliëmie, hypomagnesiëmie, hypocalciëmie), hypothyreoïdie, myocardinfarct.

Bevindingen
- Cardiale anamnese en lichamelijk onderzoek gericht op de oorzaak van de tachycardie.
- Belangrijke vragen zijn: hoe ontstaan, luxerende factoren (alcohol, drugs, medicatie, cafeïne), klachten van palpitaties en de snelheid van ontstaan; eerdere episoden, familieanamnese, begeleidende symptomen, voorgeschiedenis, medicatie, intoxicatie.

Aanvullend onderzoek
- 12-afleidingen ECG.
- Ritmemonitoring (continu).
- Bloedonderzoek gericht op mogelijke oorzaken.
- X-thorax (zo nodig).
- Bepaal allereerst of de patiënt hemodynamisch stabiel is of niet.

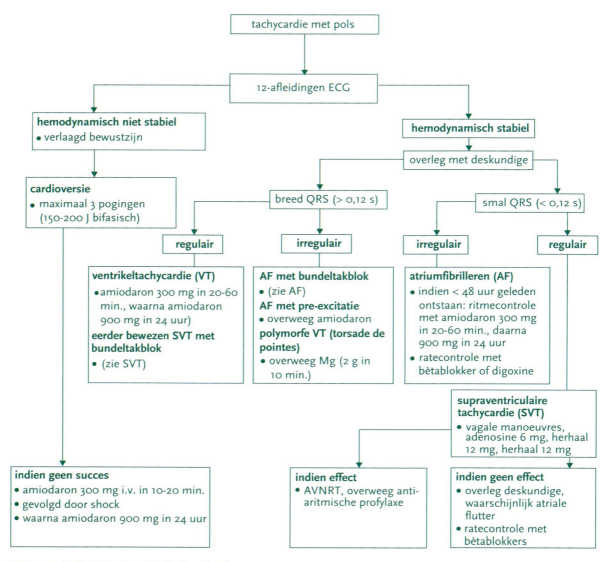

Figuur 7.7 Beslisregel voor tachyaritmie met pols
AV= atrioventriculair, AF = atriumfibrilleren, SVT = supraventriculaire tachycardie, VT = ventriculaire tachycardie, AVNRT=AV-nodale reciproke tachycardie.

Nota bene Bij tekenen van hemodynamische instabiliteit is de eerste hulp gericht op het stabiliseren van de patiënt volgens de ABCDE-methodiek. Dit is onafhankelijk van de vorm van het QRS-complex of de oorsprong van de tachycardie. In tabel 7.1 staan criteria voor instabiliteit en de cardiale behandeling daarvan.

In figuur 7.7 staat een klinische beslisregel voor een eerste evaluatie van een patiënt met een tachycardie met behulp van het ECG. Dit begint met te bepalen of het ECG een breed of een smal QRS-complex toont.

Maatregelen

Algemeen
- Afhankelijk van wat er op het 12-afleidingen ECG gevonden is, wordt therapie ingesteld.
- De behandeling start met de ABCDE-aanpak. Dat betekent volledige bewaking en het aanleggen van een intraveneuze toegang.

- Indien de diagnose SVT niet gesteld kan worden, dient de patiënt behandeld te worden alsof een VT aanwezig zou zijn.
- Medicamenteuze therapie voor SVT (verapamil of ditiazem) kan leiden tot hemodynamische collaps bij een patiënt met een VT. Speciale omstandigheden (bijvoorbeeld pre-excitatietachycardie en ventriculaire tachycardie ten gevolge van digitalisintoxicatie) kunnen aanleiding zijn tot specifieke therapeutische maatregelen.
- Onmiddellijke elektrische conversie is de voorkeursbehandeling voor iedere tachycardie gepaard gaande met hemodynamische instabiliteit.

Vagale manoeuvres

Er zijn diverse vagale manoeuvres mogelijk. Deze manoeuvres zijn minder effectief dan medicamenteuze behandeling, maar kunnen bij een hemodynamisch stabiele patiënt geprobeerd worden.

- Allereerst is er de mogelijkheid om de patiënt te vragen een valsalvamanoeuvre uit te voeren door de adem in te houden.
- Een andere mogelijkheid is het laten kokhalzen van de patiënt.
- Massage van de sinus carotis in de hals (aan één kant!) is ook een mogelijkheid.
- Drukken op de oogbol wordt in verband met het risico op oogletsel afgeraden.

Adenosine

Adenosine is een snelwerkend middel met een zeer korte halveringstijd. Het moet daarom zo dicht mogelijk bij het hart gegeven worden. Om het middel zijn werking te laten doen is het daarom meestal nodig om direct na toediening door het infuus een extra bolus te geven. Waarschuw de patiënt dat hij zich na de adenosine-infusie belabberd zal voelen. Tijdens de toediening moet de patiënt aangesloten zijn op een 12-afleidingen

Figuur 7.8 Sinustachycardie

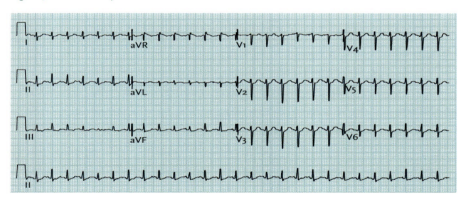

Figuur 7.9 Atriumflutter met 4 : 1 blok (zie zaagtand)

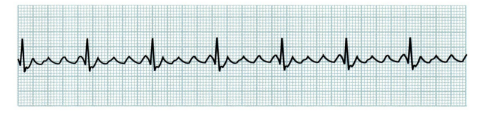

ECG. Adenosine veroorzaakt een blokkade van de AV-knoop. Een re-entrytachycardie kan hierdoor gestopt worden en een normaal sinusritme hervat.

Magnesium
Bij een torsade de pointes, een van de polymorfe ventrikeltachycardieën, kan overwogen worden 2 g magnesium toe te dienen in 10 minuten. Het magnesium verlaagt de instroom van calcium.

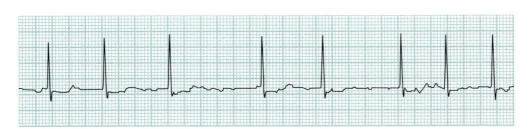

Figuur 7.10 Atriumfibrilleren: geen duidelijke p-toppen

Figuur 7.11 AV-nodale re-entrytachycardie (AVNRT)
In II, II en aVF negatieve p-top; in aVR, aVL en V1 een positieve p-top na het QRS-complex. QRS-complex licht verbreed.

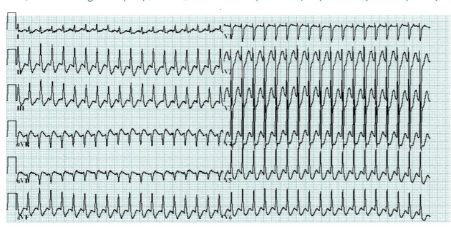

Figuur 7.12 *Ventriculaire tachycardie, monomorf met identieke QRS-complexen*

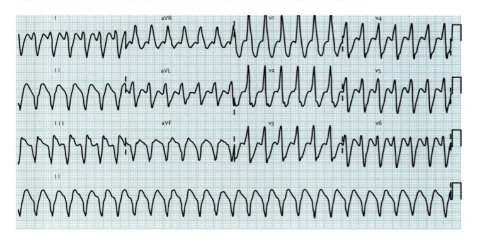

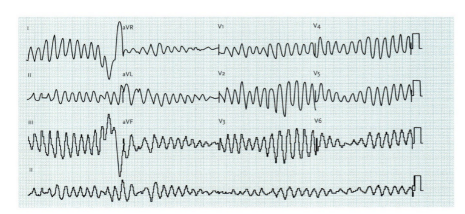

Figuur 7.13 *Ventriculaire tachycardie: torsade de pointes, multiforme QRS-complexen*

Kijk voor verdere verdieping op www.studiecloud.nl

8 Acute neurologische of neurochirurgische problemen

Neurotrauma
8.1 Licht traumatisch hoofd-hersenletsel (LTH)
8.2 Contusio cerebri
8.3 Epiduraal hematoom (EDH)
8.4 Acuut subduraal hematoom (ASDH)
8.5 Chronisch subduraal hematoom (CSDH)
8.6 Schedelfracturen
Dwarslaesie
8.7 Diffuse axonal injury (DAI)
8.8 Traumatische dwarslaesie
8.9 Oncologische dwarslaesie
8.10 Cauda-equinasyndroom (CES)
Hemiparese en focale uitval
8.11 TIA en herseninfarct
8.12 Intracerebrale bloeding (ICH)
8.13 Subarachnoïdale bloeding (SAB)
8.14 Sinustrombose
8.15 Basilaristrombose
8.16 Hydrocephalus en draindisfunctie
Infecties
8.17 Bacteriële meningitis
8.18 Virale meningo-encefalitis
Hoofdpijn
8.19 Hoofdpijn
8.20 Migraine
8.21 Clusterhoofdpijn
8.22 Spanningshoofdpijn
Epilepsie
8.23 Epilepsie

8.1 LICHT TRAUMATISCH HOOFD-HERSENLETSEL (LTH)[1]

LTH komt veel voor, met name bij jonge mensen (de meeste patiënten zijn 15-24 jaar). Naar schatting worden per jaar op de Nederlandse SEH's circa 85.000 patiënten met LTH gezien.

Het is belangrijk te vermelden dat voor bijvoorbeeld patiënten met een drain of anderszins neurochirurgische problematiek andere criteria voor beeldvormend onderzoek en bewaking zullen gelden. Het volgende heeft alleen betrekking op patiënten van 16 jaar en ouder.

Definitie
De CBO-richtlijn definieert LTH als volgt:

> '.... ieder letsel aan het hoofd, uitgezonderd oppervlakkig letsel in het aangezicht, met een GCS-score bij eerste onderzoek van 13-15, een posttraumatisch bewustzijnsverlies van maximaal 30 minuten en een posttraumatische (anterograde) amnesie van maximaal 24 uur'.

Patiënten met traumatisch hoofdletsel die niet aan bovenstaande criteria voldoen, voldoen per definitie, afhankelijk van de EMV, aan de criteria voor matig traumatisch hersenletsel (EMV 9-12) of ernstig traumatisch hersenletsel (EMV < 9).

In geval van een neurotrauma is een gestructureerde aanpak volgens de ABC-systematiek nodig om de patiënt te stabiliseren alvorens de neurologische schade kan worden onderzocht. Afhankelijk van de bewustzijnsdaling kan het nodig zijn de patiënt te intuberen.

Pathofysiologie
LTH is het gevolg van direct inwerkend geweld op het hoofd met een voorwerp of van indirect geweld door acceleratie-deceleratie. Onderscheid tussen hoofd- en hersenletsel kan worden gemaakt op basis van de aan- of afwezigheid van voorbijgaande verwardheid, bewustzijnsverlies en/of posttraumatische anterograde amnesie. Recent onderzoek toont echter aan

---
1 Geschreven door Jochem Spoor en Iain Haitsma.

dat het onderscheid tussen LTH met en LTH zonder hersenletsel niet van doorslaggevend belang is bij het voorspellen van mogelijke acute complicaties.

Bevindingen
De eerste opvang van patiënten met LTH dient te geschieden volgens het ATLS®-protocol. Na het veiligstellen van de vitale functies vindt een eerste oriënterend neurologisch onderzoek plaats:

- beoordeling van het bewustzijn (EMV), oriëntatie en geheugen (met name retrograde en anterograde amnesie en imprentingstoornis);
- neuro-oftalmologisch onderzoek (pupilgrootte en lichtreactie, oogbewegingen);
- gelaat en schedel (mimiek, aanwijzingen voor (schedelbasis)fractuur);
- ledematen (motoriek, reflexen, tekenen van ruggenmergletsel).

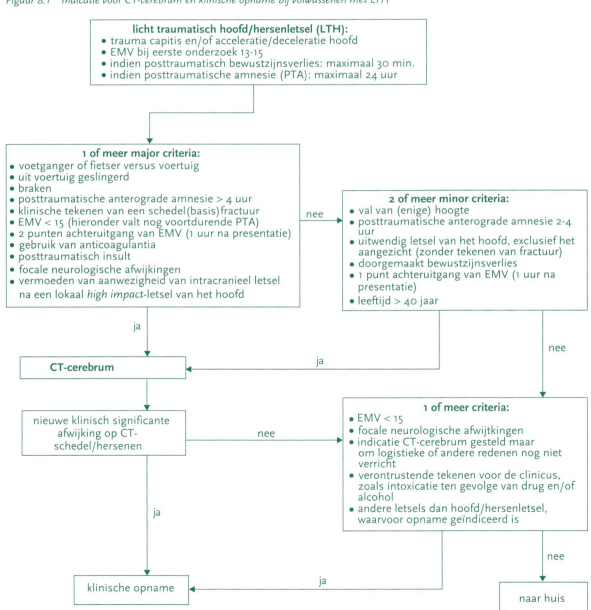

Figuur 8.1 Indicatie voor CT-cerebrum en klinische opname bij volwassenen met LTH

De observatie van LTH-patiënten bestaat hierna ten minste uit:
- ademhalingsfrequentie;
- saturatie;
- bloeddruk;
- hartfrequentie;
- temperatuur;
- EMV;
- pupilgrootte en pupilreactie;
- motoriek van de ledematen.

Zolang de patiënt op de SEH verblijft, dient dit onderzoek de eerste twee uur elk halfuur te worden herhaald en gedocumenteerd, tot de patiënt een EMV van 15 heeft. Daarna wordt het gedurende vier uur elk uur herhaald, en daarna iedere twee uur tot ontslag van de SEH.

Als een patiënt met een EMV van 15 verslechtert na de eerste twee uur, dient de patiënt opnieuw beoordeeld te worden en wordt opnieuw begonnen met bovenstaand schema. De neurologische observaties kunnen direct stoppen bij patiënten die een CT-cerebrum hebben ondergaan zonder dat er traumatische intracraniële afwijkingen gevonden zijn en bij die patiënten die op grond van de CT-criteria niet in aanmerking komen voor een CT-cerebrum en die in beide gevallen een EMV van 15 hebben.

Aanvullend onderzoek
In het kader van LTH is CT-cerebrum het aangewezen aanvullend onderzoek. Overweeg te allen tijde visualisatie van de CWK mee te nemen in het onderzoek, conform de CBO-richtlijn (zie figuur 8.1). Het maken van conventionele röntgenopnames is in dat geval overbodig.

Maatregelen
- Bij LTH vindt allereerst gestructureerde opvang volgens de ATLS®-principes plaats. Ten aanzien van het LTH zelf is het primaire doel om verdere secundaire schade aan de hersenen te voorkomen. Zodra de vitale functies veiliggesteld zijn, wordt de afweging gemaakt of een CT-cerebrum geïndiceerd is.
- Het geven van een wekadvies buiten het ziekenhuis bij volwassenen is obsoleet.
- Complicaties, zoals bijvoorbeeld een insult, worden zo nodig symptomatisch behandeld.

---
1 Geschreven door Jochem Spoor en Iain Haitsma.

- Bij ontslag naar huis moeten de patiënt en de familie goed geïnformeerd zijn over de klachten en symptomen die zich kunnen voordoen en over de wijze waarop daarmee wordt omgegaan. Idealiter wordt deze mondelinge informatie uitgebreid met een folder.

LITERATUUR
Hageman G, Pols MA, Schipper DM, Boerman RH, Cremers JPM, Van Dijk KGJ, et al. Richtlijn Opvang van patiënten met licht traumatisch hoofd/hersenletsel. Utrecht: Nederlandse Vereniging voor Neurologie, 2010. www.diliguide.nl/document/877/file/pdf/, geraadpleegd januari 2014.

8.2 CONTUSIO CEREBRI[1]

Pathofysiologie
Een contusio cerebri is een kneuzing van het hersenparenchym. Van een contusio cerebri is sprake wanneer door krachtige acceleratie of deceleratie de hersenen zodanig in direct contact komen met de omliggende schedel dat er schade ontstaat aan het hersenparenchym door directe schade aan hersencellen en/of het scheuren van bloedvaten in het brein. De

Figuur 8.2   CT-cerebrum met multipele intracerebrale contusiehaarden
Let op: op de plaats van het inwerkend geweld zijn aan de linkerzijde wekedelenzwellingen te zien, de meeste intracerebrale afwijkingen bevinden zich aan de contralaterale zijde (contrecouplaesie).
Bronnen: Reilly 2005; Hijdra 2000.

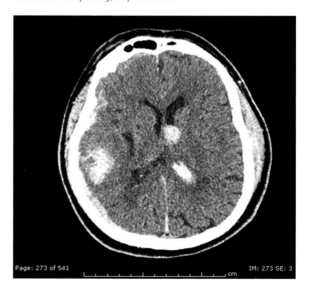

coupcontusie bevindt zich direct onder de plaats waar het geweld op inwerkte, de contrecouplaesie bevindt zich op de tegenovergestelde plek in de hersenen.

Bevindingen
De symptomen kunnen uiteenlopen van kortdurende bewustzijnsdaling en amnesie met volledig herstel tot een diep comateuze toestand. Een goede (hetero) anamnese van het trauma is van groot belang om een inschatting te kunnen maken van de mogelijke hersenschade. Bij een gesedeerde en geïntubeerde patiënt is men aangewezen op controle van de vitale functies en pupilcontrole. Van groot belang is de initiële EMV-score.

Aanvullend onderzoek
Mede gezien het spoedeisende karakter is CT het aangewezen onderzoek. Van een contusiehaard wordt gesproken wanneer op een posttraumatische CT- of MRI-cerebrum een zone van aangedaan hersenparenchym zichtbaar is met hierin oedeem, bloed en/of ischemie. Vaak gaat er massawerking uit van deze contusiezone met compressie van het omliggend parenchym, zich uitend in een patroon van verstreken gyri en sulci en/of shift.

Maatregelen
Bij patiënten met een contusio cerebri en daarbij een EMV ≤ 8 wordt in veel centra gestart met meting en zo nodig behandeling van de intracraniële druk (ICP), bij een hogere EMV-score gebeurt dit op indicatie. Er is geen bewijs dat ICP-behandeling ook daadwerkelijk leidt tot een betere uitkomst, maar wel is bekend dat bij meer dan de helft van deze patiënten sprake is van een verhoogde ICP. Patiënten met een contusio cerebri die bij bewustzijn zijn, dienen opgenomen te worden op een afdeling Neurologie met monitoring en frequente neurocontroles.

LITERATUUR
Hijdra A, Koudstaal PJ, Roos RAC, redactie. Neurologie. 4e herz. dr. Amsterdam: Elsevier Gezondheidszorg, 2000.
Reilly P, Bullock R. Head injury. 2nd ed. London: Hodder Arnold, 2005.

8.3 EPIDURAAL HEMATOOM (EDH)[1]
Een epidurale bloeding bevindt zich tussen de schedel en het buitenste hersenvlies (dura mater).

---
1 Geschreven door Jochem Spoor en Iain Haitsma.

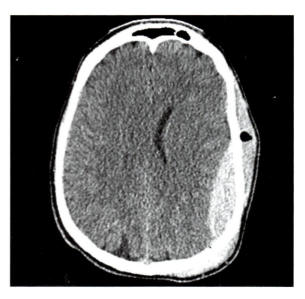

Figuur 8.3 Epiduraal hematoom
CT-cerebrum van een epiduraal hematoom links met duidelijke contusie van de weke delen buiten de schedel en een scherp, lensvormig hematoom tussen schedel en hersenen. Er is een massa-effect met een geringe midline shift naar rechts.
Bronnen: Reilly 2005; Hijdra 2000.

Pathofysiologie
Het traumamechanisme van een klassiek epiduraal hematoom bestaat uit een stomp trauma met matige impact op het (dunne) os temporale waardoor dit fractureert. Deze scherpe botbreuk beschadigt de op de dura gelegen a. meningea media, waardoor een arteriële bloeding ontstaat tussen de schedel en de dura. Doordat de dura met name ter plaatse van de schedelnaden (suturen) stevig vastzit aan de schedel, overschrijdt een epiduraal hematoom in de regel niet een sutuur. In de minderheid van de gevallen betreft het een veneuze bloeding. Het dieper geegen brein raakt doorgaans niet primair beschadigd door het traumamechanisme.

Bevindingen
Zoals hierboven is beschreven, gaat het bij een EDH vaak om een traumamechanisme met een matig hevige impact en is het brein in beginsel niet aangedaan. Hierdoor is het klassieke beloop van een EDH als volgt: direct aansluitend aan het trauma is er sprake van kortdurend bewustzijnsverlies met vlot volledig herstel, maar binnen enkele uren ontstaat

een snel progressieve bewustzijnsdaling. Indien het EDH onbehandeld blijft, kan dit snel resulteren in het overlijden van de patiënt. De tussenliggende periode van volledig bewustzijn wordt het lucide interval genoemd.

Een patiënt met een EDH zal zich echter in lang niet alle gevallen op deze kenmerkende manier presenteren. Naast gedegen en frequent herhaald neurologisch onderzoek is zorgvuldige inspectie van het hoofd op wonden en zwellingen dan ook van groot belang.

Aanvullend onderzoek

Op een CT-cerebrum ziet een EDH er uit als een hyperdense lensvormige laesie direct onder de schedel, met name pariëtotemporaal, die vaak gepaard gaat met een fractuur door het os temporale. Het onderliggende brein is, zoals gezegd, vaak niet aangedaan. Wel ontstaat er door de massa van het hematoom druk op het onderliggende brein en een *midline shift* van de hemisfeer aanliggend aan het hematoom.

Maatregelen

Omdat een onbehandeld EDH binnen enkele uren tot het overlijden van de patiënt kan leiden, is een EDH een spoedindicatie voor operatie door een neurochirurg. Middels een trepanatie wordt het stolsel verwijderd en de bloedende arterie gecoaguleerd. In geval van een klein EDH bij een patiënt zonder neurologische uitval kan een afwachtend beleid worden gevoerd, maar de patiënt dient wel te worden opgenomen in een neurochirurgisch centrum met constante monitoring van de vitale functies en frequente neurocontroles.

LITERATUUR

Hijdra A, Koudstaal PJ, Roos RAC, redactie. Neurologie. 4e herz. dr. Amsterdam: Elsevier Gezondheidszorg, 2000.
Reilly P, Bullock R. Head injury. 2nd ed. London: Hodder Arnold, 2005.

8.4 ACUUT SUBDURAAL HEMATOOM (ASDH)[1]

Pathofysiologie

Een ASDH bevindt zich tussen de dura mater en het onderliggende spinnenwebvlies (arachnoïd) en volgt het glooiende oppervlak van de cortex. Een ASDH ontstaat met name door een trauma zoals een val,

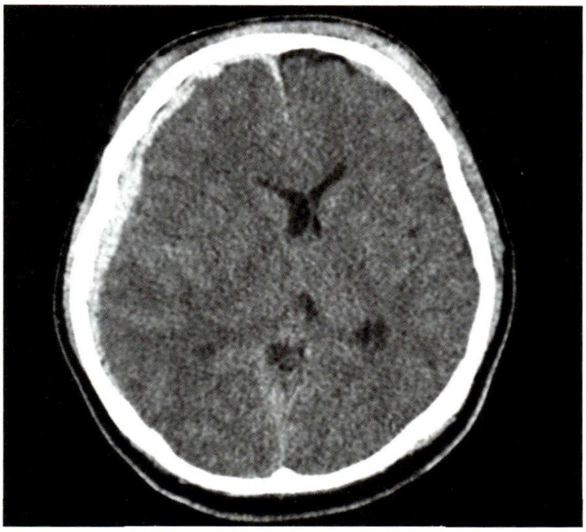

Figuur 8.4   Subduraal hematoom
CT-cerebrum toont over groter gebied rechts, niet scherp, lensvormig begrensd een hematoom tussen schedel en hersenen, duidelijke mid-line shift naar links.
Bronnen: Reilly 2005; Hijdra 2000.

waarbij er hard contact is met de schedel. In tegenstelling tot bij het EDH is het onderliggende brein vaak wel aangedaan; in het parenchym dat aanligt aan het ASDH worden dan bloedingen en contusies gezien. Een ASDH zonder onderliggende hersenschade kan optreden wanneer het ASDH ontstaat door het scheuren van brugvenen (zie paragraaf 8.5).

Bevindingen

Bij een ASDH is de impact van het traumamechanisme groot en is het onderliggende hersenparenchym vaak ook aangedaan. Patiënten met een ASDH zijn dan ook vaak direct na het trauma diep comateus. In geval van een ASDH uitsluitend op basis van het afscheuren van brugvenen is het traumamechanisme minder hevig. Vaak is er aanvankelijk sprake van een minder diep coma, gevolgd door een snelle daling. Deze patiënten hebben, net als patiënten met een ASDH die anticoagulantia gebruiken, doorgaans minder ernstig primair hersenletsel. De initiële EMV-score is dus ook bij een ASDH van groot belang.

Maatregelen

De chirurgische behandeling van een ASDH bestaat uit het aanbrengen van een groot luik in de schedel, waarna de dura wordt geopend en het hematoom

---
1   Geschreven door Jochem Spoor en Iain Haitsma.

wordt uitgeruimd. Daarna worden de eventuele bloedende vaten gecoaguleerd. Of een operatie geïndiceerd is, hangt van een aantal factoren af. Zo zal het ASDH een zeker volume moeten hebben en massawerking op de hersenen moeten uitoefenen, wil operatief ontlasten zin hebben. In de regel wordt een minimale dikte van 1 cm aangehouden. Verder is de klinische toestand van patiënt van groot belang. Als er sprake is van diffuse schade in de hersenen, een lage initiële EMV-score en het ontbreken van stamreflexen, is de prognose uiterst somber, het ontlasten van het hematoom heeft dan geen toegevoegde waarde.

Er zal dus altijd per situatie worden gekeken of een operatie geïndiceerd is, hierbij dient in geval van een multitrauma ook de overige schade worden meegenomen. Wat betreft de hersenstamreflexen is men in de acute situatie met name aangewezen op de pupil- en corneaflex, waarbij bedacht dient te worden dat de corneareflex kan ontbreken doordat de patiënt verslapt is of contactlenzen draagt.

LITERATUUR
Reilly P, Bullock R. Head injury. 2nd ed. London: Hodder Arnold, 2005.

8.5 CHRONISCH SUBDURAAL HEMATOOM (CSDH)[1]

Pathofysiologie
Een CSDH is een bloeding in de subdurale ruimte tussen de dura en het arachnoïd. In meerderheid gaat het om veneuze bloedingen uit brugvenen, 20-30% is een arteriële bloeding.

De belangrijkste oorzaak van een CSDH is een hoofdtrauma, vaak een zeer licht trauma dat men zich veelal niet meer herinnert. Door het trauma ontstaat een subdurale bloeding die in de weken daarna vervloeit. Hierna kan resorptie optreden of een CSDH ontstaan. Een gangbare theorie is dat er een CSDH ontstaat door het herhaaldelijk optreden van kleine bloedingen uit nieuwgevormde membranen en vaten in het initiële hematoom en door het ontstaan van een ontstekingsreactie als gevolg van het opruimen van het initiële hematoom.

Risicofactoren voor het ontstaan van een CSDH zijn:
- hogere leeftijd (atrofie, frequenter vallen, frequenter anticoagulantia, fragielere vaten);
- alcoholisme (atrofie, frequenter vallen);
- epilepsie (frequenter hoofdtrauma);
- stollingsstoornissen (verworven (medicatie) of aangeboren: onder andere ziekte van Von Willebrand);
- lage intracraniële druk, bijvoorbeeld door dehydratie of na een lumbaalpunctie.

Door atrofie of lagere ICP komt er meer rek te staan op de ankervenen, waardoor deze gemakkelijker scheuren. Ook is er meer ruimte voor het CSDH en zal het pas bij een groter volume klachten geven. In geval van een jonge patiënt met een CSDH die niet bekend is met een of meer van de vier laatstgenoemde risicofactoren moet nader onderzoek naar de stolling verricht worden.

Bevindingen
Vaak is er anamnestisch sprake van een of meer lichte traumata capitis in de weken tot maanden voorafgaand aan de klachten. Regelmatig echter gaat het, zoals reeds vermeld, om een zeer licht trauma dat de patiënt zich niet herinnert.

Er is vaak sprake van een veranderd bewustzijn, variërend van verwardheid tot coma. In ruim de helft van de gevallen is er sprake van een hemiparese, hetgeen vaak leidt tot frequenter vallen. Hoofdpijn komt in veel gevallen voor, minder uitgesproken in geval van atrofie vanwege de grotere vrije intracraniële ruimte.

Aanvullend onderzoek
Een CT-cerebrum is het aangewezen onderzoek in geval van een klinische verdenking op een CSDH. De CT toont in geval van een CSDH een iso- of hypodense biconcave vochtcollectie (in tegenstelling tot het concave EDH) direct tussen de dura en het parenchym. Vaak worden er in het CSDH hyperdense gebieden gezien ten teken van recentere bloedingen in het CSDH.

Maatregelen
Een eventuele stollingsstoornis wordt in principe gecorrigeerd, waarbij de indicatie voor antistolling en de klinische toestand van de patiënt in overweging worden genomen.

De behandeling van een CSDH is neurochirurgisch of conservatief. De neurochirurgische behandeling heeft tot doel het CSDH te ontlasten. Hiervoor zijn meerdere mogelijkheden, vaak gebeurt het via boorgaten, al dan niet met spoelen van de subdurale ruimte. Het CSDH kan ook conservatief behandeld worden, met of zonder dexamethason. De ratio achter het gebruik van dexamethason is het remmen van voornoemde ontstekingsreactie, het middel is echter niet bewezen effectief.

LITERATUUR
Fonville S, Dammers R, Van Kooten F. Protocol diagnostiek en behandeling chronisch subduraal hematoom. Versie 02. Rotterdam: Erasmus MC, 2011-2013. www.erasmusmc.nl/47445/674532/2253326/Chron.sub.hematoom, geraadpleegd januari 2014.
Hijdra A, Koudstaal PJ, Roos RAC, redactie. Neurologie. 4e herz. dr. Amsterdam: Elsevier Gezondheidszorg, 2000.

8.6 SCHEDELFRACTUREN[1]

Pathofysiologie
Van een schedelfractuur wordt gesproken als er een breuk is in het bot van de schedel of de schedelbasis. Schedelfracturen zijn een teken van forse impact van het traumamechanisme, het os temporale is echter relatief dun en fractureert daardoor al bij een minder hevig trauma. Een belangrijk onderscheid is dat tussen een schedeldakfractuur (al dan niet communitief, dat wil zeggen uit meerdere delen bestaand), een impressiefractuur van het schedeldak, waarbij de schedel naar binnen verplaatst is, en een schedelbasisfractuur.

De locatie van de fractuur is in grote mate bepalend voor de kans op onderliggende schade. Zo geeft een fractuur over een veneuze sinus een vergrote kans op een veneuze bloeding (subduraal hematoom) en geeft een fractuur in het os temporale ter hoogte van de a. meningea media een grote kans op een arteriële bloeding (epiduraal hematoom (EDH)). Een belangrijke locatie voor een schedelfractuur is de schedelbasis, vanwege de structuren en hersenzenuwen die hier doorheen lopen. In de voorste schedelgroeve kan dit resulteren in letsel van de n. olfactorius (reuk) of de n. opticus (visus). Met name in de middelste schedelgroeve kan letsel ontstaan van de n. facialis (gelaatsmotoriek) of de n. vestibulocochlearis (gehoor, evenwicht). Ook kunnen de anatomische structuren van het midden- of binnenoor aangedaan raken (gehoor, evenwicht).

Figuur 8.5   Slachtoffer met aangezichts- en ernstig schedelhersenletsel
Binnen het eerste uur in de kliniek ontstaat een duidelijk zichtbaar brilhematoom.

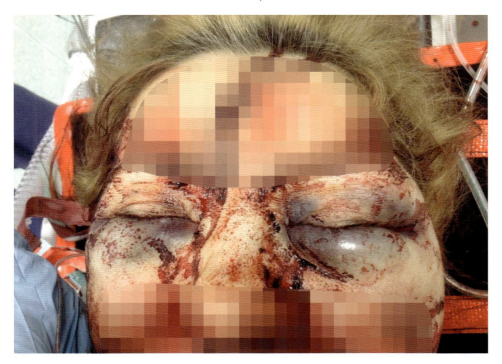

1   Geschreven door Jochem Spoor.

Bevindingen

Een goede (hetero)anamnese in geval van trauma is belangrijk om het risico op schedelfracturen in te kunnen schatten. In het kader van ATLS® is bij een neurotrauma ook een goed oriënterend neurologisch onderzoek noodzakelijk, met extra aandacht voor de hersenzenuwen, om eventuele neurologische uitval op te sporen. Ook hier geldt dat de patiënt in veel gevallen gesedeerd en geïntubeerd op de SEH aankomt, hetgeen de uitgebreidheid van het (neurologisch) onderzoek beperkt. Bevindingen die kunnen wijzen op een schedelbasisfractuur zijn:

- brilhematoom (zie figuur 8.5);
- liquor uit de neus (liquorroe);
- gestoorde reuk of visus;
- gehoorverlies;
- liquor of bloed uit oren (otorroe);
- bloed achter het trommelvlies (hematotympanum);
- het teken van Battle (*Battle's sign*), een hematoom achter het oor, treedt meestal pas later op.

Aanvullend onderzoek

Het onderzoek van eerste keuze is de CT-scan met dunne coupes. Hierop zijn fracturen het beste te zien, en een CT is doorgaans toch al geïndiceerd ter visualisatie van eventuele intracraniële afwijkingen.

De aanwezigheid van intracraniële lucht (pneumencefalie) doet een fractuur vermoeden.

Sluiering van het mastoïd kan een aanwijzing zijn voor een fractuur aldaar.

Maatregelen

In geval van verdenking op beschadiging van de gehoorbeenketen en bij uitval van de n. facialis dient de kno-arts geconsulteerd te worden.

Een impressiefractuur waarbij het botfragment meer dan één schedeldikte naar binnen is verplaatst, moet in principe operatief gecorrigeerd worden, tenzij de fractuur bijvoorbeeld over een veneuze sinus loopt.

Open schedelfracturen dienen gespoeld en gesloten te worden. Antibiotische behandeling is in dat geval geïndiceerd. Er bestaat niet voldoende bewijs voor het standaard voorschrijven van antobiotica in geval van een schedelbasisfractuur met liquorlekkage.

LITERATUUR

Hijdra A, Koudstaal PJ, Roos RAC, redactie. Neurologie. 4e herz. dr. Amsterdam: Elsevier Gezondheidszorg, 2000.

Reilly P, Bullock R. Head injury. 2nd ed. London: Hodder Arnold, 2005.

8.7 DIFFUSE AXONAL INJURY (DAI)[1]

Pathofysiologie

Diffuse axonal injury (DAI) is een radiologische diagnose van axonale schade diffuus verspreid door de hersenen. Door een trauma met hevige acceleratie of deceleratie, of door hevige rotatoire bewegingen, ontstaat er diffuus door de hersenen tractie op axonen die hierdoor direct scheuren of zodanig beschadigd raken dat ze door zwelling en membraanveranderingen te gronde gaan.

DAI wordt vooral gezien op de overgang van grijze naar witte stof, dit vanwege het feit dat grijze en witte stof door verschillen in stuctuur en massa met verschillende snelheid zullen bewegen als gevolg van het trauma, en er dus juist op de overgang tractie op de axonen ontstaat. De bewegingskrachten zijn het grootst in de buitenste lagen van de hersenen, dus hoe dieper in de hersenen de DAI aanwezig is hoe groter de impact van het traumamechanisme zal zijn geweest.

Bevindingen

In het kader van ATLS® is bij een neurotrauma een goed oriënterend neurologisch onderzoek noodzakelijk, waarbij bedacht moet worden dat het traumamechanisme in geval van ernstige DAI fors zal zijn geweest en de patiënt dus in de regel gesedeerd en geïntubeerd op de SEH zal aankomen. Ook hier is men dus vooral aangewezen op de initiële EMV-score, deze zal in geval van DAI vaak direct laag zijn.

Om tot een inschatting van de kans op DAI te kunnen komen is een goede omschrijving van het traumamechanisme noodzakelijk; het gaat om traumata met grote acceleratie of deceleratie of grote rotatoire krachten, waarbij het niet noodzakelijk is dat het hoofd hard botst. Derhalve kunnen uiterlijke tekenen van een hoogenergetisch trauma ontbreken.

Aanvullend onderzoek

Vanwege de spoedsetting waarin patiënten met een mogelijke DAI zich presenteren zal er in de regel een CT worden gemaakt. In geval van DAI kunnen dan kleine hyperdense zones zichtbaar zijn verspreid door de hersenen, zoals gezegd met name op de grijs- of wittestof overgangszones.

Op een MRI zijn de gebieden met axonale schade veel beter te zien. Een MRI zal doorgaans pas in een later stadium gemaakt worden bij patiënten die niet opknappen zonder dat daar op de CT duidelijke ver-

---

[1] Geschreven door Jochem Spoor en Iain Haitsma.

klaringen voor te zien zijn en bij wie derhalve een verdenking op DAI bestaat.

Maatregelen

De diffuse aard en de geringe omvang van de laesies, zonder zones van zwelling, maken operatief ingrijpen niet mogelijk. Vaak zal DAI niet op zichzelf maar in combinatie met andere hersenschade aanwezig zijn, operatief ingrijpen kan uiteraard geïndiceerd zijn in verband met de andere schade (ASDH, impressiefractuur enzovoort).

LITERATUUR
Hijdra A, Koudstaal PJ, Roos RAC, redactie. Neurologie. 4e herz. dr. Amsterdam: Elsevier Gezondheidszorg, 2000.
Reilly P, Bullock R. Head injury. 2nd ed. London: Hodder Arnold, 2005.

8.8 TRAUMATISCHE DWARSLAESIE[1]

Pathofysiologie

Een traumatische dwarslaesie is neurologische uitval op basis van schade aan het ruggenmerg door een trauma. Een traumatische dwarslaesie kan op zeer diverse manieren ontstaan. Zowel door een scherp trauma (bijvoorbeeld messteek) als door een stomp trauma (bijvoorbeeld een val op de rug).

Ook een relatief licht acceleratie- of deceleratietrauma kan bij een patiënt met een pre-existente nauwe cervicale wervelkolom tot uitval leiden. Het niveau en de ernst van de beschadiging van het myelum bepalen de ernst van de uitval. In geval van een *central cord lesion* is met name de grijze stof rondom het centrale kanaal aangedaan en zijn de bovenste extremiteiten zwaarder aangedaan dan de onderste.

Bevindingen

Ook hier is een (hetero)anamnese over het traumamechanisme van groot belang. Indien de patiënt reageert op aanspreken, moet pijn in de nek of lager in de rug worden uitgevraagd. Het neurologisch onderzoek bij een wakkere patiënt dient te bestaan uit een uitgebreid onderzoek van de motoriek en sensibiliteit. In geval van een volledige dwarslaesie is er sprake van een totale, hypotone verlamming vanaf het niveau van de schade met een totale uitval van sensibiliteit. Dit wordt als 'spinale shock' aangeduid en zegt dus alleen iets over de conditie van het ruggenmerg. Er is dan geen controle over de darmen en de blaas, hetgeen

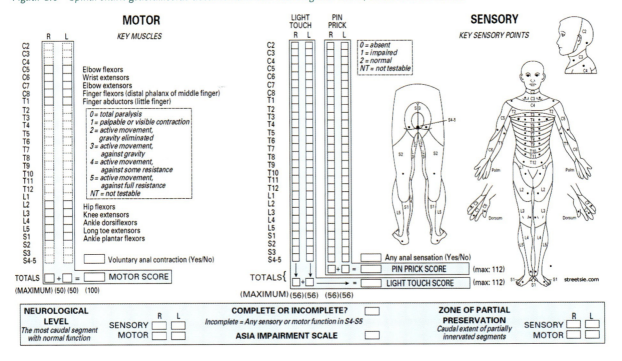

Figuur 8.6 Spinal chart: gedetailleerde documentatie van neurologische uitval, sensibel en motorisch

---

1 Geschreven door Jochem Spoor en Iain Haitsma.

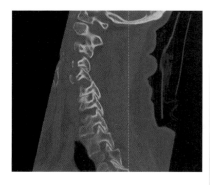
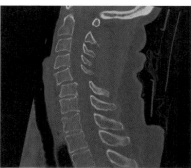
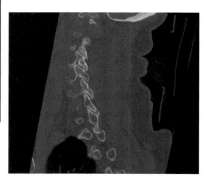

Figuur 8.7 Cervicale dwarslaesie, CT-opname
2D-reconstructie van een instabiele luxatiefractuur van de CWK.
Links: dislocatie van een facetgewricht.
Midden: dislocatie op niveau corpus C5-C6 met knikstand.
Rechts: normale positie van het contralaterale facetgewricht.

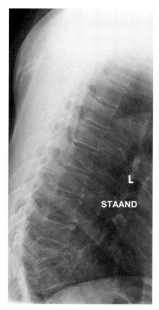
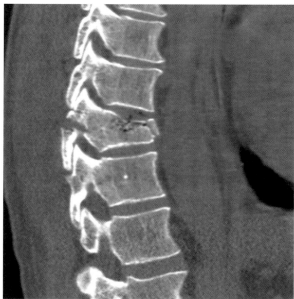

Figuur 8.8 Thoracale dwarslaesie, röntgen- en CT-opname
Links: röntgenopname van de thoracaal-lumbale overgang: wigvormige afplatting van Th12.
Rechts: CT-scan, 2D-reconstructie: fractuur door alle drie de pijlers, voorkant corpus, achterzijde corpus en processus spinosus. Dit is kenmerkend voor een flexorotatieletsel met zeer ernstige instabiliteit.
Bron: Fehlings 2006.[2]

kan resulteren in incontinentie voor beide en een overloopblaas. Daarnaast is de controle over het vaatbed verloren, waardoor het vaatbed zich niet aanpast bij houdingsveranderingen van de patiënt, hetgeen kan leiden tot circulatoire afwijkingen. Dit wordt aangeduid als 'neurogene shock' met hypotensie en een openstaand perifeer vaatbed (roze, warm, versnelde capillaire refill). Bij een cervicale dwarslaesie wordt tevens een bradycardie gezien. Het verlies van controle over het vaatbed kan bij mannelijke patiënten tot een priapisme leiden door de passieve overvulling van de zwellichamen. In deze acute fase is er sprake van areflexie; ook pathologische reflexen zoals de babinskireflex van de voetzool ontbreken dus. In geval van een totale hoogcervicale dwarslaesie is ook de aansturing van de ademhalingsspieren uitgevallen en is de patiënt afhankelijk van mechanische ventilatie.

Aanvullend onderzoek

Vanwege de spoedsetting waarin patiënten met een mogelijke dwarslaesie zich doorgaans presenteren, is CT het aangewezen onderzoek. De CT is bij uitstek geschikt voor het aantonen van breuken of standsafwijkingen (zoals verhaking) van de wervelkolom. Voor informatie over het myelum een de aan- of afwezigheid van hematomen is men aangewezen op de MRI, waarmee op T2-gewogen beelden kan worden gezocht naar zones van myelopathie.

Maatregelen

In geval van een adequaat trauma dient men er, tot het tegendeel bewezen is, van uit te gaan dat de patiënt een nekbreuk dan wel een thoracale of lumbale wervelkolomfractuur heeft. De patiënt dient dan geïmmobiliseerd te blijven tot fracturen zijn uitgesloten. Een eventuele verhaking moet worden opgeheven, gevolgd door fixatie. De onthaking kan onbloedig geschieden, gevolgd door operatieve fixatie of gevolgd door tijdelijke fixatie middels tractie tot een definitieve operatieve fixatie. Dit laatste zal zich bijvoorbeeld voordoen wanneer het trauma zoveel invloed heeft gehad dat operatie beter kan worden uitgesteld tot de patiënt stabieler is. Verder verschilt het van geval tot geval of een operatie geïndiceerd is. Zo zal er in geval van een hematoom met compressie op het myelum doorgaans een indicatie bestaan tot een spoedlaminectomie met verwijdering van het hematoom. In veel gevallen echter zal een operatie niet tot vermindering van de uitval zorgen.

Een instabiele wervelkolom is een indicatie voor immobilisatie en bedrust. Vervolgens dient ofwel op relatief korte termijn een operatie te volgen ter stabilisering, ofwel behandeling middels externe fixatie, zoals een harde halskraag. Hierna kan patiënt gaan mobiliseren en revalideren. In geval van een hoge dwarslaesie moet de patiënt opgenomen worden op een bewaakte afdeling, aangezien er een verhoogde kans bestaat op respiratoire problemen door bijvoorbeeld een sputumplug.

Bevindt de dwarslaesie zich dermate hoog dat de ademhalingsspieren volledig zijn uitgevallen, dan is de patiënt aangewezen op mechanische beademing. De patiënt moet worden opgenomen op een afdeling waar ervaring is met dit ziektebeeld en beleid ter voorkoming van secundaire problemen (trombose, decubitus en contracturen) moet meteen gestart worden.

LITERATUUR

Fehlings MG, Perrin RG. The timing of surgical intervention in the treatment of spinal cord injury: A systematic review of recent clinical evidence. Spine (Phila Pa 1976) 2006;31(11 Suppl):S28-35.

Hijdra A, Koudstaal PJ, Roos RAC, redactie. Neurologie. 4e herz. dr. Amsterdam: Elsevier Gezondheidszorg, 2000.

8.9 ONCOLOGISCHE DWARSLAESIE[1]

Pathofysiologie

Een oncologische dwarslaesie is uitval op basis van schade aan het ruggenmerg veroorzaakt door een oncologisch proces. Een oncologische dwarslaesie ontstaat ofwel doordat een tumor of bloeding in een tumor direct compressie geeft op het myelum, ofwel doordat er inzakkingsfracturen ontstaan door osteolytische tumoren in de wervels. In de overgrote meerderheid van de gevallen is de tumor een metastase en groeit deze vanuit de wervel, waarbij de thoracale wervelkolom het frequentst is aangedaan en de cervicale wervelkolom het minst frequent. Uiteraard bepalen ook hier het niveau van het aangedane myelum en de mate van compressie op het myelum de uitgebreidheid van de uitval, gedocumenteerd op een *spinal chart* zoals beschreven in paragraaf 8.8.

Bevindingen

Anamnestisch is er vaak sprake van rugpijn, later gevolgd door vrij snel progressieve uitval. De uitval kan

---

1 Geschreven door Jochem Spoor en Iain Haitsma.

zich echter ook acuut presenteren. Het komt geregeld voor dat de dwarslaesie het eerste symptoom is van de kanker. Aangezien het doorgaans een metastase betreft, is er dus sprake van gemetastaseerde ziekte en vaak is er dus de bekende anamnese van gewichtsverlies, vermoeidheid enzovoort.

Aanvullend onderzoek

Voor informatie over het myelum en de aan- of afwezigheid van hematomen is men aangewezen op de MRI, waarbij op de T2-gewogen beelden kan worden gezocht naar zones van myelopathie. Daarnaast is een MRI het aangewezen onderzoek om geïnformeerd te zijn over de aanwezige tumor(en). De CT is bij uitstek geschikt voor het aantonen van breuken of standsafwijkingen van de wervelkolom en voor een oordeel over de stabiliteit van de wervelkolom.

Maatregelen

Van groot belang bij het bepalen van het beleid is de prognose van de patiënt. Indien deze zeer beperkt is, is een uitgebreide operatie niet geïndiceerd. De gemiddelde levensverwachting van patiënten die zich presenteren met wervelmetastasen en in aanmerking komen voor een operatie, is 7 maanden. Indien de patiënt niet bekend is met een primaire tumor dient een tumor-workup zo spoedig mogelijk te worden ingezet.

Bij de behandeling van een oncologische dwarslaesie zijn, naast de prognose van de patiënt, de duur en de ernst van de uitval en de uitgebreidheid van de betrokken wervels leidend. Patiënten met uitval korter dan 48 uur als gevolg van myelumcompressie, die een prognose hebben van meer dan 3-6 maanden en en van wie de algemene conditie goed genoeg is voor algehele anesthesie, kunnen in aanmerking komen voor een spoedoperatie. In deze selecte patiëntengroep kan een operatie belangrijke winst opleveren. De ingreep heeft tot doel de compressie op te heffen. Indien dit zorgt voor instabiliteit van de wervelkolom dient aansluitend een fixatie te worden uitgevoerd.

Als de patiënt niet in aanmerking komt voor operatie, is spoedbestraling vaak geïndiceerd. Overweeg bij neurologische uitval voorafgaand aan zowel een operatie als een bestraling te starten met dexamethason, bijvoorbeeld 10 mg i.v. en daarna 2 dd 8 mg per os.

LITERATUUR

Taal W, Bijvoet HWC, Drenthen J. Richtlijn maligne dwarslaesie. Rotterdam: Erasmus MC, 2012. http://www.erasmusmc.nl/47445/674532/2253731/2261590, geraadpleegd januari 2014.

Tumoren van ruggenmerg en wervelkolom. Tilburg: Nederlandse Vereniging voor Neurochirurgie, 2009. http://www.nvvn.org/patienteninfo/rug-tumoren.php, geraadpleegd januari 2014.

8.10 CAUDA-EQUINASYNDROOM (CES)[1]

Pathofysiologiev

Het CES bestaat uit uitval door compressie op de cauda equina. Omdat de wervelkolom tijdens de embryogenese sneller groeit dan het myelum eindigt het myelum (conus) ter plaatse van de eerste of tweede lumbale wervel. Vanuit de conus ontspringen de vezels voor de lagergelegen niveaus en vormen de cauda equina. Een CES ontstaat door compressie op (een deel van) deze vezels. In de meeste gevallen wordt de compressie veroorzaakt door een (grote) hernia. Er kan ook een infectieuze, oncologische of traumatische (wervelbreuk, hematoom) oorzaak zijn.

Bevindingen

Klachten zijn een vrij acuut ontstane hypesthesie of anesthesie in het rijbroekgebied, incontinentie voor urine en/of ontlasting, of een retentieblaas. Er kan zwakte zijn in één of in beide benen, vaak met name van de voetheffers en/of voetstrekkers. Daarnaast is er vaak hevige uitstralende pijn naar de benen.

Bij het neurologisch onderzoek dient te worden gekeken naar de sensibiliteit, waarbij de sensibiliteit in het rijbroekgebied uitvoerig getest moet worden. De kracht aan de benen dient getest te worden, alsook de sfincterspanning middels rectaal toucher. Naast de spierrekreflexen moet ook de anusreflex getest worden. Vanwege de grote kans op een retentieblaas moet een *bladder scan* gemaakt worden.

Aanvullend onderzoek

MRI is het aangewezen onderzoek om het niveau van de beklemming en de betrokkenheid van de caudavezels aan te tonen, en om een eventuele hernia nuclei pulposi (HNP) (de meest frequente oorzaak van CES) zichtbaar te maken. Uiteraard is er een rol voor CT als verdere informatie over de ossale structuren gewenst is.

---

1 Geschreven door Jochem Spoor en Iain Haitsma.

Maatregelen

In geval van een retentieblaas moet een katheter geplaatst worden.

Van oudsher is een CES een indicatie voor spoeddecompressie, recentere literatuur laat zien dat de kans op herstel niet wezenlijk groter is na een operatie binnen 24 uur dan na een operatie binnen enkele dagen.

De aanwezigheid van een blaas- of darmstoornis is nog vaak een indicatie voor spoedingrijpen. Bij de operatie vindt decompressie van de duraalzak plaats, in geval van een HNP (dus doorgaans) wordt deze verwijderd.

LITERATUUR

Rughernia. Tilburg: Nederlandse Vereniging voor Neurochirurgie, 2011. http://www.nvvn.org/patienteninfo/rughernia.php, geraadpleegd januari 2014.

8.11 TIA EN HERSENINFARCT[1]

Beroerte is een veel voorkomende aandoening, die verantwoordelijk is voor een groot deel van de totale ziektelast in Nederland. Per jaar worden ongeveer 40.000 patiënten met een beroerte opgenomen in Nederlandse ziekenhuizen. Het acute herseninfarct is een spoedeisende aandoening die vlot handelen vereist. Trombolyse kan zeer succesvol zijn, maar daarnaast is het ook van belang dat snel een bloeding wordt uitgesloten en dat er maatregelen worden genomen om complicaties te voorkomen.

Een transient ischemic attack (TIA) wordt gedefinieerd als een aanval van focale symptomen (zie verder) met een vasculaire oorzaak die niet langer dan 24 uur duren. De grens van 24 uur is in feite arbitrair en voornamelijk gesteld op basis van de gedachte dat symptomen die langer dan 24 uur duren leiden tot permanente schade. Uit onderzoek is gebleken dat driekwart van de TIA's korter duren dan één uur. Met de komst van geavanceerdere beeldvormende technieken blijkt bovendien dat 25-69% van de patiënten met een TIA afwijkingen heeft op *MRI-diffusion-weighted imaging* (MRI-DWI). Na een onbehandelde TIA of klein herseninfarct is het risico op een recidief het grootst in de eerste dagen na het ontstaan van de uitval: ongeveer 5% in de eerste twee dagen en 17% in de eerste drie maanden.

Het risico op een vroeg herseninfarct na een TIA is goed te voorspellen met de ABCD^2-score, waarmee patiënten aan de hand van vijf klinische kenmerken kunnen worden ingedeeld in een hoogrisicogroep, een groep met een matig risico en een laagrisicogroep. Het acroniem staat voor *age, blood pressure, clinical features, duration of TIA, and presence of diabetes*. De ABCD^2-score kan variëren tussen 0-3 (laag risico) en > 6 (hoog risico op ischemie). Tabel 8.8 toont de risicogroepen met daarbij de kans op herseninfarct dan wel TIA in verloop van de tijd.

Aangezien de kans op een herseninfarct in de eerste twee dagen na een TIA 4-10% is, is snelle evaluatie en behandeling van groot belang; dit kan klinisch (op

Tabel 8.1 ABCD^2-score

variabele		criteria	punten
A	leeftijd	≥ 60 jaar	1
B	bloeddruk	≥ 140/90 mmHg	1
C	klinische symptomen	unilaterale zwakte	1
		spraakproblemen zonder zwakte	2
D	duur	10-59 minuten	1
		≥ 60 minuten	2
D	diabetes		1

ABCD^2 score	2-daags risico	7-daags risico	90-daags risico
0-3 (laag risico)	1%	1,2%	3,1%
4-5 (gemiddeld risico)	4,1%	5,9%	9,8%
6-7 (hoog risico)	8,1%	11,7%	17,8

1 Geschreven door Sabrina Beugelink en Maaike Dirks.

Figuur 8.9 CT-scan bij patiënt met ischemisch CVA
a In eerste instantie is er op een CT meestal geen afwijking te zien bij een trombus met achterliggend ischemisch gebied, maar wordt deze pas na enige tijd zichtbaar.
b Bij een bloedig CVA is in de acute fase direct de intraparenchymateuze afwijking zichtbaar. Bij de bepaling of de patiënt in aanmerking komt voor trombolyse is uitsluiting van een bloedig CVA essentieel.

de stroke unit), maar ook poliklinisch (TIA-poli). De keuze tussen de twee zal afhangen van het recidiefrisico, lokale afspraken en beschikbaarheid.

Pathofysiologie
Een TIA of een herseninfarct wordt veroorzaakt door tijdelijke afsluiting van een arterie of door verminderde perfusie. De oorzaken zijn in te delen in vijf subgroepen:
- atherosclerose van de grote vaten, zoals de a. carotis interna of de aortaboog;
- cardio-embolie bij bijvoorbeeld atriumfibrilleren of een mechanische klepprothese;
- *small vessel disease*, klinisch een lacunair syndroom (geen corticale functiestoornissen);
- andere bekende oorzaak, zoals dissectie, vasculitis, andere vasculopathie;
- onbekende oorzaak.

Bevindingen
Bij passagère uitval is de anamnese de hoeksteen van de diagnostiek. Bij nog aanwezige uitval is het belangrijk in de (hetero)anamnese het moment van ontstaan van de klachten na te gaan, dit is noodzakelijk om bepalen of acute behandelingen geïndiceerd zijn. Indien een patiënt wakker is geworden met focale verschijnselen, dan geldt het moment waarop hij voor het laatst goed gezien is (*last seen well*). Het neurologisch onderzoek kan beperkt blijven tot de essentie, bijvoorbeeld door middel van de *NIH stroke scale* (NIHSS).

Aanvullend onderzoek
Het aanvullend onderzoek heeft verschillende doelen: het stellen van de diagnose (ischemie, bloeding, andere diagnose), het inventariseren van de vasculaire risicofactoren en het identificeren van de vermoedelijke oorzaak.

Bij iedere patiënt met neurologische uitval wordt het volgende onderzoek verricht.
- Bloedonderzoek (CRP, Hb, Ht, leukocyten, trombocyten INR, glucose, nierfunctie, (nuchter) cholesterol en lipidenprofiel, op indicatie INR).
- ECG, in de eerste plaats om atriumfibrilleren op het spoor te komen. Daarnaast is het belangrijk om op de hoogte te zijn van eventuele oude of recente cardiale ischemie, geleidingsstoornissen of ventriculaire ritmestoornissen.
- CT- of MRI-cerebrum (soms uitgebreid met een CT-perfusiescan of MRI-DWI), ter bevestiging van de diagnose en om andere pathologie (hersentumor) uit te sluiten.
- CTA of duplexcarotisscan, om te screenen op een symptomatische carotisstenose of intracraniële occlusie.
- Op indicatie kan ook een holteronderzoek of echocardiogram worden gedaan.

Maatregelen
Alle patiënten met een acuut herseninfarct bij wie behandeling kan worden gestart binnen 4,5 uur komen

in aanmerking voor intraveneuze trombolyse, tenzij er contra-indicaties bestaan.

Daarnaast kunnen patiënten met verschijnselen van een acuut herseninfarct en een relevante occlusie (a. vertebralis, a. basilaris, carotistop, a. cerebri posterior, media of anterior) in onderzoeksverband in aanmerking komen voor intra-arteriële behandeling.

Contra-indicaties voor intraveneuze trombolyse zijn:
- herseninfarct, korter dan zes weken geleden;
- trombocyten < 90×10^9;
- APTT > 50 s;
- INR > 1,7;
- systolische bloeddruk > 185 mmHg en/of diastolische bloeddruk > 110 mmHg en niet goed reagerend op bloeddrukverlagende behandeling;
- glucose < 2,7 of > 22,2 mmol/l;
- contusio cerebri in de voorafgaande twee maanden;
- intracerebrale bloeding in de voorgeschiedenis (indien de oorzaak adequaat behandeld is dan wel trombolyse heeft plaatsgevonden);
- een grote operatie in de voorafgaande 14 dagen (overleg indien mogelijk met operateur);
- gastro-intestinale bloeding in de voorafgaande 14 dagen;
- bloeding in het kno-orofarynxgebied in de voorafgaande 14 dagen;
- bloeding in de tractus urogenitalis in de voorafgaande 14 dagen;
- arteriële punctie op niet-afdrukbare plaats in de voorafgaande zeven dagen.

De dosering alteplase voor intraveneuze behandeling bedraagt 0,9 mg/kg, met een maximum van 90 mg. Het middel wordt toegediend als een bolus van 10% van de totale hoeveelheid alteplase, gevolgd door infusie met een pomp van de overige 90%.

Patiënteninformatie
Bij één op de 17 patiënten ontstaat een ernstige complicatie, een hersenbloeding of -oedeem. Ondanks dit nadeel van de behandeling heeft onderzoek in grote groepen patiënten uitgewezen dat het uiteindelijke effect, zelfs als de nadelige effecten worden meegeteld, gemiddeld zeer gunstig is. Bij één op de tien patiënten kan behandeling met alteplase overlijden of blijvende invaliditeit voorkómen als zij binnen drie uur wordt gestart. Wordt de behandeling na 3-4,5 uur gestart, dan kan zij bij één op de 14 patiënten invaliditeit voorkomen.

Stroke unit
Opname en behandeling op een stroke unit heeft een bewezen gunstig effect op de uitkomst na een beroerte. Dit effect is gebaseerd op vijf elementen.
- Vlotte aanvullende diagnostiek (als boven beschreven).
- Bewaking (neurologische controle, ECG-monitoring).
- Geprotocolleerde behandeling en beleid (zie verder).
- Vroege reactivering en revalidatie (snel starten met mobiliseren en revalideren middels fysiotherapie, logopedie en ergotherapie).
- Multidisciplinaire samenwerking.

Geprotocolleerde behandeling en beleid
Alle patiënten met een herseninfarct krijgen trombocytenaggregatieremmers (carbasalaatcalcium plus dipyridamol óf clopidogrel), tenzij de patiënt reeds orale anticoagulantia gebruikte, in dat geval moeten deze gecontinueerd worden.

Daarnaast worden risicofactoren behandeld zoals hypertensie, hypercholesterolemie en diabetes mellitus, en worden leefstijladviezen gegeven (stoppen met roken en meer bewegen). Tot slot is de behandeling gericht op het voorkomen van complicaties, op tromboseprofylaxe en op het voorkomen van aspiratiepneumonie door een sliktest. Als deze afwijkend is, niets per os geven.

LITERATUUR
Van Eijck M, Seelaar H, Dippel D, Koudstaal PJ. Richtlijn herseninfarct. Rotterdam: Erasmus MC, 2013. www.erasmusmc.nl/47445/674532/2253326/herseninfarct, geraadpleegd januari 2014.

8.12 INTRACEREBRALE BLOEDING (ICH)[1]
Intracerebrale bloedingen zijn verantwoordelijk voor 10-30% van de beroertes. De incidentie stijgt exponentieel met de leeftijd. Andere risicofactoren voor een intracerebraal hematoom zijn: mannelijk geslacht, hypertensie, stollingsstoornis, alcoholgebruik, gebruik van trombocytenaggregatieremmers, orale anticoagulantia en trombolytica, amfetamine- of cocaïnegebruik, roken, diabetes mellitus en laag

---
[1] Geschreven door Sabrina Beugelink en Maaike Dirks.

cholesterol. De mortaliteit na één maand is 35-52%, waarvan de helft in de eerste twee dagen, meestal als gevolg van inklemming. Daarna zijn complicaties als aspiratie, infectie (urinewegen, longen), sepsis en longembolie de voornaamste doodsoorzaken.

Pathofysiologie
Schade van het hersenparenchym ontstaat door directe mechanische druk vanwege de bloeding, oedeem en toxische invloeden (ontsteking). Het bloedvolume kan tot 48 uur na het begin van de klachten toenemen. Oedeemvorming treedt op binnen 3-4 uur na het ontstaan van de bloeding (tot 75% van het uiteindelijke volume) en kan gedurende minstens 3-4 dagen blijven toenemen.

Bevindingen
Een ICH wordt klinisch gekenmerkt door het in enkele minuten ontstaan van focale neurologische uitvalsverschijnselen en/of tekenen van verhoogde intracraniële druk, zoals hoofdpijn (40%), misselijkheid (40-50%) en een verlaagd bewustzijn (50%). De uitvalsverschijnselen zijn afhankelijk van de bloedingslokalisatie: basale ganglia (40%), lobi (20%), cerebellum en pons (10%), thalamus (30%).

Aanvullend onderzoek
- Laboratoriumonderzoek (bloedbeeld, elektrolyten, ureum, creatinine, glucose, PT, APTT). Indien antistolling of onduidelijkheid hieromtrent: INR. Urinetoxicologie bij verdenking op cocaïnegebruik.
- CT-cerebrum ter bevestiging van de diagnose (op CT-cerebrum een hyperdense laesie).
- ECG en X-thorax (linkerventrikelhypertrofie bij langdurig bestaande hypertensie).
- Op indicatie onderzoek naar hemorragische diathese (bijvoorbeeld bij positieve familieanamnese, hemofilie of factor-XIII-deficiëntie in de voorgeschiedenis, anamnestisch aanwijzingen voor bijvoorbeeld spontane neusbloeding, blauwe plekken of nabloeding bij tandextractie).
- Bij patiënten < 45 jaar en bij patiënten < 70 jaar met een niet typisch hypertensieve bloeding kan CTA in de acute fase geïndiceerd zijn om onderliggende vasculaire pathologie (bijvoorbeeld een arterioveneuze malformatie) aan te tonen of uit te sluiten.

Maatregelen
Van de patiënten met ICH gebruikte 6-16% orale antistolling. Het gebruik van orale anticoagulantia of trombocytenaggregatieremmers na een ICH leidt, onafhankelijk van de ernst van de bloeding, tot een toename van de mortaliteit. Bij orale anticoagulantia bedraagt de mortaliteit na 30 dagen 67%. Derhalve moet alle antistolling (anticoagulantia, trombocytenaggregatieremmers en heparine) gestaakt worden bij patiënten met een ICH. Een bloeding door anticoagulantia kan gecoupeerd worden met vitamine K en co-fact. Vanuit de cardiologie worden echter ook nieuwe-generatie orale anticoagulantia (NOA) voorgeschreven (dabigatran, rivaroxabam), die niet met deze standaard coupering kunnen worden geantagoneerd.

Behandeling op stroke unit of intensive care
- Frequente controle van bewustzijn (EMV), neurologische uitval, bloeddruk en zuurstofsaturatie/ademhaling. Patiënten die al antihypertensiva gebruiken gaan daarmee door, behalve gedehydreerde patiënten die diuretica gebruiken.
- Behandeling van de bloeddruk in het acute stadium met antihypertensiva (streefsystole < 140 mmHg binnen het uur) lijkt een gunstig effect te hebben op de functionele uitkomst, maar is nog overal niet de standaardbehandeling. Acute behandeling van de bloeddruk kan het beste met labetalol in *shots* behandeld worden: 10-20 mg in 1-2 minuten, zo nodig elke 10 minuten herhalen, of met een labetalolpomp. Het is onjuist in de eerste 24 uur met orale middelen de bloeddruk omlaag te brengen, vanwege het niet goed voorspelbare effect.
- Behandeling van de bloeddruk niet in het acute stadium; de hoge bloeddruk normaliseert meestal spontaan na 24-48 uur. Zo nodig kan hierna behandeling met antihypertensiva worden gestart. Strikt genomen zijn er geen argumenten om bij de behandeling van hoge bloeddruk voor een bepaalde categorie middelen (calciumantagonisten, bètablokkers, diuretica, ACE-remmers) te kiezen. De grens voor behandeling wordt gelegd bij 120/70 mmHg.
- Indien er sprake is van hydrocephalus op de initiële CT-scan, gecombineerd met een EMV-score < 15 dan wel EMV-daling op basis van hydrocephalus, moet de neurochirurg in consult gevraagd worden voor het plaatsen van een externe ventrikeldrain.

- Er zijn geen absolute grenzen of indicaties voor craniotomie bij een ICH. Een operatie dient alleen plaats te vinden indien deze levensreddend is. De overwegingen zijn: jonge leeftijd, oppervlakkige bloeding, geen comorbiditeit (preëxistent functioneren) en bewustzijnsdaling (EMV-daling > 1 punt of initiële EMV < 14). Een verergering van een hemiparese is dus geen indicatie voor operatie. Een andere situatie waarin wordt afgezien van een operatie is wanneer een patiënt afwezige stamreflexen heeft (geen pupilreflexen en geen corneareflexen), vanwege de zeer sombere prognose.
- Preventie van aspiratie: sliktest en eventueel consult logopedie.
- Behandelen van hyperglykemie (streefwaarde < 10 mmol/l).
- Preventie urineweginfectie: in principe geen verblijfskatheter.
- Zo snel mogelijk mobiliseren onder begeleiding van fysiotherapie.
- Profylaxe van diepe veneuze trombose en longembolie (bijvoorbeeld op dag 3 starten met LMWH).
- Antitrombosekousen (TED-kousen) zijn bewezen niet-effectief bij paralytische *stroke*).

LITERATUUR

Ikram MK, Van Kooten F. Richtlijn intracerebraal hematoom. Rotterdam: Erasmus MC, 2009. www.erasmusmc.nl/47445/674532/2253326/sichprot, geraadpleegd januari 2014.

8.13 SUBARACHNOÏDALE BLOEDING (SAB)[1]

Pathofysiologie

Een SAB is een plotselinge bloeding in de subarachnoïdale ruimte. De oorzaak van een spontane SAB is in 85% een geruptureerd intracranieël aneurysma. De incidentie van SAB in Nederland bedraagt 6-7 per 100.000 inwoners per jaar. Het gaat om relatief jonge patiënten: 50% is jonger dan 55 jaar, de gemiddelde leeftijd is 50 jaar. Vrouwen zijn vaker getroffen dan mannen (relatief risico 1,6).

Een perimesencefale bloeding is een bloeding waarbij het centrum van de bloeding direct voor het mesencefalon ligt. Bij een perimesencefale bloeding wordt geen aneurysma gevonden; deze patiënten hebben een uitstekende prognose. Wel kunnen ze hydrocephalus ontwikkelen, vooral in de eerste week.

Bevindingen

Het belangrijkste klinische kenmerk van een subarachnoïdale bloeding (SAB) ten gevolge van een geruptureerd aneurysma is peracute hoofdpijn. Karakteristiek voor een SAB is het zeer snelle ontstaan, in één tot enkele seconden, en niet zozeer de ernst van de hoofdpijn, al ervaren de meeste patiënten die als de ernstigste hoofdpijn die zij ooit hebben gehad. De hoofdpijn gaat vaak gepaard met misselijkheid en braken. Nekpijn door meningeale prikkeling ontstaat vaak pas later. Focale uitval kan ontstaan door compressie van het aneurysma op een hersenzenuw, door een intraparenchymateuze bloedingscomponent of door ischemie ten gevolge van acute vaatspasmen. Bij één op de 14 patiënten gaat de bloeding gepaard met een epileptisch insult, wat een sterke indicator is voor een geruptureerd aneurysma als oorzaak van de bloeding. Bij opname heeft twee derde van de patiënten een verlaagd bewustzijn, van wie de helft comateus is. Preretinale bloedingen en glasvochtbloedingen (syndroom van Terson, een subarachnoïdale bloeding in combinatie met een bloeding in het netvlies, soms met loslating van het netvlies) komen vaak voor en vereisen soms behandeling door de oogarts.

Systemische verschijnselen na een SAB bestaan uit hypertensie, hypoxie, neurogeen longoedeem en ECG-afwijkingen die vaak niet zijn te onderscheiden van een myocardinfarct, inclusief troponinestijging. Zij ontstaan hoogstwaarschijnlijk door cardiale *stunning* onder invloed van catecholaminen (tako-tsubocardiomyopathie).

Aanvullend onderzoek

Er wordt zo snel mogelijk een CT-cerebrum, en in principe ook een CTA gemaakt. De sensitiviteit van een CT-scan voor SAB is afhankelijk van de verstreken tijd na het ontstaan van de SAB. In het algemeen wordt het meeste bloed in de basale cisternen gezien. Een intracerebrale en/of intraventriculaire component komt vaker voor bij een recidiefbloeding.

Naast het aantonen van bloed in de basale cisternen is de CT-scan van belang om de lokalisatie vast te leggen van het aneurysma dat gebloed heeft. CT kan een grote rol spelen bij de beslissing tot behandeling als er sprake is van multipele aneurysmata (> 20%), maar alleen indien er gelokaliseerd subarachnoïdaal bloed of een gelokaliseerd hematoom zichtbaar is, zoals bij een aneurysma van de a. cerebri

---

1 Geschreven door Maaike Dirks.

media (ACM), de a. cerebri anterior (ACA) of de a. communicans anterior (ACoA). Bij diffuus gelokaliseerd subarachnoïdaal bloed kan op basis van de CT-scan niet gedifferentieerd worden tussen een gebarsten aneurysma van de anterior of de posterior circulatie. Puur intraventriculair bloed pleit niet tegen de diagnose aneurysmatische bloeding (vaak in de a. cerebelli inferior posterior (PICA), de ACA of de ACoA).

Bij een klinische verdenking op een SAB en een negatieve CT-scan moet een lumbaalpunctie worden verricht. Een uitzondering kan zijn als er geen subarachnoïdaal bloed te zien is op een CT-scan die binnen zes uur na het ontstaan van de acute hoofdpijn is gemaakt. De lumbaalpunctie mag pas 12 uur na de mogelijke SAB plaatsvinden om onderscheid te kunnen maken tussen bloed ten gevolge van een traumatische punctie en subarachnoïdaal bloed. De liquor dient donker te worden bewaard (in aluminiumfolie) ter voorkoming van bloedafbraak en direct te worden afgedraaid.

Maatregelen
Patiënten met een SAB moeten behandeld worden in een tertiair neurochirurgisch of neurovasculair interventiecentrum.
- Bedrust, waarbij het hoofdeinde van het bed maximaal 30° omhoog mag worden gezet.
- Continue monitoring van de vitale functies, temperatuur, EMV, pupilreacties en kracht in de extremiteiten (MRC-score).
- Frequent laboratoriumonderzoek en controle van de vochtbalans. Streefwaarde is een *mean arterial pressure* (MAP) > 80 mmHg. Bij MAP > 130 mmHg en een nog onbehandeld aneurysma kan men overwegen de bloeddruk te verlagen met maximaal 20% van de baseline-MAP. Vaak moet de patiënt stoppen met antihypertensiva die hij voorheen gebruikte (de combinatie van een bètablokker met nimodipine geeft kans op ernstige hypotensie).
- Vochtbeleid (NaCl 0,9% i.v. en/of orale intake): standaard meestal 3 l per 24 uur.
- Tromboseprofylaxe: alle patiënten dienen te worden behandeld met antitrombosekousen (TED-kousen) en nadat het aneurysma behandeld is met laagmoleculairgewichtheparine (LMWH).
- Hoofdpijnbestrijding is zéér belangrijk en bestaat uit paracetamol 4 dd 1000 mg, vaak in combinatie met morfine (agonist). Er is geen plaats voor NSAID's omdat deze de bloedingsneiging verhogen.
- Misselijkheid wordt bestreden met metoclopramide i.v. 6 dd 10-15 mg. Bij onvoldoende effect zijn er alternatieve anti-emetica beschikbaar.
- Standaard wordt de patiënt gelaxeerd.
- Nimodipine is een calciumantagonist en verlaagt het risico op overlijden of ernstige invaliditeit door cerebrale ischemie. Dosering: per os 6 dd 60 mg (eventueel gemalen via sonde). Bij bloeddrukdaling na de gift (BP_{diast} > 10 mmHg) of te lage bloeddruk ondanks goede vullingstoestand: dosis halveren naar 6 dd 30 mg. Bij onvoldoende effect staken.
- Behandeling van het aneurysma: de kans op een recidiefbloeding bij patiënten met een aneurysma dat gebloed heeft maar nog niet uit de circulatie is, neemt gradueel af met de tijd. De kans is het hoogst in de eerste twee weken (1-2% per dag) en tot ongeveer week 6 is hij rond de 1% per dag. Het cumulatieve risico is 40-50% in de eerste zes maanden. Patiënten dienen dan ook zo spoedig mogelijk gecoild of geopereerd te worden, bij voorkeur de eerstvolgende ochtend na de ictus. De voorkeur gaat uit naar coiling, maar niet alle aneurysmata zijn coilbaar.

Prognose en complicaties
De mortaliteit van een SAB is 25-50% (10-15% overlijdt voor aankomst in ziekenhuis), en van de overlevenden heeft 25-50% blijvend letsel. De belangrijkste voorspellende factoren voor een uiteindelijke slechte prognose zijn de ernst van de initiële bloeding, de leeftijd van de patiënt, het optreden van een recidiefbloeding en cerebrale ischemie. Alleen de twee laatstgenoemde factoren zijn met een behandeling te beïnvloeden.

Belangrijke complicaties zijn de volgende.
- **Secundaire ischemie** Verschijnselen zijn bewustzijnsdaling of focale uitval, die vaak niet is gerelateerd aan het stroomgebied van een bepaalde arterie. De symptomen ontstaan vaak geleidelijk, treden vooral op tussen dag 5-14 na de bloeding en komen vaker voor bij hypovolemie en hypotensie.
- **Hydrocephalus** Het belangrijkste kenmerk van een symptomatische hydrocephalus bestaat uit een, meestal geleidelijke, daling van het bewustzijn met of zonder syndroom van Parinaud (dwangstand van de ogen omlaag en nauwe lichtstijve pupillen).
- **Recidiefbloeding** Een recidiefbloeding leidt tot acute verslechtering, meestal met daling van het

bewustzijn, vaak met tijdelijke ademhalingstilstand en verlies van hersenstamreflexen.
- **Epilepsie**.
- **Circulatoire complicaties** Hartritmestoornissen (bradycardie, tachycardie en zelden torsade-de-pointes) en ECG-veranderingen (verlengd QT-interval, ST-depressie of -elevatie, T-topinversie).
- **ECG-afwijkingen** worden veel gezien, maar zijn zelden van invloed op de prognose. Vooral kort na een (recidief)bloeding kunnen ECG-afwijkingen ontstaan die vaak niet zijn te onderscheiden van een myocardinfarct, inclusief troponinestijging. De afwijkingen ontstaan hoogstwaarschijnlijk door cardiale *stunning* onder invloed van catecholaminen (tako-tsubocardiomyopathie).
- **Hartritmestoornissen** worden vaak alleen behandeld bij hemodynamische gevolgen. Hartfalen: bij hartfalen neemt de kans op secundaire ischemie toe. Bij hartfalen moet worden gedacht aan overvulling. Bij een verminderde linkerventrikelfunctie, al dan niet met verhoging van hartenzymen, moet een acuut myocardinfarct worden onderscheiden van neurogene cardiale stunning, die omkeerbaar is.
- **Respiratoire complicaties** Bij acute respiratoire insufficiëntie, vooral als die optreedt in de eerste 24 uur na een ernstige bloeding, moet worden gedacht aan neurogeen longoedeem.
- **Elektrolytstoornis** (met name hyponatriëmie).
- **Infecties** Lijnsepsis, pneumonie, urineweginfectie, meningitis of ventriculitis (secundair bij patiënten met een externe ventrikel- of lumbaaldrain).

LITERATUUR
Bakker J, Van der Jagt M, Van Bommel J, Bijvoet H, Dirven C, Van Kooten F, et al. Multidisciplinaire richtlijn subarachnoïdale bloeding (SAB). Rotterdam: Erasmus MC, 2010. www.erasmusmc.nl/47445/674532/2253326/SAB1, geraadpleegd januari 2014.

8.14 SINUSTROMBOSE[1]

Pathofysiologie
Cerebrale veneuze sinustrombose (CVST), kortweg sinustrombose, is een zeldzame aandoening. In Nederland zijn er naar schatting 150-250 nieuwe gevallen per jaar, voor driekwart vrouwen vanwege geslachtsgebonden risicofactoren. Sinustrombose kan een grote verscheidenheid aan klinische symptomen veroorzaken en is daardoor soms lastig te herkennen. Er is een verhoogde incidentie bij mensen met de risicofactoren genoemd in tabel 8.2, maar bij 15% van de patiënten levert aanvullend onderzoek geen oorzaak of risicofactor op.

Tabel 8.2 Risicofactoren voor CVST

zwangerschap/puerperium	
medicatie	• orale anticonceptie
	• corticosteroïden
	• L-asparaginase
genetische trombofilie	• antitrombinedeficiëntie
	• proteïne-C-deficiëntie
	• proteïne-S-deficiëntie
	• factor-V-Leidenmutatie
	• protrombinemutatie
	• hyperhomocysteïnemie
verworven trombofilie	• nefrotisch syndroom
	• antifosfolipidenantilichamen
infectie	• otitis
	• mastoïditis
	• bacteriële sepsis
	• meningitis
mechanisch	• trauma
	• neurochirurgie
	• lumbaalpunctie
systemische aandoening	• SLE
	• colitis ulcerosa
	• ziekte van Crohn
	• sarcoïdose
	• ziekte van Wegener
	• ziekte van Behçet
	• vasculitis
	• maligniteit
hematologische aandoening	• polycytemie
	• trombocytemie
	• leukemie
	• paroxismale nocturne hemoglobinurie
dehydratie	
decompensatio cordis	

---

[1] Geschreven door Maaike Dirks.

Bevindingen

Het meest voorkomende (bij meer dan 90% van de patiënten) maar minst specifieke symptoom bij CVST is hoofdpijn. Dit is doorgaans een in de loop van enkele dagen toenemende hoofdpijn, maar een acute presentatie (*thunderclap headache*) komt ook voor.

Bij uitgebreidere trombosering in meerdere sinussen of waarbij de corticale venen betrokken zijn, kunnen additionele symptomen optreden. Trombose van corticale venen die veneuze obstructie tot gevolg heeft, kan leiden tot lokaal cerebraal oedeem en uiteindelijk tot veneuze infarcering. Veneuze infarcten komen voor bij ongeveer de helft van alle CVST-patiënten en kunnen leiden tot focale neurologische verschijnselen zoals hemiparese, afasie of hemianopsie. In 30-40% van de veneuze infarcten treedt hemorragische transformatie op.

In het karakteristieke, maar in de praktijk zeldzame beloop van een CVST zijn de symptomen aanvankelijk unilateraal. Binnen enkele dagen volgen symptomen van de andere hemisfeer ten gevolge van corticale laesies aan weerszijden van de sinus sagittalis superior. Gedragsstoornissen, amnesie en mutisme worden soms gezien als gevolg van bilaterale thalamuslaesies door trombose van het diepe veneuze systeem (sinus rectus en takken daarvan). Grote veneuze infarcten kunnen door compressie op diëncefalon of hersenstam resulteren in een gedaald bewustzijn, inklemming en uiteindelijk zelfs overlijden.

Insulten, variërend van focale insulten tot een gegeneraliseerde status epilepticus, treden op bij 35-50% van alle CVST-patiënten.

Aanvullend onderzoek

Bij veel patiënten met een verdenking op sinustrombose zal het eerste beeldvormend onderzoek een blanco CT van de hersenen zijn. Een van de meest kenmerkende bevindingen bij een sinustrombose is het veneus hemorragisch infarct, in een minderheid van de gevallen bilateraal aanwezig. De aanwezigheid van een of meerdere kleine juxtacorticale bloedingen die de cortex volgen is zeer suggestief voor een trombose van de sinus sagittalis superior. Je kunt een hyperdense sinus zien, of na toediening van intraveneus contrast een *empty delta sign*, maar de CT kan ook geheel zonder afwijkingen zijn.

Om een sinustrombose te diagnosticeren wordt een CT-venografie (CTV) of MRI/MRV verricht.

> **CT-venografie (CTV)**
> CTV is vergelijkbaar met MRI/MRV wat betreft diagnostische accuratesse. Het voordeel van CTV is de gemakkelijke beschikbaarheid van het onderzoek en de snelheid van uitvoering. Daarnaast verandert bij CTV het aspect van de trombus niet in de tijd, zoals bij MRI, waardoor de interpretatie wordt vereenvoudigd. Voordeel van MRI is dat met bepaalde sequenties corticale venentrombose beter kan worden aangetoond (T2*w-GRE-sequentie). Dit is vooral van belang bij geïsoleerde corticale vene trombose

Bij een aangetoonde CVST moet aanvullend onderzoek worden verricht naar een onderliggende oorzaak en naar risicofactoren. In veel gevallen is de onderliggende oorzaak direct duidelijk. Wel verdient het aanbeveling om de lijst van risicofactoren bij iedere patiënt door te lopen en gerichte diagnostiek in te zetten naar aandoeningen waarop een reële verdenking bestaat. Routinematig testen op trombofilie wordt niet aangeraden, omdat dit geen klinische consequenties heeft voor de duur van de behandeling. Een uitzondering is het antifosfolipidensyndroom, aangezien deze patiënten vaak langer behandeld worden met antistolling.

Maatregelen

Patiënten met CVST in de acute fase moeten intensief worden bewaakt, bij voorkeur op een stroke unit of, in geval van grote veneuze infarcten, ernstig verhoogde intracraniële druk en/of gedaald bewustzijn, op een highcare- of intensivecareafdeling.

- Antistolling wordt gezien als de aangewezen behandeling; in de meeste Nederlandse ziekenhuizen wordt gekozen voor LMWH vanwege de voordelen ten opzichte van ongefractioneerd heparine (stabieler niveau van antistolling en minder noodzaak tot frequente monitoring en dosisaanpassing).
- Behandelbare onderliggende aandoeningen, zoals infecties, moeten uiteraard worden behandeld. Insulten worden behandeld met anti-epileptica. Profylactisch voorschrijven van anti-epileptica wordt door sommigen aanbevolen gezien de hoge frequente van insulten bij CVST, maar dit is niet evidence-based.

- Endovasculaire interventies zijn op dit moment nog experimenteel.
- Na de acute fase dienen alle patiënten met sinustrombose in principe ingesteld te worden op orale antistolling, met een streef-INR van 2,5. Als de INR gedurende twee opeenvolgende dagen binnen de streefwaarden ligt, kan de LMWH worden gestaakt. Er zijn geen onderzoeken verricht naar de optimale duur van deze behandeling. De meeste patiënten worden 6-12 maanden behandeld. Bij een passagère risicofactor, bijvoorbeeld posttraumatische sinustrombose, kan eventueel gekozen worden voor een duur van drie maanden.
- Orale anticonceptie dient (blijvend) te worden gestaakt. Vrouwen die een sinustrombose hebben doorgemaakt dienen bij een volgende bevalling in het kraambed profylactisch te worden ontstold. De kans op een recidieftrombose is met 3% overigens laag. In het grootste internationale cohortonderzoek naar sinustrombose, uitgevoerd tussen 1999-2002, was de mortaliteit 8%.

LITERATUUR
De Lau LML, Van der Lugt A, Dippel DWJ. Richtlijn cerebrale veneuze sinustrombose. Rotterdam: Erasmus MC, 2013. www.erasmusmc.nl/47445/674532/2253326/sinustrombose, geraadpleegd januari 2014.

8.15 BASILARISTROMBOSE[1]

Pathofysiologie
Basilaristrombose is een zeldzame, maar zeer ernstige vorm van beroerte, het betreft 6-10% van de beroertes in de grotere vaten. De meest voorkomende onderliggende oorzaak is atherosclerose, maar een basilaristrombose kan ook veroorzaakt worden door een embolie uit het hart of uit een proximale arterie, of door een dissectie. De meeste patiënten met een basilaristrombose zijn 50-80 jaar oud (vrouwen vaker op oudere leeftijd). Risicofactoren zijn: hypertensie, diabetes mellitus, roken, dyslipidemie, coronair en perifeer vaatlijden en eerdere beroerte.

Bevindingen
De presentatie kan zeer wisselend zijn. Meestal ontstaan de symptomen acuut, maar een langzame, al dan niet fluctuerende toename komt ook voor. De meeste patiënten hebben prodromale verschijnselen gehad in de twee weken voorafgaand aan presentatie. Deze verschijnselen zijn vaak hoofdpijn of draaiduizeligheid, of beide. Tevens hebben zij voorafgaand aan de presentatie vaak een TIA doorgemaakt (passagère focale neurologische uitval zoals diplopie, gezichtsveldsuitval, dysarthrie, ataxie, parese en gevoelsstoornissen).

Bij de volgende (combinaties) van symptomen moet aan ischemie in het vertebrobasilaire stroomgebied gedacht worden:
- ipsilaterale hersenzenuwuitval (enkel- of meervoudig) met contralaterale motorische of sensorische uitval;
- bilaterale motorische of sensorische uitval, soms afwisselend links en rechts;
- stoornissen in de geconjugeerde oogbolmotoriek;
- cerebellaire uitval zonder ipsilaterale piramidale verschijnselen;
- geïsoleerde hemianopsie of corticale blindheid.

De neurologische uitval kan variëren van licht tot zeer ernstig. Stoornissen in het bewustzijn en de ademhaling kunnen optreden bij afsluiting in het craniale deel van de a. basilaris; stoornissen in de regulatie van bloeddruk en temperatuur bij caudale occlusie.

Aanvullend onderzoek
De diagnose focale ischemie van de achterste circulatie wordt gesteld op basis van het klinisch beeld. Als aanvullend onderzoek dient allereerst een CT-cerebrum te worden vervaardigd ter uitsluiting van een bloeding. Soms wordt een infarct gezien (occipitaal, thalamus, hersenstam of cerebellum). Daarnaast dient een CTA (of MRA) te worden verricht. Met een CTA kan een trombus worden aangetoond, hetgeen de diagnose basilaristrombose bevestigt. Een basilaristrombose uitsluiten met een CTA is echter niet mogelijk, omdat spontane lysis van de trombus al kan zijn opgetreden. Eventueel kan een CT-perfusiescan of een diffusiegewogen MRI worden verricht om een inschatting te maken van de infarctgrootte.

---
1 Geschreven door Maaike Dirks.

Maatregelen

Patiënten die zich binnen 4,5 uur van het begin van de klachten presenteren, kunnen in aanmerking komen voor i.v. alteplase mits hier geen contra-indicaties voor zijn (voor contra-indicaties zie paragraaf 8.11).

Intra-arteriële behandeling (trombolyse of trombectomie) gebeurt momenteel in onderzoeksverband (zie www.basicstrial.com).

Patiënten met een basilaristrombose in de acute fase moeten intensief worden bewaakt, bij voorkeur op een stroke unit of in geval van ernstig gedaald bewustzijn op de intensive care.

Alle patiënten met een herseninfarct worden behandeld met een trombocytenaggregatieremmer (carbasalaatcalcium in combinatie met dipyridamol of monotherapie clopidogrel) of met orale anticoagulantia, bij bijvoorbeeld een cardiale emboliebron zoals atriumfibrilleren. In de acute fase heeft een trombocytenaggregatieremmer de voorkeur boven anticoagulantia vanwege de verhoogde kans op hemorragische transformatie van het infarct. Bij patiënten die reeds anticoagulantia gebruikten, wordt dit meestal voortgezet. Daarnaast is de behandeling gericht op het voorkomen van complicaties zoals verslikpneumonie of DVT. Secundaire preventie bestaat uit het behandelen van de risicofactoren: hypertensie, hypercholesterolemie en hyperglykemie.

LITERATUUR

Limburg M, Pols MA, Tuut MK, Berg IJ, Boerrigter MHR, Boiten J, et al. Richtlijn Diagnostiek, behandeling en zorg voor patiënten met een beroerte. Utrecht: Nederlandse Vereniging voor Neurologie, 2008. www.diliguide.nl/document/230/file/pdf/, geraadpleegd januari 2014.

Mortimer AM, Bradley M, Renowden SA. Endovascular therapy for acute basilar artery occlusion: a review of the literature. J Neurointerv Surg 2012;4(4):266-73.

8.16 HYDROCEPHALUS EN DRAINDISFUNCTIE[1]

Pathofysiologie

Een hydrocephalus is een teveel aan hersenvocht met daarbij neurologische klachten. Onder normale omstandigheden bedraagt de hoeveelheid aanwezige liquor ongeveer 150 cc, per dag produceert de mens ongeveer 500 cc liquor. Liquor wordt geproduceerd in de plexus choroideus, die zich bevindt in de ventrikels.

Liquor stroomt vanuit de twee zijventrikels via de foramina van Monro naar de derde ventrikel, vandaar via de aqueductus mesencephali (aquaeductus Sylvii) naar de vierde ventrikel en van daaruit stroomt zij door de foramina van Luschka en Magendie verder rondom het myelum en de hersenen. Door speciale cellen, granulationes arachnoideae in de sinus sagittalis superior wordt de liquor weer opgenomen in de circulatie.

Er zijn drie manieren waardoor het evenwicht tussen de productie en de opname van liquor verstoord kan worden.

- Verreweg de minst voorkomende oorzaak is een liquorproducerende tumor in de plexus choroideus. Door de extra aanmaak van liquor schiet de resorptie tekort en ontstaat een zogeheten productiehydrocephalus.
- Een tweede vorm van hydrocephalus is die waarbij er een afvloedbelemmering is, bijvoorbeeld door bloed in de foramina van Monro, door compressie door een tumor of door stenose van een aquaduct. De productie van liquor gaat ondertussen verder waardoor een hydrocephalus ontstaat, dit wordt een obstructiehydrocephalus genoemd.
- De derde vorm van hydrocephalus is die waarbij er een belemmering is van de resorptie van de liquor, bijvoorbeeld door een bloeding of een meningitis met bloed- c.q. ontstekingscellen die de granulationes arachnoideae blokkeren. De liquorproductie gaat ondertussen door en er ontstaat een resorptiehydrocephalus. Een resorptiehydrocephalus wordt ook gezien bij een verhoogde veneuze druk veroorzaakt door een sinustrombose.

Bevindingen

De symptomen van een hydrocephalus kunnen variëren van langzaam ontstane hoofdpijn en misselijkheid tot een snel dalend bewustzijn en, indien onbehandeld, het overlijden van de patiënt. Dit hangt af van de ernst van de obstructie of de resorptiestoornis. De (hetero)anamnese is ook hier van groot belang, onder andere om de aanwezigheid van een drain uit te vragen indien de patiënt onbekend is.

Aanvullend onderzoek

Aangezien patiënten met een hydrocephalus zich acuut presenteren, is CT het aangewezen onderzoek.

---

1 Geschreven door Jochem Spoor en Iain Haitsma.

De CT-cerebrum zal verwijde hersenkamers laten zien met mogelijk verstreken perifere liquorruimten en transependymale *liquor capping* (hypodense zones rondom de ventrikels, veroorzaakt doordat liquor uit de ventrikels wordt geperst). Daarmee kan een indruk van de oorzaak worden verkregen (hematoom, compressie). De eventuele aanwezigheid van een drain (indien geen anamnese mogelijk is) zal zichtbaar zijn op een CT.

Bestaat er op basis van de CT een verdenking op een tumor dan is vaak een MRI geïndiceerd. Een MRI (met sagittale coupes) is ook vereist in geval van een obstructiehydrocephalus om te beoordelen of een ventriculostomie (zie hierna) mogelijk is.

Indien er reeds een drain aanwezig is, moet een röntgenopname van het draintraject gemaakt worden om eventuele disconnecties aan te tonen.

Maatregelen

Zoals gezegd kan een hydrocephalus leiden tot een snel gedaald bewustzijn. In een dergelijk geval is spoedplaatsing van een ventriculoperitoneale drain (VPD), of revisie van een reeds aanwezige VPD, noodzakelijk.

Een derde-ventriculocisternostomie is een alternatief voor een VPD in geval van een obstructiehydrocephalus. Hierbij wordt een nieuwe route voor de liquor gecreëerd door een gaatje in de bodem van de derde ventrikel te maken. In geval van een obstructiehydrocephalus is een lumbaalpunctie gecontra-indiceerd omdat dit kan leiden tot inklemming door het verlagen van de druk distaal van de obstructie.

LITERATUUR

Hydrocephalie (waterhoofd). Tilburg: Nederlandse Vereniging voor Neurochirurgie, 2009. http://www.nvvn.org/patienteninfo/cer-hydrocephalie.php, geraadpleegd januari 2014.

Kuks JBM, Snoek JW. Klinische neurologie. 17e dr. Houten: Bohn Stafleu van Loghum, 2012.

8.17 BACTERIËLE MENINGITIS[1]

Meningitis is een ontsteking van de hersenvliezen. De incidentie in Nederland wordt geschat op 4-6 per 100.000 inwoners per jaar. Het beloop van een bacteriële meningitis kan zeer fulminant zijn. Zonder behandeling is de mortaliteit 80%. Bacteriële meningitis treft in het bijzonder kwetsbare populatiegroepen, zoals jonge kinderen, ouderen en mensen met verlaagde weerstand. Virale meningitis komt meer voor dan de bacteriële meningitis en geeft vaker een milder klinisch beeld.

Pathofysiologie

De verdeling van de verwekkers is deels leeftijdsafhankelijk. *Streptococcus agalactiae* is de meest voorkomende verwekker bij neonaten, gevolgd door *Escherichia coli*. Bij kinderen ≥ 1 jaar en adolescenten komt *Neisseria meningitidis* het meest voor. Bij zuigelingen en volwassenen is *Streptococcus pneumoniae* de meest voorkomende verwekker. Sinds de invoering van de vaccinatie voor *Haemophilus influenzae* B en meningokokken C is het aantal ziektegevallen sterk gedaald.

Ontsteking van de meningen activeert een ontstekingscascade die koorts en meningeale prikkeling veroorzaakt. Verder ontstaat er oedeem, waardoor de intracraniële druk stijgt en hoofdpijn, braken en uiteindelijk bewustzijnsdaling ontstaan. Meningitis kan zich uitbreiden naar het hersenparenchym. Men spreekt dan van een encefalitis, waarbij sprake kan zijn van neurologische afwijkingen (veranderd gedrag, lethargie, insulten). Wanneer encefalitis voorkomt in combinatie met een meningitis, spreekt van een meningo-encefalitis.

Bevindingen

Symptomen kunnen in het begin aspecifiek zijn. De klassieke symptomen zijn hoofdpijn, koorts, verminderd bewustzijn en nekstijfheid. Afwezigheid van deze symptomen sluit een meningitis echter niet uit. Kenmerkende klachten en verschijnselen kunnen bij opname afwezig zijn bij patiënten met een acute bacteriële meningitis:

- 13% van de patiënten heeft geen hoofdpijn;
- 23% van de patiënten heeft geen koorts (temperatuur ≤ 38 °C);
- 17% van de patiënten is niet nekstijf;
- Andere symptomen zijn fotofobie, fonofobie en insulten.

Bij lichamelijk onderzoek wordt gekeken naar de vitale parameters: pols, bloeddruk, temperatuur en ademhalingsfrequentie.

Verder wordt er een oriënterend neurologisch onderzoek verricht, waarbij gekeken wordt naar onder andere bewustzijn, meningeale prikkeling en focale uitval.

---

1 Geschreven door Leonieke Vlaanderen en Maaike Dirks.

De huid wordt nagekeken op petechiën of overige uitslag.

Men mag niet vergeten het palatum en de binnenzijde van de oogleden te bekijken.

Onderzoek ook de sinussen, het gebit en de oren om een eventuele porte d'entrée niet te missen.

Aanvullend onderzoek

De volgorde van aanvullend onderzoek en behandeling zal afhangen van de ernst bij presentatie. Bij septische shock (tekenen van infectie, systolische bloeddruk < 90 mmHg en hartfrequentie > 90 slagen per minuut) wordt eerst gestart met behandelen en volgt het aanvullend onderzoek later.

- Een bloedkweek levert bij 70% van de patiënten een verwekker op; bij patiënten die al met antibiotica zijn behandeld kan er bij petechiën een kweek van een huidbiopt worden gedaan.
- Bloedonderzoek: CRP, Hb, leucyten (met differentiatie), trombocyten, PT, aPTT, glucose, elektrolyten (hyponatriëmie komt bij opname frequent voor), creatinine, leverfuncties.
- Lumbaalpunctie, indien er geen contra-indicaties zijn. Indicaties voor beeldvormend onderzoek voorafgaand aan de lumbaalpunctie zijn:
  - verlaagd bewustzijn, papiloedeem;
  - focale neurologische verschijnselen met uitzondering van hersenzenuwuitval en/of een geïsoleerde pathologische voetzoolreflex;
  - ernstige immunodeficiëntie (HIV);
  - recent ontstane insulten.
- Indien op de CT-cerebrum substantiële hersenverplaatsing aanwezig is en/of de basale cisternen niet zichtbaar zijn, is een lumbaalpunctie gecontra-indiceerd. Een andere contra-indicatie voor een lumbaalpunctie is een stollingsstoornis (trombocytopenie, DIS).
- De liquor heeft vaak een laag glucosegehalte (< 1,9 mmol/l), een hoog liquoreiwitgehalte (> 2,2 g/l), veel leukocyten (> 2000/mm^3), en dan met name polymorfonucleaire leukocyten. Normale liquor (1,7% van de patiënten) sluit de diagnose bacteriële meningitis niet uit. Soms is het grampreparaat van de liquor dan wel positief.
- Een X-thorax dient bij elke patiënt gemaakt te worden, maar beeldvormend onderzoek van de hersenen en lumbaalpunctie gaan (vaak) voor.

Maatregelen

- Dexamethason i.v. 4 dd 10 mg gedurende 4 dagen.
- Dexamethason is niet bewezen effectief indien de patiënt meer dan 1 uur voor de start ervan behandeld is met i.v. antibiotica, en is gecontra-indiceerd bij:
  - overgevoeligheid voor steroïden;
  - recent schedeltrauma;
  - permanente of tijdelijke liquordrain;
  - *hospital-acquired* meningitis.
- Empirische antimicrobiële therapie: de keuze van antibioticum is afhankelijk van de leeftijd (< 16, 16-60 of > 60 jaar), de meest waarschijnlijke verwekker en de aanwezigheid van risicofactoren. Risicofactoren zijn:
  - diabetes mellitus;
  - alcoholisme;
  - immunodeficiëntie;
  - liquorlek;
  - niertransplantatie;
  - recent schedeltrauma;
  - liquorshunt;
  - neurochirurgische ingreep;
  - externe drain.
- Meestal wordt er gestart met een derdegeneratie cefalosporine (ceftriaxon 2 dd 2 g of cefotaxim 6 dd 2 g), bij de aanwezigheid van risicofactoren (inclusief leeftijd) aangevuld met amoxicilline 6 dd 2 g of vancomycine 2 dd 1 g.
- Een patiënt met een meningokokkenmeningitis moet aangemeld worden bij de GGD-afdeling Volksgezondheid. Een patiënt met (verdenking op) een meningokokkenmeningitis moet 24 uur geïsoleerd worden verpleegd.

Chemoprofylaxe

- Voor chemoprofylaxe komen in aanmerking:
  - huisgenoten of knuffelcontacten in de zeven dagen voor het ziek worden van de indexpatiënt, tenzij deze behandeld wordt met een antibioticum dat ook dragerschap bestrijdt zoals ceftriaxon of ciprofloxacine;
  - werkers in de gezondheidszorg na mond-op-mondbeademing of daarmee vergelijkbare contacten.
- Ciprofloxacine: volwassenen eenmalig 500 mg per os (niet geven aan kinderen, bij zwangerschap of tijdens lactatie);
- Rifampicine:
  - volwassenen 2 dd 600 mg per os gedurende 2 dagen (niet geven aan zwangeren);
  - kinderen van 3 maanden tot 12 jaar 2 dd

10 mg/kg per os (maximaal 600 mg) gedurende 2 dagen;
- pasgeborenen 0-3 mnd 2 dd 5 mg/kg per os gedurende 2 dagen.
- Ceftriaxon:
  - volwassenen, zwangeren en kinderen > 15 jaar eenmalig 250 mg i.m.;
  - kinderen tot 16 jaar eenmalig 125 mg i.m.

LITERATUUR
Van de Beek D, Brouwer M, De Gans J, Verstegen MJT, Spanjaard L, Pajkrt D, et al. Richtlijn bacteriële meningitis. Utrecht: Nederlandse Vereniging voor Neurologie, 2013. http://www.neurologie.nl/publiek/beroepsinformatie/richtlijnen/nvn-richtlijnen, geraadpleegd januari 2014.
Van de Beek D, De Gans J, Tunkel AR, Wijdicks EF. Community-acquired bacterial meningitis in adults. N Engl J Med 2006;354:44-53.

8.18 VIRALE MENINGO-ENCEFALITIS[1]

Meningitis is een ontsteking van de hersenvliezen, encefalitis wordt gedefinieerd als een ontsteking van het hersenparenchym. Virale meningitis en encefalitis zijn samengenomen omdat ze vaak samen voorkomen en het onderscheid klinisch vaak niet goed is te maken. De incidentie van virale (meningo-)encefalitis in Nederland is ongeveer 2-4 per 100.000 inwoners per jaar.

- Verwekkers van een acute virale meningo-encefalitis bij immuuncompetente patiënten zijn: herpessimplexvirus type 1 en type 2 (HSV-1 en -2), arbovirussen, varicellazostervirus (VZV), enterovirussen, adenovirus, (para)myxovirussen (bof, mazelen) en rabiësvirus.
- Bij immuungecompromitteerde patiënten kunnen ook cytomegalovirus (CMV), epstein-barrvirus (EBV), humaan herpesvirus type 6 (HHV-6), HIV en het JC-virus een meningo-encefalitis geven.
- In Nederland is HSV-1 veruit de meest voorkomende verwekker (> 90% van de gevallen).
- Wereldwijd zijn de arbovirussen de meest voorkomende verwekkers en daarom is de reisanamnese erg belangrijk.
- Vraag ook altijd naar muggen-, teken- en dierenbeten.
- De tijd tussen de reis of eventuele beet en de eerste ziektedag is van belang voor de diagnostiek. Virologen houden rekening met de incubatietijd en hierdoor kunnen bepaalde verwekkers meer of minder waarschijnlijk worden gemaakt.

Pathofysiologie
Het virus verwerft zich aanvankelijk toegang tot lokale of regionale weefsels in het maag-darmkanaal, de huid, het urogenitale systeem of de ademhalingswegen en repliceert zich daar. De daaropvolgende verspreiding naar het centraal zenuwstelsel treedt op langs hematogene weg (enterovirus, arbovirus, HSV, HIV, paramyxovirus) of via retrograad axonaal transport (HHV, rabiësvirus). Afhankelijk van de wisselwerking tussen de neurotrope eigenschappen van het virus en de immuunrespons van de gastheer (humorale antilichamen, cytotoxische T-cellen en cytokines) ontstaan infectie en ontsteking van het hersenparenchym.

Bevindingen
Symptomen kunnen in het begin aspecifiek zijn. Een virale meningo-encefalitis kan zich onder andere uiten in verandering van bewustzijn of gedrag, en kan daardoor eenvoudig verward worden met andere neurologische, psychiatrische of internistische aandoeningen.

Klinische verschijnselen van een virale meningo-encefalitis zijn:
- koorts (91%);
- desoriëntatie, gedaald bewustzijn (76%);
- taalstoornis (59%);
- acute cognitieve disfunctie of gedragsverandering (41%);
- insulten 33%.

In de anamnese is daarnaast van belang:
- of er meer zieken in familie of omgeving zijn;
- of patiënt recent in endemische gebieden geweest is;
- recent doorgemaakte of momenteel aanwezige infecties;
- vaccinatiestatus;
- of het immuunsysteem gecompromitteerd kan zijn.

Naast een algemeen lichamelijk onderzoek en een neurologisch onderzoek moet specifiek gelet worden op de aanwezigheid van lymfadenopathie, erytheem en/of petechiën, cerebellaire ataxie of uitval van hersenzenuwen en tekenen van meningeale prikkeling.

---
[1] Geschreven door Titus Schönberger, Leonieke Vlaanderen en Maaike Dirks.

Aanvullend onderzoek
- Oriënterend bloedonderzoek met bloedkweken: CRP, Hb, leukocyten (met differentiatie), trombocyten, PT, aPTT, glucose, elektrolyten, creatinine, leverenzymen, bij verdenking op stollingsstoornissen tevens INR.
- Lumbaalpunctie indien daar geen contra-indicaties voor zijn (voor de indicaties voor beeldvormend onderzoek voorafgaand aan de lumbaalpunctie zie paragraaf 8.17).
- Liquordiagnostiek: cellen, eiwit, glucose, virologie: (PCR voor HSV, VZV en enterovirus; indien immuungecompromitteerd ook voor CMV, EBV en HHV-6).
- Afhankelijk van reisanamnese overige diagnostiek in overleg met viroloog.
- Vaak ook microbiologie (kweek, zo nodig gramkleuring).
- De liquor bij een virale meningo-encefalitis is vaak helder en kleurloos, er is een pleiocytose met $30\text{-}1000 \times 10^6/l$, voornamelijk mononucleair, het glucose is vaak normaal en het totaal eiwit is normaal tot licht verhoogd (0,5-2,5 g/l).
- Als bij sterke verdenking op een HSV-encefalitis het liquoronderzoek geen afwijkingen laat zien, wordt de lumbaalpunctie na 24 uur herhaald want 10% van de patiënten met een HSV-encefalitis heeft bij de eerste lumbaalpunctie geen celreactie in de liquor.
- Andere diagnostiek die te overwegen is, zijn EEG of MRI-cerebrum. Het EEG op ziektedag 2-14 laat bij meer dan 80% van de patiënten met HSV-encefalitis een beeld zien met temporale periodieke scherpe en trage golfcomplexen met een interval van 2-3 s. MRI-afwijkingen passend bij HSV-encefalitis zijn T2-hyperintense laesies in de temporaalkwab(ben) en de gyrus cinguli.

Differentiaaldiagnose
- Acute bacteriële meningitis of tuberculosemeningitis.
- Hersenabces.
- Acute gedissemineerde encefalomyelitis (ADEM).
- Hashimoto-encefalopathie.
- Vasculitis van het centrale zenuwstelsel.

Maatregelen
Aciclovir (3 dd 10 mg/kg) moet gestart worden bij alle patiënten bij verdenking op een encefalitis in afwachting van de resultaten van verder aanvullend onderzoek. Bij een nierfunctiestoornis moet de dosering aangepast worden.

LITERATUUR
Nijsse B, Jacobs BC, Murk JL. Acute virale (meningo-)encefalitis. Rotterdam: Erasmus MC, 2012. www.erasmusmc.nl/47445/674532/2253326/Meningo, geraadpleegd januari 2014.

8.19 HOOFDPIJN[1]
Bijna iedereen heeft wel eens hoofdpijn. Het is een frequent voorkomende stoornis met vele mogelijke oorzaken. In het merendeel van de gevallen gaat het om een primaire hoofdpijnstoornis, zoals migraine, clusterhoofdpijn en spanningshoofdpijn. Daarnaast zijn er secundaire vormen waarbij een onderliggende pathologie aanwezig is.

Bevindingen
- Hoeveel verschillende hoofdpijntypes ervaart de patiënt? Gescheiden anamneses zijn noodzakelijk voor ieder hoofdpijntype. Belangrijk is het, de anamnese te concentreren op de voor de patiënt meest hinderlijke hoofdpijnvorm, maar de andere typen moeten niet over het hoofd gezien worden.
- Vragen over de tijd:
    - wat is de aanleiding/reden van het huidige consult?
    - wanneer is de hoofdpijn begonnen?
    - hoe frequent is de hoofdpijn en is er een specifiek tijdspatroon (episodisch, dagelijks, constant)?
    - hoe lang duurt de hoofdpijn?
- Welk soort hoofdpijn:
    - intensiteit;
    - kwaliteit;
    - plaats en uitstraling;
    - begeleidende symptomen.
- Oorzaak:
    - predisponerende en uitlokkende factoren (onder andere cafeïnemisbruik);
    - waardoor neemt de pijn toe of af;
    - familiaire belasting.

---
1 Geschreven door Maaike Dirks.

- Wat doet de patiënt gedurende de hoofdpijn?
- Zijn de activiteiten en functies verminderd of onmogelijk?
- Welke medicatie en in welke hoeveelheden wordt nu gebruikt en is in het verleden gebruikt?
- Gezondheidstoestand tussen de aanvallen.
  - Tussen de aanvallen in volledig gezond of met restverschijnselen?
  - Zijn er zorgen over of angsten voor nieuwe aanvallen of in verband met de oorzaak van de hoofdpijn?

Het belangrijkste doel van het lichamelijk onderzoek is structurele hersenaandoeningen uit te sluiten. Het geeft daarnaast de mogelijkheid om te screenen op comorbiditeit zoals hypertensie, en ten slotte dient het ook om de patiënt en/of diens familie gerust te stellen.

Aanvullend onderzoek
Indicaties voor beeldvormende diagnostiek zijn:
- de eerste of ergste hoofdpijn die patiënt ooit heeft gehad, vooral als de hoofdpijn plotseling opkomt (thunderclap headache);
- veranderingen in frequentie, hevigheid of klinische kenmerken van de hoofdpijnaanval;
- een progressieve of nieuwe dagelijks aanhoudende hoofdpijn;
- neurologische symptomen die niet voldoen aan de criteria voor migraine of die op zichzelf onderzoek vereisen;
- het ontstaan van hoofdpijn bij patiënten die kanker hebben of HIV-positief zijn;
- het ontstaan van hoofdpijn na de leeftijd van 50 jaar;
- patiënt met hoofdpijn en insulten;
- afwijkend neurologisch onderzoek;
- gebruik van anticoagulantia.

Afhankelijk van de bevindingen zal oriënterend bloedonderzoek verricht worden en op indicatie een CT-cerebrum.

Maatregelen
Symptomatische pijnbestrijding na uitsluiting van organische pathologie.

LITERATUUR
Couturier EGM, Bomhof MAM, Gooskens RHJM, Keyser A, Mulleners WM. Richtlijnen diagnostiek en behandeling chronisch recidiverende hoofdpijn zonder neurologische afwijkingen, 1e herziening, 2007. Utrecht: Nederlandse Vereniging voor Neurologie, 2007. http://www.neurologie.nl/uploads/136/1169/richtlijn_hoofdpijn_versie_2008.pdf, geraadpleegd januari 2014.

8.20 MIGRAINE[1]
Migraine is een van de meest voorkomende chronische neurologische aandoeningen. De prevalentie bedraagt 6-8% bij mannen en 15-18% bij vrouwen. De aandoening wordt met name gezien bij volwassenen tussen 15-55 jaar. De frequentie van aanvallen kan sterk variëren. Uit recent onderzoek blijkt echter dat circa 75% van de migrainepatiënten één of meer aanvallen per maand heeft.

Pathofysiologie
De huidige hypothese is dat migraine begrepen moet worden als een neurovasculaire stoornis, waarin een herhaalde ontregeling van het trigeminovasculaire systeem centraal staat. Primair is de neuronale activatie van het trigeminuscomplex. Deze induceert vasodilatatie, die op zijn beurt bijdraagt aan de sensitisatie en het voortduren van de hoofdpijn ondanks het wegvallen van de primair luxerende stimulus. Aangenomen wordt dat bij migrainepatiënten de drempel voor het ontstaan van migraineaanvallen verlaagd is, waardoor intrinsieke en extrinsieke triggerfactoren gemakkelijk kunnen aangrijpen. De verlaagde drempel is waarschijnlijk multifactorieel bepaald, met erfelijkheid als belangrijkste component.

Bevindingen
Een migraineaanval kenmerkt zich door heftige eenzijdige, kloppende hoofdpijn met overgevoeligheid voor licht en geluid, misselijkheid en braken. Deze aanvallen kunnen 4-72 uur duren (mediaan 16 uur; 39% duurt 1-3 dagen). Bij ongeveer 15% van de patiënten worden deze verschijnselen voorafgegaan door neurologische, meestal visuele uitvalsverschijnselen die 10-60 minuten kunnen duren (migraine met aura).

---

1 Geschreven door Abel Wei en Maaike Dirks.

Circa 20% van de migrainepatiënten heeft 2-48 uur vóór de aanval 'voorgevoels- of waarschuwingstekenen'. Dit zijn per individu min of meer stereotiepe stemmings- en gevoelsveranderingen zoals prikkelbaarheid, depressiviteit, geeuwen, overgevoeligheid voor geuren, hyper- of hypoactiviteit, trek hebben in bepaald voedsel (meestal zoet), een stijve nek en vochtretentie, met gezwollen borsten, vingers en voeten als gevolg. Deze verschijnselen worden ook wel prodromale kenmerken genoemd. Omdat ze de aanval aankondigen, kunnen ze van belang zijn bij het instellen van therapie.

Het belangrijkste doel van het lichamelijk onderzoek is structurele hersenaandoeningen uit te sluiten.

Maatregelen
Als algemene regel zou iedere acute medicamenteuze therapie moeten worden gecombineerd met rust en slaap.

De medicamenteuze behandeling bestaat daarnaast uit een acute aanvalsbehandeling en de profylactische behandeling. Profylactische behandeling bij migraine moet overwogen worden bij patiënten met één of meer van de volgende kenmerken:
- een aanvalsfrequentie ≥ 3 per maand gedurende minimaal 3 maanden;
- migraineaanvallen van ernstige intensiteit of lange duur, die onvoldoende reageren op adequaat gedoseerde en gebruikte aanvalsbehandeling;
- gebruik van triptanen, ergotamine, opioïden of combinatiepreparaten op ≥ 8 dagen per maand of niet-specifieke pijnstillers op ≥ 12 dagen per maand gedurende minimaal 3 maanden.

Aanvalsbehandeling

Stap 1: orale analgetica
Eenvoudige orale analgetica (vrij verkrijgbare of voorgeschreven NSAID's), al dan niet gecombineerd met een anti-emeticum tegen pijn:
- acetylsalicylzuur 600-900 mg;
- ibuprofen 400-600 mg;
- naproxen 750 mg;
- diclofenac 50-100 mg.

Tegen misselijkheid en braken:
- domperidon 10 mg;
- metoclopramide 10 mg.

Stap 2: niet-orale analgetica
Niet-orale analgetica gecombineerd met anti-emetica:
- diclofenac zetpillen 100 mg gecombineerd met domperidon zetpillen 30-60 mg.

Stap 3: specifieke antimigrainemiddelen
De verkrijgbare triptanen variëren in effectiviteit en er zijn onvoorspelbare individuele variaties in de respons op de verschillende triptanen. Non-respons is toe te schrijven aan een variëteit van factoren, inclusief lage of inconsistente absorptie, gebruik op het verkeerde tijdstip (te vroeg of te laat in een aanval), inadequate dosering en individuele biologische variabiliteit. Ongeveer 30% van de patiënten respondeert op geen enkel triptaan.

Idealiter zou ieder triptaan gedurende drie aanvallen moeten worden geprobeerd voordat het middel wordt afgewezen wegens gebrek aan effectiviteit. Niet alleen een ander triptaan maar ook een andere dosering en een andere toedieningsweg zouden moeten worden overwogen.

Triptanen zijn ineffectief wanneer ze worden ingenomen tijdens de aura. Bij alle triptanen keren de symptomen binnen 48 uur terug bij 20-25% van de patiënten die aanvankelijk wel reageerden.
- Sumatriptan is verkrijgbaar als 50 mg tablet, als 50 mg dispergeerbaar Ftab, in de vorm van een neusspray en in een subcutane injectiepen.

Stap 4: combinaties
Er is enig bewijs dat de combinatie sumatriptan 50-100 mg in combinatie met naproxen 500 mg beter is dan de middelen afzonderlijk.

Andere combinaties van stap 1 + 3 kunnen overwogen worden, gevolgd door combinaties van stap 2 + 3.

Stap 5: ergotamine
Ergotamine (alleen verkrijgbaar als Ergocoffeïne zetpillen FNA) kent een aanzienlijk lagere recurrencefrequentie dan de triptanen en kan als laatste redmiddel overwogen worden.

Profylactische behandeling
- Bètablokkers:
  - propranolol 1 dd 80 mg retard (grenzen 40-240 mg daags);
  - atenolol 2 dd 50 mg (grenzen 50-100 mg daags);
  - metoprolol 1 dd 100 mg retard (grenzen 100-200 mg daags).

- Anticonvulsiva:
  - valproaat 2 dd 500 mg retard (grenzen 500-1500 mg daags), 14% uitvallers door bijwerkingen;
  - topiramaat 2 dd 50 mg (grenzen 50-200 mg daags), 23% uitvallers door bijwerkingen.
- Calciumantagonisten:
  - flunarizine 1 dd 10 mg (grenzen 5-10 mg daags).
- 5HT2-antagonisten:
  - methysergide 3 dd 1 mg (grenzen 2-6 mg daags);
  - pizotifeen 1 dd 1,5 mg (grenzen 0,5-4,5 mg daags).

LITERATUUR
Dekker F, Van Duijn NP, Ongering JEP, Bartelink MEL, Boelman L, Burgers JS, et al. NHG-Standaard Hoofdpijn (derde herziening). Huisarts Wet 2014;57(1):20-31. https://www.nhg.org/standaarden/samenvatting/hoofdpijn, geraadpleegd januari 2014.
Wijnhoud A, Willems M. Richtlijn migraine. Rotterdam: Erasmus MC, 2008. www.erasmusmc.nl/47445/674532/2253326/Migraine, geraadpleegd januari 2014.

8.21 CLUSTERHOOFDPIJN[1]

Trigemino-autonome cefalgieën (TACs) zijn een groep aanvalsgewijs voorkomende hoofdpijnen die samengaan met ipsilaterale craniale autonome functiestoornissen. De meest voorkomende vorm is clusterhoofdpijn. Minder vaak voorkomend zijn paroxismale hemicrania, hemicrania continua en *short lasting unilateral neuralgiform headache attacks with conjunctival injection and tearing/cranial autonomic features* (SUNCT/SUNA).

Clusterhoofdpijn heeft in de algemene bevolking een prevalentie van ongeveer 1 : 10.000 en komt vaker voor bij mannen dan bij vrouwen (2 : 1).

Pathofysiologie
Het exacte mechanisme van clusterhoofdpijn is niet geheel duidelijk. Er wordt gedacht aan betrokkenheid van de hypothalamus, onder andere vanwege verlaagde testosteronwaarden bij patiënten en het duidelijke circadiane en circumannuale ritme van de aanvallen. Op PET-scans zijn tekenen van activiteit waarneembaar in het achterste deel van hypothalamus tijdens aanvallen. Alcohol en vasodilatatoren zoals nitroglycerine zijn bekende triggers.

Bevindingen
Clusterhoofdpijn komt in aanvallen van halfzijdige, meestal rondom het oog gelokaliseerde en meestal 's nachts optredende, stekende of borende hoofdpijn met autonome verschijnselen, die gemiddeld 15 minuten tot 3 uur duren. De aanvallen kunnen in clusters voorkomen (episodische clusterhoofdpijn) of chronisch zijn (chronische clusterhoofdpijn).

De ipsilaterale autonome verschijnselen kunnen zijn: conjunctivale vaatinjectie, rhinorroe, nasale congestie, ptosis en miosis.

De frequentie van de aanvallen varieert van eenmaal per twee dagen tot achtmaal per dag, vaak op hetzelfde tijdstip van de dag. De hoofdpijnclusters duren enkele weken tot maanden.

Tijdens een aanval ziet men een patiënt met hevige pijn en kunnen de bovengenoemde autonome verschijnselen worden geobserveerd.

Aanvullend onderzoek
Ook bij een kenmerkende anamnese en normaal neurologisch onderzoek kan clusterhoofdpijn in zeldzame gevallen veroorzaakt worden door een onderliggende aandoening, zoals een hypofysetumor, arterioveneuze malformatie, aneurysma of dissectie. Het advies is daarom om bij iedere nieuwe cluster van aanvallen een MRI-scan te maken.

Maatregelen
De strategie is gericht op de behandeling van elke hoofdpijnaanval en op het voorkomen van de hoofdpijn.

Aanvalsbehandeling
- Zuurstof: 6-7 l/min. gedurende 20 minuten.
- Triptanen: sumatriptan 6 mg s.c., sumatriptan 20 mg neusspray, zolmitriptan smelttabletten 2,5 mg (5-10 mg per dosis).

Profylactische behandeling
Anders dan bij migraine is profylaxe geïndiceerd bij iedere patiënt met clusterhoofdpijn, vanwege de hoge frequentie en ernst van de aanvallen.
- Profylactische medicatie tussen clusters voorkomt niet een volgend cluster. Geadviseerd wordt daarom na 14 dagen hoofdpijnvrijheid de profylaxe af te bouwen.

---

1 Geschreven door Abel Wei en Maaike Dirks.

- Verapamil is het enige middel waarvan het effect is aangetoond. Er dient gestart te worden met 3 dd 80 mg, opbouwend tot maximaal 960 mg/dag.
- Alternatieven zijn lithiumcarbonaat, methysergide, pizotifeen, prednison, ergotamine en niet-medicamenteuze therapie (bijvoorbeeld elektrische stimulatie of infiltratieanesthesie van de n. occipitalis major, infiltratieanesthesie van het ganglion sphenopalatinum en *deep brain stimulation*).

LITERATUUR
Zylicz SA, Jongen JLM. Richtlijn cluster hoofdpijn en andere trigeminale autonome cephalgieën. Rotterdam: Erasmus MC, 2010. www.erasmusmc.nl/47445/674532/2253326/Clusterhoofdpijn, geraadpleegd januari 2014.

8.22 SPANNINGSHOOFDPIJN[1]

Spanningshoofdpijn is de meest voorkomende vorm van hoofdpijn. Volgens de International Headache Society (IHS) bestaat er een episodische en een chronische vorm: < 15 keer per maand is episodisch, > 15 is chronisch.

In epidemiologische onderzoeken wordt voor episodische spanningshoofdpijn een prevalentie genoemd van 63% in de algemene bevolking (56% bij mannen, 71% bij vrouwen). Voor chronische spanningshoofdpijn is de prevalentie 3% (2% bij mannen en 5% bij vrouwen).

Pathofysiologie
De precieze pathofysiologie van spanningshoofdpijn is niet bekend. Perifere mechanismen spelen zeer waarschijnlijk een rol bij episodische spanningshoofdpijn, centrale pijnmechanismen zijn beslissend bij chronische spanningshoofdpijn.

Ten onrechte wordt spanningshoofdpijn vaak geassocieerd met spanningen, stress, nekafwijkingen of toegenomen spierspanning. Wel is er soms sprake van bijkomende depressieve klachten.

Bij chronische spanningshoofdpijn is er vaak sprake van overmatig gebruik van analgetica en/of cafeïneonttrekkingsverschijnselen.

Bevindingen
Patiënten klagen over drukkende, knellende, dubbelzijdige hoofdpijn. De pijn is licht tot matig.

Het belangrijkste doel van het lichamelijk onderzoek is structurele hersenaandoeningen uit te sluiten.

Differentiaaldiagnose

Medicatie-overgebruikshoofdpijn
Medicatie-overgebruikshoofdpijn is een aggravatie van een voorheen primaire vorm van hoofdpijn (migraine of spanningshoofdpijn) door chronisch overmatig gebruik van juist die medicatie die wordt genomen om de hoofdpijn te bestrijden. Alle acute hoofdpijnmedicatie kan dit effect hebben. Medicatie-overgebruikshoofdpijn is geassocieerd met:
- gebruik van eenvoudige analgetica op ≥ 15 dagen per maand;
- gebruik van opiaten, ergotamine of triptanen, of combinaties daarvan, op ≥ 10 dagen per maand;
- > 3 maanden regelmatig overgebruik.

De hoofdpijn is er dagelijks of bijna dagelijks, is aanwezig – vaak op zijn ergst – bij het wakker worden, wordt erger bij pogingen om de medicatie te staken en wordt vaak geassocieerd met psychiatrische comorbiditeit zoals angst en depressieve stoornissen. Volgens de IHS-criteria is er sprake van medicatie-overgebruikshoofdpijn als deze geneest binnen twee maanden na het stoppen van het overgebruik. Een definitieve diagnose kan dus alleen retrospectief worden gesteld (pas na onttrekken van de medicatie).

Arteriitis temporalis
Arteriitis temporalis, ook wel reuscelarteriitis genoemd, is een vasculitis en komt bijna uitsluitend voor boven het 50e levensjaar. De meest voorkomende symptomen zijn niet eerder bekende heftige uni- of bilaterale, stekende, soms bonzende hoofdpijn, meestal bij de slapen, stekende gevoeligheid van de hoofdhuid, pijn bij het kauwen en uni- of bilaterale visusklachten. De BSE is in het algemeen verhoogd. Bij vermoeden van arteriitis temporalis is biopsie van de a. temporalis noodzakelijk.

Maatregelen
Medicamenteuze behandeling van spanningshoofdpijn is alleen dan geïndiceerd wanneer uitleg, adviezen en geruststelling, veranderingen in levensstijl en niet-medicamenteuze behandeling geen effect sorteren. Profylactische behandeling kan alleen succesvol zijn wanneer overmatig gebruik van analgetica, triptanen of ergotaminepreparaten tevoren is gestaakt.

---

1 Geschreven door Abel Wei en Maaike Dirks.

Niet-medicamenteuze behandeling

Een niet-medicamenteuze behandeling is cognitieve gedragstherapie, vaak gecombineerd met ontspanningstraining. Deze behandeling is gebaseerd op de bevinding dat hoe iemand denkt (cognities) over pijn en stress en hoe hij hiermee omgaat, de kans op het optreden van hoofdpijn beïnvloedt. Gedragstherapie is een preventieve behandelingsoptie voor spanningshoofdpijn bij volwassenen, toevoeging van biofeedback lijkt vooralsnog niet noodzakelijk. Onderzoek toont aan dat de verbetering stabiel is tot enkele jaren na behandeling, met name als patiënten blijven oefenen naar behoefte.

Medicamenteuze behandeling

Meestal helpt een eenvoudig analgeticum of NSAID, oraal of in suppositorium, in voldoende mate. In de bestaande onderzoeken wordt geen duidelijke voorkeurskeuze voor bepaalde analgetica uitgesproken. Wel blijkt uit meerdere onderzoeken de effectiviteit van de verschillende analgetica te worden verhoogd door adjuvant cafeïne, dit waarschijnlijk door het cerebrale vasoconstrictieve effect of door het centraal stimulerende effect van cafeïne.

Het enige medicament waarvan de effectiviteit in de behandeling van chronische spanningshoofdpijn in meerdere gecontroleerde onderzoeken is beoordeeld, is het tricyclische antidepressivum amitriptyline. De dosering waarmee wordt begonnen is meestal 25 mg 's avonds. Pas na zes weken kan het effect worden beoordeeld en de dosering zo nodig worden verhoogd tot maximaal 100 mg. Een periode van 3-6 maanden is vaak voldoende, zo nodig kan het middel langer worden voorgeschreven.

In meerdere onderzoeken zijn goede resultaten gezien van mirtazapine bij de behandeling van chronische spanningshoofdpijn.

Combinatie met zowel antidepressiva als niet-medicamenteuze therapie lijkt bij chronische spanningshoofdpijn betere resultaten te hebben dan elk van de therapieën afzonderlijk.

Verwijzing

Spanningshoofdpijn is een diagnosis per exclusionem. Vroegtijdig consult of doorverwijzing naar neurologie bij afwijkend neurologisch onderzoek of twijfel aan de diagnose is geïndiceerd. Denk bij personen > 50 jaar aan arteriitis temporalis! Een andere veelvoorkomende hoofdpijn die erop kan lijken en vaak met spanningshoofdpijn debuteert, is medicatie-overgebruikshoofdpijn.

LITERATUUR

Couturier EGM, Bomhof MAM, Gooskens RHJM, Keyser A, Mulleners WM. Richtlijnen diagnostiek en behandeling chronisch recidiverende hoofdpijn zonder neurologische afwijkingen, 1e herziening, 2007. Utrecht: Nederlandse Vereniging voor Neurologie, 2007. http://www.neurologie.nl/uploads/136/1169/richtlijn_hoofdpijn_versie_2008.pdf, geraadpleegd januari 2014.

Hakvoort L, Dubbeld P, Ballieux MJP, Dijkstra RH, Meijman HJ, Weisscher PJ, et al. NHG-Standaard Polymyalgia rheumatica en arteriitis temporalis. Huisarts Wet 2010:53(2):88-98.

8.23 EPILEPSIE[1]

De incidentie van patiënten > 14 jaar met epilepsie is in Nederland 30 per 100.000 inwoners per jaar, dit zijn jaarlijks 5000-8100 nieuwe epilepsiepatiënten. De incidentie van een status epilepticus wordt geschat op 20-40 per 100.000 inwoners per jaar. De meerderheid van deze patiënten is niet bekend met epilepsie. Een epileptische aanval is in ongeveer 1% de oorzaak van een bezoek aan de spoedeisende hulp.

Pathofysiologie

Een epileptische aanval ontstaat door een excessieve ontlading van neuronen. Hierdoor treden motorische, sensibele of sensorische verschijnselen of gedragsveranderingen op die gepaard kunnen gaan met een verandering van het bewustzijn. De diagnose epilepsie kan gesteld worden indien er sprake is van twee of meer ongeprovoceerde aanvallen.

Er kan onderscheid gemaakt worden tussen drie groepen patiënten.
- Patiënten die bekend zijn met een epileptisch syndroom. Een nieuwe aanval kan zijn uitgelokt door algehele ziekte, therapieontrouw, vermoeidheid of alcohol.
- Patiënten met een gelegenheidsaanval. Dit is geen epileptisch syndroom, maar een aanval met een duidelijke uitlokkende factor: hypoxie, koorts en hyperthermie, een acute metabole stoornis zoals hypoglykemie, hyperglykemie, hyponatriëmie, hypocalciëmie en hypomagnesiëmie, onttrekking van medicijnen of alcohol, een intracraniële infectie of hoofdtrauma.

---

1 Geschreven door Lisette van Rooijen en Maaike Dirks.

- Patiënten met een eerste epileptische aanval. Deze kan zijn uitgelokt door onderliggende aandoeningen in de hersenen, zoals een eerder trauma met contusiehaard, intracraniële infectie, infarct, bloeding of tumor.

Epilepsie kan worden ingedeeld in verschillende soorten aanvallen: focale, complex partiële en gegeneraliseerde.

Een tonisch-klonische aanval begint met een tonische fase waarin verkramping van de spieren optreedt met verlies van het bewustzijn, gevolgd door de klonische fase, met heftige trekkingen in alle extremiteiten. De aanval duurt meestal een paar minuten. In de postictale fase keert het bewustzijn langzaam terug. Tijdens een tonisch-klonisch insult kan de patiënt cyanotisch worden door een belemmerde ademhaling.

Als een tonisch-klonische aanval voortduurt kan hij overgaan in een status epilepticus. Een status epilepticus is een gegeneraliseerde convulsieve aanval die langer duurt dan vijf minuten, of die bestaat uit meerdere kleinere aanvallen waartussen het bewustzijn niet volledig herstelt. Mogelijke complicaties van een status epilepticus zijn hypoxie, ademdepressies, hypoglykemie, lactaatacidose, hyperkaliëmie, rabdomyolyse en aspiratiepneumonie. Een langdurige status epilepticus kan leiden tot neuronale schade. De directe mortaliteit van een status epilepticus wordt geschat op 1-2%.

Differentiaaldiagnose

Niet-epileptische wegrakingen kunnen verward worden met een epileptische aanval. Zo kunnen hartritmestoornissen, psychogene wegrakingen, vasovagale collapsen, narcolepsie en migraine (aura) erg lijken op epileptische aanvallen. Epilepsie kan ook gemist worden. Sommige vormen van epilepsie, zoals frontaalkwabepilepsie, kunnen zich atypisch presenteren. Dit kan makkelijk worden verward met psychogene wegrakingen.

Als na het couperen van een epileptische aanval het bewustzijn niet verbetert, dient aan de mogelijkheid van een niet-convulsieve status epilepticus te worden gedacht.

Bevindingen

In de (hetero)anamnese is de aanvalsbeschrijving belangrijk om te kunnen beoordelen of het een epileptische aanval is geweest. Daarnaast dient gevraagd te worden naar eerdere insulten, therapietrouw, uitlokkende factoren zoals slaapdeprivatie, alcoholgebruik of -onthouding en trauma's. Er kunnen anamnestisch aanwijzingen zijn voor onderliggende pathologie die een aanval kan uitlokken, zoals afvallen en algehele malaise.

Bij lichamelijk onderzoek dient de patiënt onderzocht te worden op bewustzijn, amnesie, tongbeet en traumatische afwijkingen opgelopen door de aanval.

Trekkingen of een nystagmus kunnen een aanwijzing zijn dat de aanval continueert.

De meeste voorspellende waarde voor een insult hebben retrograde amnesie en tongbeet. Trekkingen en incontinentie kunnen ook voorkomen bij een vagale collaps.

Aanvullend onderzoek

Epilepsie is een klinische diagnose op basis van de aanvalsbeschrijving. Door aanvullend onderzoek kan onderliggende pathologie worden opgespoord.

- Laboratoriumonderzoek kan gebruikt worden om metabole stoornissen en infecties aan te tonen. Op indicatie kunnen spiegels van anti-epileptica en toxicologie bepaald worden. Bij een status epilepticus: glucose, astrupbepaling, natrium, kalium, magnesium, calcium, lactaat, nierfunctie, leverfunctie, ammoniak, bloedbeeld en differentiatie.
- Beeldvormend onderzoek is bij een eerste aanval geïndiceerd. MRI heeft een grotere sensitiviteit dan CT, maar in een acute situatie is een CT-scan snel beschikbaar en kan deze neurologische aandoeningen aantonen die direct behandeling behoeven.
- Een lumbaalpunctie is geïndiceerd bij een verdenking op een acute infectie van het centraal zenuwstelsel.
- Een EEG kan de waarschijnlijkheidsdiagnose epileptische aanval vergroten of verkleinen. Dit heeft alleen zin bij een sterke verdenking. Bij 30-50% van de patiënten met de klinische diagnose epilepsie toont het eerste EEG epileptiforme afwijkingen. Herhaling (eventueel na slaapdeprivatie) vergroot die kans. Bij 0,5% van de gezonde jongvolwassenen worden epileptiforme afwijkingen gevonden op het EEG zonder dat er sprake is van epilepsie. Het vinden van interictale epileptiforme afwijkingen is dus niet bewijzend voor epilepsie. Het EEG is het meest gevoelig voor het aantonen van epileptiforme afwijkingen in de eerste 24 uur

na de aanval. Het EEG mag niet gebruikt worden om de diagnose epilepsie uit te sluiten. Na meer dan twee aanvallen hoeft ten behoeve van de behandeling geen EEG meer gemaakt te worden om het herhalingsrisico in te schatten, tenzij er behoefte is aan nadere classificatie.

Maatregelen

Tijdens een aanval
- Controle van de vitale functies volgens de ABC-systematiek. Men dient te voorkomen dat de patiënt zich verwondt tijdens de aanval.
- Bij een hypoglykemie, dien glucose toe.
- Bij een verdenking op alcoholisme, dien thiamine toe. Als thiamine gegeven wordt, dient dit altijd te gebeuren vóórdat de glucose toegediend wordt.
- Een gegeneraliseerde aanval die langer dan vijf minuten duurt, evenals meerdere kleinere aanvallen waartussen het bewustzijn niet volledig herstelt, moeten gecoupeerd worden door een i.v. toegediend benzodiazepine zoals diazepam (10 mg), midazolam (5 mg), clonazepam (1 mg) of lorazepam (2-4 mg). Bij een persisterende aanval kunnen de doses stapsgewijs worden opgehoogd en kan worden opgeladen met fenytoine (18 mg/kg). Indien de patiënt ondanks deze behandeling trekkingen blijft houden of periodiek trekkingen vertoont, dient op geleide van het EEG doorgegaan te worden met het ophogen van bijvoorbeeld de midazolam. Wordt de aanval daarmee nog steeds niet voldoende onderdrukt, dan is de volgende stap pentobarbital onder EEG-monitoring op de intensive care.

Na een aanval
- Bij een patiënt met epilepsie die een duidelijke uitlokkende factor heeft, hoeft de medicatie niet gewijzigd te worden.
- Bij een patiënt met epilepsie zonder duidelijke uitlokkende factor of bij meer dan één insult moet ophogen van de anti-epileptica overwogen worden.
- Een gelegenheidsinsult is geen indicatie voor anti-epileptica. Een korte periode benzodiazepine kan overwogen worden ter voorkoming van onttrekkingsinsulten of van een delier.
- Na een eerste insult zonder onderliggende oorzaak is het afhankelijk van het EEG of er gestart wordt met anti-epileptica. De middelen van eerste keus zijn natriumvalproaat, levetiracetam, carbamazepine, lamitrogine en oxcarbazepine.
- Er geldt een rijverbod voor zes maanden na een insult. Bij een normaal EEG en maar één insult geldt het rijverbod voor drie maanden.

LITERATUUR
Van Donselaar CA, Carpay JA, Aldenkamp AP, Arts WFM, Augustijn PB, Brussel W, et al. Epilepsie, richtlijn voor diagnostiek en behandeling. Herziene tweede versie. Utrecht/Houten: Nederlandse Vereniging voor Neurologie/Nederlandse Liga tegen Epilepsie/Nationaal Epilepsie Fonds, 2006. http://www.neurologie.nl/uploads/136/454/richtlijn_epilepsie_definief_2.pdf, geraadpleegd januari 2014.

9 Intern-geneeskundige problemen

9.1 Hypertensie op de SEH
9.2 Feochromocytoom
9.3 Acuut nierfalen
9.4 Ernstige hyperkaliëmie
9.5 Anafylactische reactie
9.6 Toxische-shocksyndroom
9.7 Metabole oorzaken van gedaald bewustzijn
9.8 Hypoglykemie[1]
9.9 Diabetische ketoacidose (DKA) en hyperosmolair hyperglykemisch non-ketotisch syndroom (HHS)
9.10 Hyponatriëmie
9.11 Gele koorts
9.12 Malaria
9.13 Cholera
9.14 Maagklachten
9.15 Flebitis
9.16 Diepe veneuze trombose

9.1 HYPERTENSIE OP DE SEH[1]

Er is sprake van een verhoogde bloeddruk wanneer bij herhaaldelijke metingen op verschillende dagen de gemiddelde systolische bloeddruk boven de 140 mmHg en de gemiddelde diastolische bloeddruk boven de 90 mmHg is. Ongeveer 20% van de patiënten die zich presenteren op de SEH heeft hypertensie.

In de richtlijnen van de *European Societies of Hypertension and Cardiology* spreekt men van:
- graad 1 hypertensie bij een systolische bloeddruk van 140-159 mmHg en/of een diastolische bloeddruk van 90-99 mmHg;
- graad 2 hypertensie bij een systolische bloeddruk 160-179 mmHg en/of diastolische bloeddruk 100-109 mmHg;
- graad 3 hypertensie bij een systolische bloeddruk ≥ 180 mmHg en/of diastolische bloeddruk ≥ 110 mmHg;
- hypertensieve crisis bij een acute sterke verhoging van de bloeddruk die kan worden gecompliceerd door orgaanschade, de systolische bloeddruk is dan > 220 mmHg en de diastolische bloeddruk meestal > 120 mmHg.

Voor de behandeling van een hypertensieve crisis is het belangrijk onderscheid te maken tussen een hypertensief noodgeval en hypertensieve urgentie. Bij een hypertensief noodgeval is er acute orgaanschade opgetreden en is snelle gecontroleerde bloeddrukdaling middels intraveneuze medicatie vereist. Bij hypertensieve urgentie is er sprake van een zeer hoge bloeddruk bij een asymptomatische patiënt bij wie bloeddrukdaling middels orale medicatie binnen enkele uren noodzakelijk is om orgaanschade te voorkomen.

Pathofysiologie

In ongeveer 90% van de gevallen is er geen duidelijke pathofysiologische verklaring voor de hypertensie en spreekt men van een essentiële dan wel primaire hypertensie.

Slechts in ongeveer 10% van de gevallen is een specifieke oorzaak te vinden en spreekt men van een secundaire hypertensie. De secundaire vormen kunnen worden ingedeeld naar ziektebeeld. Hierbij kan onderscheid worden gemaakt naar oorzaken:
- renale oorzaken zoals primaire nierziekten, systeemziekten met nierbetrokkenheid, renovasculaire aandoeningen;
- endocriene oorzaken zoals een feochromocytoom, primair hyperaldosteronisme, cushingsyndroom, hyperthyreoïdie;
- exogene oorzaken zoals medicatie of overmatig alcoholgebruik;
- overige oorzaken zoals een coarctatio aortae.

Zowel primaire als secundaire hypertensie kunnen ontsporen in een hypertensieve crisis. De exacte luxerende factoren van de abrupte stijging in de systemische

---
1 Geschreven door Durk Linzel.

vaatweerstand zijn nog onduidelijk, maar vaak speelt overactivatie van het renine-angiotensiesysteem hierin een rol. Meestal is de crisis een gevolg van een al langer bestaande ongecontroleerde hypertensie, maar zij kan ook een symptoom zijn van een acute onderliggende pathologie, zoals dissectio aortae, myocardinfarct, asthma cardiale, intracraniële bloeding of eclampsie.

Bevindingen

Anamnese
- De anamnese van een hypertensieve crisis moet gericht zijn op de oorzaak en de mogelijke aanwijzingen voor orgaanschade. Let hierbij in het bijzonder op mogelijke visusklachten, hoofdpijn, neurologische uitval, pijn op de borst, pijn tussen de schouderbladen en kortademigheid.
- Het is belangrijk de voorgeschiedenis uit te vragen: is er sprake van al langer bestaande hypertensie, of van antihypertensivagebruik? Exploreer de therapietrouw in het gebruik van deze medicatie en of er al eerder aanwijzingen voor hypertensieve eindorgaanschade zijn gevonden.
- Controleer mogelijke secundaire oorzaken van de hypertensie: tekenen van een endocriene oorzaak zijn gewichtsverlies, aanvallen van bleekheid, roodheid, zweten en hartkloppingen, aanwijzingen voor een exogene oorzaken zijn gebruik van orale anticonceptie, NSAID's, antidepressiva, cocaïne, amfetaminen, overmatig alcoholgebruik, drop of zoethout.

Lichamelijk onderzoek
Hypertensie is een multisysteemziekte en een volledig lichamelijk onderzoek is dan ook noodzakelijk. Meet de bloeddruk en pols herhaaldelijk en ten minste eenmaal beiderzijds.

Bij een hypertensieve crisis moet gelet worden op aanwijzingen voor hartfalen, neurologische uitval, retina-afwijkingen en in het bijzonder op aanwijzingen voor ernstig onderliggend lijden, zoals een dissectio aortae of een intracraniële bloeding.

Wees attent op aanwijzingen voor secundaire hypertensie, zoals een vergrote schildklier, souffle over de nierarteriën, tekenen van het cushingsyndroom en de kleur van de patiënt.

Aanvullend onderzoek
- Bloedonderzoek: Hb, Ht, trombocyten, fragmentocyten, natrium, kalium, calcium, creatinine, ureum, glucose, LDH, bilirubine, haptoglobine.
- Urine: sediment, eiwit en op indicatie hCG, toxscreening, 24-uurs urine, catecholaminen, metanefrines.
- ECG: linkerventrikelhypertrofie, ischemie, oud infarct.
- X-thorax: cor-thoraxratio, overvulling.
- Fundoscopie: *cotton wool spots*, exsudaten, bloedingen.

Op indicatie
- Aanvullend bloedonderzoek: CK en CK-MB, troponine-T, ASAT, ALAT, totaal en HDL-cholesterol, triglyceriden, metanefrines, renine, aldosteron, TSH, fT4.
- Echo nieren: hydronefrose, parenchymafwijkingen, niergrootte, links-rechtsverschil.
- Echo cor: linkerventrikelhypertrofie, dilatatie.
- CT-cerebrum: hypertensieve encefalopathy, bloeding, infarct.
- CTA: acute aortadissectie, nierartreriestenose.
- Arterielijn: intra-arteriële bloeddrukregistratie.

Maatregelen

Hypertensie graad 1-3
- Bij asymptomatische patiënten met een chronisch hoge bloeddruk is geen snelle bloeddrukverlagende behandeling nodig. Patiënten met een asymptomatische graad-1- en graad-2-hypertensie die een bloeddruk hebben > 140/90 mmHg en < 180/110 mmHg hoeven niet acuut behandeld te worden op de SEH, maar moeten binnen een week tot een maand door hun huisarts worden herbeoordeeld. Een derde van de patiënten bij wie tijdens de eerste meting op de SEH een diastolische bloeddruk is gemeten van > 95 mmHg, zal bij een volgende meting een lagere bloeddruk hebben.
- Bij asymptomatische patiënten die zich presenteren met een graad-3-hypertensie zonder voorgeschiedenis van hypertensie, kan men overwegen om te starten met twee antihypertensiva. Een veelgebruikte combinatie is een thiazidediureticum met een ACE-remmer. De keuze van medicatie hangt echter af van meerdere factoren. Bij asymptomatische patiënten die bij presentatie graad-3-hypertensie hebben met een voorgeschiedenis van hypertensie en die reeds antihypertensiva gebruiken, moet binnen een aantal dagen een afspraak worden gemaakt bij de hoofdbehandelaar. Indien dit niet mogelijk is, kan men overwegen de antihypertensiva aan te passen.

Hypertensieve crisis

- Bij patiënten met een hypertensieve crisis moet op grond van anamnese, lichamelijk en aanvullend onderzoek worden bepaald of er sprake is van orgaanschade en dus van hypertensieve urgentie dan wel een hypertensief noodgeval. Doel van de behandeling is in beide gevallen geleidelijke daling van de bloeddruk, omdat een te snelle en onvoorspelbare bloeddrukdaling ook kan leiden tot cerebrale, cardiale en renale ischemie.
- Hypertensieve urgentie kan worden behandeld met verschillende orale antihypertensiva. Nifedipine retard 20 mg heeft echter de voorkeur. Tijdens de behandeling moet de patiënt een aantal uren op de SEH worden geobserveerd. Men streeft bij ontslag naar een bloeddruk < 180/110 mmHg.
- Een hypertensief noodgeval dient, vanwege de wens tot een snelle gecontroleerde bloeddrukdaling, behandeld te worden met een intraveneus antihypertensivum. Bij voorkeur gebeurt dit met intra-arteriële bloeddrukregistratie, hartritmeregistratie, frequent geobjectiveerde EMV-scores, en afhankelijk van de aard en ernst op een medium care unit, stroke unit, CCU of ICU. Belangrijk bij de keuze van medicatie en de streefbloeddruk zijn de aard van de orgaanschade en de farmacologische eigenschappen van het middel.

9.2 FEOCHROMOCYTOOM[1]

Een feochromocytoom is een catecholamineproducerende tumor. Deze veroorzaakt hypertensie (continu of aanvalsgewijs), aanvallen van bleekheid, palpitaties, hoofdpijn, transpiratie, nausea en braken. Feochromocytomen zijn zeldzaam, de geschatte incidentie is 1-2 per 100.000 inwoners per jaar, en komen het meest voor in de leeftijd van 40-60 jaar. In 10% van de gevallen is de aandoening erfelijk.

Pathofysiologie

Een feochromocytoom is een tumor die uitgaat van de chroomaffiene cellen van het bijniermerg (90%) of vanuit andere lokalisaties in het autonome zenuwstelsel, voornamelijk thoracale en abdominale paraganglia (10%). De tumorcellen produceren catecholamines (noradrenaline en adrenaline, soms dopamine).

De verschijnselen ontstaan door de toegenomen afgifte van catecholamines aan de circulatie en kunnen paroxismaal of continu zijn. Noradrenaline zorgt voor vasoconstrictie en daardoor hypertensie. Adrenaline veroorzaakt een toegenomen hartfrequentie.

Ongeveer 10% van de feochromocytomen ontaardt maligne. Wanneer een feochromocytoom niet tijdig wordt ontdekt en behandeld bestaat een verhoogd risico op myocardinfarct, aritmie, cerebrovasculair accident, shock, nierfalen of een aneurysma aortae.

Bevindingen

- De overmaat aan catecholamines veroorzaakt een grote verscheidenheid van symptomen. De klassieke trias bij een feochromocytoom bestaat uit episoden van hoofdpijn, tachycardie en transpireren. Hypertensie komt bij de meeste patiënten voor en kan paroxismaal of permanent zijn.
- Andere symptomen zijn (aanvalsgewijs): onrust, angst, bleekheid, transpireren, nausea, braken en abdominale pijn.
- De meest dramatische presentatie is een acute episode van ernstige hypertensie, hoofdpijn, palpitaties, tachycardie en transpireren. Bij 1 op de 1000 patiënten met (secundaire) hypertensie is een feochromocytoom de oorzaak.
- Een langdurig verhoogde catecholamineproductie kan leiden tot vermageren en insulineresistentie met type-2-diabetes tot gevolg.
- Wees bedacht op het voorkomen van een feochromocytoom bij een positieve familieanamnese.
- Bepaal bij lichamelijk onderzoek de hartfrequentie en bloeddruk liggend en staand (cave: bij langdurig verhoogde catecholaminespiegels kan hypertensie gepaard gaan met orthostatische hypotensie als gevolg van een tekortschietende sympathische reflex). Let op bleekheid, overmatig transpireren en gedilateerde pupillen.

Aanvullend onderzoek

- Laboratorium: Hb, Ht, leukocyten, natrium, kalium, calcium, creatinine, glucose, metanefrines (afbraakproducten van adrenaline en noradrenaline).
- 24-uurs urine: metanefrines, catecholamines, creatinine. Fout-hoge waarden kunnen zich voordoen in situaties van stress, bij vergevorderde nierinsufficiëntie of bij bepaalde medicatie (tricyclische antidepressiva, MAO-remmers,

---

1 Geschreven door Ivo Harmse.

bètablokkers, medicijnen die catecholaminen bevatten zoals adrenaline en dobutamine).
- ECG: ischemie, infarct, linkerventrikelhypertrofie.
- CT/MRI ter lokalisatie van een feochromocytoom na biochemische aanwijzingen.
- Bijniermergscintigram met meta-jodobenzylguanidine (MIBG) bij verdenking op feochromocytoom bij een negatieve CT of MRI.

Maatregelen
- Monitoring van bloeddruk en hartfrequentie.
- Starten met alfablokkers, bij voorkeur fentolamine, om normotensie te bereiken.
- Bètablokkers ter voorkoming van tachycardie en supraventriculaire ritmestoornissen. Pas starten na instelling op alfablokkers. Bètablokkers bij een feochromocytoom stimuleren alfarecepteren, wat kan leiden tot verdere stijging van de bloeddruk.
- Na instelling op alfa- en bètablokkers op korte termijn chirurgische excisie.

LITERATUUR
De Vries APJ, Gans ROB, Levi MM. Acute boekje. Woerden: Van Zuiden Communications, 2009.

Perry CG, Sawka AM, Singh R, et al. The diagnostic efficacy of urinary fractionated metanephrines measured by tandem mass spectrometry in detection of pheochromocytoma. Clin Endocrinol (Oxf) 2007; 66:703.

Reitsma WD, Overbosch D. Differentiële diagnostiek in de interne geneeskunde. 4e herz. dr. Houten: Bohn Stafleu van Loghum, 2005.

9.3 ACUUT NIERFALEN[1]

Nierfalen kan zich op allerlei manieren presenteren en heeft zijn weerslag op meerdere orgaansystemen. Vaak zijn symptomen afwezig en komt een slechte nierfunctie pas aan het licht bij bloed- of urineonderzoek. De behandeling van nierfalen vindt veelal plaats ná de eerste acute opvang. Het behandelen van (levensbedreigende) complicaties en het herkennen van de reversibele oorzaken van nierfalen vinden daarentegen juist vaak plaats binnen de SEH.

Pathofysiologie
De nierfunctie wordt bepaald door meting van de plasmacreatinineconcentratie, als maat voor de glomerulaire filtratiesnelheid (GFR), en de urine-output.

Acuut nierfalen wordt gedefinieerd als een abrupte stijging (< 48 uur) van de plasmacreatinineconcentratie met ≥ 50 µmol/l per 24 uur bij een uitgangswaarde van < 300 µmol/l, onafhankelijk van de urineproductie; of een verminderde urine-output (oligurie: < 400 ml in 24 uur), anurie: < 100 ml in 24 uur).

Het onderscheid met chronisch nierfalen is arbitrair, een plasmacreatininestijging binnen dagen tot weken wordt gezien als acuut, terwijl een stijging in maanden tot jaren een chronisch proces weergeeft, dat met acute exacerbaties gepaard kan gaan. De pathofysiologie en de indeling van de oorzaken van nierfalen worden beschreven aan de hand van het gedeelte van renale anatomie dat het meest is aangedaan (tabel 9.1).

Bevindingen
Anamnese en lichamelijk onderzoek op de SEH zijn erop gericht zo snel mogelijk te achterhalen of er sprake is van een reversibele oorzaak van het nierfalen. Dit geldt met name voor acuut ontstane pre- en postrenale oorzaken.
- Vraag naar medicatiegebruik.
- Let bij het lichamelijk onderzoek op:
  - tekenen van dehydratie (dorst, diarree, braken, hypotensie, tachycardie, oligo- of anurie, orthostase, verminderd bewustzijn, verminderde huidturgor en droge slijmvliezen);
  - obstructie (flankpijn, acute retentieblaas, intra-abdominale maligniteit, anurie, prostatismeklachten, stolsels).

Belangrijke uremische complicaties van nierfalen zijn pericarditis, pleuritis, encefalopathie, gastro-intestinaal bloedverlies en ernstige elektrolytstoornissen (spierkramp, verwardheid, convulsies, ritmestoornissen).

Aanvullend onderzoek
Het aanvullende onderzoek op de SEH is gericht op het achterhalen van een (reversibele) pre- of postrenale oorzaak.
- Laboratorium: GFR, berekend met de cockcroft-gault- of de MDRD-formule uit het plasmacreatininegehalte, als maat voor de nierfunctie. De exacte GFR is klinisch niet relevant, een verandering in de GFR is dat wel!

---

[1] Geschreven door Celine Thier.

Tabel 9.1 Oorzaken van acuut of chronisch nierfalen

prerenaal (meestal acuut)	verminderde perfusie van renale arteriën en filtratie van bloed in de glomeruli		
	hypoperfusie:		bloeding, gastro-intestinaal en cutaan vochtverlies
			verlies van effectief circulerend volume door hartfalen, shock, cirrose, stenose van de a. renalis of verstoorde autoregulatie (NSAID's/ACE-remmers)
			unilaterale of bilaterale nierarteriestenose
renaal (acuut en chronisch)	verstoring filtratieproces		
	vasculair		vasculitis (wegenergranulomatose), trombo-embolische aandoeningen, trombotische trombocytopenische purpura (TTP), hemolytisch-uremisch syndroom (HUS), maligne hypertensie, sclerodermie, benigne nefrosclerose, cholesterol, arterio-embolische ziekte
	glomerulair		idiopathisch, postinfectieus, mesangiocapillair, neoplasma, auto-immuun, medicatie
	interstitieel		genetisch, systeemziekten, medicatie, infecties, refluxnefropathie (kinderen)
			acute tubulusnecrose: ischemisch door langdurig prerenaal falen of nefrotoxisch (antibiotica, contrastvloeistof)
			crushsyndroom (traumatische of niet-traumatische rabdomyolyse met neerslag van haem- en myoglobulinepigmenten, vorming van een renaal compartimentsyndroom en vloeistofshift naar de derde ruimte)
			neerslag van eiwitten bij multipel myeloom
			tumorlysissyndroom na chemotherapie
postrenaal (meestal acuut)	verstoring urineafvloed		ureter-, blaas- of urethraobstructie (meestal door prostaathypertrofie, blaastumor of bekkenmassa)

- Verder: volledig bloedbeeld, natrium, kalium, chloor, ureum, calcium, fosfaat, albumine, glucose, CK, ASAT, LDH.
- Urineanalyse: dipstick, hoeveelheid per tijdsperiode, kleur, soortelijk gewicht en fractionele natriumexcretie (FENa%).

FENa%
De fractionele natriumexcretie wordt als volgt berekend:

$$\text{FENa\%} = (U_{Na} \times P_{creat}) / (U_{creat} \times P_{Na}) \times 100$$

Hierin is U de concentratie in urine (mmol/l), P de concentratie in plasma (mmol/l). De FENa% geeft de verhouding weer tussen creatinine en natrium in plasma en urine.
- FENa% < 1% duidt op waarschijnlijk prerenaal falen.
- FENa% > 1% duidt op waarschijnlijk tubulo-interstitiële oorzaken, obstructie of een fout-hoge uitslag door diuretica.

- ECG: past het beeld bij elektrolytstoornissen?
- X-thorax: zijn er tekenen van overvulling?
- Echo: gezien de goede resultaten van de behandeling van obstructie bij nierfalen wordt bij iedere patiënt met nierfalen met een nog onbekende oorzaak een echo van de nieren gemaakt. Nierstenen en cystes zijn goed met een echo te onderscheiden.
- Overig aanvullend onderzoek zoals nierbiopsie en aanvullend laboratoriumonderzoek en urine-analyse vindt plaats buiten de setting van de SEH.

Maatregelen
- Herkenning van acute dialyse-indicaties (zie tabel 9.2).
- Behandeling van dehydratie danwel overvulling en opheffen van een eventuele obstructie.
- Indien er sprake is van een infravesicale obstructie: katheteriseren met blaaskatheter. Supravesicale obstructies zijn het terrein van de uroloog.
- Zorg bij verdenking op een infarcering van de a. renalis zo snel mogelijk voor chirurgische of radiologische consultatie.

Tabel 9.2 Acute indicaties voor dialyse

- therapieresistentie overvulling (longoedeem, hypoxie, orthopneu, hartfalen)
- therapieresistente hyperkaliëmie (> 6,5 mmol/l)
- uremisch syndroom (pericarditis, encefalopathie, asterixis, bewustzijns- of aandachtsstoornis, misselijkheid, braken)
- acidose (pH < 7,2), waarbij natriumbicarbonaat intraveneus niet haalbaar is
- ernstige hypofosfatemie (Ca × PO_4 > 6)
- intoxicatie, bijvoorbeeld lithium

LITERATUUR

De Vries APJ, Gans ROB, Levi MM. Acute boekje. Woerden: Van Zuiden Communications, 2009.

Fatehi P, Hsu C. Diagnostic approach to the patient with acute kidney injury (acute renal failure) or chronic kidney disease [internet]. Waltham (MA): UpToDate, 2011. http://www.uptodate.com/contents/diagnostic-approach-to-the-patient-with-acute-kidney-injury-acute-renal-failure-or-chronic-kidney-disease, geraadpleegd januari 2014.

Fauci AS, Braunwald E, Kasper DL, Hauser SL, Longo DL, Jameson JL, et al., editors. Harrison's principles of internal medicine. Part 12: Critical care medicine. 17th ed. New York: McGraw-Hill, 2008.

Palevsky PM. Definition of acute kidney injury (acute renal failure) [internet]. Waltham (MA): UpToDate, 2011. http://www.uptodate.com/contents/definition-of-acute-kidney-injury-acute-renal-failure, geraadpleegd januari 2014.

Palevsky PM. Renal replacement therapy (dialysis) in acute kidney injury (acute renal failure) in adults: Indications, timing, and dialysis dose [internet]. Waltham (MA): UpToDate, 2014. http://www.uptodate.com/contents/renal-replacement-therapy-dialysis-in-acute-kidney-injury-acute-renal-failure-in-adults-indications-timing-and-dialysis-dose, geraadpleegd januari 2014.

9.4 ERNSTIGE HYPERKALIËMIE[1]

De normale serumkaliumconcentratie is 4,0-5,0 mmol/l. Slechts 2% van het totale lichaamskalium bevindt zich in de extracellulaire ruimte; 98% zit intracellulair. De gemiddelde dagelijkse inname van kalium is 80-100 mmol per dag, een normale nier kan > 200 mmol per dag uitscheiden. Verstoring van de balans kan optreden bij een te hoge uptake, een te lage uitscheiding of een verstoring van de verhouding tussen intra- en extracellulair kalium.

Hyperkaliëmie is gedefinieerd als een serumkaliumconcentratie > 5,0 mmol/l. Als maat voor een ernstige hyperkaliëmie, waarvoor onmiddellijke behandeling nodig is, kan een serumkaliumconcentratie van > 6 mmol/l aangehouden worden. Er is dan sprake van een potentieel levensbedreigende situatie met gevaar voor ritmestoornissen. Indien er ECG-afwijkingen zijn is er sprake van een noodsituatie. Een snelle classificatie naar ernst is belangrijk om een adequate spoedbehandeling te kunnen inzetten.

Pathofysiologie

Er kan een indeling gemaakt worden naar vier categorieën.

Verlaagde uitscheiding door de nieren
- Nierinsufficiëntie.
- Kaliumsparende diuretica.
- Verstoorde aldosteronbalans (ziekte van Addison).

Verhoogd aanbod door weefselverval
- Trauma.
- Revascularisatie na arteriële insufficiëntie met weefselischemie (extremiteiten, darmen).
- Rabdomyolyse.
- Tumornecrose (spontaan, radiotherapie, chemotherapie, embolisatie).

Verhoogd aanbod door intake
- Voedingssupplementen.
- Suppletie per intraveneus infuus als behandeling van hypokaliëmie.

Disbalans intra-extracellulair
- Metabole acidose waarbij de intracellulaire buffering van H^+ gepaard gaat met een shift naar extracellulair van K^+: elke 0,1 punt daling van de pH gaat gepaard met een stijging van de kaliumspiegel met circa 0,6 mmol/l.
- Bij een absoluut insulinetekort is het ontbreken van een shift over de celwand tezamen met glucose verantwoordelijk voor de hyperkaliëmie.

Bevindingen
- Hyperkaliëmie verloopt vaak asymptomatisch. De ernst van de hyperkaliëmie correleert niet met de symptomen!
- Algemene vermoeidheid en spierzwakte kunnen optreden.
- Soms zijn ritmestoornissen het eerste signaal.

---

[1] Geschreven door Arie van Vugt.

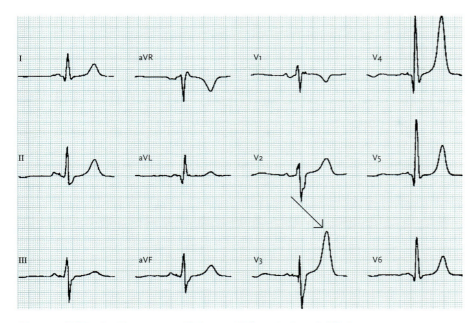

Figuur 9.1 ECG: spitse T-toppen, specifiek passend bij ernstige hyperkaliëmie

- In de anamnese is het belangrijk te vragen c.q. te zoeken naar medicatie, zoals bètablokkers, digoxine, hyperosmolaire oplossingen (mannitol, glucose), suxamethonium, ACE-remmers, angiotensine-II-receptorblokkers, renineremmers, NSAID's, kaliumsparende diuretica (amiloride, triamtereen), trimethoprim.
- Hyperkaliëmie kan een eerste manifestatie van een onderliggende ziekte zijn, bijvoorbeeld een acute nierinsufficiëntie.

Bij de behandeling van hyperkaliëmie is het altijd geboden systematisch na te gaan in hoeverre onderliggende ziekten of medicijngebruik verantwoordelijk kunnen worden gehouden voor het ontstaan van een hyperkaliëmie. Hier beperken we ons tot de acute diagnostiek en behandeling.

Aanvullend onderzoek
- Laboratorium: ABG, glucose, natrium, ureum, creatinine, calcium.
- ECG (zie figuur 9.1): een verminderde T-golfduur met spitse T-toppen is een goede indicator voor de potentiële ontwikkeling van ernstige ECG-afwijkingen. Diverse beelden kunnen passeren: een AV-blok, bradycardie, bundeltakblok, paroxismale ventriculaire tachycardie en uiteindelijk ventrikelfibrilleren.

Maatregelen
Een kaliumspiegel > 6,0 mmol/l is een noodsituatie! Bij ECG-afwijkingen dient behandeling op intensive-careniveau plaats te vinden.

Ter voorkoming van ritmeproblemen (bescherming hart)
- 10 ml 10% calciumgluconaat of calciumlevulaat (crashkar) in 2-3 minuten onder ritmebewaking.
- Eventueel na vijf minuten herhalen als het ECG niet normaliseert.

Shift van kalium naar intracellulair
- Glucose 50% met 20 E snelwerkend insuline in 30 minuten, bij niet-diabeten gevolgd door een infuus glucose 5% om hypoglykemie te voorkomen. Frequente controle van de kalium en glucose!
- Bèta-2-agonisten: 10-20 mg albuterol per neusspray (effect na 30 minuten merkbaar).
- Natriumbicarbonaat heeft het meeste effect bij metabole acidose, anders weinig toegevoegde waarde.

Verwijderen van overmaat kalium
- Natriumpolystyreensulfonaat 30 g oraal of rectaal werkt als kationexchanger van natrium en kalium.

Nota bene De werking treedt pas na enkele uren in.

Tabel 9.3 Meest voorkomende oorzaken van anafylactische reactie

	trigger	voorbeeld
allergeentriggers (IgE-gemedieerd)	voedsel	noten, pinda's, schaalvis, vis, melk, eieren
	insecten	steken en beten
	latex	
	medicatie	bètalactamantibiotica
	biologisch	allergenen, monoklonale antistoffen, preventieve vaccinaties
	voedingssupplementen	kruiden, kleurstoffen
	inhalatie	allergenen
	menselijk semen	
immunologische triggers	IgE gemedieerd	
	IgG-afhankelijk (zeldzaam)	dextranen, infliximab
	coagulatiesysteemactivatie	
	idiopathische anafylaxie	
	mastocytose of klonale mestcelstoornissen	
	auto-immuunmechanisme	
niet-immunologische triggers (directe activatie mestcellen en basofielen)	fysieke factoren	inspanning, koude, hitte, zonlicht, UV-straling
	medicatie	opioïden
	alcohol	

- Bij ernstige hyperkaliëmie altijd natriumpolystyreensulfonaat toedienen in combinatie met calciumtoediening en glucose plus insuline als eerste maatregelen, daar dit het meest voorspelbare resultaat geeft.
- Natriumpolystyreensulfonaat als enige maatregel kan toegepast worden bij kaliumspiegel < 6,0 mmol/l zonder ECG-afwijkingen.
- Hemodialyse als conservatieve maatregelen falen of bij ernstige nierinsufficiëntie (indicaties voor dialyse zie paragraaf 9.3)

9.5 ANAFYLACTISCHE REACTIE[1]

Een anafylactische reactie is een ernstige, potentieel fatale systemische allergische reactie die plotseling optreedt na contact met een allergeen.

Pathofysiologie

Na contact of binnendringen van het allergeen treedt snel een reactie op waardoor mediatoren in staat zijn een cascade van allergische responsen in gang te zetten, al dan niet gemedieerd door IgE (zie tabel 9.3).

Vasodilatatie en een verhoogde vasculaire permeabiliteit van organen zoals hart, bloedvaten en luchtwegen kunnen bij een anafylactische reactie levensbedreigend zijn. Een anafylactische reactie kan, indien niet adequaat behandeld, dodelijk zijn.

Anamnese, lichamelijk en aanvullend onderzoek

Klinische criteria voor de diagnose anafylaxie

Een anamnestisch verhaal waarin contact met een allergeen wordt aangegeven en een acuut ontstaan van urticaria en/of angio-oedeem zijn zeer verdacht voor een anafylactische reactie. Tot op heden zijn er weinig sensitieve of specifieke diagnostische tests om een anafylactische reactie aan te tonen dan wel uit te sluiten. Anafylaxie is zeer waarschijnlijk wanneer aan een van de volgende drie criteria wordt voldaan na blootstelling aan een allergeen.

- Acuut begin van een ziekte (minuten tot enkele uren) met betrokkenheid van huid, slijmvlies of beide (bijvoorbeeld gegeneraliseerde urticaria, jeuk of blozen, gezwollen lippen-tong-huig) en ten minste één van de volgende verschijnselen:
  - gecompromitteerde ademhaling (bijvoorbeeld dyspneu, piepende ademhaling, bronchospasmen, stridor, verminderde PEFR, hypoxemie);
  - verminderde bloeddruk of geassocieerde symptomen van eindorgaanfalen, bijvoorbeeld hypotonie of collaps, syncope, incontinentie.

---

[1] Geschreven door Sabrina Beugelink en Sabine Fonderson.

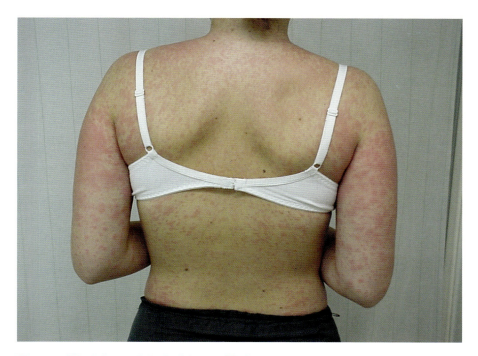

Figuur 9.2 Allergische reactie (urticaria) op antibiotica

- Twee of meer van de volgende verschijnselen, die snel (minuten tot enkele uren) optreden na blootstelling aan een voor de patiënt waarschijnlijk allergeen:
  - betrokkenheid van huid en slijmvliezen (bijvoorbeeld gegeneraliseerde rash, jeuk, flush, gezwollen lippen-tong-huig);
  - gecompromitteerde ademhaling (bijvoorbeeld dyspneu, piepende ademhaling, bronchospasmen, stridor, verminderde PEFR, hypoxemie);
  - verminderde bloeddruk of verwante symptomen, bijvoorbeeld hypotonie of collaps, syncope, incontinentie);
  - aanhoudende gastro-intestinale symptomen, bijvoorbeeld pijnlijke buikkrampen of braken.
- Verlaagde bloeddruk na blootstelling aan een voor de patiënt bekend allergeen (minuten tot enkele uren):
  - zuigelingen en kinderen: lage systolische bloeddruk (leeftijdsspecifiek) of > 30% daling van de systolische bloeddruk (leeftijdsspecifiek gedefinieerd als < 70 mmHg voor 1-12 maanden; < 70 mmHg + (2 × leeftijd) voor 1-10 jaar; < 90 mmHg voor 11-17 jaar);
  - volwassenen: systolische bloeddruk < 90 mmHg of > 30% daling van de uitgangswaarde van die persoon.

Differentiaaldiagnose

Andere mogelijke diagnosen zijn metabole, hormonale en auto-immuunaandoeningen zoals reuma, ziekte van Sjögren, SLE, hereditair angio-oedeem, angio-oedeem als bijwerking van ACE-remmers, andere vormen van shock, schildkliercarcinoom en carcinoïd syndroom.

Maatregelen

Medicamenteus

In eerste instantie
- Algemene maatregelen zoals zuurstof.
- Adrenaline 0,5 mg intramusculair wanneer de patiënt voldoet aan de hierboven genoemde criteria.
- Bèta-2-agonisten per inhalatie.
- Agressieve vochtresuscitatie wanneer de hypotensie blijft bestaan ondanks adrenaline.
- Vasopressoren (bijvoorbeeld noradrenaline) wanneer de hypotensie blijft bestaan ondanks vochtresuscitatie en adrenaline.

In tweede instantie
- H1- en H2-antihistaminica gecombineerd (clemastine 2 mg en ranitidine 50 mg).

In derde instantie
- Corticosteroïden (d-prednison/prednisolon 25 mg i.v. of dexamethason 1 mg/kg i.v.).

Opname
Na de behandeling voor een anafylactische reactie behoren patiënten te worden opgenomen ter observatie.

Beleid bij ontslag
- Om een nieuwe anafylactische reactie in de toekomst te voorkomen moet de patiënt worden verwezen naar een immunoloog, dermatoloog of allergoloog voor verder onderzoek.
- Uitleg over het bij zich dragen en gebruiken van een adrenaline auto-injector (Epipen®).

9.6 TOXISCHE-SHOCKSYNDROOM[1]

Het toxische-shocksyndroom (TSS) is een toxinegemedieerd, zeer snel verlopend en acuut levensbedreigend infectieus ziektebeeld. Toxineproducerende stafylokokken zijn meestal de oorzaak, maar toxineproducerende groep-A-streptokokken zijn ook bekende verwekkers.

Pathofysiologie
Historisch wordt TSS vooral geassocieerd met vaginale kolonisatie en tampongebruik bij vrouwen. Andere bekende portes d'entrée zijn liposuctie, kleine traumata van de extremiteiten, hysterectomie, faryngitis, endometritis postpartum, mastitis, sinusitis, osteomyelitis, brandwonden en artritis. Soms wordt geen focus gevonden.

Het exotoxine, vaak toxische-shocksyndroom-toxine-(TSST-1) geproduceerd door *Staphylococcus aureus*, veroorzaakt een cytokinerelease waardoor zeer snel koorts en shockverschijnselen ontstaan, vaak met een diffuse rode huiduitslag.

Bevindingen
De ontwikkeling van symptomen bij TSS verloopt snel, ook in gezonde patiënten. Het acute beeld karakteriseert zich door koorts, diffuse roodheid (zoals bij zonverbranding, soms petechiën of maculopapulair), septische shock en tekenen van multiorgaanfalen (oligurie, verwardheid, tachypneu).

Als de focus een diepe wekedeleninfectie is, zoals fasciitis necroticans, staat extreme pijn in het aangedane gebied op de voorgrond, nog voor zichtbare huidafwijkingen.

Verder worden malaise, hoofdpijn, myalgie, braken, diarree en buikpijn vaak beschreven.

Tabel 9.4 Symptomen van toxische-shocksyndroom: CDC-classificatie

koorts	> 38,9 °C
hypotensie	systolische bloeddruk < 90 mmHg
	orthostatische syncope of duizeligheid
huid	diffuse maculaire erytrodermie
	desquamatie
	1-2 weken na ontstaan ziekte, beïnvloedt met name handpalmen en zolen
multiorgaanfalen	
gastro-intestinaal	braken, diarree bij onset van ziekte
spieren	ernstige myalgie of CK-stijging > 2 × referentiewaarde
slijmvlies	vaginale, orofaryngeale of conjunctivale hyperemie
nieren	bloedureum en stikstof of serumcreatinine > 2 × referentiewaarde, pyurie
lever	bilirubine of transaminasen > 2 × referentiewaarde
bloed	trombocyten < 100×10^9/l
centraal zenuwstelsel	desoriëntatie, veranderd bewustzijn zonder focale neurologische verschijnselen

CDC= Center of Disease Control.

---

1 Geschreven door Sabrina Beugelink.

Het beeld van ernstige septische shock met multiorgaanfalen kan zich zeer snel ontwikkelen. De geschatte mortaliteit is 1-5%, waarbij de mortaliteit van TSS veroorzaakt door streptokokken zelfs geschat wordt op 25-75%. Snelle herkenning en behandeling is essentieel voor de prognose.

Aanvullend onderzoek
De diagnose wordt gebaseerd op klinische presentatie en anamnese. De diagnostiek richt zich vooral op het vinden van de vermoedelijke infectiebron en verwekker.
- Kweken van bloed en vermoedelijke infectiebron worden zo spoedig mogelijk afgenomen.
- Standaard laboratoriumonderzoek bij sepsis: Hb, leukocyten en differentiatie, trombocyten, glucose, natrium, kalium, chloor, calcium, creatinine, CK, leverenzymen, APTT, PT, bloedgas met lactaat, CRP.
- Fibrinogeen en D-dimeer bij verdenking op diffuse intravasale stolling (DIS).

Maatregelen
- De behandeling bestaat met name uit ondersteunende zorg met behandeling volgens het sepsisprotocol met (ruime) vochtsuppletie bij hypotensie en zo nodig start van vasopressoren zoals noradrenaline of dopamine.
- Breedspectrum antibiotica moeten zo spoedig mogelijk gestart worden. Penicilline met clindamycine is daarbij een goede keus.
- Een eventueel aanwezig corpus alienum (tampon) in de vagina moet verwijderd worden.
- (Chirurgische) drainage van de infectieuze focus is essentieel.

9.7 METABOLE OORZAKEN VAN GEDAALD BEWUSTZIJN[1]
De mate van bewustzijn kan worden weergegeven met behulp van de EMV-score. Bij een EMV < 8 is er sprake van coma, bij een EMV 9-14 is er sprake van een gedaald bewustzijn.
Drie metabole oorzaken van een gedaald bewustzijn zullen hier besproken worden:
- hypoglykemie;
- diabetische ketoacidose (DKA) en hyperosmolair hyperglykemisch non-ketotisch syndroom (HHS);
- hyponatriëmie.

9.8 HYPOGLYKEMIE[1]
Een hypoglykemie is een verlaagde glucosewaarde in het serum (< 3,5 mmol/l). Een hypoglykemie geeft in de regel pas klachten bij een waarde < 2,8 mmol/l. Bij personen met diabetes mellitus is het een veelvoorkomende complicatie van de behandeling, bij personen zonder diabetes mellitus zijn hypoglykemieën zeldzaam.

Pathofysiologie
Bij personen met type-1-diabetes of insulineafhankelijke diabetes (type-2-diabetes) wordt een hypoglykemie meestal veroorzaakt door het gebruik van een relatief of absoluut te hoge dosis insuline.

Men kan bijvoorbeeld te veel insuline hebben gespoten ten opzichte van de basale insulinebehoefte, de dosis niet hebben aangepast aan de inspanning of te laat of onvoldoende hebben gegeten. Verder kunnen (spuit)infiltraten of abcessen een depot van insuline vormen, waardoor de insuline onvoorspelbaar kan worden opgenomen.

Bij personen met type-2-diabetes die worden behandeld met orale antidiabetica kunnen sulfonylureumderivaten (SU-derivaten), met name de langwerkende, (langdurige) hypoglykemieën veroorzaken.

In zeldzamere gevallen kan een hypoglykemie worden veroorzaakt door andere oorzaken, zoals sepsis, leverfalen, medicatie (salicylaten, haloperidol), hormonale afwijkingen (bijnierschorsinsufficiëntie, insulinoom) en ernstige ondervoeding.

Bevindingen
- Patiënten met een hypoglykemie kunnen zich op meerdere manieren presenteren. Ze ontwikkelen neurogene klachten (tremor, opwinding, angst, hartkloppingen) en neuroglycopene klachten (verminderde cognitieve functies, gedragsveranderingen, psychomotorische afwijkingen en, bij ernstige hypoglykemieën (< 1,5 mmol/l), insulten en coma. De klachten wisselen echter per individu en zijn weinig specifiek.
- Ouderen kunnen zich atypisch presenteren, bijvoorbeeld met angina pectoris of neurologische uitval.
- Voor patiënten die al lang diabetes mellitus hebben, met name type-1-diabetes, is het soms lastiger een hypoglykemie te herkennen *(hypoglycemia unawareness)*. Zij kunnen zich zonder deze symptomen presenteren.
- In de (hetero)anamnese is het belangrijk de oorzaak van de hypoglykemie te achterhalen en, bij

---
1 Geschreven door Leonieke Groot.

bewustzijnsdaling, het tijdsbeloop van verandering van het bewustzijnsniveau.
- Bij het lichamelijk onderzoek zoekt men naar neurogene en neuroglycopene kenmerken, alsmede naar oorzaken van de ontregeling (infectie, trauma, neurologische afwijkingen, spuitabcessen en infiltraten).

Aanvullend onderzoek
- De diagnose hypoglykemie dient altijd gesteld te worden met een point-of-care glucosemeter (zowel prehospitaal als intramuraal).
- Daarnaast is aanvullend laboratoriumonderzoek geïndiceerd (plasmaglucose, leverfunctie en nierfunctie) om levercirrose en nierinsufficiëntie uit te sluiten.
- Verder aanvullend onderzoek is op indicatie, bijvoorbeeld bij verdenking op sepsis.

Maatregelen
- De patiënt benaderen volgens de ABCDE-systematiek. Bij verdenking op een hypoglykemie direct behandelen.
- Dien intraveneus 50 ml glucoseoplossing van 40-50% toe en herhaal dit zo nodig. Alternatief: glucagon 1 mg intramusculair, zo nodig na 10-15 minuten herhalen.
- Als de patiënt bij bewustzijn is gekomen, moet per os onmiddellijk een extra hoeveelheid koolhydraten worden gegeven.
- Aan patiënten met een hypoglykemie zonder bewustzijnsverlies kunnen per os meteen snel opneembare suikers (zoals druivensuiker of siroop) worden gegeven, gevolgd door een extra hoeveelheid koolhydraten.
- Vervolgens dienen frequent glucosecontroles plaats te vinden.
- Patiënten met een hypoglykemie ten gevolge van SU-derivaten (vooral glicazide en glimepride) moeten klinisch worden geobserveerd en gecontroleerd, eventueel met continue i.v. glucosesuppletie in verband met het lang aanhoudende effect van deze middelen.

9.9 DIABETISCHE KETOACIDOSE (DKA) EN HYPEROSMOLAIR HYPERGLYKEMISCH NON-KETOTISCH SYNDROOM (HHS)[1]

De ernstigste acute complicaties van diabetes mellitus zijn diabetische ketoacidose (DKA) en hyperosmolair hyperglykemisch non-ketotisch syndroom (HHS). Bij beide staat insulinedeficiëntie centraal. De klinische aanpak en controle verschillen niet significant.

Pathofysiologie
De glucosespiegel in het bloed stijgt door een tekort aan insuline. Als gevolg hiervan gaan de lichaamscellen over op vetverbranding. Hierbij worden vrije vetzuren gemobiliseerd, die vervolgens worden omgezet tot ketonzuren.

DKA
Een DKA komt vooral voor bij type-1-diabetes. De belangrijkste kenmerken van DKA zijn de trias hyperglykemie (glucose > 14 mmol/l),), acidose (pH < 7,25) en de productie van ketonen, die worden uitgescheiden in de urine.

Osmotische diurese en in sommige gevallen braken en diarree leiden tot dehydratie. Zo kan binnen 24 uur een vochttekort van 4-6 liter ontstaan. Omdat de buffercapaciteit van bicarbonaat beperkt is, zal uiteindelijk een metabole acidose ontstaan met de kenmerkende kussmaulademhaling.

Een DKA ontstaat meestal snel en kan worden uitgelokt door infecties, therapieontrouw of verkeerd gebruik van insuline. Minder vaak voorkomende oorzaken zijn een CVA, myocardinfarct en pancreatitis.

HHS
Het HHS komt vooral voor bij type-2-diabetes. Het belangrijkste verschil ten opzichte van DKA is de afwezigheid van noemenswaardige ketonenproductie en het ontbreken van de acidose. Een HHS ontstaat langzamer. Er is veelal langere tijd sprake van progressieve polydipsie en polyurie, waardoor ernstige uitdroging ontstaat (6-8 liter vochttekort).

Bevindingen
- Ga na wat het luxerend moment is, en het tijdstip van de bewustzijnsdaling.
- De voorgeschiedenis kan blanco zijn (eerste uiting van een nog niet gediagnosticeerde type-1-diabetes).
- Vraag naar overgeslagen insuline-injecties, problemen met de insulinepomp en bijkomende ziekten.
- Klachten die voorafgaan aan coma zijn polyurie en polydipsie, dorst, anorexie, misselijkheid, braken, buikpijn.

---

1 Geschreven door Leonieke Groot.

- Buikpijn kan een uiting van acidose zijn of van het onderliggend uitlokkend moment (appendicitis, pancreatitis).
- Let op kussmaulademhaling en acetongeur.
- Tachycardie en hypotensie zijn uitingen van dehydratie en vasodilatatie.
- Het bewustzijn kan normaal of verlaagd zijn.
- Zoek naar tekenen en bronnen van infectie.
- Controleer bij patiënten die insuline gebruiken op spuitabcessen en infiltraten.
- Kijk naar neurologische uitvalsverschijnselen.

Aanvullend onderzoek
- Altijd point-of-care glucosemeting, zowel prehospitaal als intramuraal.
- Laboratorium: serumglucose, elektrolyten (inclusief chloor en bicarbonaat), creatinine, ureum, compleet bloedbeeld, osmolaliteit, arteriële bloedgasanalyse.
- Bereken de anion gap (verhoogde anion gap bij DKA) en de osmolaliteit.
- Urine: glucose, ketonen. Evt. in het serum ketonen bepalen (bèta-OH-boterzuur).
- X-thorax, urinesediment en ECG.
- Zo nodig urinekweek of bloedkweek.
- Op indicatie: alcoholpromillage, amylase of lipase, lactaat, CK, CK-MB, troponine-T.

Maatregelen
- Opvang volgens de ABCDE-systematiek.
- Rehydratie en suppletie van de verloren elektrolyten.
- Toediening van insuline én glucose nadat het aanvangskalium bekend is.
- Tijdens de rehydratie en de insulinetherapie kan de kaliumspiegel snel dalen. Daarom moet al snel worden begonnen met kaliumsuppletie. De acidose herstelt vanzelf na rehydratie (en insuline).
- Na initieel beleid opname met frequente controles, op indicatie op de intensive care.
- Alleen bij een pH < 7 of een levensbedreigende hypokaliëmie is toediening van bicarbonaat geïndiceerd in kleine hoeveelheden (50-100 mmol $NaHCO_3$ per keer). Iedere 1-3 uur moeten pH, natrium, kalium, glucose en osmolaliteit in het bloed worden bepaald.

Nota bene Te snelle daling van de osmolaliteit kan leiden tot hersenoedeem.

9.10 HYPONATRIËMIE[1]
Natrium bevindt zich met name extracellulair en is onder andere belangrijk voor de bloeddrukregulatie. Tevens speelt het een belangrijke rol bij het goed functioneren van spieren en zenuwcellen. We spreken van hyponatriëmie bij een serumnatrium < 135 mmol/l.

Pathofysiologie

Hypovolemische hyponatriëmie
- Natriumverlies via de huid: brandwonden, zweten.
- Natriumverlies via de tractus digestivus: braken, diarree, pancreatitis.
- Natriumverlies via de tractus urogenitalis: diureticagebruik, nefropathie.
- Hyperaldosteronisme (ziekte van Addison).

Hypervolemische hyponatriëmie
- Hartfalen.
- Levercirrose met ascites.
- Nefrotisch syndroom.
- Chronisch nierfalen.
- Primaire polydipsie, waterintoxicatie (kan ook euvolemisch zijn).
- Excessieve toediening van parenterale vloeistoffen (cave euvolemie).

Euvolemische hyponatriëmie
- SIADH, waarbij te veel ADH wordt geproduceerd.
- Hypothyreoïdie.
- Hypopituïarisme (glucocorticoïdendeficiëntie).
- Transuretrale resectie van de prostaat.

Bevindingen
- Bij hyponatriëmie is het belangrijk om naar de volumestatus te kijken.
- Let op hoofdpijn, misselijkheid, braken, diarree, buikpijn, algehele malaise, cognitieve functiestoornissen, verwardheid, dyspneu (ten gevolge van longoedeem), insulten.
- Kijk of er aanwijzingen zijn voor uitlokkende factoren: inname van grote hoeveelheden water of bier, of medicijn- of drugsgebruik.
- Enkeloedeem.
- Bij een verminderd bewustzijn nagaan hoe snel het is ontstaan.
- Ga de mogelijke oorzaken na van een SIADH. Voor de snelheid van correctie is het belangrijk

---
1 Geschreven door Lonieke Groot.

te weten hoe snel het syndroom is ontstaan, dus daar moet zeker naar gevraagd worden.
- Beoordeel of de patiënt euvolemisch, hypervolemisch of hypovolemisch is (bloeddruk, pols, CVD, huidturgor, capillaire refill, perifeer oedeem, ascites).
- Beoordeel de EMV en ga na of de reflexen verlaagd zijn.
- Is er sprake van spierkrampen?
- Ga de temperatuur na, zeker bij xtc- of amfetaminengebruik.
- Kijk naar ernstige brandwonden.
- Zoek naar verschijnselen van bijnierschorsinsufficiëntie en/of hypothyreoïdie.

Aanvullend onderzoek
- Bloed: serumosmolaliteit (zie figuur 9.3), elektrolyten, ureum, creatinine, glucose.
- Op indicatie: bloedgasanalyse en urinezuurbepaling.
- Op indicatie: TSH, vrij T4, cortisol of Synacthen®-test.
- Urine: natrium, kalium, chloor, osmolaliteit, creatinine.

Maatregelen
- Opvang volgens de ABCDE-systematiek.
- Bij longoedeem of asthma cardiale, deze behandelen.
- Een patiënt met een insult (symptomatische hyponatriëmie) dient acuut behandeld te worden. Men kan 100 ml NaCl 3% (1-2 ml/kg) als bolus geven. Bij onvoldoende resultaat kan dit na tien minuten herhaald worden.
- Verdere behandeling volgens het schema in figuur 9.3.

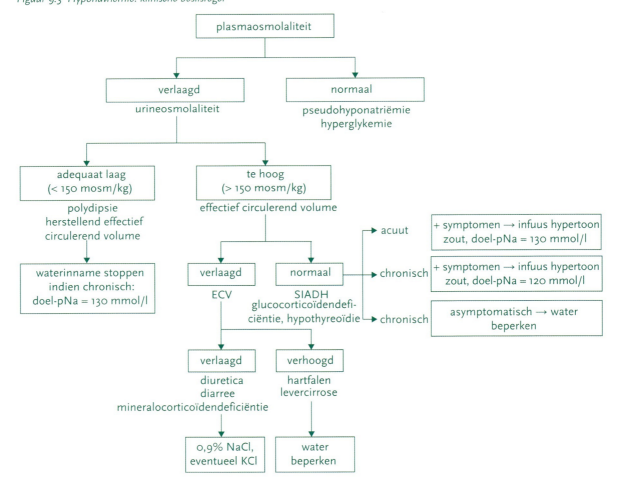

Figuur 9.3 *Hyponatriëmie: klinische beslisregel*

Bij behandeling van chronische hyponatriëmie is het belangrijk het natrium minder snel te corrigeren om centrale pontiene demyelinisatie te voorkomen. De limiet voor zowel acute als chronische hyponatriëmie is 8-12 mmol/l per 24 uur en 18-25 mmol/l per 48 uur, waarbij de limiet voor chronische hyponatriëmie meer richting 8 mmol/l ligt.

9.11 GELE KOORTS[1]

Gele koorts is een acute virale hemorragische koorts die wordt veroorzaakt door het flavivirus, dat voorkomt in bepaalde tropische regio's in Zuid-Amerika en in Afrika bezuiden de Sahara. Deze virusziekte kenmerkt zich door een acuut beloop van koorts en kan hemorragische shock en dood tot gevolg hebben. Behandeling bestaat primair uit preventie van orgaanschade. De laatste tien jaar zijn er geen gevallen in Nederland bekend.

Pathofysiologie
Het flavivirus komt vanuit de speekselklier van een besmette mug het extravasculaire weefsel van de mens binnen. Het virus repliceert in lymfocyten en komt via lymfedrainage terecht in lever, milt, nieren, hart en beenmerg.

In het begin van het 'intoxicatiestadium' ontstaat hepatitis door degeneratie van levercellen. Aantasting van het myocard veroorzaakt hypotensie en shock.

Stollingsstoornissen ontstaan door een enerzijds gestoorde aanmaak en anderzijds verhoogd verbruik van stollingsfactoren door diffuse intravasale stolling. De incubatieperiode duurt ongeveer 3-6 dagen.

Bevindingen
Een verblijf in een endemisch gebied is een belangrijke aanwijzing voor een mogelijke infectie met het flavivirus. Het ziektebeeld verloopt meestal subklinisch en varieert van aspecifieke laaggradige koorts tot hepatitis met nierfalen en hemorragie.

Gele koorts ontstaat vaak acuut met koorts, koude rillingen, hoofdpijn, gegeneraliseerde spierpijn, misselijkheid en braken. Later kunnen epistaxis en tandvleesbloedingen optreden.

Een slechtere prognose ontstaat als er sprake is van leverfalen (icterische fase) met ernstige buikpijn, hematemese, nierinsufficiëntie (oligurie en anurie) en shock.

De terminale fase wordt gekenmerkt door delier, onrust, epilepsie, coma en uiteindelijk de dood.

Aanvullend onderzoek
- Bloedonderzoek: leukopenie, trombocytopenie, verlengde protrombinetijd, APTT en stollingstijd.
- Opvallend hoge stijging van transaminasen, waarbij de ASAT-spiegel hoger is dan die van ALAT.
- Hoge bilirubine- en serumaminotransferasespiegels zijn voorspellend voor de ernst van de ziekte.
- Arterieel bloedgas: metabole acidose in het eindstadium van de ziekte.
- ECG: veranderingen met name ST-T-golven wijzen op myocardischemie.
- Virusdiagnostiek: viraal antigeen, virus-RNA en antilichamen.

Differentiaaldiagnose
- Leptospirose.
- Febris recurrens door *Borrelia recurrentis*.
- (Virale) hepatitis.
- Malaria.
- Dengue.

Maatregelen
Het primaire doel van behandeling, bij ontbreken van antivirale therapie, is preventie van (verdere) orgaanschade.

- Aanvullende behandeling bestaat uit correctie van hypoglykemie en eventueel plasmatransfusie en dialyse.
- Primaire preventie bestaat uit actieve immunisatie met gelekoortsvaccin voor iedereen ouder dan 9 maanden die naar een endemisch gebied reist.
- Gele koorts is een ziekte met meldingsplicht C. De ziekte dient gemeld te worden bij koorts en icterus of bloedingsneiging samen met aantoonbare antistoffen, virus-RNA of antigenen.

9.12 MALARIA[1]

Malaria behoort tot de meest voorkomende importziekten in Nederland. De mens kan door vijf soorten malariaparasieten besmet raken. De inbubatietijd kan dagen (*Plasmodium falciparum*), weken (*Plasmodium malariae*) of maanden (*Plasmodium vivax* en *Plasmodium ovale*) bedragen. Een nieuwe species, *Plasmodium knowlesi*, is endemisch in Aziatische regio's. Infecties door *P. falciparum* komen wereldwijd het meest voor en vereisen vroegtijdig medisch ingrijpen.

---

1 Geschreven door Sabine Fonderson en Carianne Deelstra.

In de afgelopen jaren is het aantal patiënten met malaria, met name door *P. falciparum*, toegenomen. Dit wordt mede veroorzaakt door toename van internationale reizen en de snelle uitbreiding van resistentie tegen antimalariamiddelen.

Pathofysiologie
Als de malariaparasiet door een muggenbeet in het lichaam terechtkomt, vermenigvuldigt deze zich eerst in de lever. Na 5-15 dagen komen de parasieten vrij in de bloedbaan om vervolgens de erytrocyten binnen te dringen. Door de grote hoeveelheid parasieten in de erytrocyten worden deze cellen vernietigd (hemolyse). De vrijkomende malariaparasieten en de reactie hierop veroorzaken de kenmerkende klachten van malaria. Geïnfecteerde erytrocyten blokkeren de microcirculatie van weefsels, met als gevolg hypoxie van belangrijke organen zoals longen, nieren en de hersenen. De overdracht van malaria kan ook via bloedtransfusie of transplacentair plaatsvinden.

Bevindingen
Bij koorts in of na een bezoek aan de tropen moet malaria altijd uitgesloten worden, ook als de patiënt profylaxe heeft ingenomen.
De meest voorkomende lichamelijke klachten en bevindingen bij lichamelijk onderzoek zijn de volgende.
- Koorts, vaak met koude rillingen. De klassieke koortspieken kunnen bij sommige patiënten ontbreken, vooral als malariaprofylaxe is gebruikt.
- Griepachtige verschijnselen zoals hoofdpijn, algemene malaise, moeheid, gewrichts- en spierpijn.
- Gastro-intestinale verschijnselen zoals buikpijn, braken, diarree en hepatosplenomegalie.
- Metabole verschijnselen, zoals ernstige lactaatacidose en hypoglykemie.
- Malaria kan progressief erger worden waarbij tachycardie, duizeligheid, delier of verminderd bewustzijn kunnen optreden.
- Cerebrale malaria is een ernstige complicatie van een infectie door *P. falciparum*, met koorts, veranderd bewustzijn en coma. Andere complicaties zijn pulmonaal oedeem, acute glomerulonefritis, ernstige lactaatacidose en hypoglykemie.
- Kinderen presenteren zich vaak alleen met bevindingen van bleekheid en icterus bij lichamelijk onderzoek.

Differentiaaldiagnose
- Influenzavirus.
- Sepsis.
- Dengue.
- Buiktyfus.
- Gele koorts.
- Meningitis.
- Acute buik.

Aanvullend onderzoek
- Het dikkedruppelpreparaat is de klassieke diagnostische test en is positief in > 90% van de gevallen. Ten minste tweemaal per dag herhalen gedurende drie dagen om malaria uit te sluiten.
- Bloedbeeld: anemie, leukopenie, trombocytopenie, hemolyse.
- Elektrolyten, nierfuncties en glucose: hyponatriemie, verhoogd ureum, creatinine en hypoglykemie.
- Leverenzymen: verhoogd lactaatdehydrogenase, bilirubine en transaminasen, hepatitisserologie.
- Kweek: bloedkweek, urinesediment en urinekweek worden aanbevolen.
- Arteriële bloedgasanalyse: metabole acidose is een kenmerk van gecompliceerde malaria.
- Beeldvormend onderzoek: X-thorax, echo-abdomen en eventueel CT-cerebrum en lumbale punctie om andere ziekten uit te sluiten.

Maatregelen
- Vroegtijdige behandeling is belangrijk en men hoeft niet op de definitieve diagnose te wachten voor het starten van medicamenteuze therapie. De behandeling van malaria bestaat uit:
  - resuscitatie door middel van zuurstoftoediening indien er sprake is van hypoxie of afwijkende arteriële bloedgasanalyse;
  - vochtsuppletie (of bloedtransfusie bij ernstige anemie) om de circulatie te herstellen;
  - pijnstilling en koortsbestrijding;
  - gerichte medicamenteuze behandeling, in overleg met de microbioloog/infectioloog.
- Malaria heeft meldingsplicht C.

LITERATUUR
Van Hest NAH, Smit F, Verhave JP. Sterke onderrapportage van malaria in Nederland; een vangst-hervangstanalyse. Ned Tijdschr Geneeskd 2001;145(4):175-9.

9.13 CHOLERA[1]

In Nederland is cholera een zeldzame importziekte die overwogen moet worden bij reizigers met diarree die terugkomen uit endemische gebieden in Azië en Afrika ten zuiden van de Sahara.

Vroegtijdige herkenning en behandeling van het ziektebeeld is belangrijk om hypovolemische shock en mortaliteit te voorkomen.

Pathofysiologie

Cholera wordt veroorzaakt door de gramnegatieve staaf *Vibrio cholerae*. Infectie ontstaat door inname van besmet water of voedsel of direct door fecaal-orale besmetting. De bacterie hecht aan darmepitheel, vermeerdert zich en produceert choleratoxine. Dit toxine remt de opname van natrium en chloor in de epitheelcellen en stimuleert de secretie van chloor. Dit resulteert in verlies van grote hoeveelheden natrium, chloor, kalium en bicarbonaat. Het klassieke beeld van rijstwaterachtige, licht geelgroene en geurloze diarree ontstaat na een incubatieperiode van gemiddeld 2-3 dagen.

Bevindingen

- Een reis naar een endemisch gebied en ernstige diarree moet men doen denken aan de mogelijkheid van een cholera-infectie.
- Volumeverlies van ongeveer 500-1000 ml per uur binnen enkele uren kan leiden tot ernstige hypovolemie en metabole acidose (door verlies van kalium en bicarbonaat).
- Andere klachten zoals misselijkheid, braken en buikpijn kunnen optreden.
- Typerend voor cholera is de afwezigheid van koorts.
- Bij lichamelijk onderzoek zijn de volgende bevindingen kenmerkend.
  - tachypneu;
  - tachycardie, hypotensie, verminderde huidtugor, droge slijmvliezen, diepliggende ogen;
  - apathie, coma.

Mensen met een verminderde weerstand of een verminderde maagzuursecretie hebben een hoger risico op besmetting met *V. cholerae*. De kans op een ernstig beloop van cholera is met name groot bij zwangeren, kinderen < 1 jaar of ernstig ondervoede kinderen, ouderen > 70 jaar en mensen met bloedgroep O (onbekend mechanisme).

Aanvullend onderzoek

- De diagnose wordt bevestigd door een positieve feceskweek voor *V. cholerae*. Als een feceskweek niet mogelijk is kan men bij microscopisch onderzoek van de feces een massale hoeveelheid chaotisch bewegende staven zien.
- Aanbevolen aanvullend onderzoek: arteriële bloedgasanalyse, CRP, BSE, nierfunctie, elektrolyten en leverenzymen.

Maatregelen

- De behandeling van bestaat primair uit rehydratie.
- Bij ernstige dehydratie is intraveneuze vochttoediening vereist met suppletie van elektrolyten.
- Bij milde dehydratie kan worden volstaan met rehydratie per os met *oral rehydration solution* (ORS).
- Antibiotica dienen toegediend te worden om de duur van de diarree te bekorten.
- De mate van dehydratie bepaalt of ziekenhuisopname noodzakelijk is.
- Het besmettingsrisico is klein.
- Standaard hygiënische maatregelen volstaan om besmetting te voorkomen.
- Cholera heeft meldingsplicht B2.

9.14 MAAGKLACHTEN[2]

Maagklachten komen frequent voor, met een jaarlijkse incidentie in Nederland van 10-40%. Maagklachten kunnen het gevolg zijn van onder meer acute gastritis, ulcuslijden en gastro-oesofageale refluxziekte (GERD).

Pathofysiologie

Acute gastritis is meestal een gevolg van directe slijmvliesbeschadiging door overmatig alcoholgebruik, medicatie (met name NSAID's) of als onderdeel van een acute gastro-enteritis.

Ulcuslijden is het gevolg van een ulcus duodeni of ventriculi. Er is sprake van een beschadiging van het maagslijmvlies voorbij de muscularis mucosa. De beschadiging kan een gevolg zijn van infectie door *Heliobacter pylori*, van medicatie en van alcohol- en tabaksgebruik, en wordt onderhouden door maagzuur.

Bij GERD komt door een niet goed werkende onderste slokdarmsfincter maaginhoud in de slokdarm terecht, wat retrosternale pijn geeft. Onbehandeld kan GERD leiden tot aantasting van de slokdarm.

---

1 Geschreven door Sabine Fonderson en Carianne Deelstra.
2 Geschreven door Barbra Backus en Jelmer Alsma.

Bevindingen
- Bij maagklachten zijn de belangrijkste klachten onder meer misselijkheid, braken, anorexie, retrosternale pijn en een opgezet gevoel.
- De pijn kan toenemen bij bukken en liggen. Soms is de pijn op te wekken bij palpatie in epigastrio.
- De klachten kunnen verminderen na gebruik van een antacidum, maar ook na nitroglycerine.

Aanvullend onderzoek
Bij acute maagklachten is geen aanvullend onderzoek geïndiceerd, tenzij er sprake is van alarmsymptomen, zoals melaena, hematemese, passagestoornissen, anemie en onbedoeld gewichtsverlies. Wel is het zaak om bij de verdenking gastritis overige oorzaken (zie differentiaaldiagnose) uit te sluiten.

Differentiaaldiagnose
In de differentiaaldiagnose van gastritis staan onder meer overige oorzaken van pijn op de borst en pijn in de bovenbuik, zoals acuut myocardinfarct, pericarditis, myalgene pijn, galsteenlijden, pancreatitis en hyperventilatie.

Maatregelen
- De initiële behandeling van maagklachten bestaat naast voorlichting en leefstijladvies uit medicamenteuze behandeling met antacida en H_2-receptorantagonisten. Deze medicatie heeft doorgaans binnen één tot enkele uren al enig effect. Doorgaans wordt binnen 2-4 weken symptoomverlichting bereikt.
- Bij recidiverende klachten kan een proefbehandeling met een protonpompremmer worden gestart of diagnostiek naar *H. pylori* worden ingezet.
- Bij alarmsymptomen, persisterende klachten en onzekerheid dient endoscopisch onderzoek van de maag plaats te vinden. Middels slijmvliesbiopten kan de aanwezigheid van *H. pylori* worden aangetoond. Dragerschap van deze bacterie dient antibiotisch behandeld te worden.

LITERATUUR
De Wit NJ, Folmer H, Van Barneveld TA, Van Balen J, Van Pinxteren B, Kaandorp CJE, et al. Multidisciplinaire richtlijn maagklachten. Utrecht: Kwaliteitsinstituut voor de Gezondheidszorg CBO, 2004.
Numans M, De Wit N, Dirven J, Heemstra-Borst C, Hurenkamp G, Scheele M, et al. NHG-Standaard Maagklachten (derde herziening). Utrecht: NHG, 2013. https://www.nhg.org/standaarden/samenvatting/maagklachten, geraadpleegd januari 2013.

9.15 FLEBITIS[1]
Flebitis is een ontsteking van een oppervlakkige vene, gekenmerkt door een warme, rode huid boven een pijnlijke, gezwollen vene. Wanneer de ontsteking gepaard gaat met trombose van de vene is er sprake van een tromboflebitis oftewel oppervlakkige veneuze trombose. Flebitis heeft meestal een mechanische of chemische oorzaak. Deze ontsteking bevindt zich in de meeste gevallen in de onderste extremiteit.

Pathofysiologie
Flebitis kan ontstaan door een stoornis in de coagulatie of de fibrinolyse, door endotheliale disfunctie, infectie, veneuze stase, intraveneuze therapie, intraveneus drugsgebruik of na veneuze ablatietherapie. In de meeste gevallen gaat het om een tromboflebitis. Tromboflebitis kan eenmalig of recidiverend in dezelfde vene optreden.

De meerderheid van de patiënten met tromboflebitis (88%) had voordien al varices. Andere mogelijke onderliggende aandoeningen zijn trombofilie, systeemziekten en maligniteiten. Vrouwen hebben een verhoogd risico op tromboflebitis tijdens de zwangerschap, maar vooral in de eerste maand na de bevalling. Andere risicofactoren zijn orale anticonceptiva, immobilisatie en lokaal trauma.

Indien in de loop van de tijd verschillende venen aangedaan zijn wordt er gesproken van tromboflebitis migrans. Dit kan geassocieerd zijn met adenocarcinoom van pancreas, long, prostaat, maag of colon (syndroom van Trousseau).

Intraveneuze therapie kan een flebitis veroorzaken, waarvan de ernst afhangt van de verblijfstijd en diameter van de infuuskatheter, de punctieplaats, de samenstelling van de infusievloeistof en de stroomsnelheid in het infuus. In uitzonderlijke gevallen kan een septische tromboflebitis ontstaan, die gepaard gaat met bacteriëmie, koorts en perivasculaire inflammatie. Deze wordt meestal veroorzaakt door een intraveneuze katheter.

Bevindingen
Anamnestisch is er lokale pijn of gevoeligheid bij aanraking, die in korte tijd is ontstaan. Risicofactoren

---
[1] Geschreven door Roel Genders en Eva van der Waal.

moeten altijd expliciet worden nagevraagd: lokaal trauma, varices, chronische veneuze insufficiëntie, immobilisatie, zwangerschap, DVT in de voorgeschiedenis, maligniteit, veneuze ingreep, stollingsstoornissen of infuus.

Bij het lichamelijk onderzoek is de diagnose flebitis vaak makkelijk te stellen: de huid ter plaatse is warm, rood en bij aanraking gevoelig, en onderhuids is een pijnlijke vaste (wormvormige of nodulaire) massa voelbaar over het traject van een oppervlakkige vene. Rondom kan enige lokale zwelling te zien of palpabel zijn. Verder moet gelet worden op tekenen van veneuze insufficiëntie, DVT, koorts in verband met systemische infectie en dyspneu of pijn vastzittend aan de ademhaling als teken van een longembolie.

Differentiaaldiagnose
Erysipelas/cellulitis, panniculitis, insectenbeten, injectie van artefacten, lymfangitis, erythema nodosum, poliarteriitis nodosa, tromboangiitis obliterans, sarcoïdgranulomen, kaposisarcoom.

Complicaties
- DVT (comorbide in 5-15%), recidiverende flebitiden, proximale uitbreiding, longembolie, sepsis.
- Een gelijktijdig voorkomende DVT kan asymptomatisch verlopen en derhalve klinisch niet worden opgemerkt (voor de beslisregel, zie figuur 9.4).

Aanvullend onderzoek
- Geen aanvullend onderzoek is nodig bij oppervlakkige flebitis, gelokaliseerd buiten het traject van de v. saphena magna of parva, en bij afwezigheid van andere risicofactoren voor of klinische verschijnselen van DVT en geringe kans op trombo-embolie.
- Duplexechografie kan worden ingezet voor het vaststellen van de uitgebreidheid (vaak is klinisch slechts het 'topje van de ijsberg' zichtbaar) en voor het aantonen van een eventuele DVT. Een duplexecho is geïndiceerd als een oppervlakkige flebitis zich uitbreidt naar proximaal (tot boven de knie), bij verergering van de klachten, bij een zwelling van de onderste extremiteit die groter is dan te verwachten bij een flebitis (meer dan alleen lokaal rond de vene), bij twijfel over de diagnose en bij bijkomende risicofactoren voor een DVT, zoals immobilisatie.
- Laboratoriumonderzoek alleen op indicatie. Overwegen bij recidiverende flebitiden, net als aanvullend onderzoek naar een mogelijke maligniteit.

Maatregelen
Iedere patiënt moet worden aangespoord tot mobilisatie.

Oppervlakkige flebitis
- Koude compressen of natte omslagen.
- Compressietherapie (steunkousen of zwachtels) die het gehele aangedane traject bedekken.
- Pijnstillers/ontstekingsremmers (NSAID's).
- Controle met duplexechografie na 7 dagen bij uitbreiding of geen verbetering op therapie.
- Bij verse tromboflebitis: lokale incisie en manueel exprimeren van trombus, gevolgd door compressietherapie.

Additioneel bij uitgebreide flebitis of hoog risico op DVT
Start LMWH gedurende 4 weken of orale anticoagulantia voor langere behandelduur.

Additioneel bij septische tromboflebitis
Verwijder de bron van infectie (geïnfecteerde katheter), start antibiotica en excideer eventueel de geïnfecteerde vene.

LITERATUUR

Büller HR, Crijns HJ, Huisman MV, Kamphuisen PW, Leebeek FW, Levi MM, et al. Richtlijn diagnostiek, preventie en behandeling van veneuze trombo-embolie en secundaire preventie arteriële trombose. Utrecht: Kwaliteitsinstituut voor de Gezondheidszorg CBO, 2008. http://www.diliguide.nl/document/415, geraadpleegd januari 2014.

Neumann HAM, Langendoen SI, De Maeseneer M, Wittens CHA, redactie. Handboek flebologie: Diagnostiek en behandeling van veneuze ziekten. Houten: Prelum, 2011.

Tintinalli JE, Stapczynski JS, Ma OJ, Cline DM, Cydulka RK, Meckler GD. Tintinalli's emergency medicine: A comprehensive study guide. 7th ed. New York: McGraw-Hill, 2011.

9.16 DIEPE VENEUZE TROMBOSE[1]
Diepe veneuze trombose (DVT) van de benen is, net als acute longembolie, een verschijningsvorm van veneuze trombo-embolie (VTE). DVT kan distaal in de diepe kuitvenen of proximaal in de vena poplitea, femoralis en/of iliaca voorkomen. Proximale DVT is vaker geassocieerd met ontwikkeling van een symptomatische longembolie.

---
1 Geschreven door Inez Legerstee en Jelmer Alsma.

Bij veel patiënten met een DVT is bij presentatie reeds sprake van een aymptomatische longembolie. Meer dan 90% van de symptomatische longemboliëen wordt veroorzaakt door loslating van een trombus vanuit de proximale vaten van het onderbeen.

Pathofysiologie

Het ontstaan van een VTE is vaak het gevolg van een verhoogde tromboseneiging ten gevolge van een of meer factoren (trias van Virchow):
- verandering van de bloedstroom (immobilisatie, trauma, operatie);
- hypercoagulabiliteit (erfelijk zoals bij factor-V-Leidenmutatie of protrombinegenmutatie, verworven zoals bij maligniteit, zwangerschap of orale anticonceptie;
- beschadiging van het vaatwandendotheel (bij diabetes, maar mogelijk ook bij hypertensie en roken).

Er vormt zich een trombus uit trombocyten, fibrine en erytrocyten, met secundair hieraan inflammatie van de vaatwand. Hierdoor wordt de doorstroming in de vene belemmerd. De trombus of delen ervan kunnen loslaten en zo emboliëen elders veroorzaken, bijvoorbeeld in de longen.

Tabel 9.5 Risicofactoren voor VTE

hogere leeftijd (met name > 60 jaar)
langdurige immobilisatie, parese
adipositas (BMI > 30)
roken
varices
maligniteit, behandeling voor maligniteit
veneuze trombose in de voorgeschiedenis
operatie < 4 weken
trauma
zwangerschap en kraambed
gebruik van orale anticonceptie en hormonale substitutietherapie
myeloproliferatieve ziekte
paroxismale nachtelijke hemoglobinurie
actieve inflammatoire darmziekten
acute aandoeningen
hartfalen
longziekten
nefrotisch syndroom
antifosfolipidenantistoffen
langdurige (vlieg)reizen
centraalveneuze katheter

Figuur 9.4 Klassieke presentatie van een bekkenvenetrombose
Het been is gezwollen, blauw verkleurd en pijnlijk.

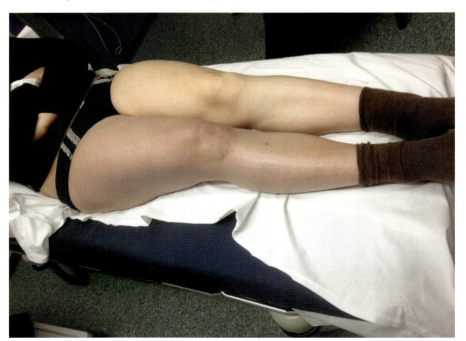

Bevindingen

- Een DVT kenmerkt zich door een pijnlijk, gezwollen, warm en erythemateus been.
- Vaak zijn er anamnestisch risicofactoren (tabel 9.5).
- Bij onderzoek kunnen uitgezette oppervlakkige venen, cyanose of bleekverkleuring gevonden worden.
- Dorsiflexie van de voet is vaak pijnlijk (homanssymptoom). Anamnese en lichamelijk onderzoek zijn echter aspecifiek en niet-sensitief.
- Een proximale (bekkenvene)trombose kan zich presenteren in de klassieke vorm van phlegmasia caerulea dolens, een pijnlijk blauw been (zie figuur 9.4).

Aanvullend onderzoek

- Bij verdenking op een DVT dient de beslisregel volgens Wells gebruikt worden (zie tabel 9.6).
- Bij een wellsscore < 2 moet de D-dimeerconcentratie bepaald worden. Een niet-verhoogde D-dimeerconcentratie bij een lage wellsscore heeft een hoge negatief voorspellende waarde voor DVT. De specificiteit van de de D-dimeertest is echter laag: de concentratie kan ook verhoogd zijn na een operatie en bij infecties, maligniteiten en zwangerschap.
- Is de D-dimeerconcentratie verhoogd, dan dient compressie-echografie plaats te vinden.
- Bij een wellsscore ≥ 2 kan de D-dimeertest achterwege blijven en moet direct compressie-echografie plaatsvinden.
- Bij patiënten met een negatieve compressie-echografie en een sterke verdenking op trombosering van een bekkenvene kan een flebografie worden verricht.
- Bij verdenking op een longembolie moet de diagnostiek worden uitgebreid met een X-thorax, ECG en eventueel een CT-thorax.
- Bij een positieve D-dimeertest en negatieve compressie-echografie moet de echo na 5-7 dagen worden herhaald.

Figuur 9.5 Beslisregel bij diepe veneuze trombose
CUS = compressie-ultrasonografie. DVT = diepe veneuze trombose.

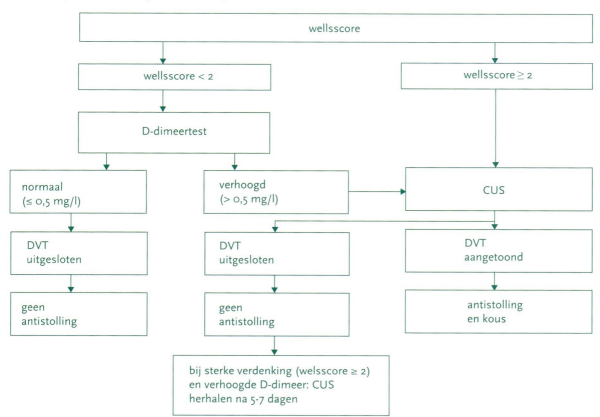

Tabel 9.6 Beslisregel van Wells voor DVT

kenmerk	score
aanwezigheid maligniteit	1
zwelling kuit > 3 cm ten opzichte van asymptomatisch been, gemeten 10 cm onder tuberositas tibiae	1
collaterale oppervlakkige venen (geen varices)	1
pitting oedeem van symptomatisch been	1
zwelling van het gehele been	1
lokale pijn in het gebied van het diepe veneuze systeem	1
immobilisatie (paralyse, parese of recent gipsverband aan het been)	1
bedrust > drie dagen of grote operatie < vier weken	1
alternatieve diagnose	–2

beoordeling
score < 2 DVT is onwaarschijnlijk
score ≥ 2 DVT is waarschijnlijk

Differentiaaldiagnose

In de differentiaaldiagnose staan onder andere:
- cellulitis;
- erysipelas;
- gerruptureerde bakercyste;
- veneuze insufficiëntie;
- trauma.

Maatregelen

- Bij een bewezen DVT wordt gestart met LMWH in een therapeutische dosis (dosering aangepast aan gewicht) of met ongefractioneerd heparine.
- Daarnaast wordt gestart met een coumarinederivaat (acenocoumarol of fenprocoumon) op geleide van de INR (streefwaarde 2,5-3,5).
- De heparine kan worden gestaakt na minimaal vijf dagen, waarbij de de INR op twee opeenvolgende dagen tussen de 2 en 3 is.
- Bij verdenking op longemboliëën, zwangerschap, lever- of nierinsufficiëntie dient de behandeling aanvankelijk in het ziekenhuis plaats te vinden.
- De behandelduur met coumarines hangt af van de oorzaak en de voorgeschiedenis, maar is ten minste drie maanden.
- Patiënten met een actieve maligniteit worden de eerste zes maanden alleen behandeld met LMWH.
- Patiënten met een trombose tijdens de zwangerschap dienen behandeld te worden met LMWH op geleide van factor-Xa-spiegels. Deze patiënten dienen verwezen te worden naar een internist-hematoloog of een internist met voldoende ervaring met VTE.
- Ook patiënten met een spontane trombose of met een recidief dienen te worden verwezen voor zo nodig een oriënterend stollingsonderzoek en screening op een eventuele maligniteit.
- Mobiliseren mag op geleide van de klachten. Bedrust is niet nodig.
- Na twee weken dient gestart te worden met elastische kousen (minimaal drukklasse 2, liefst drukklasse 3) gedurende minimaal twee jaar ter voorkoming van een posttrombotisch syndroom.
- De voornaamste klachten van een posttrombotisch syndroom zijn pijn, zwelling, moe gevoel in het been en uiteindelijk ulceratie.

LITERATUUR

Büller HR, Crijns HJGM, Huisman MV, Kamphuisen PW, Leebeek FWG, Levi MM, et al. Richtlijn Diagnostiek, preventie en behandeling van veneuze trombo-embolie en secundaire preventie van arteriële trombose. Utrecht: Kwaliteitsinstituut voor de Gezondheidszorg CBO, 2008.

De Vries APJ, Gans ROB, Levi MM. Acute boekje. Woerden: Van Zuiden Communications, 2009.

Fauci AS, Braunwald E, Kasper DL, Hauser SL, Longo DL, Jameson JL, et al., editors. Harrison's principles of internal medicine. Part 12: Critical care medicine. 17th ed. New York: McGraw-Hill, 2008.

Kumar P, Clark M. Kumar and Clark's clinical medicine. 8th ed. Philadelphia (PA): Elsevier Saunders, 2012.

Longmore M, Wilkinson IB, Rajagopalan S. Mini Oxford handbook of clinical medicine. 6th ed. Oford: Oxford University Press, 2006. p. 450.

Vademecum hematologie [internet]. Rotterdam: Erasmus MC, 2009-2014. http://www.vademecumhematologie.nl, geraadpleegd januari 2014.

10 Dermatologische problemen

10.1 Herpessimplexinfecties
10.2 Scabiës

10.1 HERPESSIMPLEXINFECTIES[1]

Herpes is een verzamelnaam voor ziekten die veroorzaakt worden door virussen behorende tot de humane herpesvirussen (HHV). Er zijn acht typen HHV: het herpessimplexvirus type 1 en 2 (HSV-1 en HSV-2), het varicellazostervirus (VZV), het epstein-barrvirus (EBV), het cytomegalovirus (CMV) en de HHV-typen 6-8.

HSV-1 veroorzaakt hoofdzakelijk infecties in het gezicht (herpes labialis), terwijl HSV-2 met name rond de geslachtsorganen voorkomt (herpes genitalis). Door toename van oraal seksueel contact wordt tegenwoordig HSV-1 ook genitaal gevonden en vice versa. Op basis van de locatie is dus niet met zekerheid te zeggen om welk type HSV het gaat.

Pathofysiologie

De pathogenese van herpes labialis verschilt niet van die van herpes genitalis. Een primaire infectie van het lichaam met het HSV zal in ongeveer 50% van de gevallen zonder klachten of symptomen verlopen. De porte d'entrée voor HSV zijn slijmvliezen of huid. De incubatieperiode tussen de primaire infectie en de eerste symptomen ligt tussen de 2-12 dagen. Aan het ontstaan van vesikels gaat vaak een prodromale fase vooraf, gekenmerkt door koorts, malaise, spierpijn en lymfadenopathie. Vaak zijn de eerste symptomen pijnlijke blaasjes rond het infectiegebied en lymfadenopathie. Daarna kunnen de vesikels zich uitbreiden over een groter gebied. Na een ulceratief stadium drogen ze in, waarbij korstvorming ontstaat.

Na de primaire infectie zal het HSV zich terugtrekken door retrograad transport via axonen en zich nestelen in het regionale sensibele dorsale ganglion naast het ruggenmerg. Vanuit hier kan reactivatie plaatsvinden. Na een jaar heeft ongeveer 25% van de patiënten met HSV-1 en 89% van de patiënten met HSV-2 ten minste één symptomatisch recidief doorgemaakt.

Primaire HSV-infecties zijn meestal minder ernstig bij kinderen dan bij volwassenen en de ernst neemt dan ook toe met de leeftijd. Een ernstig ziektebeeld bij neonaten is herpes neonatorum, waarbij een herpesencefalitis ontstaat. Besmetting van de neonaat kan ontstaan tijdens de bevalling doordat de moeder een genitale herpes heeft, en bij zoenen of knuffelen van de neonaat (*kiss of death*).

Bevindingen

In principe kan de klinische diagnose gesteld worden door goed anamnestisch en lichamelijk onderzoek.
- Een goede seksuele anamnese, waarbij gevraagd wordt of patiënt onlangs een nieuwe partner heeft en of deze bekend is met een koortslip of genitale herpes, kan bijdragen aan de diagnose.
- Patiënten op de SEH die een HSV-infectie hebben, zullen zich presenteren met een prodromale periode van koorts en griepachtige verschijnselen waarna gedurende ongeveer 1 dag roodheid van de huid ontstaat. Daarna zal er vaak sprake zijn van koorts en huiduitslag over het gebied van één of meer sensibele banen: kleine bultjes die zich ontwikkelen tot blaasjes. Dit kan op romp, hals en extremiteiten zijn, maar ook in het innervatiegebied van de hersenzenuwen nervus trigeminus en nervus facialis. Gewoonlijk heeft de patiënt hevige pijn in dat gebied, dit geldt vooral voor volwassenen.
- Bij genitale herpes kan de patiënt zich presenteren met ernstige pijn in het genitale gebied. Hierbij kunnen ook urethritisklachten optreden (vaak mannen).

---

1 Geschreven door Koen Quint en Ferry van Harn.

Aanvullend onderzoek

- Een directe, maar weinig sensitieve methode is het tzanckpreparaat. Hierbij wordt schraapsel van een ulcusbodem op een glaasje aangebracht en direct gekleurd en beoordeeld onder de lichtmicroscoop. Hierbij wordt gezocht naar tekenen passend bij een virale infectie, zoals polynucleaire reuscellen en *balloon cells*.
- Gevoeliger, maar langzamer, is de nucleïnezuuramplificatietest of polymerasekettingreactie (PCR). Hiermee is het ook mogelijk te bepalen met welk type HSV de patiënt besmet is. Materiaal voor de PCR kan worden verzameld door met een kweekstokje over de bodem van een vesikel te gaan en deze daarna op te slaan in speciaal medium.
- Bij een verdenking op een herpesencefalitis kan een lumbaalpunctie worden afgewogen.
- Het bepalen van HSV-antistoffen in het bloed heeft op de SEH geen directe meerwaarde.

Maatregelen

Lokaal

- Bij een milde primaire infectie of recidief kan worden volstaan met indrogende therapie door middel van een indifferente crème met zinkoxide (bijvoorbeeld zinksulfaat vaselinecrème 0,5% FNA).
- Indien pijn erg op de voorgrond staat, kan ook lokale pijnstilling geïndiceerd zijn (lidocaïnecrème of zinkoxidesmeersel 5% FNA).
- Lokale toepassing van perciclovir- of aciclovircrèmes heeft geen of slechts minimaal effect.

Systemisch

- De indicaties voor systemische behandeling met nucleosideanalogen (van aciclovir afgeleide middelen) bij herpes genitalis zijn een primaire infectie of hinderlijke recidieven. Behandeling kan namelijk de duur en de ernst van de klachten verminderen. Ook wordt de virusuitscheiding beperkt, waardoor mogelijk het transmissierisico wordt verkleind.
- Systemische therapie wordt doorgaans uitsluitend gestart bij klinische presentatie, aangezien dit alleen zin heeft binnen vijf dagen na de eerste symptomen.
- Alle personen met een primaire genitale herpes komen in aanmerking voor virale therapie. Middelen hiervoor kunnen zijn:
  - aciclovir 400 mg 3 dd per os voor 7-10 dagen;
  - aciclovir 200 mg 5 dd per os voor 7-10 dagen;
  - famciclovir 250 mg 3 dd per os voor 7-10 dagen;
  - valaciclovir 1000 mg 2 dd per os voor 7-10 dagen.
- Bij een recidief van herpes genitalis met veel klachten:
  - valaciclovir 500 mg 2 dd voor 3-5 dagen;
  - famciclovir eendaags 2 × 1000 mg (eenmalig).
- Bij vaak recidiverende HSV-infecties kan worden gekozen voor een onderhoudsdosering. Dit valt echter buiten de SEH-setting.
- Bij ernstige pijn kan naast lokale pijnstilling met lidocaïnecrème ook systemische pijnstilling met bijvoorbeeld paracetamol 3 dd 1000 mg worden geadviseerd.

Overige maatregelen

Het is belangrijk dat de patiënt contact met de afwijkingen probeert te vermijden. De patiënt wordt ook geadviseerd om zolang er afwijkingen zichtbaar zijn geen seksuele contacten te hebben en, indien een koortslip aanwezig is, personen geen kus te geven.

LITERATUUR

De Vries HJC, Van Doornum GJJ, Bax CJ, Van Bergen JEAM, De Bes J, Van Dam AP, et al. Multidisciplinaire richtlijn seksueel overdraagbare aandoeningen voor de 2e lijn. Utrecht: NVDV 2013. http://www.huidarts.info/documents/?v=2&id=96, geraadpleegd januari 2014.

10.2 SCABIËS[1]

Scabiës is een jeukende huidaandoening die wordt veroorzaakt door de *Sarcoptes scabiei* (schurftmijt). De ziekte komt bij de mens en bij een groot aantal diersoorten voor. Er is sprake van gastheerspecificiteit, wat inhoudt dat een bepaalde mijt slechts op één diersoort langdurig kan overleven. Bij de mens wordt scabiës veroorzaakt door *S. scabiei var. hominis*. Deze mijt kan twee verschillende ziektebeelden veroorzaken, 'gewone' schurft bij gezonde personen en Noorse schurft of scabies norvegica bij mensen met verminderde weerstand of gestoorde motoriek, patiënten die bedlegerig zijn en patiënten die antihistaminica gebruiken.

Voor de Tweede Wereldoorlog kwam scabiës veel voor in Nederland, maar van 1945-1960 was de mijt bijna geheel verdwenen in Nederland en Europa. Sindsdien neemt de incidentie geleidelijk weer toe.

---

1 Geschreven door Sjan Lavrijsen en Tim Koch.

Tegenwoordig worden kleine epidemieën gezien in verpleeg- en verzorgingshuizen en binnen bepaalde bevolkingsgroepen (zoals studenten).

Pathofysiologie

Besmetting vindt plaats via lichamelijk contact (langer dan 15 minuten), via seksueel contact en via besmet beddengoed, ondergoed of andere kleding. Alleen in het geval van scabies norvegica kan transmissie ook door vluchtig contact met besmette kleding of beddengoed of soms zelfs aerogeen plaatsvinden. De mijt graaft zich in ongeveer 1 uur in in het stratum corneum. Buiten de mens is de overlevingstijd ongeveer 24 uur, maar dit kan verlengd worden bij een hoge vochtigheidsgraad en lagere temperaturen.

De vrouwtjesmijt graaft een gangetje in de epidermis tussen het stratum corneum en het stratum granulosum. Ze graaft 0,5-5 mm per dag en een gangetje wordt maximaal 15 mm lang. In dit gangetje vindt de bevruchting plaats, waarna het mannetje doodgaat. De vrouwtjesmijt blijft 4-6 weken in leven, legt in totaal 40-60 neten en sterft in de huid. Binnen drie dagen ontwikkelen de neten zich tot larven en daarna tot nymfen, die zich in ongeveer 17 dagen ontwikkelen tot geslachtsrijpe mannetjes of vrouwtjes. De mijten lopen in alle ontwikkelingsstadia over het lichaam, alleen 'leggende' vrouwtjes graven zich in.

Het secreet waarmee het vrouwtje het gangetje graaft, de uitwerpselen en de eitjes geven aanleiding tot een allergische reactie, die jeuk veroorzaakt en andere afwijkingen zoals blaasjes, roodheid en schilfering. De jeukklachten beginnen 2-6 weken na besmetting bij personen die nooit eerder besmet zijn geweest. Bij herbesmetting kunnen de klachten binnen 1-4 dagen optreden. Bij een gemiddelde scabiësinfectie zijn 7-13 volwassen vrouwtjes actief. Bij scabies norvegica wordt, als gevolg van een verminderde allergische reactie, verminderde jeukperceptie of niet kunnen krabben, minder gekrabd en is er minder sterfte onder de mijten. Daardoor kan het aantal mijten oplopen tot wel tienduizenden.

Een persoon is besmettelijk als er mijten aanwezig zijn, vanaf 1-2 weken na besmetting, ook als er nog geen verschijnselen zijn opgetreden.

Bevindingen

- De anamnese moet gericht zijn op klachten van jeuk, toenemend van aard, met name 's avonds en 's nachts en bij warmte. Vaak is er naast de jeuk op de plekken waar de mijten zitten sprake van een meer algemene gegeneraliseerde jeuk.
- Er moet altijd gevraagd worden naar klachten bij huisgenoten of mensen met wie intiem contact is geweest.
- In de anamnese kan gevraagd worden of de patiënt tot een van de risicogroepen behoort:
  - reizigers (vooral na bezoek aan arme landen, tropen, goedkoop hotel);
  - personen met wisselende seksuele contacten;
  - personeel en bewoners van (zorg)instellingen;
  - dak- en thuislozen;
  - personen met een afweerstoornis (HIV, cytostatica, immunosuppressiva en lokale corticosteroïden).

  Bij een verdenking op scabiës is bij het lichamelijk onderzoek het dragen van handschoenen noodzakelijk.
- Naast gangetjes, die niet bij iedereen aanwezig zijn, kan het klinisch beeld bij gewone scabiës bestaan uit papels, papulovesikels, noduli, excoriaties en soms secundaire pyodermie met crustae en pustels op de voorkeursplaatsen. Dit zijn:
  - schaamgebied;
  - buigzijde pols;
  - interdigitale ruimten;
  - hand- en voetranden;
  - strekzijde ellebogen;
  - laterale voetrand (vooral bij kinderen);
  - rond de navel;
  - tepelgebied bij vrouwen;
  - voorste axillaire plooi.
- Bij scabies norvegica is er sprake van crusteuze, schilferende huidafwijkingen op de voorkeurslokalisaties, op de handpalmen en onder de nagels.
- Gangetjes, indien aanwezig, zijn iets verheven, lichtbruin, smal, kronkelend en maximaal 15 mm lang. Aan het begin ervan kan de huid wat schilferen, aan de andere kant, waar de mijt zich bevindt, kan een papeltje of blaasje zichtbaar zijn.
- Er kunnen soms ook erythematopapuleuze huidafwijkingen gezien worden aan de binnenkant van de dijen en op de penis en het scrotum van de man. De rug en het hoofd blijven meestal vrij.
- Als gevolg van de jeuk krabben mensen zich vaak. Hierdoor zijn de laesies niet altijd zichtbaar. Daarnaast hebben personen die zich vaak wassen en douchen weinig verschijnselen, behoudens nachtelijke jeuk en voorbijgaande uitslag.

Differentiaaldiagnose

- Prurigo.
- Allergische reacties.

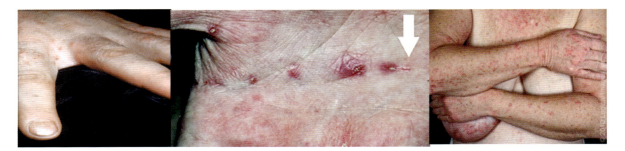

Figuur 10.1 Scabiës
Bron: www.uptodate.com/contents/scabies.

- Eczeem.
- Pyodermie.
- Geneesmiddelreacties.
- Dermatitis herpetiformis.
- Animale scabiës en overige jeukende dermatosen.

Complicaties
- Secundaire bacteriële infectie met *Staphylococcus aureus* en/of *Streptococcus pyogenes*.
- Furunculose.
- Cellulitis.
- Nageldystrofie bij scabies crustosa.

Aanvullend onderzoek
- De diagnose berust op de anamnese en het klinisch beeld, maar idealiter door het aantonen van een mijt. Dit kan door middel van het maken van een direct preparaat (KOH-preparaat) Ter plaatse van het eind van het gangetje of van een papel, (papulo)vesikel of nodulus wordt met een chirurgisch mesje een zeer dun laagje huid afgeschraapt. Dit materiaal wordt verzameld op een objectglaasje. Aan de schilfers of de uitstrijk enkele druppels KOH 20% toevoegen en hierover het dekglaasje (24 × 60 mm) aanbrengen; eventueel het preparaat handwarm verwarmen. Met een microscoop met 10× objectief zoeken naar (delen van) mijten, eieren of eierschalen.
- Het maken van een goed preparaat is niet eenvoudig. Een andere methode is dermatoscopie waarbij kleine zwarte driehoekjes kunnen worden gezien. Dit kan eventueel verricht worden door een dermatoloog.

Maatregelen
- Contactonderzoek is geïndiceerd bij personen die langdurig (>15 minuten) of frequent huidcontact met de patiënt hebben gehad. Dit komt meestal neer op gezinscontacten, (seksuele) partners en logees in de besmettelijke periode. Indien de patiënt woont of werkt in een zorginstelling is contact met de GGD raadzaam. De navolgende maatregelen gelden ook voor de contactpersonen, zelfs als zij geen klachten hebben, en moeten gelijktijdig worden uitgevoerd.
- Behandeling met een scabicide.
  - Permetrinecrème 5%, aanbrengen op het hele lichaam op schone droge huid, met uitzondering van het behaarde hoofd. Dosering leeftijdsafhankelijk: 2 maanden-1 jaar 1/8 tube (5 g); 1-5 jaar: 1/4 tube (10 g); 5-12 jr 1/2 tube (15 g); > 12 jaar 1 tube (30 g). De crème 10-24 uur laten inwerken, daarna grondig wassen. Zo nodig herhalen na een week. Relatief gecontra-indiceerd bij zwangerschap en borstvoeding.
  - Ivermectinetabletten, eenmalig 12 of 15 mg, kinderen 200 µg/kg. Het is het beste om precies op lichaamsgewicht te doseren volgens onderstaand schema: 15-24 kg 1 tablet (3 mg); 25-35 kg 2 tabletten (6 mg); 36-50 kg 3 tabletten (9 mg); 51-65 kg 4 tabletten (12 mg); 66-79 kg 5 tabletten (15 mg); > 80 kg 6 tabletten (18 mg). Ivermectine is gecontra-indiceerd voor kinderen < 15 kg en/of < 5 jaar en voor zwangere of lacterende vrouwen (te weinig bekend over de veiligheid).
  - Benzylbenzoaatsmeersel 25% FNA bij overgevoeligheid voor permetrine, bijwerkingen van ivermectine en in de zwangerschap. Behandelen op drie opeenvolgende avonden. Voor de gehele behandeling is 150-250 ml smeersel per persoon nodig. Vóór gebruik de fles goed schudden en het lichaam goed wassen met zeep. Daarna het gehele lichaam

tot aan de kaakrand zorgvuldig inwrijven met het smeersel totdat dit geheel door de huid is opgenomen. Zorgen dat de vloeistof ook onder de nagels en in alle huidplooien doordringt. De behandeling na 24 uur herhalen, 24 uur daarna het gehele lichaam met warm water en zeep wassen. Zo nodig de behandeling nog een keer herhalen op de derde avond (aanbevolen) of na een week.
- Naast medicatie is het noodzakelijk beddengoed en kleren te verschonen direct na de behandeling. Het wassen van beddengoed en kleding bij 60 °C is effectief. Wat niet zo heet gewassen mag worden kan men een week in een goed afgesloten plastic zak doen, of 24 uur bewaren bij –18 °C in een goed afgesloten plastic zak in een diepvriezer. Drie dagen goed luchten (drogen) bij kamertemperatuur kan ook.
- Bij scabies norvegica moeten alle oppervlakken goed gereinigd worden (goed stofzuigen en schoonmaken). Geef hiervoor de patiënt een folder met instructies mee.
- De jeuk kan na behandeling nog 2-6 weken aanhouden of zelfs toenemen direct na de behandeling. Dit betekent niet dat de behandeling niet werkzaam is geweest. Indien nodig kunnen vette crèmes, sederende antihistaminica of mentholpoeder verlichting brengen.

LITERATUUR

Farmacotherapeutisch kompas. Diemen: College voor zorgverzekeringen, 2013. http://www.fk.cvz.nl/, geraadpleegd januari 2014.

Goldstein BG, Goldstein AO. Scabies [internet]. Waltham (MA): UpToDate, 2013. www.uptodate.com/contents/scabies.

LCI-richtlijn Scabies. Bilthoven: RIVM, 2012. http://www.rivm.nl/Bibliotheek/Professioneel_Praktisch/Richtlijnen/Infectieziekten/LCI_richtlijnen/LCI_richtlijn_Scabies.

Mekkes JR. Huidziekten.nl [internet]. Amsterdam: J. Mekkes, 2001-2014. http://www.huidziekten.nl, geraadpleegd januari 2014.

Mekkes JR. Scabies (schurft) [patiëntenfolder]. Amsterdam: J. Mekkes, 2011. http://www.huidziekten.nl/folders/nederlands/scabies.htm, geraadpleegd januari 2014.

Sillevis Smitt JH, Van Everdingen JJE, Starink ThM, Van der Horst HE. Dermatovenereologie voor de eerste lijn. 9e dr. Houten: Bohn Stafleu van Loghum, 2013.

Kijk voor verdere verdieping op www.studiecloud.nl

11 Gynaecologische problemen

11.1	Vaginaal bloedverlies
11.2	Extra-uteriene graviditeit
11.3	Pre-eclampsie en eclampsie
11.4	HELLP-syndroom

11.1 VAGINAAL BLOEDVERLIES[1]

Bij vaginaal bloedverlies in de acute geneeskunde moet onderscheid gemaakt worden tussen niet-zwangeren, zwangeren en barenden of kraamvrouwen, en tussen trauma- en niet-traumapatiënten.

Pathofysiologie

Niet-zwangeren

- **Niet-zwangere traumapatiënten** Vaginaal bloedverlies kan optreden door beschadiging van de uterus, cervix, vagina of uitwendige genitalia bij een bekkenfractuur of door penetrerende wonden. Bij stomp buiktrauma liggen de organen en vasculaire structuren goed beschermd in het bekken.
- **Niet-zwangere niet-traumapatiënten** Vaginaal bloedverlies, anders dan de menstruatie, kan veroorzaakt worden door een veelheid van afwijkingen van uterus, cervix, vagina of vulva. Deze vorm van bloedverlies is zelden levensbedreigend en zal door een gynaecoloog moeten worden beoordeeld.

Zwangeren

- **Zwangere traumapatiënten** Indien vaginaal bloedverlies optreedt, kan dit duiden op een (al dan niet volledige) solutio placentae of uterusruptuur. Bij een zwangere is de kans op een uterusruptuur bij stomp buiktrauma, met name in het derde trimester, sterk vergroot. Een (partiële) solutio placentae ontstaat door voortijdige loslating van de placenta. Meestal gaat dit gepaard met vaginaal bloedverlies en buikpijnklachten of weeën activiteit. Een volledige solutio placentae gaat gepaard met intrauteriene sterfte. Bij een partiële solutio is het kind vaak nog in leven, maar verkeert het meestal in nood en is, vanaf de levensvatbare termijn, spoed geboden bij een sectio caesarea.
- **Zwangere niet-traumapatiënten** Mogelijke oorzaken van vaginaal bloedverlies zijn, naast een spontane solutio placentae, placenta praevia (placenta ligt voor de cervixopening, door rek treedt bloedverlies op), vasa praevia (navelstrengvaten die zich vertakken in de vliezen en bij het breken van de vliezen kunnen verscheuren, waarna foetale verbloeding optreedt), dreigende vroeggeboorte of abortus imminens. Deze oorzaken kunnen levensbedreigend zijn voor moeder en kind. Een solutio placentae kan ook zonder trauma ontstaan. Ook niet aan de zwangerschap gerelateerde gynaecologische oorzaken kunnen vaginaal bloedverlies tijdens de zwangerschap veroorzaken.

Barenden en kraamvrouwen

Hevig vaginaal bloedverlies (> 500 ml) na de bevalling, fluxus post partum, komt voor bij 15-20% van de bevallingen. In iets minder dan 5% van alle partus leidt dit tot hemodynamische instabiliteit (shock). De fluxus post partum heeft vier belangrijke oorzaken.

- Contractie van de uterus zorgt voor het dichtknijpen van deze vaten. Bij onvoldoende contractiliteit treedt overmatig bloedverlies op.
- Het achterblijven van een placentarest (retentio placentae).
- Ruptuur of laceratie van het baringskanaal.
- Stollingsstoornissen bij de moeder.

Bevindingen

Bij alle vormen van vaginaal bloedverlies is het belangrijk te letten op tekenen van shock (zie paragraaf 3.3.3).

---

1 Geschreven door Eva Slag en Hans Duvekot.

Traumapatiënt

- Denk bij een traumapatiënt altijd aan een mogelijke bekkenfractuur, let op exorotatie van het been of beenlengteverschil, beoordeel de stabiliteit van het bekken en kijk of er tekenen zijn van uitwendig of penetrerend letsel, met name in het perineale gebied.
- Denk bij de zwangere traumapatiënt aan een uterusruptuur als er sprake is van acute hevige buikpijn en vaginaal bloedverlies.
- Bij een volledige solutio placentae treedt ook acute hevige buikpijn op, is de uterus hard en zeer pijnlijk en zijn de foetale harttonen niet meer hoorbaar. Een solutio placentae gaat echter niet altijd gepaard met vaginaal bloedverlies! Bij een partiële solutio zijn er nog wel foetale harttonen hoorbaar.

Zwangere niet-traumapatiënt

- Een placenta praevia wordt gekenmerkt door pijnloos vaginaal bloedverlies tijdens de zwangerschap, vaak recidiverend. De mate van bloedverlies is variabel en met name tijdens de baring kan deze levensbedreigend zijn. Het is belangrijk geen vaginaal toucher te verrichten voordat aanvullend onderzoek heeft plaatsgevonden, in verband met het risico op beschadiging van de placenta bij placenta praevia met ernstig bloedverlies tot gevolg.
- De diagnose vasa praevia kan alleen gesteld worden met dopplerechografie. Pas wanneer de vliezen en daarmee de navelstrengvaten in de vliezen breken, treedt bloedverlies op met een zeer hoog mortaliteitspercentage van de foetus.
- Bij een (dreigende) abortus in het eerste trimester van de zwangerschap zijn krampende pijn in de onderbuik en licht vaginaal bloedverlies de belangrijkste symptomen.
- Een (dreigende) vroeggeboorte in het tweede en derde trimester kenmerkt zich door pijnlijke contracties in onderbuik of rug, gepaard gaand met bloed- of vruchtwaterverlies.
- Bij fluxus post partum moet gelet worden op de mate van contractie van de uterus, de compleetheid van de placenta en rupturen of laceraties van het baringskanaal. Bij het ontbreken van stolsels in het verloren bloed moet aan een stollingsstoornis gedacht worden.

---

1 Geschreven door Simone Schutte en Joke Schutte.

Aanvullend onderzoek

Traumapatiënten

- X-bekken of CT-bekken (zo nodig ook bij zwangere patiënt).
- Transabdominale echografie.
- Laboratorium: Hb, stolling.

Niet-traumapatiënten

- Transabdominale of transvaginale echografie.
- Laboratorium: Hb, stolling.
- Herkomst van het bloed (foetaal of maternaal).

Zwangere patiënten

- Cardiotocografie (CTG) indien geïndiceerd.

Maatregelen

- Algemene maatregelen als bij shock (zie paragraaf 3.3.3).
- Bekken stabiliseren bij instabiele bekkenfractuur (zie figuur 3.10).
- Consult gynaecoloog.
- Goede pijnstilling.

11.2 EXTRA-UTERIENE GRAVIDITEIT[1]

Bij een extra-uteriene graviditeit (EUG) is de bevruchte eicel niet ingenesteld in het cavum uteri, maar daarbuiten. Omdat die omgeving niet geschikt is om een zwangerschap te herbergen, zal de zwangerschap niet voldragen kunnen worden. Ten gevolge van de afwijkende plek van innesteling krijgt de patiënte last van pijn en (vaginaal of intra-abdominaal) bloedverlies. Dit bloedverlies kan zo hevig en plotseling zijn dat de patiënte in shock kan raken.

Pathofysiologie

Een EUG kan ontstaan wanneer het normale transport van de bevruchte eicel door de tuba wordt belemmerd. Dit kan ontstaan door een (eerder doorgemaakte) infectie van de tuba (salpingitis door bijvoorbeeld een chlamydia-infectie, tubo-ovarieel abces) of de omgeving (appendicitis, *inflammatory pelvic disease*, soa), aangeboren afwijkingen van de tuba (antenatale DES-expositie), operatie aan of in de buurt van de tuba (appendectomie), afwijkingen in de baarmoeder (myomen), endometriosehaarden in de tuba of de aanwezigheid van een spiraaltje.

Bij vruchtbaarheidsbehandelingen is de kans op een EUG groter dan bij een spontane zwangerschap. De incidentie van EUG ligt rond 1% van de levendgeborenen.

De meest voorkomende lokalisatie van een EUG is in de tuba, maar een EUG kan ook in de cervix, ovaria of elders intra-abdominaal voorkomen. Afhankelijk van de lokalisatie zal de groei van het embryo klachten geven. De uitrekking van weefsel dat daar niet voor bedoeld is, zoals de uteruswand, geeft pijnklachten. De pijn neemt toe met het groeien van het embryo.

Door de innesteling kunnen bloedingen ontstaan. Door de afwijkende innestelingsplaats is het meestal voor het embryo niet mogelijk voldoende voedingsstoffen tot zich te nemen om te groeien, waardoor het zelden langer dan drie maanden in leven blijft. Bij het afsterven van het embryo kan ook bloedverlies ontstaan. Ook kan de tuba door de toenemende druk barsten, wat ook bloedverlies veroorzaakt. De klachten treden meestal op tussen week 5 en week 12 van de zwangerschap, met de hoogste incidentie in week 7 en 8.

Bevindingen

Presentatie
De klassieke presentatie op de SEH is een (zwangere) patiënte met vaginaal bloedverlies en (krampende) buikpijn die vaak aan één kant gelokaliseerd is. Maar het kan ook alleen buikpijn of alleen bloedverlies zijn. Bij intra-abdominaal bloedverlies kan de patiënte zich presenteren met schouderpijn. Dit wordt veroorzaakt door prikkeling van het peritoneum op het diafragma. Door aanwezigheid van bloed in het cavum Douglasi kan er sprake zijn van loze aandrang tot defecatie.

Het (inwendige en uitwendige) bloedverlies kan dusdanig groot zijn en in zo korte tijd optreden dat de patiënte in shock raakt en kan verbloeden.

Anamnese
- Indien bekend: duur zwangerschap.
- Aanwezigheid van zwangerschapsklachten zoals misselijkheid, pijnlijke borsten, amenorroe.
- Aanwezigheid en duur van vaginaal bloedverlies en/of buikpijn.
- Schouderpijn.
- Loze aandrang.
- Duizeligheid, flauwvallen.
- Risicofactoren:
  - eerdere EUG;
  - antenatale DES-expositie;
  - doorgemaakte tubachirurgie;
  - salpingitis, appendicitis, peritonitis;
  - infertiliteit (ook na IVF);
  - zwanger bij IUD;
  - zwanger na laparoscopische sterilisatie.

Lichamelijk onderzoek
- Bij verdenking op een EUG is het belangrijk om te letten op tekenen van shock, zoals bleekheid, zweten, verminderd bewustzijn, hypotensie en tachycardie (zie paragraaf 3.3.3.).
- Palpatie van de buik zal meestal pijnlijk zijn, maar niet altijd. Peritoneale prikkeling van de buik kan aanwezig zijn.
- Vaginaal onderzoek kan zeer pijnlijk zijn, evenals bewegen van de uterus (slingerpijn). Dikwijls is de pijn aan eenzijdig.

Aanvullend onderzoek
De drie belangrijkste onderdelen van de diagnostiek zijn:
- zwangerschapstest urine;
- echografie (abdominaal; eventueel aanvullend transvaginaal);
- serum-hCG-bepaling.

Aanvullend bloedonderzoek
- Bloedgroep- en resusbepaling, kruisbloed, hematologie, elektrolyten.
- Een negatieve zwangerschapstest urine sluit een zwangerschap en dus een EUG niet uit. Aanvullend kan een serum-hCG worden bepaald. Wanneer ook het serum-hCG geen uitsluitsel geeft, kan het nodig zijn de serum-hCG-waarde (poli)klinisch te vervolgen. De patiënte moet dan duidelijke instructies krijgen over wat te doen bij veranderingen in de klinische situatie. Een verhoogd serum-hCG wordt ook gevonden bij een meerling- of een molazwangerschap.
- Naast urine- en bloedtests kan met een echografie gekeken worden of sprake is van een graviditeit en of deze intra- of extra-uterien gelegen is. Vrij vocht in de buikholte en/of in het cavum Douglasi kunnen mogelijk wijzen op een EUG. Wanneer bij een echo geen intra-uteriene zwangerschap wordt gezien en ook geen andere aanwijzingen voor een EUG worden gevonden, is bij een verhoogde serum-hCG-waarde de diagnose EUG toch waarschijnlijk.

Differentiaaldiagnose
In de differentiaaldiagnose staan:
- urineweginfecties;
- nierstenen;

- diverticulitis of appendicitis;
- endometriose en endometritis;
- diverse andere urogenitale oorzaken die voor bloedverlies zorgen.

Maatregelen
- Opvang volgens de ABCDE-systematiek.
- Consult gynaecoloog.
- Afwachtend beleid met duidelijke instructies bij een patiënte met dalende en lagere serum-hCG-waarden, geen foetale hartactie en geen tekenen van peritoneale prikkeling.
- Chirurgische interventie: bij voorkeur laparoscopische interventie bij tubaire EUG, zo nodig laparotomie.
- Anti-D-immunoglobuline bij resusnegatieve patiënten.

LITERATUUR
Ankum WM. Tubaire EUG, diagnostiek en behandeling 2001. Utrecht: NVOG, 2001. http://nvog-documenten.nl/index.php, geraadpleegd oktober 2013.

Boomsma LJ, Daemers DOA, Van Balen JAM, Bast MC, Kiezebrink IJJ, Meijer LJ, et al. Landelijke Eerstelijns Samenwerkings Afspraak Miskraam. Huisarts Wet 2006;49(4):205-8.

11.3 PRE-ECLAMPSIE EN ECLAMPSIE[1]

Pre-eclampsie is een ziektebeeld dat gekenmerkt wordt door hypertensie (bloeddruk > 140/90 mmHg) en proteïnurie bij een zwangerschap van meer dan 20 weken bij een voorheen normotensieve vrouw.

Men spreekt van ernstige pre-eclampsie bij een systolische bloeddruk > 160 mmHg of een diastolische bloeddruk > 110 mmHg, ernstige proteïnurie (> 5 g per 24 uur of dipstick > 2+) of bij symptomen van eindorgaanfalen.

Het is belangrijk pre-eclampsie in een vroeg stadium te herkennen omdat het kan leiden tot ernstige complicaties, zoals intra-uteriene vruchtdood, hersenbloeding, longoedeem, leverkapselbloeding en insulten. Het is een van de belangrijkste oorzaken van maternale sterfte tijdens de zwangerschap in de westerse wereld.

Wanneer bij een patiënt met pre-eclampsie zonder pre-existente neurologische afwijkingen een gegeneraliseerd insult optreedt, spreekt men van een eclampsie Eclampsie kan tot enkele weken na de bevalling optreden.

Nota bene Bij bijna 50% van de vrouwen met eclampsie ontstaan de insulten post partum, waarvan de meeste binnen twee dagen na de bevalling.

Pathofysiologie
De exacte oorzaak van pre-eclampsie is niet bekend, maar aangenomen wordt dat afwijkingen aan de vascularisatie van de placenta een belangrijke rol spelen. Door deze afwijkingen ontstaan ischemie en hypoxie in de placenta en komen er cytotoxische stoffen vrij in de maternale circulatie die de oorzaak zijn van endotheelschade, verhoging van de perifere weerstand en bloeddruk en een verminderde fysiologische toename van het hartminuutvolume en bloedvolume. Er is sprake van ernstige pre-eclampsie wanneer hierdoor perfusiestoornissen in de placenta en diverse maternale organen ontstaan.

De oorzaak van eclampsie is onbekend. Mogelijk is er sprake van cerebrale overrregulatie door een te hoge systemische bloeddruk, resulterend in een vasospasme van de cerebrale vaten en hierdoor slechtere perfusie van de hersenen, met als gevolg lokale ischemie en oedeem.

Bevindingen
- Hypertensie en proteïnurie.
- Foetaal: groeivertraging, hypoxie, solutio placentae, intra-uteriene vruchtdood.
- Maternaal:
  - nieren: proteïnurie, nierfunctiestoornissen;
  - lever: buikpijn (rechter bovenbuik), leverenzymstijging, lever(kapsel)bloeding;
  - hersenen: hoofdpijn, visusstoornissen, hersenbloeding, insult (eclampsie), voorafgegaan door motorische onrust, verhoogde reflexen en bewustzijnsverlies;
  - huid: oedeem;
  - longen: dyspneu, longoedeem;
  - hematologische afwijkingen: trombocytopenie, intravasale stolling, hemolyse;
  - HELLP-syndroom (zie paragraaf 11.4).

Aanvullend onderzoek
- Bloeddrukcontrole.
- Urineonderzoek (proteïnurie).
- Laboratorium: creatinine, urinezuur, ureum, ASAT, ALAT, LDH, bilirubine, Hb, Ht, trombocyten en stolling.
- CTG.
- Transabdominale echoscopie.

---

1 Geschreven door Eva Slag en Hans Duvekot.

Maatregelen

Pre-eclampsie
- Consult gynaecoloog.
- Ter preventie van eclampsie bij ernstige pre-eclampsie: magnesiumsulfaat i.v. 4 g oplaaddosis, daarna 1 g/uur.
- Behandeling van de hypertensie.

Eclampsie
- Stabiliseren moeder.
- Consult gynaecoloog.
- Anticonvulsieve therapie: magnesiumsulfaat: magnesiumsulfaat i.v. 4 g oplaaddosis, daarna 1 g/uur.
- Indien geen magnesiumsulfaat beschikbaar is: diazepam rectaal 10 mg.

Nota bene De verschijnselen van magnesiumoverdosering zijn verdwijnen van de patellaire reflex, gevolgd door ademhalingsdepressie en een hartstilstand. Bij overdosering 10 ml (= 1 g) calciumlevulaat of calciumgluconaat intraveneus in 5 minuten toedienen.

11.4 HELLP-SYNDROOM[1]

HELLP is een acroniem voor *hemolysis, elevated liverenzymes, low platelets*. Het ontstaat meestal tijdens de zwangerschap (70%) of na de bevalling (30%) en is geassocieerd met, soms ernstige, maternale en neonatale complicaties. Het komt voor bij 0,5-0,9% van alle zwangerschappen en is onderdeel van het ziektebeeld bij 10-20% van de patiënten met ernstige pre-eclampsie. Het HELLP-syndroom wordt dan ook gezien als ofwel een variant, ofwel een complicatie van pre-eclampsie.

Pathofysiologie

De exacte oorzaak van het HELLP-syndroom is niet bekend, maar endotheelschade (zie paragraaf 11.3) speelt ook hier een belangrijke rol. Aangenomen wordt dat erytrocyten gefragmenteerd raken als gevolg van beschadigd endotheel, waardoor hemolyse optreedt. Gedacht wordt dat verhoogde leverenzymen het gevolg zijn van obstructie van de toevoerende levervaatjes door fibrinestolsels (ontstaan als gevolg van endotheelschade), waardoor levercelnecrose, en als gevolg hiervan soms ook een leverbloeding of zelfs een leverruptuur ontstaat. De trombocytopenie wordt toegeschreven aan toegenomen consumptie en destructie van de bloedplaatjes, door activering en verbruik bij het beschadigde endotheel.

Bevindingen
- De meest voorkomende symptomen van het HELLP-syndroom zijn: pijn in de rechter bovenbuik of epigastrio (vaak koliekachtig), misselijkheid en braken.
- Daarnaast hebben patiënten vaak last van algehele malaise, hoofdpijn en visusstoornissen. Ook hematomen na kleine traumata en schouderpijn komen voor.
- Maternale complicaties van HELLP-syndroom zijn:
    - diffuse intravasale stolling (DIS);
    - herseninfarct of -bloeding;
    - acuut nierfalen;
    - ernstige ascites en hersen- of longoedeem;
    - lever(kapsel)ruptuur;
    - trombose;
    - solutio placentae.
- Foetale en/of neonatale complicaties zijn:
    - neonatale trombocytopenie;
    - groeivertraging en prematuriteit met de daarbij horende problemen.

Aanvullend onderzoek
- Laboratoriumonderzoek:
    - hemolyse: Hb, Ht, LDH, ongeconjungeerd bilirubine, haptoglobine, reticulocyten;
    - hemostase: APTT, PT, fibrinogeen;
    - leverenzymen: ASAT, ALAT, LDH;
    - trombocyten.
- Pre-eclampsieonderzoek inclusief CTG en echo foetus (zie paragraaf 11.3).

Maatregelen
Het beleid bij een patiënte met HELLP-syndroom is gelijk aan dat bij een patiënte met pre-eclampsie.
- Consult gynaecoloog.
- Ter preventie van eclampsie bij ernstige pre-eclampsie: magnesiumsulfaat i.v. 4 g oplaaddosis, daarna 1 g/uur.
- Behandeling van de hypertensie.

---

[1] Geschreven door Eva Slag en Hans Duvekot.

12 Chirurgische problemen

12.1	Ileus
12.2	Intra-abdominale bloeding
12.3	Acuut perifeer arterieel vaatlijden
12.4	Buikwandhematoom
12.5	Brandwonden
12.6	Erysipelas en cellulitis
12.7	Pancreatitis acuta
12.8	Gasgangreen
12.9	Compartimentsyndroom
12.10	Acute buikpijn

12.1 ILEUS[1]

Ileus is een verminderde tot opgeheven passage door de dunne of dikke darm. Dit kan het gevolg zijn van een gedeeltelijke of totale afsluiting op één of meer plaatsen (mechanische ileus), een verminderde of opgeheven motiliteit (paralytische ileus) of een combinatie van beide mechanismen. Omdat een ileus kan resulteren in ernstige dehydratie en elektrolytverstoring, en ook in secundaire peritonitis op basis van perforatie van de darmwand, is snelle herkenning van deze conditie op de SEH van groot belang.

Pathofysiologie

Een obstructie van de darm kan ernstige gevolgen hebben voor de patiënt. Proximaal van de obstructie zal de darm uitzetten door ophoping van de darminhoud. Doorgaande secretie met sequestratie in het proximale deel leidt onder andere door braken tot extra verlies van vocht. Darmwandveranderingen leiden tot oedeem en verminderde absorptiemogelijkheden van de darm.

Dit alles kan resulteren in dehydratie en hypovolemie, en uiteindelijk shock. De snelheid waarmee de verschijnselen zich ontwikkelen is afhankelijk van het niveau van de obstructie; hoe hoger het niveau hoe sneller de afwijkingen.

Bij patiënten met een mechanische ileus is in de helft van de gevallen sprake van een dunnedarmileus en in een derde van de gevallen van een dikkedarmileus. Bij een ileus ten gevolge van gestoorde motiliteit kunnen zowel de dunne als de dikke darm betrokken zijn.

Mechanische ileus

- Intraluminale obstructie (galstenen, meconium, fecale impactie).
- Intramurale obstructie (stenose, tumor, invaginatie, zwelling door ontsteking).
- Extramurale obstructie (volvulus, streng- en adhesievorming na eerdere operatie, tumor, beklemde hernia inguinalis, beklemde hernia femoralis, beklemde hernia cicatricalis).

Paralytische ileus

- Elektrolytstoornissen: hypokaliëmie, hypercalciëmie.
- Postoperatief.
- Acute bacteriële peritonitis.
- Sepsis.
- Pancreatitis.
- Darmischemie.
- Trombose of embolie van de mesentariale vaten leidend tot darmischemie.
- Trauma.

Bevindingen

Het klachtenpatroon (misselijkheid, braken, opzetten van de buik, buikpijn) zal doen denken aan een ileus. In de anamnese zal in het bijzonder aandacht gegeven moeten worden aan mogelijke oorzaken, zoals voorgaande abdominale operatie (adhesies), gebruik relevante medicatie (opioiden, antiparkinson middelen), intoxicaties, chronische obstipatie of andere gastro-intestinale problemen.

Bij lichamelijk onderzoek van het abdomen wordt gekeken, geluisterd en gevoeld.
- Zijn er littekens van eerdere operaties?
- Is de buik opgezet?
- Horen we bij auscultatie normale peristaltiek, gootsteengeruis of een stille buik?

---

1 Geschreven door Gita Sebova en Walter Henny.

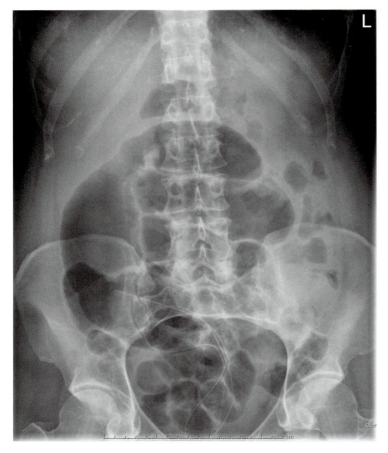

Figuur 12.1 Buikoverzichtsfoto (X-BOZ)
Uitgezette dunnedarmlis met luchtinhoud. Beeld passend bij strengileus.

- Wat bemerken we bij percussie en voelen we bij palpatie (tumor)?
- Is er sprake van actief spierverzet of défense musculaire?
- Ook dienen de liezen altijd onderzocht te worden op breuken als eventuele oorzaak van een ileus, alsmede op klieren (tumor).

Aanvullend onderzoek

- Laboratoriumonderzoek (Hb, leukocyten, trombo's, natrium, kalium, ureum, creatinine, CRP, leverenzymen, amylase, bloedgas).
- Röntgenbuikoverzichtsfoto (X-BOZ) ter bevestiging van de diagnose: uitgezette lissen (dunne darm > 3 cm, colon > 8 cm), niveau van obstructie (dunne darm en/of colon), spiegels, lucht in galwegen (papillotomie, galsteenileus), fecale stase. Bij een hoge ileus of een beginnende lage ileus kan het buikoverzicht geheel normaal zijn. De X-BOZ wordt dan ook steeds minder vervaardigd.
- X-thorax staand: vrije lucht onder diafragmakoepels (perforatie)?
- CT-abdomen met waterig contrast brengt vooral extraluminale oorzaken aan het licht zoals tumoren. Tevens voorspellend voor al of niet conservatief kunnen uitbehandelen.

Maatregelen

- Niets per os.
- Adequate pijnstilling.
- Ruim infuus NaCl 0,9%.
- Zo nodig corrigeren voor elektrolytstoornissen.
- Maagsonde (eventueel met zuigdrainage) bij een dunnedarmileus.
- Overweeg een *catheter à demeure* (CAD) om de urineproductie te meten.

- Anti-emetica als maagslang onvoldoende effect heeft.
- Beleid ten aanzien van orale intake: niets per os.
- Vroegtijdig consult chirurg.

Nota bene Bij conservatieve behandeling moet binnen 24 uur verbetering van de klinische symptomen optreden. Aanhoudende krampende pijn, tekenen van inflammatie bij laboratoriumonderzoek en al of niet verhoogd lactaat zijn zeer dikwijls reden voor interventie!

LITERATUUR

Bordeianou L, Yeh MD. Epidemiology, clinical features, and diagnosis of mechanical small bowel obstruction in adults [internet]. Waltham (MA): UpToDate, 2013. http://www.uptodate.com/contents/epidemiology-clinical-features-and-diagnosis-of-mechanical-small-bowel-obstruction-in-adults.

De Graeff A, Hesselmann GM. Richtlijn ileus. Utrecht: IKNL, 2008. http://www.pallialine.nl/, geraadpleegd januari 2014.

De Vries APJ, Gans ROB, Levi MM. Acute boekje. Woerden: Van Zuiden Communications, 2009.

Fink MP, Abraham E, Vincent JL, Kochanek PM, Textbook of critical care. 5th ed. Philadelphia (PA): Elsevier Saunders, 2005.

Moll van Charante EP, De Jongh TOH. Onderzoek bij patiënten met een acute buik. Ned Tijdschr Geneeskd 2011;155:A2658.

12.2 INTRA-ABDOMINALE BLOEDING[1]

Intraperitoneaal bloedverlies is de belangrijkste oorzaak van overlijden na een abdominaal trauma. Toch is herkennen van een intraperitoneale bloeding niet eenvoudig. Met name bij stomp letsel kan een grote hoeveelheid bloed in de peritoneale holte aanwezig zijn zonder dat dit van de buitenkant zichtbaar is of bemerkt wordt. Daarbij gaat een abdominaal trauma vaak gepaard met andere, extra-abdominale letsels, wat de beoordeling extra bemoeilijkt.

Voorbeelden van niet-traumatologische oorzaken zijn EUG, primair abdominaal vaatlijden (bijvoorbeeld ruptuur van een aneurysma aortae abdominalis (AAA)) en nabloeding na een abdominale ingreep. Wij beperken ons hier tot het abdominale trauma en onderscheiden stomp en penetrerend letsel.

Pathofysiologie

Stomp trauma

Het meest voorkomende mechanisme van stomp abdominaal trauma is een verkeersongeval. Naast directe letsels aan solide of holle organen kan ook acceleratie- of deceleratieletsel ontstaan door beweging van organen ten opzichte van het lichaam. Dit laatste vindt vooral plaats rond de overgang van gefixeerde organen naar meer mobiele organen, bijvoorbeeld rond het ligament van Treitz. Voetgangers en fietsers of motorrijders zijn kwetsbare verkeersdeelnemers, met volledig onbeschermd abdomen. Berucht bij fietsers is het stuurhandvat in de buik. Bij automobilisten kan compressie optreden door het autostuur of de autogordel (bij dit laatste kan het uitwendige *seat belt sign* een aanwijzing zijn).

Penetrerend letsel

Penetrerend letsel wordt onderscheiden in steek- en schotwonden. Bij beide gaat het om uitsluiten van intra-abdominaal letsel, zowel bloedingen als perforaties van holle organen. Ook bij steekwonden in thorax, bekken, flank en rug moet gedacht worden aan intra-abdominaal letsel. Kogeltrajecten hoeven niet in een rechte lijn te verlopen (door bijvoorbeeld afketsen op het bekken).

Veel bloedverlies kan optreden voordat een (hypovolemische) shock klinisch herkenbaar wordt. Ruim 35% van de patiënten met een intra-abdominale bloeding heeft een onverdacht abdominaal onderzoek en hemodynamische stabiliteit sluit intra-abdominaal bloedverlies niet uit.

Bevindingen

- Duidelijkheid over het traumamechanisme kan veel belangrijke informatie geven over de te verwachten letsels bij de patiënt.
- Bij stomp trauma: met welke snelheid, waar was de impact, waar bevond patiënt zich? Denk ook aan acceleratie- of deceleratietrauma's en aan de ernst van de letsels van andere slachtoffers.
- Bij penetrerend trauma: veroorzaakt door welk type wapen, schotwonden vanaf welke afstand, meerdere verwondingen?
- In de ABCDE-systematiek bij A/B letten op begeleidend letsel aan de thorax.
- Belangrijk is de hemodynamische status (C): pols, tensie, capillaire refill en bewustzijn.
- Na het inbrengen van een urinekatheter kan de urineproductie gemonitord worden (als maat voor orgaanperfusie); let op hematurie.
- Let op zichtbare verwondingen in het abdominale gebied, zoals schaafwonden, hematomen en seat belt sign.

---

[1] Geschreven door Rein IJmker.

- Inspecteer ook altijd de flanken en de rug op letsels.
- Zoek bij schotwonden altijd naar in- en (eventueel aanwezige) uitgangswonden. Het aantal wonden plus het aantal kogels in het lichaam dient een even getal te zijn.
- Auscultatie en palpatie zijn weinig specifiek in het acute stadium. Verricht wel altijd een rectaal toucher (bloed aan de handschoen bij penetrerend letsel).
- Let daarnaast bij alle abdominale trauma ook op begeleidend neurologisch letsel, wervelfracturen of traumatische dwarslaesies door steek- of schotwonden.

Aanvullend onderzoek
- Laboratoriumonderzoek: bloedbeeld, kruisserum, nierfunctie, amylase, bloedgasanalyse (metabole acidose bij 'verborgen' shock), urinesediment: erytrocyten, zwangerschapstest bij vrouwen.
- Bij penetrerend letsel X-thorax, X-buikoverzicht en X-bekken met zogeheten 'bulletmarkers' (markering verwondingen, bijvoorbeeld met een paperclip, hetgeen duidelijk zichtbaar is op een röntgenfoto).
- *Focussed assessment by sonography for trauma* (FAST).
- CT-(thorax/)abdomen met intraveneus contrast heeft als voordeel dat ook begeleidende (wervelkolom, bekken) letsels kunnen worden aangetoond.
- Diagnostische peritoneale lavage (DPL) is met de huidige beschikbaarheid van snelle bedside echografie en multislice CT in de Nederlandse setting obsoleet geworden.

Maatregelen
- Opvang volgens ABCDE-systematiek.
- Altijd chirurgische consultering geïndiceerd.

12.3 ACUUT PERIFEER ARTERIEEL VAATLIJDEN[1]

Een plots ontstane arteriële occlusie ten gevolge van een trombus of een embolus is een spoedeisende situatie waarin acute diagnostiek en behandeling nodig zijn om het aangedane ledemaat te behouden.

Pathofysiologie
De vaatafsluiting zal aanleiding geven tot acute ischemie met rustpijn en dreigend weefselverlies. De ernst van de acute ischemie wordt bepaald door de locatie en de uitbreiding van de occlusie en de mogelijkheid van eventueel aanwezige collaterale bloedvaten om bloed langs deze obstructie te leiden. Risicofactoren zijn: roken, diabetes mellitus, hypertensie, hypercholesterolemie, voorkomen van vaatlijden in de familie, atriumfibrilleren (trombo-embolie).

Bevindingen

Anamnese
De (verergering van) pijn ontstaat meestal plots en is hevig en continu. Patiënten zijn soms al bekend met claudicatio intermittens (chronisch perifeer vaatlijden). Van belang is anamnestisch in te schatten of er sprake is van acute ischemie. Daarom moet men naast bovenstaande verschijnselen ook de duur en snelheid van progressie van klachten uitvragen.
- Kenmerkend zijn de 6 P's:
  - *Pain* (pijn).
  - *Pallor* (bleke huid; typisch is marmerverkleuring).
  - *Paresthesia* (tintelingen).
  - *Pulselessness* (geen pulsaties).
  - *Paralysis* (verlamming).
  - *Perishing cold* (koud aanvoelend).

Tabel 12.1 Gemodificeerde SVS/ISCVS-classificatie voor beoordeling ischemie en daarbij passende behandeling

categorie		prognose been	sensibiliteitsverlies	motorische uitval	doppler arterieel	doppler veneus
I		viable	niet acuut bedreigd	geen	geen	aanwezig	aanwezig
IIa		minimaal bedreigd	in principe te behouden	geen of minimaal (tenen)	geen	(vaak) afwezig	aanwezig
IIb		ernstig bedreigd	in principe te behouden	meer dan tenen, rustpijn	mild-matig	(meestal) afwezig	aanwezig
III		irreversibel	ernstig weefselverlies en zenuwletsel	uitgesproken gevoelloosheid	uitgesproken paralyse	afwezig	afwezig

Bron: Moll van Charante 2011.

---

1 Geschreven door Jelte Kuipers en Daan van der Vliet.

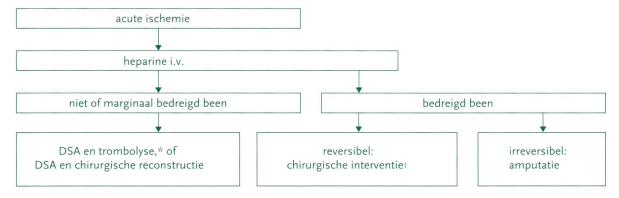

Figuur 12.2 Beslisregel bij acute ischemie
DSA = digitale-subtractieangiografie
* Indien niet succesvol of binnen 1-2 dagen geen effect, dan chirurgische interventie.
† Bij twijfel peroperatief angiografie en zo nodig trombolyse.
Bron: Vahl & Reekers, 2005.

Lichamelijk onderzoek
Nota bene Vergelijk bij het lichamelijk onderzoek altijd beide extremiteiten met elkaar.
- Huid: let op huidverkleuring en voel en vergelijk de temperatuur van beide extremiteiten met elkaar.
- Pulsaties: controleer de pulsaties van de a. femoralis, a. poplitea, a. tibialis posterior en a. dorsalis pedis.

Nota bene Alleen van diagnostische waarde in combinatie met anamnese en aanvullend onderzoek!
- Klinische classificatie van acute ischemie: zie tabel 12.1.

Aanvullend onderzoek
- Enkel-armindex: een EAI < 0,9 betekent perifeer arterieel vaatlijden.
- ECG: voor het eventueel aantonen van atriumfibrilleren als bron van embolie.
- Duplexechografie en/of angiografie (denk aan nierfunctie).

Differentiaaldiagnose
- Diepe veneuze trombose.
- Tendovaginitis.
- Jicht.
- Diabetische polyneuropathie en vasculopathie.
- *Restless legs*-syndroom of neurologische aandoeningen (hernia nuclei pulposi, polyneuropathie, wervelkanaalstenose, caudasyndroom).

Maatregelen
- Pijnstilling.
- Vroegtijdige medebehandeling door vaatchirurg of interventieradioloog.
- Bij een vitaal bedreigd been is revascularisatie binnen enkele uren noodzakelijk om het been te behouden.
- In geval van een acute embolie bij atriumfibrilleren wordt dikwijls een embolectomie gedaan.
- Bij acute trombose is doorgaans trombolyse aangewezen, dikwijls gecombineerd met een dotterbehandeling of chirurgische desobstructie.

LITERATUUR
Vahl AC, Reekers JA. Richtlijn 'Diagnostiek en behandeling van arterieel vaatlijden van de onderste extremiteit' van de Nederlandse Vereniging voor Heelkunde. Ned Tijdschr Geneeskd 2005;149:1670-4.

12.4 BUIKWANDHEMATOOM[1]
Buikwandhematomen worden ingedeeld naar lokalisatie. Het meest voorkomende rectusschedehematoom en het zeer zeldzame laterale buikwandhematoom.

Pathofysiologie
Buikwandhematomen ontstaan als gevolg van een doorgeschoten antistolling of trauma, maar ook door excessief hoesten, niezen, braken, snelle positiewisselingen, intra-abdominale injecties, zwangerschap, baring en chirurgische ingrepen.

---

1 Geschreven door Peter van Vijven.

Het rectusschedehematoom wordt veroorzaakt door een ruptuur van epigastrische vaten of van de m. rectus abdominis zelf. Het meest craniale deel van de rectusschede is het dikst en sterkst, terwijl het onderste kwart alleen bestaat uit de fascie van de m. transversalis en het peritoneum. De a. epigastrica inferior heeft hier weinig ondersteuning en dat is de reden dat het rectusschedehematoom meestal in het onderste kwart van de rectusschede ontstaat. Een rectusschedehematoom kan zichzelf tamponneren, maar zeker wanneer het zich in het onderste kwart van de rectusschede bevindt, kan het zich uitbreiden naar de contralaterale m. rectus abdominis en naar de prevesicale ruimte. Het rectusschedehematoom komt meer voor bij vrouwen dan bij mannen, de gemiddelde leeftijd ligt op 68 jaar.

Het laterale buikwandhematoom wordt in de weinige *case reports* toegeschreven aan een ruptuur van de a. circumflexa iliaca profunda.

Bevindingen
- Buikwandhematomen worden vaak over het hoofd gezien omdat ze zeldzaam zijn. Bovendien leveren anamnese en lichamelijk onderzoek vaak aspecifieke bevindingen op.
- Abdominale pijn in combinatie met een palpabele massa in de buikwand zijn de meest frequente symptomen waarmee patiënten met een buikwandhematoom zich presenteren.
- Andere, minder frequent voorkomende klachten zijn misselijkheid en braken, peritoneale prikkeling en symptomen samenhangend met hypovolemie en anemie.
- Verder maakt de aanwezigheid van de genoemde etiologische factoren de diagnose waarschijnlijker.

Aanvullend onderzoek
- Laboratorium: volledig bloedbeeld, INR, aPTT en nierfunctie, bij shock arteriële bloedgasanalyse met lactaatbepaling.
- ECG bij verdenking op secundaire ischemie.
- Echo-abdomen voor het aantonen van een buikwandhematoom.

Maatregelen
- Adequate pijnstilling.
- Couperen van supratherapeutische INR, overweeg staken van antistolling en trombocytenaggregatieremmers.
- Transfusie indien geïndiceerd.
- Chirurgie of intravasculaire embolisatie bij blijvende hemodynamische instabiliteit.
- Bij een groot hematoom dient de vitaliteit van de huid van de buikwand in de gaten gehouden te worden.

12.5 BRANDWONDEN[1]

In Nederland lopen per jaar 35.000 mensen brandwonden op die door de huisarts behandeld worden. Op de afdelingen SEH worden 13.000 patiënten per jaar gezien met brandwonden, van wie er 1600 worden opgenomen, van wie 600 in een van de drie brandwondencentra.

De meeste brandwonden op de SEH zijn beperkt en niet levensbedreigend. Uitgebreide brandwonden daarentegen hebben een hoge morbiditeit en mortaliteit. De zichtbaarheid van de schade, de pijn, angst en de reactie van de patiënten en familieleden creëren vaak een sfeer van spanning.

Pathofysiologie
Direct thermisch letsel van de bovenste luchtwegen kan lokaal oedeem veroorzaken, met een (potentieel) bedreigde ademweg tot gevolg. Inhalatie van roetdeeltjes of hete gassen kan leiden tot chemische ontstekingsreacties, pneumonie en oedeem in de onderste luchtwegen. Hierdoor kan een bedreigde ademhaling ontstaan. Tevens kan systemische intoxicatie ontstaan (koolmonoxide en cyaniden).

Een brandwond is dynamisch en onderhevig aan de invloed van secundaire schade. Het brandwondenmodel van Jackson beschrijft de dynamiek vanuit de verschillende gebieden binnen een brandwond (figuur 12.3).
- Centraal ligt de zone van coagulatie, die het gebied van definitieve primaire schade vertegenwoordigt. Dit weefsel zal niet meer herstellen.
- Rond de zone van coagulatie ligt de zone van stasis, die bestaat uit weefsel waarin een ontstekingsproces optreedt en de vascularisatie is aangetast. Weefsel in deze zone heeft de potentie om onder de juiste omstandigheden te herstellen.
- De buitenste laag is de zone van hyperemie, waarin vasodilatatie met een verhoogde bloedtoevoer optreedt. Als de brandwond meer dan 20%

---

[1] Geschreven door Rein IJmker en Arie van Vugt.

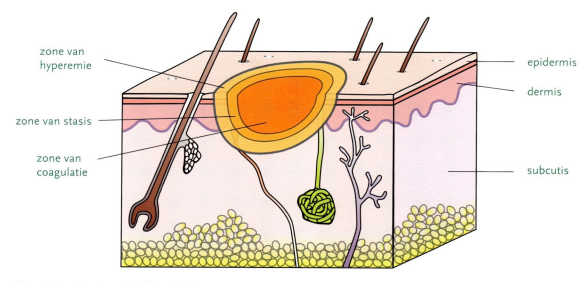

Figuur 12.3   Brandwondmodel van Jackson

van het lichaamsoppervlak beslaat, kan deze zone het hele lichaam omvatten en kan het systemic inflammatory response syndrome (SIRS) ontstaan.

De grenzen tussen de verschillende zones zijn niet statisch en zijn te beïnvloeden door lokale en systemische factoren. Onder gunstige omstandigheden blijft de zone van necrose statisch, krimpt de zone van stase en wordt deze vervangen door de zone van hyperemie.

Systemische reacties
Verbranding kan tot de volgende systemische reacties leiden.
- Circulatoire effecten: hypovolemie ten gevolge van verlies van eiwitten en vocht naar de interstitiële ruimte.
- Metabole reacties: hypermetabolisme, catabolisme, tachycardie, hyperthermie, verhoogdademminuutvolume, hypoalbuminemie.
- Immunosuppressie.
- Bacteriële translocatie in de tractus digestivus en door beschadiging van huid.
- ARDS (ook bij afwezigheid van inhalatieletsel, als gevolg van SIRS).
- Veranderingen in farmakokinetiek.
- Myocarddepressie.

Bevindingen
In de anamnese van een brandwondpatiënt wordt aandacht besteed aan de precieze oorzaak van de verbranding en de omstandigheden van de verbranding
- Was er vuur, hitte, rook en/of gassen?
- Was er een elektrische verbranding (denk aan ritmestoornissen, diepe verbranding van spieren en compartimentssyndroom)?
- Was er sprake van een explosie (denk aan traumascreening en dus ook wervelkolomimmobilisatie)?
- Was er sprake van een beknelling?
- Was de brand in een afgesloten ruimte?
- Hoe hoog was de temperatuur, de intensiteit?
- Hoe lang was de blootstelling?
- Welke maatregelen zijn inmiddels eventueel al genomen?

Bij het lichamelijk onderzoek is men bedacht op inhalatieletsel.
- Stridor (oedeem bovenste luchtweg), heesheid.
- Dyspneuklachten.
- Verbranding in gezicht en halsregio.
- Verschroeid aangezichtshaar/neushaar.
- Verblijf in (afgesloten) brandende ruimte.
- Verminderd bewustzijn (koolmonoxide-intoxicatie tot tegendeel bewezen).

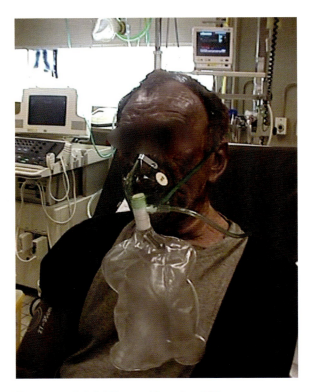

Figuur 12.4   Inhalatietrauma (beroet gezicht)

Beoordeling van de brandwonden:
- diepte en totaal verbrand lichaamsoppervlak (%TVLO).

Diepte
- Door kijken en manueel voelen: kleur, elasticiteit, aan- afwezigheid van blaren, capillaire refill, aan- afwezigheid van pijnsensaties.

Nota bene Prikken met naaldjes in brandwonden om de sensibiliteit te testen moet achterwege blijven (zie ook hoofdstuk 2):

Eerstegraads verbranding Erythemateuze plekken zonder blaren waarbij de continuïteit van de epidermis niet is verstoord. Dit is dus geen echte 'brandwond' en wordt niet meegenomen bij bepaling van het %TVLO.
Tweedegraads brandwond (oppervlakkig en diep): De continuïteit van epidermis en dermis is verstoord met behoud van epitheliale huidelementen (*partial thickness burn*). De sensibiliteit is intact, vascularisatie (refill) is intact, zeer pijnlijk.

Derdegraads brandwond Geen epitheliale elementen meer aanwezig (full thickness burn). Geen pijnsensatie.

Bepaling van het %TVLO
Regel van negen (zie figuur 12.5):
- hoofd 9%;
- linker arm 9%;
- rechter arm 9%;
- voorzijde romp 2 × 9 = 18%;
- achterzijde romp 2 × 9 = 18%;
- linker been 2 × 9 = 18%;
- rechter been 2 × 9 = 18%;
- perineum 1%.

Een andere meetmethode gebruikt de handpalm van het slachtoffer, met gesloten vingers: deze komt overeen met 1% van diens lichaamsoppervlak.

Nota bene De verhoudingen in de regel van negen wijken af bij kinderen jonger dan 10 jaar (zie figuur 12.5)!

Aanvullend onderzoek
- Laboratoriumonderzoek: bloedbeeld, elektrolyten, bloedgasanalyse met carboxyhemoglobine.
- Thoraxfoto (en andere foto's op indicatie): longoedeem, traumatische letsels.
- Bronchoscopie bij inhalatieletsels.

Maatregelen
- Eerste opvang volgens de ABCDE-systematiek.
- Stop het verbrandingsproces, verwijder eventuele brandbare materialen: kleren, chemische middelen.
- Belangrijk is koelen van de wond met stromend lauwwarm water, eventueel met *burnshields*. Beide niet langer dan tien minuten. Vervolgens de brandwonden bedekken met steriele gazen en de patiënt toedekken met warme, droge dekens. Voorkom hypothermie!
- Brandwonden zijn pijnlijk, dus snel adequate pijnstilling.
- Bij aanwijzingen voor inhalatieletsel zuurstof toedienen: 15 l/min. zuurstof per non-rebreathing masker en zo nodig masker-ballonbeademing. Overweeg tijdige intubatie voor een gegarandeerd vrije ademweg.
- Bij circulaire verbranding van de nek en bij inspiratoire stridor snelle intubatie en escharotomie.

12 CHIRURGISCHE PROBLEMEN

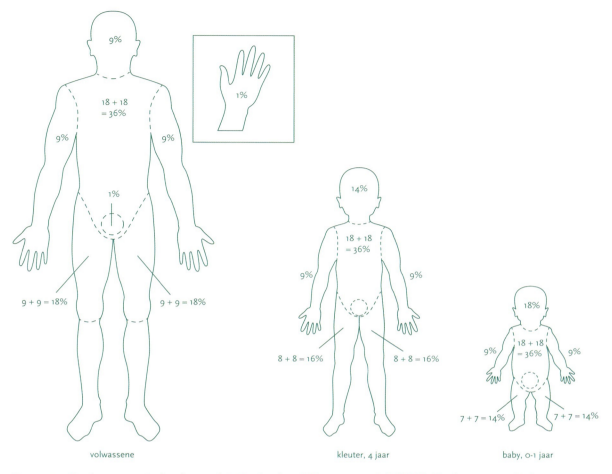

Figuur 12.5 Regel van negen ter bepaling van het totaal verbrand lichaamsoppervlak (TVLO) bij volwassenen en kinderen

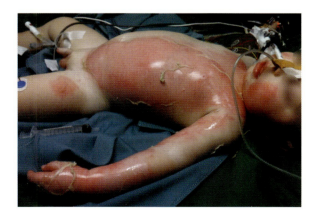

Figuur 12.6 Kind met heetwaterverbranding, gedeeltelijk eerstegraads maar voor het overgrote deel kapotte huid (tweedegraads) met enkele kleine blaartjes

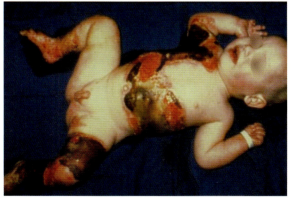

Figuur 12.7 Heetwaterverbranding met grote delen avasculaire huid (wit, zwart), classificatie: grotendeels derdegraads verbranding

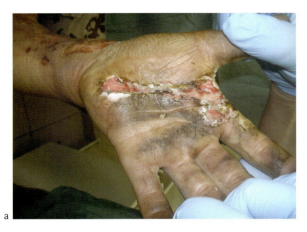 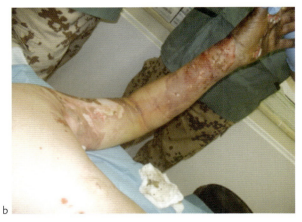

Figuur 12.8 Typische entreeplaats in de handpalm van een elektrische verbranding
Bij de arm oppervlakkig zichtbare tweedegraadsverbrandingen. Eventueel letsel van de diepere musculatuur is niet uitwendig zichtbaar (rabdomyolyse, nierfunctiestoornissen, compartimentssyndroom).

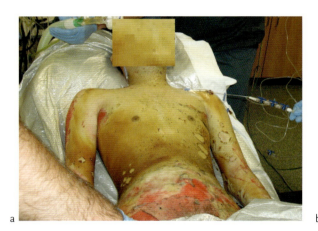 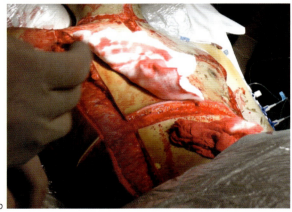

Figuur 12.9 Circulaire brandwond van de thorax, resulterend in ernstige belemmering van de ademexcursies
Ontlastende escharotomie dient peracuut uitgevoerd te worden.

- Bij een circulaire (maar ook *full thickness* ventrale of laterale) thoraxverbranding is een directe escharotomie (uitgevoerd op een opertiekamer) noodzakelijk om ademhalingsexcursies te verbeteren.
- Patiënten met meer dan 20 %TVLO (eerstegraads verbrandingen niet meegerekend) moeten volumesuppletie krijgen 4 ml NaCl 0,9% per kg lichaamsgewicht per %TVLO per 24 uur. De helft van dit volume in de eerste 8 uur vanaf het moment van verbranden, de rest in de volgende 16 uur.
- Geef een urinekatheter om circulatie/urineproductie te kunnen monitoren. Streef naar 0,5 ml urine per kg lichaamsgewicht per uur bij volwassenen; bij kinderen < 30 kg naar 1,0 ml/kg/uur.
- Bij circulaire derdegraads brandwonden van ledematen, romp of hals is een directe escharotomie noodzaak om de circulatie naar de aangedane ledemaat te kunnen waarborgen.

Nota bene Wees bedacht, zeker bij bewustzijnsverlies, op koolmonoxide-intoxicatie.

Criteria voor overplaatsing naar of overleg met een brandwondencentrum
- TVLO > 10% bij volwassenen.
- TVLO > 5% bij kinderen en bejaarden.

- Diepe brandwonden > 5 %TVLO.
- Brandwonden met inhalatietrauma, geassocieerd letsel of pre-existente ziekte.
- Elektrische of chemische verbrandingen.
- Brandwonden in functionele gebieden (gelaat, handen, voeten, grote gewrichten, perineum en genitaliën).

Meer informatie: www.brandwonden.nl.

12.6 ERYSIPELAS EN CELLULITIS[1]

Erysipelas en cellulitis zijn bacteriële infecties van de huid die ontstaan door binnendringen van pathogenen via een porte d'entrée. Erysipelas is een infectie van de oppervlakkige lagen van de huid, bij cellulitis zijn de diepe dermis en subcutaan weefsel geïnfecteerd. Erysipelas komt vooral voor bij jonge kinderen en ouderen, cellulitis vooral bij volwassenen en ouderen.

Pathofysiologie

Erysipelas en cellulitis worden het meest frequent veroorzaakt door bètahemolytische streptokokken, gevolgd door *Staphylococcus aureus*, waaronder MRSA. Predisponerende factoren zijn een verstoring van de huidbarrière door trauma (snij- en schaafwonden, intraveneus drugsgebruik), inflammatie (eczeem, radiotherapie), pre-existente huidinfectie (impetigo, tinea pedis), oedeem (veneuze insufficiëntie) en slechte hygiëne.

Scheurtjes in de huid tussen de tenen door tinea pedis, interdigitale intertrigo, zijn vaak klein en onopvallend maar een belangrijke porte d'entrée voor pathogenen.

Terugkerende erysipelas kan ontstaan door iatrogene schade aan het lymfestelsel, bijvoorbeeld bij vrouwen met mammacarcinoom die een okselklierdissectie hebben ondergaan of bij patiënten die een venectomie hebben ondergaan voor een *coronary artery bypass graft*.

Bevindingen

- Erysipelas en cellulitis manifesteren zich door lokale tekenen van inflammatie (roodheid, warmte, zwelling, pijn) en koorts. De symptomen beginnen vrij acuut.
- Erysipelas wordt gekenmerkt door een duidelijke verhevenheid en demarcatie van betrokken weefsel. Bij cellulitis zijn de verschillen in betrokken en niet-betrokken weefsel minder markant. In de praktijk zijn beide ziektebeelden vaak moeilijk van elkaar te onderscheiden.
- Bijkomende verschijnselen van erysipelas en cellulitis zijn lymfangitis en inflammatie van regionale lymfeklieren.
- Ook kunnen blaren, pustels, ecchymosen en petechiën voorkomen.
- Necrotisering bij erysipelas is verdacht voor infectie met *Staphylococcus aureus* en dient met de juiste antimicrobiële therapie behandeld te worden. Het is belangrijk om te differentiëren tussen cellulitis en een huidabces om chirurgisch ingrijpen indien noodzakelijk niet te vertragen.
- Beide aandoeningen komen vooral voor op de onderste extremiteiten. De klassieke, veelbeschreven presentatie van erysipelas op het gelaat is een vlindervormig erytheem. Bij kinderen kan dit ontstaan door infectie met *Haemophilis influenzae*.
- Periorbitale cellulitis is een gevaarlijke variant van cellulitis waarbij risico bestaat op een sinuscavernosustrombose, meningitis en hersenabcessen.
- Andere varianten zijn buikwandcellulitis (bij morbide obesitas), buccale cellulitis en perianale cellulitis.
- Gangreneuze cellulitis kan ontstaan door *Clostridium spp.* of andere anaeroben en kan gepaard gaan met subcutaan emfyseem.
- Erysipelas en cellulitis moeten onderscheiden worden van andere infecties, zoals bursitis, osteomyelitis, herpes zoster en erythema migrans.
- Hevige pijn in het aangedane gebied, snelle uitbreiding van erytheem, koorts en septische shock zijn aanwijzingen voor een zeer ernstige infectie zoals gasgangreen of fasciitis necroticans.
- Gasgangreen kenmerkt zich door snelle uitbreiding van een bleke tot bruin-rode, zeer pijnlijke zwelling. De huid crepiteert bij palpatie.
- Fasciitis necroticans kenmerkt zich door snelle uitbreiding van blauwverkleurde huid en hevige pijn. Fourniergangreen is fasciitis necroticans van het perineum.

Nota bene Bij verdenking op zeer ernstige infecties dient een consult chirurgie plaats te vinden voor eventuele diagnostiek (exploratie, macroscopisch aspect) en onmiddellijke agressieve chirurgische therapie.

---

1 Geschreven door Frans Bánki.

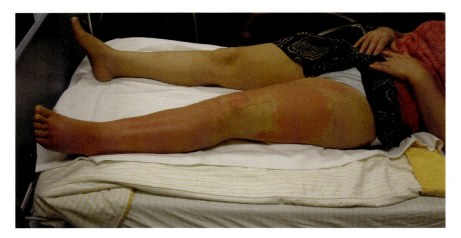

Figuur 12.10   Kenmerkend beeld van erysipelas
Scherp begrensde roodheid van het been bij een klein wondje tussen de tenen (digiti 1-2) van de linker voet.

Aanvullend onderzoek
- Erysipelas en cellulitis zijn klinische diagnoses.
- Bloedonderzoek laat vaak leukocytose zien.
- Bloedkweken en kweken van pus en blaren zijn alleen noodzakelijk bij patiënten met systemische manifestaties, bijzondere oorzaken van de wond (zoals een beet van dier of mens), comorbiditeit (zoals immunodeficiëntie, maligniteiten, neutropenie) en bij terugkerende of aanhoudende erysipelas. Het kweken van intacte huid is niet zinvol.
- Bij patiënten met erysipelas of cellulitis van de onderste extremiteiten met interdigitale intertrigo kunnen kweken van de interdigitale ruimten worden afgenomen voor het identificeren van pathogenen.
- Echografie kan worden toegepast om abcessen aan te tonen.

Maatregelen
- Meten van vitale parameters: ademfrequentie, zuurstofsaturatie, pols, tensie en lichaamstemperatuur.
- Laboratorium: Hb, leukocyten, differentiatie, CRP.
- Tweemaal bloedkweken bij lichaamstemperatuur > 38,5 °C
- Kweken van pus, blaren en eventueel tussen de tenen bij interdigitale intertrigo.
- Abcessen draineren.
- Milde infectie behandelen met antibioticum per os. Infectie met systemische verschijnselen behandelen met antibioticum parenteraal.
- Cellulitis: flucloxacilline p.o. 3-4 dd 500 mg of flucloxacilline i.v. 4-6 dd 1000 mg voor 10-14 dagen. Bij bètalactamallergie: clindamycine p.o./i.v. 3-4 dd 600 mg of claritromycine p.o. 2 dd 500 mg voor 10-14 dagen.
- Erysipelas: feneticilline p.o. 4 dd 500 mg of penicilline i.v. 1.000.000 E 4-6 dd voor 10-14 dagen. Bij bètalactamallergie clindamycine p.o./i.v. 3 dd 600 mg of claritromycine p.o. 2 dd 500 mg voor 10-14 dagen (aan te passen naar lokale richtlijn).
- Bij verdenking op erysipelas door *Staphylococcus aureus*: flucloxacilline p.o. 3-4 dd 500 mg voor 10-14 dagen of flucloxacilline i.v. 4 dd 1000 mg of amoxycilline-clavulaanzuur 3-4 dd 625 mg p.o. voor 10-14 dagen of amoxicilline-clavulaanzuur i.v. 4 dd 1000/200 mg voor 10-14 dagen (aan te passen naar lokale richtlijn).
- Bij bijtwonden: wond goed uitspoelen en dood weefsel verwijderen.
- Elevatie van aangedane ledemaat.
- Behandelen van predisponerende factoren (chronische veneuze insufficiëntie, lymfoedeem, tinea pedis).

LITERATUUR
Baddour L. Cellulitis and erysipelas [internet]. Waltham (MA): UpToDate, 2013. http://www.uptodate.com/contents/cellulitis-and-erysipelas, geraadpleegd januari 2014.

Dan M, Heller K, Shapira I, Vidne B, Shibolet S. Incidence of erysipelas following venectomy for coronary artery bypass surgery. Infection 1987;15(2):107-8.

Dupuy A, Benchikhi H, Roujeau JC, Bernard P, Vaillant L, Chosidow O, et al. Risk factors for erysipelas of the leg (cellulitis): case-control study. BMJ 1999; 318(7198):1591-4.

Hilmarsdóttir I, Valsdóttir F. Molecular typing of beta-hemolytic streptococci from two patients with lower-limb cellulitis: identical isolates from toe web and blood specimens. J Clin Microbiol 2007;45(9):3131-2.
McNamara DR, Tleyjeh IM, Berbari EF, Lahr BD, Martinez JW, Mirzoyev SA, et al. Incidence of lower-extremity cellulitis: a population-based study in Olmsted county, Minnesota. Mayo Clin Proc 2007;82(7):817-21.
Nationaal antibioticaboekje. Version 1.7. Nijmegen: Stichting Werkgroep Antibiotica Beleid, 2014. http://swabid.nl, geraadpleegd januari 2014.
Semel JD, Goldin H. Association of athlete's foot with cellulitis of the lower extremities: Diagnostic value of bacterial cultures of ipsilateral interdigital space samples. Clin Infect Dis 1996;23(5):1162-4.
Simon MS, Cody RL. Cellulitis after axillary lymph node dissection for carcinoma of the breast. Am J Med 1992;93(5):543-8.
Wielink G, Koning S, Oosterhout R, Wetzels R, Nijman F, Draijer L. NHG-Standaard Bacteriële huidinfecties (Eerste Herziening). Huisarts Wet 2007;50(9):426-44.

12.7 PANCREATITIS ACUTA[1]

Acute pancreatitis is een aandoening waarbij inflammatie van het pancreasweefsel zorgt voor buikpijn en verhoogde bloedspiegels van de pancreasenzymen. In 80% is er sprake van een milde (oedemateuze) en in 20% van een ernstige (necrotiserende) pancreatitis.

In een ernstig verlopende acute pancreatitis ontstaat necrose van het pancreasparenchym en/of de omliggende weefsels (extrapancreatische necrose) waarin superinfecties kunnen ontstaan. Pancreatitis met een dergelijk ernstig beloop gaat gepaard met een hoge mortaliteit, tot wel 30%.

Pathofysiologie

Cholelithiasis en alcoholgebruik zijn samen verantwoordelijk voor 70-80% van de patiënten met pancreatitis. Galstenen zijn bij vrouwen de frequentste oorzaak, alcoholgebruik bij mannen. In 10-15% van de gevallen wordt geen oorzaak gevonden en voor de resterende 10-15% van de patiënten is er een grote scala van mogelijke oorzaken.

De huidige opvatting over de pathofysiologie van galsteengeïnduceerde pancreatitis is dat obstructie door de steen of zwelling door passage van een steen een verhoogde druk teweegbrengt in de ductus pancreaticus. Over de rol van alcohol in de pathogenese bestaan vele hypothesen, waarbij vaak wordt gedacht aan een cascade van reacties waarin toxische stoffen en proteolytische enzymen geproduceerd worden.

Bevindingen

- Pijn, hevig en stekend van karakter, voornamelijk in het epigastrium met mogelijk uitstraling naar de rug en/of schouderbladen. De pijn is continu en gaat soms gepaard met misselijkheid en braken. De patiënt is rusteloos en op zoek naar een antalgische houding. Vooroverbuigen kan de pijn iets verlichten.
- Misselijkheid en braken komt voor bij 90% van de patiënten.
- Systemisch is er koorts, tachycardie, tachypneu, soms hypotensie en algemene tekenen van uitdroging.
- Lokaal kan de epigastrische regio pijnlijk zijn, afhankelijk van de ernst vinden we actief spierverzet en/of peritoneale prikkeling door ascites en inflammatie van het pariëtale peritoneum.
- Dyspneu kan gezien worden als gevolg van een ARDS-beeld, maar ook een oppervlakkige ademhaling als gevolg van pijn door diafragmaprikkeling.
- Bij uitzondering kan aan de huid een ecchymose gezien worden ter hoogte van de flank (teken van Gray-Turner) en peri-umbilicaal als gevolg van retroperitoneale bloeding; dit wijst op een ernstige pancreatitis.

Aanvullend onderzoek

- Laboratorium: amylase of lipase in serum en urine, daarnaast bloedbeeld, CRP, nierfunctie, leverenzymen en elektrolyten. Eventueel meer laboratoriumbepalingen om de ernst in te schatten (ransoncriteria, APACHE-score).
- Lipase is specifieker dan amylase maar die bepaling wordt in lang niet ieder ziekenhuis gedaan. Amylasebepaling is in ieder ziekenhuis mogelijk. Urineamylase is belangrijk als er een langere periode (enkele dagen) ligt tussen het begin van de klachten en het eerste bezoek aan de arts.
- X-BOZ: een reguliere buikoverzichtsfoto draagt niet bij aan de diagnose pancreatitis en kan achterwege worden gelaten.
- X-thorax (staand of zittend) ter uitsluiting van vrije lucht in de abdominale holte. Ongeveer een derde van de patiënten met pancreatitis heeft afwijkingen op de thoraxfoto: atelectase van de onderkwabben, hoogstand van een hemidiafragma, enkel- of dubbelzijdige pleurale effusie en/of ARDS-beeld.

---

1 Geschreven door Marno van Lieshout en Harry van Goor.

- Echo-abdomen: aantonen of uitsluiten galstenen en verwijde galwegen.
- CT-abdomen: met contrast-CT is men in staat om onderscheid te maken tussen een mild verlopende pancreatitis met zwelling en oedeem of een ernstiger beloop met necrotisering en abcesvorming. Een CT is met name zinvol bij onzekerheid over de diagnose of wanneer de patiënt ondanks conservatieve behandeling niet opknapt of achteruitgaat. Bij een klinisch en biochemisch duidelijke diagnose van een milde pancreatitis is CT niet nodig.
- De diagnose pancreatitis wordt gesteld op basis van twee of meer van de volgende drie criteria
    - bovenbuikpijn;
    - amylase en/of lipase in het serum > 3x bovengrens;
    - CT-bevindingen passend bij acute pancreatitis.

Maatregelen

De initiële behandeling is gericht op hemodynamische resuscitatie en symptoombestrijding.
- Vochtresuscitatie: bij acute pancreatitis kunnen de vochtverliezen enorm zijn ten gevolge van braken, verminderde intake bij nausea, vochtcollecties in het pancreasbed en diffuse capillaire lekkage in de derde ruimte, onder andere de buikholte, ten gevolge van circulerende cytokines.
    - Inadequate behandeling van hypovolemie heeft een verstoorde microcirculatie van de pancreas tot gevolg, wat geassocieerd is met het ontstaan van pancreasnecrose.
    - De vochtstatus moet gecontroleerd worden met behulp van de diurese (minimaal 0,5 mg/kg/uur).

Nota bene Vochtresuscitatie is de essentie van de behandeling van acute pancreatitis.
- Pijnmanagement: vaak zal de pijn zo hevig zijn dat opiaten geïndiceerd zijn. Adequate behandeling behoort op de SEH gestart te worden. Op de afdeling kan dit worden voortgezet met intramusculaire injecties of een pijnpomp.
- Antibiotica: er is geen wetenschappelijk bewijs voor het nut van antibiotische profylaxe. In geval van ernstige sepsis dient te worden gestart met antibiotica, eventueel na een diagnostische punctie.
- Voeding: de huidige opvatting is dat bij een milde pancreatitis, zodra de pijn wat verminderd is, vlot gestart kan worden met orale voeding. Indien dit niet wordt verdragen moet sondevoeding voorbij het ligament van Treitz worden overwogen.
- Als een ernstig beloop van de pancreatitis wordt verwacht, moet men vroegtijdig starten met enterale voedingsondersteuning. Indien dit niet of slechts gedeeltelijk mogelijk is, moet totale parenterale voeding (TPV) worden gegeven.

LITERATUUR

Ouwendijk RJTh, Alleman MA, Masclee AAM, Gooszen HG, Van Leeuwen MS, Visser LG, et al. Richtlijn acute pancreatitis. Haarlem: Nederlands Genootschap van Maag-Darm-Leverartsen, 2005. http://www.mdl.nl/richtlijnen2, geraadpleegd januari 2014.

Pancreatitis Werkgroep Nederland [internet]. Nijmegen/Amsterdam: UMC St Radboud/AMC, 2010-2014. http://www.pancreatitis.nl, geraadpleegd januari 2014.

Townsend CM, Beauchamp RD, Evers BM. Sabiston textbook of surgery. 19th ed. Philadelphia: Saunders Elsevier, 2012.

Up to date [internet]. Waltham (MA): UpToDate, 2013. http://www.uptodate.com, geraadpleegd januari 2014.

Yang AL, Vadhavkar S, Singh G, Omary MB. Epidemiology of alcohol-related liver and pancreatic disease in the United States. Arch Intern Med 2008;168(6):649-56.

12.8 GASGANGREEN[1]

Gasgangreen is een zeldzame infectie van de spieren veroorzaakt door *Clostridium*-bacteriën.

Pathofysiologie

Gasgangreen is in 80% van de gevallen het gevolg van trauma. De bacterie die hierbij wordt gevonden is meestal *Clostridium perfringens*. Andere *Clostridium*-bacteriën die gasgangreen kunnen veroorzaken zijn *C. septicum*, *C. novyi*, *C. histolyticum*, *C. bifermentans*, *C. tertium* en *C. fallax*.

Bij traumatische wonden, zoals schotwonden, explosies en diepe steekwonden, worden organismen direct in het dieper gelegen weefsel ingebracht. Als het trauma de bloedtoevoer compromitteert, ontstaat een anaerobe omgeving die optimaal is voor de groei van *Clostridium*.

---

1 Geschreven door Judith Rikmanspoel.

Bij spontaan gasgangreen is de porte d'entrée meestal de tractus digestivus; van daaruit vindt bacteriële verspreiding via de bloedbaan naar spieren plaats. Vaak is *C. septicum* de boosdoener, maar ook *C. tertium* wordt bij spontaan gasgangreen aangetroffen. Deze bacteriën gedijen ook goed in aerobe condities.

Binnen 24-36 uur na het trauma ontstaat necrose. Verantwoordelijk voor de forse weefselschade en afwezigheid van de ontstekingsrespons is grotendeels het alfatoxine, geproduceerd door *C. perfringens*. Het stimuleert aggregatie van bloedplaatjes en zorgt voor een toename van bepaalde moleculen die polymorfe leukocyten naar endotheelcellen aantrekken. Door aggregatie van al deze leukocyten verstoppen de bloedvaten met als gevolg ischemie en uitbreiding van het anaerobe gebied.

Clostridium produceert een alfatoxine (fosfolipase-C-lecithinase) dat de fosfolipiden in de membraan van de rode bloedcel hydrolyseert en daarmee osmotische lysis en hemolysis veroorzaakt. Een ander effect van het alfatoxine is onderdrukking van de myocardcontractiliteit. Hierdoor vermindert de output van het hart met hypotensie als gevolg. Een tweede toxine dat hierbij een rol speelt, is het thètatoxine. Dit toxine heeft een negatief inotroop effect en zorgt voor vasodilatatie. Deze combinatie van effecten zorgt voor het beeld van septische shock waarbij de output van het hart niet kan worden vergroot.

Bevindingen
- Buitensporig veel pijn bij de wond of op de plek waar geopereerd is, is een eerste teken van de infectie. De pijn ontstaat plotseling en begint meestal binnen 24 uur.
- Het crepiteren van weke delen bij lichamelijk onderzoek is het meest specifieke en sensitieve symptoom.
- De huid kan bleek zien maar wordt later bronskleurig met nog later paarse en rode verkleuringen. De huid voelt gespannen aan en is zeer gevoelig. Ook bullae kunnen ontstaan. Hierna kan snel sepsis met intravasculaire hemolysis ontstaan.
- Spontaan gasgangreen presenteert zich met plotseling ontstane heftige spierpijn. Soms is er een doof gevoel of een zwaar gevoel. Bij sommige patiënten kan een eerste symptoom verwardheid of malaise zijn.
- Bij chirurgische exploratie wordt spierweefsel aangetroffen dat niet bloedt of contraheert bij stimulatie. Het is oedemateus en is rood-blauw tot zwart verkleurd.

Aanvullend onderzoek
- Röntgen, CT of MRI kan gasgangreen zichtbaar maken en ook de grootte van het aangedane gebied bepalen.
- Een open biopt kan de diagnose in > 20% van de gevallen bevestigen. Het aantonen van grote, gramvariabele staven bij de plek van de verwonding geeft een definitieve diagnose.
- Bij microscopisch onderzoek worden geen ontstekingscellen aangetroffen in het geïnfecteerde weefsel. Dit bevestigt de diagnose.
- Ook kunnen bloedkweken de bacterie aantonen.

Maatregelen
- Intraveneuze toegang.
- Pijnstilling.
- Antibiotica.
- Directe medebehandeling door chirurg voor débridement (snel en aggressief) ter verbetering van de overlevingsuitkomst, het behouden van ledematen en het voorkomen van complicaties. Soms is het nodig meerdere débridementen uit te voeren.
- Ondersteunende maatregelen: hyperbare zuurstof.

LITERATUUR
Altemeier WA, Fullen WD. Prevention and treatment of gas gangrene. JAMA 1971;217:806.
Awad MM, Bryant AE, Steven DL, Rood JI. Virulence studies on chromosomal alpha-toxine and theta-toxin mutants constructed by allelic exchange provide genetic evidence for the essential role of alpah-toxin in Clostridium perfringens-mediated gas gangrene. Mol Microbiol 1995;15:191.
Bodey GP, Rodrigeuz S, Fainstein V, Elting LS. Clostridial bacteremia in cancer patients: A 12-year experience. Cancer 1991;67:1928.
Maclennan JD. The histotoxine clostridial infections of man. Bacteriol Rev 1962:26:177.
McNee, JW, Dunn, JS. The method of spread of gas gangrene into living muscle. Br Med J 1917;1:727.
Nordkild P, Crone P. Spontaneous clostridial myonecrosis: A collective review and report of a case. Ann Chir Gynaecol 1986; 75:274.
Robb-Smith, AHT. Tissues changes induced by C. welchii type a filtrates. Lancet 1945;2:362.
Stevens DL, Troyer BE, Merrick DT, Mitten JE, Olson RD. Lethal effects and cardiovascular effects of purified

alpha- and theta-toxins from Clostridium perfringens. J Infect Dis 1988:157(2):272-9.

Weinstein L, Barza MA. Gas gangrene. N Engl J Med 1973;289(21);1129-31.

12.9 COMPARTIMENTSYNDROOM[1]

De klassieke beschrijving van het compartimentsyndroom is van Richard von Volkmann en betreft een jongen met een supracondylaire humerusfractuur. Na verwijderen van het gipsverband bleek deze jongen een contractuur van de elleboog, hand en vingers te hebben ontwikkeld, berustend op fibrosering van de boven- en onderarmspieren.

Dit type compartimentsyndroom kan overal voorkomen waar spieren door een stugge fascie zijn omgeven; de locatie van voorkeur zijn onderbeen (soms met de voet) en onderarm (soms met de hand), en bovenbeen (soms met de billen) en bovenarm in een geringere frequentie.

Van recenter datum is het inzicht dat ook in de buikholte een compartimentsyndroom kan optreden, maar dat wordt hier niet verder uitgewerkt.

Pathofysiologie

Wanneer in een afgesloten ruimte het volume van de zich daar bevindende inhoud toeneemt, zal de druk in die ruimte stijgen en compressie van de inhoud optreden. Dit leidt in eerste instantie tot ischemie als gevolg van dichtdrukken van capillairen en vervolgens van venen. Stijging van de intracompartimentale druk tot boven de arteriële druk is uiterst zeldzaam.

De belangrijkste oorzaken aan de extremiteiten zijn zwelling (trauma, infectie), bloeding en compressie van buitenaf (te strak verband, circulaire derdegraadsverbranding, crushletsel). De resulterende ischemie leidt tot schade aan zenuwen (zoals bekend het weefsel dat het meest gevoelig is voor ischemie). Spierweefsel kan afsterven en, afhankelijk van de snelheid waarmee dat gebeurt, vervangen worden door bindweefsel of aanleiding geven tot vrijmaken van myoglobine en kalium. Myoglobinurie kan aanleiding geven tot acute nierinsufficiëntie; hyperkaliëmie tot ritmestoornissen.

Bevindingen

- De belangrijkste klacht bij het compartimentsyndroom aan de extremiteiten is bovenmatige pijn die onvoldoende te verklaren is uit het ondergane trauma. Een probleem wordt gevormd door patiënten die niet in staat zijn pijn aan te geven: bewustelozen en patiënten met een dwarslaesie.
- De aangedane extremiteit voelt vaak vaster aan dan die aan de contralaterale zijde.
- Bij het compartimentsyndroom van het onderbeen wordt toename van pijn in de kuit bij dorsiflexie van de voet beschreven.
- Aan de huid zijn als regel geen duidelijke afwijkingen waarneembaar, al vormen circulaire verbrandingen en crushletsels hierop een uitzondering. Er zijn echter geen pathognomonische huidafwijkingen.
- Andere bevindingen kunnen zijn paresthesieën en parese. Een opvallend verschijnsel bij een dreigend compartimentsyndroom van het onderbeen is het vroegtijdge verlies van de sensibiliteit van de webspace tussen digiti 1 en 2 van de voet ten opzichte van de contralaterale, niet-aangedane voet (n. peroneus).

Aanvullend onderzoek

Voor de extremiteiten bestaat de mogelijkheid van intracompartementale drukmeting. Over de waarde van deze meting, die ook gerelateerd moet worden aan de arteriële bloeddruk, wordt verschillend gedacht. Velen menen dat de diagnose compartimentsyndroom vooral een klinische diagnose is: 'Als je aan de mogelijkheid denkt, behandel je het alsof het er een is'.

Maatregelen

Het probleem bij het compartimentsyndroom is ruimtegebrek. De behandeling bestaat uit het operatief creëren van ruimte: aan extremiteiten door het verrichten van een fasciotomie van alle mogelijk betrokken compartimenten.

12.10 ACUTE BUIKPIJN[2]

Acute buikpijn kan worden gedefinieerd als buikpijn waarvan de oorzaak (nog) niet bekend is en die korter dan een week bestaat.

Zij kan het gevolg zijn van een veelheid aan aandoeningen, waarbij men ook rekening moet houden met een oorzaak in de buikwand (hematoom) of in de thorax (pneumonie, longembolie, myocardinfarct), en met systemische oorzaken zoals ontregelde diabetes, uremie en (zeldzaam) acute porfyria.

Een goede anamnese is van groot belang. Bij twijfel brengt een nieuwe beoordeling enkele uren later dikwijls duidelijkheid omdat de symptomen in de loop van de tijd veranderen.

---

1 Geschreven door Walter Henny.
2 Geschreven door Harry van Goor.

Als een acute buik wat langer bestaat, is het moeilijker de verschillende oorzaken op te sporen: de patiënt krijgt dan meestal koorts, er is diffuse peritonale prikkeling en er zijn tekenen van een paralytische ileus, ongeacht de onderliggende oorzaak.

Bij presentatie van een patiënt met een 'acute buik' is het essentieel in een vroeg stadium te differentiëren of een chirurgische behandeling nodig is. Extra aandacht is nodig voor patiënten met een verminderde afweer (hoge leeftijd, jonge leeftijd, gebruik van corticosteroïden of cytostatica); bij hen kunnen symptomen zelfs bij ernstige problemen achterwege blijven.

Het risico van lokale (infectieuze) en systemische (hypotensie, dehydratie) complicaties van de diverse buikbeelden zoals appendicitis, cholecystitis, perforatieperitonitis, mesenteriale trombose en dunnedarmileus neemt snel toe. Een operatie mag dan ook niet te lang worden uitgesteld: het leven van een patiënt met bijvoorbeeld een gerupureerd aneurysma aortae hangt af van snel ingrijpen.

Alarmsymptomen bij een patiënt met acute buikpijn zijn een plankharde buik, een pulserende pijnlijke zwelling in de buik en hoge koorts, al dan niet met tekenen van shock. Deze patiënten vragen onmiddellijk aanvullende diagnostiek en therapeutisch handelen.

Pathofysiologie

Een acute buik kan worden veroorzaakt door ontsteking of infectie, perforatie van een hol orgaan, bloeding en ischemie of obstructie van een hol orgaan. Op latere leeftijd moet rekening gehouden worden met de kans op een onderliggende maligniteit. Uit de anamnese kan meestal reeds een indicatie worden verkregen, waarbij de leeftijd van de patiënt niet onbelangrijk is. Tabel 12.2 geeft een overzicht van mogelijke oorzaken.

Bevindingen

Pijn

- Hoe is de pijn begonnen? Een plotseling begonnen hevige en aanhoudende pijn duidt op een perforatie van een hol orgaan of een vasculaire oorzaak. Pijn die vrij plotseling begint, matig ernstig is en snel in ernst toeneemt, duidt op een pancreatitis, strangulatie of mesenteriale trombose. Een plotseling beginnende koliekpijn duidt op obstructie van een hol orgaan. Langzaam toenemende pijn duidt op een infectieuze oorzaak.
- Waar zit de pijn? Men moet zich realiseren dat prikkeling van het viscerale peritoneum leidt tot een slecht te lokaliseren pijn, zoals bij ischemie van de darm (ischemische colitis, angina abdominalis), distensie van de darm (gastro-enteritis, ileus), bij inflammatoire darmziekten en bij retroperitoneale appendicitis.
- Heeft de pijn zich verplaatst? Pijn die in het begin slecht te lokaliseren is en rond de navel wordt aangegeven, maar zich daarna verplaatst naar het rechter onderkwadrant, wordt aangetroffen bij appendicitis. Pijn die plotseling begint in het epigastrium, (al of niet tijdelijk afneemt) en zich daarna verplaatst naar de rechter onderbuik, treedt op bij maagperforatie.
- Straalt de pijn uit? Uitstraling naar de lies en/of de genitalia is typerend voor een aandoening van nier of ureter. De pijn straalt uit naar de rug bij galstenen, ulcus duodeni, acute pancreatitis en aneurysma aortae abdominalis. Pijn uitstralend naar de schouder treedt op bij een galblaasaandoening, een myocardinfarct, pneumonie en diafragmaprikkeling, bijvoorbeeld ten gevolge van een bloeding.
- Is er pijn bij bewegen? Pijn bij bewegen of bij het vervoer wordt met name aangegeven door patiënten met een peritonitis (lokaal of gegeneraliseerd). Bij koliekpijn is er juist bewegingsdrang.
- Is de pijn steeds even hevig? Koliekpijn treedt op bij contractie van de musculatuur van een hol orgaan: gastro-enteritis, lithiase van urinewegen, galblaas of galwegen en bij ileus. Zeer hevige continue pijn dient de verdenking te vestigen op een vasculair lijden.

Koorts

- Koorts in de beginfase van een acute buik duidt vaak op een infectieuze oorzaak. Klassiek is een continue verhoging die langzaam oploopt.
- Een temperatuur > 39 °C duidt op een zich uitbreidend ontstekingsinfiltraat of een zich ontwikkelende gegeneraliseerde peritonitis.
- Een temperatuur > 40 °C, samengaand met koude rillingen, duidt op een bacteriëmie en wordt vooral gezien bij cholangitis, pyelitis met obstructie van de gal- dan wel urinewegen.
- Een piekende temperatuur duidt op abcesvorming of een empyeem.

Tabel 12.2 Mogelijke oorzaken van acute buik

ontsteking	gastritis/gastro-enteritis
	ulcus ventriculi of duodeni
	cholecystitis
	cholangitis
	hepatitis
	pancreatitis
	inflammatory bowel disease (ziekte van Crohn, colitis ulcerosa)
	appendicitis
	mesenteriale lymfadenitis (met name bij kinderen)
	diverticulitis
	pyelonefritis
	cystitis
	adnexitis
	endometritis/endometriose
	pelvic inflammatory disease
	epidydimitis
	prostatitis
perforatie	maagperforatie
	dunnedarmperforatie: strangulatie, vasculair, iatrogeen (bijvoorbeeld bij ERCP/ papillotomie), traumatisch, corpus alienum
	bij appendicitis
	bij cholecystitis
	colonperforatie: diverticulitis, tumor, iatrogeen bijvoorbeeld bij coloscopie)
bloeding	EUG
	follikelbloeding
	trauma: buikwandhematoom, spierscheur
	geruptureerd aneurysma
	bloeding in de tractus digestivus
obstructie (eventueel met strangulatie, waardoor vasculaire bedreiging)	strengileus, adhesie
	beklemde liesbreuk, femoraalbreuk, littekenbreuk, navelbreuk
	(veel zeldzamer) invaginatie, met name bij kinderen
	galstenen: cholecysto- of choledocholithiasis
	nierstenen
	urineretentie
	steeldraai of ovariumcyste
ischemie	mesenteriale ischemie
	miltinfarct

Gastro-intestinale verschijnselen

- Misselijkheid, verminderde eetlust en braken zijn een weinig specifiek symptoom voor een acute buik. Langdurig braken duidt op een obstructie; bij een hoge obstructie braakt de patiënt in een vroege fase, bij een laaggelegen colonobstructie pas laat.
- Een veranderd defecatiepatroon wijst op een obstruerend proces in het colon. De afwezigheid van defecatie en van flatus gedurende meer dan 12 uur wijst op een paralyse respectievelijk een mechanische obstructie.
- Diarree duidt in het algemeen op een niet-chirurgische oorzaak zoals gastro-enteritis en mesenteriale adenitis. Diarree kan verder optreden bij colitis (vasculair of inflammatoir). Appendicitis met een douglasabces kan door prikkeling van

het rectumslijmvlies ook diarree geven (rectaal toucher!).
- Melaena (bloed bij de ontlasting) treedt op bij invaginatie, bij vasculaire oorzaken (ischemische colitis) en bij arterio-enterale fistels (met name bij voorgeschiedenis met operatieve interventie met een aortabuisprothese). Bij een hoge tractusdigestivusbloeding kan hematemesis (bloedbraken) op de voorgrond staan.
- Icterus is een symptoom van een galweg- of leveraandoening. De trias koliekpijn, hematemesis en icterus duidt op een bloeding uit de galwegen (hemobilie).
- Medicijngebruik (corticosteroïden, NSAID's, acetylsalicylzuur) kan leiden tot een ulcus en tot perforatie van maag en duodenum. Het gebruik van acenocoumarol kan gepaard gaan met een spontane intra-abdominale of retroperitoneale bloeding of een rectushematoom in de buikwand.

Lichamelijk onderzoek

Het lichamelijk onderzoek bij een patiënt met een acute buik is als eerste gericht op tekenen van shock en peritoneale prikkeling.

Tekenen van shock

- Bij de patiënt met een acute buik wordt in eerste instantie gekeken naar vitale tekenen zoals ademhalingsfrequentie, polsfrequentie, arteriële bloeddruk en capillaire refill.
- Bij acute buik kan shock optreden door verbloeding (miltruptuur, extra-uteriene bloeding, lekkend aneurysma). Shock kan verder optreden door hypovolemie als gevolg van braken, diarree, ileus of peritonitis.
- Een septische shock kan ontstaan bij peritonitis, cholangitis en pyelitis. Soms kan het beeld van de septische shock samengaan met weinig abdominale symptomen, met name bij perforaties van het colon of de appendix, en bij geïnfecteerde vaatprothesen.

Tekenen van peritoneale prikkeling

- Zorgvuldig onderzoek naar tekenen van peritonitis vereist ervaring. Een indruk kan reeds worden verkregen door anamnestische gegevens over vervoerspijn en hoestpijn.
- Bij inspectie van het abdomen wordt dan dikwijls een ingetrokken buik gezien die bij ademhaling niet of niet goed meebeweegt. Bij een gegeneraliseerde peritonitis kan de patiënt stil in bed liggen, met opgetrokken benen.
- Bij auscultatie is peristaltiek slecht of niet hoorbaar wanneer een darmparalyse is opgetreden. De peristaltiek is juist frequent en hoogklinkend in geval van mechanische ileus met obstructie.
- Bij palpatie is er naast drukpijn sprake van loslaatpijn. Loslaatpijn kan worden opgewekt door na langzame druk plotseling los te laten. De patiënt geeft dan lokaal heftige pijn aan of, bij contralaterale loslaatpijn, aan de andere zijde van het abdomen. Percussiepijn is een subtiele combinatie van druk- en loslaatpijn. Om de patiënt niet onnodig pijn te doen, is het aan te bevelen eerst percussiepijn op te zoeken. Is er percussiepijn, dan is het overbodig (en onnodig) loslaatpijn op te zoeken.
- Naast percussiepijn is défense musculaire, een niet te vermijden verhoogde basale spiertonus van (een deel van) de buikwandmusculatuur, bewijzend voor peritoneale prikkeling. Dit is iets anders dan actief spierverzet, dat optreedt als reactie op de palpatie, maar is er moeilijk van te onderscheiden. Als de défense musculaire over de gehele buik wordt vastgesteld, is er sprake van een 'plankharde' buik, ten teken van een gegeneraliseerde peritonitis.
- De prikkelgevoeligheid van het peritoneum is afhankelijk van de aard van de prikkelende substantie. Maag- en pancreasvocht (lage pH, amylasehoudend) geeft de duidelijkste verschijnselen, coloninhoud hoeft pas in een latere fase verschijnselen te geven door bacteriële ontsteking.
- Bloed in de vrije buikholte geeft weinig verschijnselen van peritonitis.
- Twee bijzondere vormen van peritoneale prikkeling zijn opstootpijn bij rectaal toucher ter hoogte van het cavum Douglasi en slingerpijn van de portio bij vaginaal toucher. Dit laatste duidt op een prikkeling van het pelviene peritoneum maar is niet specifiek voor een gynaecologische oorzaak.

Palpabele weerstanden

- Bij onderzoek naar palpabele weerstanden moet aandacht besteed worden aan alle mogelijke breukpoorten, vooral de inguïnale en femorale.
- Een pijnlijk palpabele weerstand bij een patiënt met een acute buik berust vaak op een infiltraat (appendiculair infiltraat, infiltraat bij een

cholecystitis en peridiverticulitis) of een maligniteit. De belangrijkste palpabele afwijking niet berustend op ontsteking of een tumoreus proces is een aneurysma aortae.
- Bij percussie en palpatie wordt verder nog gezocht naar ascites als teken van een gevorderd intra-abdominaal maligne proces of van een leverfalen.
- Palpatie van de arteriën in beide liezen ter beoordeling van pulsaties mag niet ontbreken bij het lichamelijk onderzoek van een patiënt met een acute buik.
- Ten slotte kan bij rectaal toucher een zogenoemd 'bomberend Douglas' worden gepalpeerd ten gevolge van een lokale ophoping van bloed of pus.

Afwijkingen van de darmpassage
- Bij inspectie wordt gelet op littekens van eerdere operaties, opzetten van de buik en zichtbare peristaltiek ten teken van een ileus. Bij een hoge ileus zal de buik in het algemeen weinig zijn opgezet en staat vooral het braken op de voorgrond. Bij een lage ileus is de buik sterk opgezet en braakt de patiënt laat.
- Bij auscultatie van de buik let men op de aanwezigheid van darmgeruis met hoge tonen en gootsteengeruis (ileus). Voordat gesproken mag worden van afwezige peristaltiek, moet men vijf minuten luisteren. De aan- of afwezigheid van peristaltiek zegt niets over de aanwezigheid van een mechanische (chirurgische) oorzaak van de ileus. Bij ileus door paralyse van een darmsegment kan immers gootsteengeruis worden gehoord door een overactief proximaal segment, terwijl bij een langdurig bestaande mechanische ileus peristaltiek uiteindelijk geheel afwezig kan zijn.

Aanvullend onderzoek
Voor het stellen van de diagnose bij een patiënt met een acute buik zijn vooral de anamnese en het klinisch onderzoek van belang. Het verrichten van (te) veel laboratorium- en radiologisch onderzoek draagt beperkt bij tot een grotere diagnostische nauwkeurigheid. Voor diverse ziektebeelden als verdenking op appendicitis, galsteenlijden en diverticulitis bestaan landelijke richtlijnen.

Laboratoriumonderzoek
- Hematologie: bloedbeeld, CRP.
- Nierfunctie, elektrolyten.
- Leverfuncties, amylase.
- Urineonderzoek: sediment, amylase (en bij vrouwen in de fertiele levensfase een hCG-bepaling).
- Bij verdenking op sepsis en/of darmischemie: arteriële bloedgasanalyse en lactaat.

Radiologisch onderzoek
- X-BOZ: een blanco buikoverzichtsfoto wordt vervaardigd voor het bepalen van de lokalisatie van een obstructie-ileus (dunne- of dikkedarmileus) en om de mate van uitzetting van darmen te meten. Stenen in nieren en urinewegen, calcificaties (pancreatitis, aneurysma) kunnen vastgesteld worden.
- X-thorax: voor het bepalen van vrije lucht in de buikholte wordt een zittende of staande thoraxfoto gemaakt met inbegrip van de subdiafragmatische ruimten. Men dient zich te realiseren dat dit een lage sensitiviteit heeft. Sporadisch wordt vrije lucht gezien tussen de darmen of in het portale systeem ten teken van een ernstige darmischemie.
- Echo-onderzoek is geïndiceerd als men denkt aan een acute galblaas- of galwegaandoening of aan appendicitis. De echo is een nuttig diagnosticum bij verdenking op een abces, obstructie en dilatatie van de urinewegen en (gerupureerd) aneurysma aortae abdominalis. Bij verdenking op een acute pancreatitis wordt een echo vervaardigd om galstenen als oorzaak van de pancreatitis aan te tonen.
- CT speelt in toenemende mate een rol als aanvullend onderzoek bij patiënten met een acute buik, omdat het naast het accuraat vaststellen van de diagnose kan leiden tot een beleidswijziging. Voorbeelden zijn het vaststellen van een ontstoken appendix bij vrouwen in de fertiele levensfase bij wie meerdere gynaecologische oorzaken kunnen leiden tot een acute buik, bepalen van het stadium van een peridiverticulitis, het vaststellen van lokalisatie en oorzaak van een mechanische obstructie alsmede het vaststellen of conservatieve therapie zal slagen, en het vaststellen van de lokalisatie en ernst van een vasculaire aandoening (CTA).
- MRI: bij kinderen en zwangeren wordt bij onduidelijkheid over de diagnose ook na echo een MRI vervaardigd om stralenbelasting als gevolg van een CT-scan te vermijden.
- Bij twijfel over een afsluiting of lithiasis van de urinewegen geeft een intraveneus urogram (IVU) dikwijls uitsluitsel.

- Gastrografine-maagfoto's kunnen een verdenking op een geperforeerd ulcus bevestigen of een traumatische duodenumruptuur aantonen. Gastrografinecolonfoto's of een coloscopie geven waardevolle informatie bij een distale colonileus (differentiatie paralytische of mechanische oorzaak).
- Laparoscopie: als de anamnese, het lichamelijk onderzoek en het genoemde aanvullend onderzoek geen diagnose opleveren, kan een diagnostische laparoscopie geïndiceerd zijn. Verschillende oorzaken van een acute buik kunnen ook per laparoscopie worden verholpen, zoals een laparoscopische appendectomie bij een acute appendicitis, een laparoscopische cholecystectomie bij een acute cholecystitis en het laparoscopisch overhechten van een geperforeerd ulcus duodeni. Laparoscopie kan naast het vinden van de oorzaak van de acute buik richting geven aan soort en uitgebreidheid van de incisie die wordt gemaakt bij een aansluitende laparotomie (mediane onderbuik- of bovenbuikincisie).

Maatregelen
- Vroegtijdige consultatie van chirurg (en/of gynaecoloog).

LITERATUUR
Van Goor H, Goris RJ. Acute buikpijn. In: Thijs LG, Delooz HH, Goris RJ, redactie. Acute geneeskunde. 6e dr. Maarssen: Elsevier/Bunge; 2005. p. 175-88.

Kijk voor verdere verdieping op www.studiecloud.nl

13 Pijnbestrijding en procedurele sedatie

13.1	Pijnbestrijding op de spoedeisende hulp
13.2	Procedurele sedatie en analgesie

13.1 PIJNBESTRIJDING OP DE SPOEDEISENDE HULP[1]

Acute pijn is de meest voorkomende klacht van patiënten op de spoedeisende hulp. Volgens de definitie van de International Association for the Study of Pain (IASP) is pijn een onaangename, sensibele en emotionele ervaring die primair wordt geassocieerd met echte of potentiële weefselbeschadiging, of die beschreven wordt in termen van een dergelijke beschadiging. Het is een normale fysiologische reactie van beperkte duur op een schadelijke chemische, thermische of mechanische prikkel, geassocieerd met trauma, acute ziekte of operatie. De prevalentie van pijn bij traumapatiënten op de spoedeisende hulp is 70-90%, voor andere patiëntengroepen varieert dit percentage tussen de 52-79%. Acute pijn is een belangrijk waarschuwingssignaal voor de patiënt om verdere schade te vermijden.

Vanuit humaan oogpunt heeft iedere patiënt recht op goede pijnstilling. Het is aangetoond dat inadequate behandeling van acute pijn leidt tot vertraagde genezing, (cardiale) complicaties, verminderd functioneel herstel en een verstoorde afweerfunctie. Tot slot is er toenemend bewijs dat onvoldoende behandeling van acute pijn kan leiden tot chronische pijn en invaliditeit. We spreken van chronische pijn als de pijn aanhoudt nadat het genezingsproces is afgerond en de patiënt hersteld is.

Onderbehandeling van pijn (oligoanalgesie) komt veelvuldig voor op de SEH.

Diagnostiek van pijn

Het vaststellen en beoordelen van pijn als *fifth vital sign* is fundamenteel voor het identificeren van pijn, de keuze en evaluatie van behandeling en het bewaken van de ernst en het verloop van de toestand van de patiënt. Systematisch meten van pijn kan leiden tot een verbetering van de pijnbehandeling in de klinische situatie.

Er zijn geen accurate fysiologische of klinische kenmerken waaraan pijn objectief afgemeten kan worden. De drie meest geschikte instrumenten voor het beoordelen van pijn op de SEH zijn unidimensionaal. Ze meten vooral de pijnintensiteit en zijn niet gericht op kenmerken van pijn of de impact van pijn op het individu. Het betreft de visueel analoge schaal (VAS), de *numeric rating scale* (NRS) en de *verbal rating scale* (VRS).

- De VAS (figuur 13.1) bestaat uit een horizontale lijn van 10 cm met beschrijvingen van pijn aan beide uiteinden. De oorsprong wordt beschreven als 'geen pijn', het eindpunt als 'ergst denkbare pijn'. Patiënten worden gevraagd de mate van pijn aan te kruisen op de lijn. De afstand van dat punt tot de oorsprong is de mate van pijn.
- De NRS (figuur 13.2) vraagt patiënten om hun mate van pijn aan te geven op een schaal van 0 tot 10. De '0' staat voor 'geen pijn' en de '10' voor de 'ergst denkbare pijn'.
- De VRS bestaat uit zorgvuldig gekozen bewoordingen over de intensiteit van pijn, die oplopend gerangschikt zijn op volgorde van intensiteit: geen-licht-matig-ernstig-ondraaglijk (VRS-5).

De VAS en NRS zijn gevalideerd voor de SEH en betrouwbaar, eenvoudig en snel te gebruiken. Ze vermijden het gebruik van vage beschrijvende termen. De schalen vragen echter meer concentratie, coördinatie en begrip voor getallen, waardoor ze niet geschikt zijn voor gebruik bij kinderen < 5 jaar en minder geschikt voor gebruik bij ouderen > 67 jaar. Voor ouderen is het gebruik van de VRS te overwegen.

Nota bene Bij patiënten met een verlaagd bewustzijn zijn pijnmeetinstrumenten niet bruikbaar. In

---

1 Geschreven door Sivera Berben.

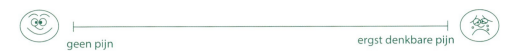

Figuur 13.1   Visueel analoge schaal (VAS)
Geef met een streepje aan hoe u op dit moment uw pijn ervaart. Links (lachend gezicht) betekent 'geen pijn', rechts (huilend gezicht) betekent 'ergst denkbare pijn'.

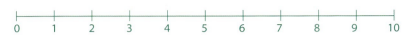

Figuur 13.2   Numeric Rating Scale (NRS)
Geef hieronder alstublieft een getal tussen 0 en tien dat het beste uw pijn op dit moment beschrijft. Een nul (0) betekent 'geen pijn' en een tien (10) betekent 'ergst denkbare pijn'. Schrijf/noem één getal op.

die gevallen zal de hulpverlener de pijn moeten inschatten door middel van subjectieve interpretatie van pijnsignalen, zoals kreunen, hyperventileren, grimassen, onrust en fysiologische parameters in combinatie met de aard van de ziekte of het letsel.

Evaluatie en monitoren van pijn

- In het algemeen vraagt een VAS- of NRS-pijnscore ≥ 4 om medicamenteuze pijnbehandeling (in overleg met de patiënt). Bij een pijnvermindering van 2 punten of een afname van 33% (bijvoorbeeld van 9 naar 6) én wanneer de patiënt aangeeft dat de pijn acceptabel is, spreken we van effectieve pijnbehandeling. Het streven is de pijn te verminderen tot een pijnscore < 4.
- De mate van pijn dient herhaaldelijk te worden gescoord en gedocumenteerd, in ieder geval bij aanvang van de behandeling op de spoedeisende hulp, na initiële (pijn)behandeling en voor ontslag of overplaatsing van de spoedeisende hulp.

Niet-farmacologische behandeling van pijn

Voor de SEH is weinig onderzoek verricht naar de effectiviteit van niet-farmacologische maatregelen. Uit de literatuur is er echter bewijs dat aanvullende maatregelen bij postoperatieve patiënten van belang zijn voor adequate pijnbehandeling. Effectieve niet-farmacologische maatregelen zijn onder andere:

- het informeren van de patiënt over zijn situatie, de oorzaak van de pijn en de te verwachten gevolgen;
- elevatie en/of immobilisatie van aangedane lichaamsdelen bij letsel of ontsteking;
- afleiding van de patiënt door humor of muziek tijdens de behandeling.

Het is aan te bevelen om naast analgetica zo spoedig mogelijk te starten met niet-farmacologische maatregelen ter vermindering van pijn.

Farmacologische behandeling van pijn

De meest gebruikte analgetica zijn in te delen volgens de pijnladder van de World Health Organization (WHO).

- De eerste trede op deze ladder is het gebruik van niet-opioïden: paracetamol, al dan niet in combinatie met NSAID's.
- De volgende trede (stap 2) bestaat uit trede 1 in combinatie met een zwakwerkend opioïd (bijvoorbeeld codeïne of tramadol).
- De derde en hoogste trede is de combinatie van trede 1 met een sterk werkend opioïd (bijvoorbeeld morfine of fentanyl).

De WHO-pijnladder kan op de SEH zowel oplopend als aflopend gebruikt worden, afhankelijk van de ernst van de pijn. Bij aflopend gebruik worden de treden 1 en 2 overgeslagen en begint men direct met de toediening van sterk werkende opioïden, bijvoorbeeld in geval van ernstige pijn.

- Een (potentiële) bedreiging van vitale functies is geen reden om de patiënt pijnstilling te onthouden, echter de conditie van de patiënt dient wel meegenomen te worden bij de keuze van analgetica.
- Een algemene misvatting is dat pijnstilling de symptomen maskeert, bijvoorbeeld bij de beoordeling van een acute buik. Adequate medicamenteuze pijnstilling beïnvloedt het diagnostisch proces niet nadelig.
- In voorkomende situaties dient de patiënt (ook) medicatie te krijgen die de oorzaak van de pijn

behandelt, zoals nitroglycerine en zuurstof bij cardiale-ischemiepijn.

Trede 1: paracetamol en NSAID's

- Paracetamol is een veilig en potent analgeticum, geschikt voor lichte, matige en ernstige pijn. Bij matig ernstige pijn dient paracetamol aangevuld te worden met gebruik van NSAID's of opioïden (zwak of sterk werkend). Paracetamol heeft een plafondeffect. Het maximale analgetische effect na orale toediening treedt op na 0,5-2 uur. Bij rectale toediening zijn de absorptie en biologische beschikbaarheid zeer variabel. Paracetamol intraveneus werkt sneller en efficiënter dan paracetamol oraal in dezelfde dosering, maar is duurder. Plasmaonderzoek na één uur geeft voor orale en intraveneuze toediening na 1 uur dezelfde waarden.
- NSAID's zijn geschikt voor lichte en matige pijn en hebben ook een plafondeffect. Het maximale analgetische effect treedt op tussen 20 minuten en 2 uur na orale toediening. NSAID's hebben vele contra-indicaties zoals ernstig hartfalen, bronchiale hyperactiviteit, nierfunctiestoornissen, hypovolemie, hypotensie, leeftijd > 60 jaar, gebruik van anticoagulantia of acetylsalicylzuur, hartfalen, diabetes mellitus, gebruik van glucocorticoïden en gebruik van SSRI's. Ook bij eenmalig gebruik van NSAID'S kunnen zich complicaties voordoen. Bij de keuze voor NSAID's dienen bijwerkingen, risicofactoren en contra-indicaties meegenomen te worden. Er kan geen algemene aanbeveling gegeven worden voor de keuze van een bepaalde NSAID op basis van bewijs van effectiviteit. Bij viscerale pijn zijn NSAID's een effectief analgeticum. Gecombineerd gebruik van paracetamol en NSAID's verbetert het analgetisch effect.

Trede 2: zwakwerkende opioïden

Zwakwerkende opioïden zoals tramadol hebben een plaats in de pijnbehandeling op de SEH wanneer NSAID's niet voldoende werken of gecontra-indiceerd zijn. Tramadol heeft diverse toedieningswijzen, op de SEH wordt vooral de orale toedieningsvorm gebruikt. De halveringstijd van tramadol kan bij ouderen (> 75 jaar) en bij patiënten met ernstige lever- en nierfunctiestoornissen ernstig vertraagd zijn.

Trede 3: sterk werkende opioïden

Sterk werkende opioïden hebben een centrale rol bij de behandeling van ernstige acute pijn. Fentanyl en morfine zijn hier de middelen van eerste keus. Deze middelen hebben een aantal serieuze bijwerkingen, zoals ademhalingsdepressie, lever- en nierfunctiestoornis, hypovolemie en hypertensie, maar kennen geen absolute maximale dosering en geen plafondeffect. Fentanyl en morfine dienen intraveneus getitreerd te worden op effect en bijwerkingen. Fentanyl heeft als voordeel dat het kortdurend werkt en geen histaminerelease geeft, morfine werkt langduriger en geeft minder kans op een ademhalingsdepressie. Bij het toedienen van sterk werkende opioïden dient de patiënt geobserveerd en bewaakt te worden.

Overige medicatie

Drie groepen medicamenten zijn gerelateerd aan pijnbehandeling: sedativa, anxiolytica en alfa-2-antagonisten.

- Sedativa en anxiolytica, waaronder benzodiazepinen (diazepam, midazolam), hebben geen analgetische werking. Deze middelen worden in de spoedzorg bijvoorbeeld gebruikt bij de repositie van luxaties en vallen hiermee onder 'procedurele sedatie en analgesie' (zie paragraaf 13.2).
- Op grond van de potentieel ernstige bijwerkingen en lange inwerkingstijd van alfa-2-antagonisten zoals calcitonine, clonidine en cannabis is in de spoedzorg geen plaats voor deze middelen.

13.2 PROCEDURELE SEDATIE EN ANALGESIE[1]

Met procedurele sedatie en analgesie (PSA) wordt bedoeld het voorschrijven/toedienen van een sedativum en/of sederend analgeticum in het kader van een diagnostische of therapeutische procedure met de bedoeling om een patiënt voldoende rustig, angst- en pijnvrij te houden zodat de procedure comfortabel en efficiënt kan doorgaan.

Bij procedurele sedatie wordt over het algemeen een kortwerkend opioïd gebruikt zoals fentanyl, in combinatie met een hypnoticum zoals midazolam of propofol. Wanneer alleen een hypnoticum wordt gebruikt, blijkt dat mensen na terugkeer naar huis meer pijn hebben. Ook niet-anesthesiologen kunnen veilig PSA toepassen mits zij over de navolgende kennis en vaardigheden bezitten.

---

1 Geschreven door Gaël Smits.

- Ervaring met procedurele sedatie.
- Kennis van de farmacologische eigenschappen, contra-indicaties, bijwerkingen en doseringen.
- Bekwaamheid in de (visuele) monitoring van ademhaling of luchtwegobstructie en sedatieniveau, en in de interpretatie daarvan.
- Bekwaamheid in het bestrijden van bijwerkingen, in het bijzonder:
  - luchtwegmanagement;
  - corrigeren van hypotensie;
  - corrigeren van bradycardie.
- Vaardigheid in het uitvoeren van presedatiescreening.

Sedatiediepte

Hoe dieper het sedatieniveau, hoe meer kans er is op incidenten zoals apneu. Bij sedatie door niet-anesthesiologen wordt afhankelijk van de procedure gekozen voor matige dan wel diepe sedatie (zie tabel 13.1). In een enkel geval is minimale sedatie voldoende. Totale anesthesie is voorbehouden aan anesthesiologen.

Patiëntenselectie en presedatiescreening

Over het algemeen is een goede anamnese voldoende tijdens de presedatiescreening.

Nota bene De anamnese moet altijd worden afgenomen!
- Leeftijd, lengte, gewicht (BMI), ASA-classificatie.
- Cardiaal: instabiele angina pectoris, hartfalen, functionele klasse.
- Pulmonaal: COPD (obstructief, emfyseem), zuurstofbehoefte, hoestkracht en slikstoornissen.
- Gastro-intestinaal: gastro-oesofageale reflux, hiatushernia, ileus.

Tabel 13.1 ASA-classificatie van sedatiediepte

niveau	omschrijving	reactie
minimaal	anxiolyse, bewustzijn is niet verminderd	reageert normaal op aanspreken.
matig	verminderd bewustzijn	reageert adequaat* op verbale prikkel of lichte aanraking
diep	verminderd bewustzijn, verminderd wekbaar	alleen wekbaar na herhaalde verbale of pijnprikkel, maar reageert adequaat*
totale anesthesie	niet wekbaar	reageert niet op prikkels

* Terugtrekreacties worden niet als adequaat beschouwd.

- Luchtwegproblemen (bijvoorbeeld stridor, slaapapneu).
- Spier- of gewrichtsaandoeningen (bijvoorbeeld reumatoïde artritis, dystrofia myotonica).
- Chromosomale afwijkingen (bijvoorbeeld trisomie 21).
- Eerdere problemen van anesthesie of sedatie-analgesie.
- Medicatiegebruik, allergieën.

Komen er bijzonderheden uit de anamnese naar voren, dan moet men bij het lichamelijk onderzoek hart en longen onderzoeken en pols, bloeddruk en zuurstofsaturatie meten.

Aspiratierisico

Er is geen wetenschappelijk bewijs dat nuchter zijn het (zeer kleine) aspiratierisico reduceert bij toepassing van PSA. Toch wordt in de praktijk nog vaak gerefereerd aan de ASA-nuchterheidsadviezen:
- helder vloeibaar voedsel tot 2 uur voor PSA;
- (lichte) maaltijd tot 6 uur voor PSA.

Er is een verhoogd risico op aspiratie bij onder andere reflux, manipulaties in de keel en oudere patiënten. Traumapatiënten worden in principe als niet-nuchtere patiënten beschouwd.

Monitoring en voorzorgsmaatregelen

Om ernstige incidenten te voorkomen moeten de volgende punten bij alle matige tot diepe sedaties in acht worden genomen.
- Monitoring van de zuurstofsaturatie (continu), bloeddruk (à 3-5 minuten), ademhalingsfrequentie. CO_2-monitoring is optioneel.
- ECG-monitoring is aan te bevelen, in ieder geval verplicht bij ouderen en bij patiënten met cardiorespiratoire ziekten.
- Lopend infuus.
- Masker-ballonbeademing met zuurstof en zuigapparatuur zijn aangesloten en gecontroleerd.
- ALS-medicatie (atropine, adrenaline) en -materiaal (larynxmasker, intubatiemateriaal) is direct beschikbaar.
- Personeel in de ruimte met ALS-skills (onder andere vrijmaken van de luchtweg, masker-ballonbeademing, behandelen van hypotensie).
- Bij sedatie van kinderen dient ook iemand aanwezig te zijn die getraind is in luchtwegmanagement bij kinderen.

- Eén persoon is belast met visuele observatie van de patiënt (ademhaling). Bij diepe sedatie moet deze dat ononderbroken kunnen uitvoeren.

Uitvoering
- Profylactische zuurstoftoediening is optioneel.

Nota bene Bij zuurstoftoediening kan een apneu lang onopgemerkt blijven!

- Titreer de medicatie in kleine hoeveelheden tot het gewenste effect.
- Titreer eerst het analgeticum tot effect, daarna pas het hypnoticum. Alleen als de procedure niet pijnlijk is (bijvoorbeeld wondhechting bij kind), kan met hypnoticum alleen volstaan worden.
- Bij oudere patiënten én als een opioïd en een hypnoticum gecombineerd worden, begin dan met een lagere startdosering (een kwart tot de helft van de dosis).
- Grenzen: leeftijd (kleine kinderen), ASA-classificatie, duur procedure.

Medicatie en antagonering
Op een SEH heeft het de voorkeur om kortwerkende middelen te gebruiken omdat de procedures ook kort zijn. Verder is het verstandig om de één of twee middelen te gebruiken waarmee men de meeste ervaring heeft opgedaan. Gebruik in principe altijd de intraveneuze route. Hierdoor kunnen middelen beter getitreerd worden en is het effect betrouwbaarder dan bij orale, intramusculaire of rectale toediening.

In de tabellen 13.2 en 13.3 staan de eigenschappen van diverse hypnotica en antagonisten beschreven.

Recovery en ontslag
De patiënt dient ook na de procedure goed bewaakt te worden. Omdat de pijnprikkel nu is weggevallen, is er in deze fase een verhoogd risico op incidenten zoals ademdepressie.

De patiënt is klaar voor ontslag als aan de volgende voorwaarden is voldaan.
- Helder en georiënteerd of bewustzijn conform niveau voorafgaand aan sedatie.
- Kunnen drinken, niet misselijk.
- Vitale parameters (ademhaling, circulatie) zijn stabiel.
- Minimaal twee uur na het toedienen van naloxon of flumazenil.
- Heeft adequate pijnstilling.

Geef de patiënt minstens de volgende ontslaginstructies en -informatie mee
- De medicijnen die gebruikt zijn kunnen nog slaperigheid veroorzaken. Verder: enige verwardheid, onhandigheid, slecht evenwicht en verminderd inschattingsvermogen.
- U mag vandaag geen autorijden.
- U mag vandaag ook geen activiteiten doen waarbij coördinatie of alertheid nodig is, zoals fietsen,

Tabel 13.2 Belangrijkste eigenschappen van hypnotica

stof	contra-indicaties*	dosering	duur	bijzonderheden	bijwerkingen
midazolam	myasthenia gravis, zwangerschap	start: 0,05 mg/kg i.v., bejaarden 1-2 mg	onset: 3 min. duur: 60 min.	hypnoticum antagoneerbaar met flumazenil, ½ startdosis bij opioïdcombinatie	onder andere ademdepressie, soms hypotensie, agitatie
s-ketamine	coronarialijden, psychiatrische ziekte, schildkliermedicatie. leeftijd < 3 maanden	analgesie: start 0,25 mg/kg i.v. sedatie: start 0,5 mg/kg i.v.	onset: 1 min. duur: 15 min.	'hypnoticum' bij hogere, analgeticum bij lagere dosis luchtwegreflexen blijven intact (bijna) geen ademdepressie	braken (7%), 'bad trip' (vaak bij volwassenen)†
propofol	allergie soja/kippeneiwit	start 0,5-1,0 mg/kg i.v. (ouderen 20 mg).	onset: 1 min. duur: 5-15 min.	kans op totale anesthesie bij onzorgvuldig gebruik	ademdepressie, hypotensie

* Contra-indicaties bij patiënten in klasse ASA III en hoger zijn hier niet genoemd.
† Overweeg bij volwassenen tijdens of direct na de procedure 0,03 mg/kg lichaamsgewicht midazolam i.v. te geven ter vermindering van *bad trips* (de literatuur is hierover verdeeld).

Tabel 13.3 Antagonisten

middel	werking	dosering
naloxon	opiaatantagonist	volwassenen: 0,4 mg bolus i.v., zo nodig à 2-3 min., herhalen tot maximaal 2 mg
flumazenil	benzodiazepineantagonist	volwassenen: begindosis 0,2 mg i.v. in 15 s, daarna iedere 60 s 0,1 mg bijspuiten tot de gewenste bewustzijnsgraad is bereikt. De gebruikelijke dosis ligt tussen 0,3–0,6 mg, de maximale dosis bedraagt 1 mg
		0,2 mg i.v., zo nodig 0,1 mg elke 60 s tot maximaal

klimmen en machines of elektrisch gereedschap bedienen.
- Neem geen belangrijke beslissingen in de eerste 24 uur, zoals een contract tekenen, dure aankopen doen enzovoort.
- Gebruik geen alcohol in de eerste 24 uur.

LITERATUUR

American Society of Anaesthesiologists. Continuum of depth of sedation: Definition of general anesthesia and levels of sedation/analgesia. Park Ridge (IL): ASA, 1999.

Knape JThA, Leroy PLJM, Schouten ANJ, Spijkstra JJ, Van Everdingen JJE, Schipper DM, et al. Richtlijn sedatie en/of analgesie (PSA) op locaties buiten de operatiekamer, deel I: bij volwassen, deel II: bij volwassenen op de intensive care. Utrecht: Ned. Vereniging voor Anesthesiologie, 2009. http://www.anesthesiologie.nl/uploads/284/1340/Def_RL_PSA_Volwassenen_en_IC_2012.pdf, geraadpleegd januari 2014.

Knape JThA, Leroy PLJM, Schouten ANJ, Spijkstra JJ, Van Everdingen JJE, Schipper DM, et al. Richtlijn sedatie en/of analgesie (PSA) op locaties buiten de operatiekamer, deel III: bij kinderen. Utrecht: Ned. Vereniging voor Anesthesiologie, 2009. http://www.anesthesiologie.nl/uploads/284/1337/Def_RL_PSA_Kinderen_2012.pdf, geraadpleegd januari 2014.

Kijk voor verdere verdieping op www.studiecloud.nl

14 Klinische toxicologie

14.1 Intoxicaties en partydrugs
14.2 Alcoholintoxicatie
14.3 Koolmonoxide-intoxicatie

14.1 INTOXICATIES EN PARTYDRUGS[1]

Op de SEH komt men regelmatig in aanraking met zogeheten auto-intoxicanten. Het zijn partydruggebruikers of patiënten die in het kader van een suïcidepoging middelen hebben ingenomen. Vaak is er sprake van een onbetrouwbare anamnese. Er wordt een opgave gedaan van de verkeerde of het verkeerde aantal middelen en ook het tijdstip van inname kan incorrect zijn. Ook kan er sprake zijn van een trauma in combinatie met de intoxicatie, waarbij een van beide over het hoofd kan worden gezien. De patiënt met een intoxicatie kan zich presenteren met een grote variatie aan symptomen.

Bevindingen
De eerste inventarisatie dient plaats te vinden volgens het MIST-principe.
- **Mechanism of injury** Om wat voor intoxicatie gaat het vermoedelijk en onder welke omstandigheden is de patiënt gevonden of onwel geraakt?
- **Injuries** Zijn er naast de intoxicatie bijkomende letsels?
- **Signs** Wat zijn de vitale parameters van de patiënt?
- **Treatment given** Welke therapie is er prehospitaal gegeven?

Het klinische beloop van de intoxicatie is grotendeels afhankelijk van de toxiciteit van de ingenomen stof en de kwaliteit van zorg in de eerste uren.

Vanzelfsprekend gaan levensreddende handelingen voor de speurtocht naar de identiteit van de drug. Opvang en stabilisatie moeten uitgevoerd worden volgens de ABCDE-systematiek.

Gelukkig kan in sommige gevallen de soort stof achterhaald worden door een uitgebreide (hetero)anamnese, lichamelijk onderzoek met inachtneming van de zogeheten toxidromen (toxische syndromen). Specifieke maatregelen worden beschreven bij de desbetreffende middelen.

Aanvullend onderzoek
Aanvullend onderzoeken, bijvoorbeeld toxscreening in de urine, kan zinvol zijn bij onbegrepen coma, ritmestoornissen of insulten. Helaas is de bruikbaarheid van kwalitatieve toxscreening beperkt. De uitslag laat vaak langer op zich wachten dan de duur van het beloop van de overdosering. Ook zal de behandeling van de patiënt vaak niet beïnvloed worden door de uitslag van deze test.

Aanvullend kan een stolbuis voor kwantitatieve toxscreening naar de apotheker worden gestuurd voor een zogeheten I-toxmeting. Dit kan soms medisch-legale implicaties hebben en kan van nut zijn bij een onverwacht beloop.

Omdat de lijst potentieel toxische middelen eindeloos lang is wordt hieronder een opsomming gegeven van de meest voorkomende stoffen. Per middel wordt beschreven wat de behandeling is, met extra aandacht voor het minimaliseren van de beschikbaarheid van de nog niet geabsorbeerde drug, het gebruik van antidota en het elimineren van de toxische stof uit het lichaam. In het geval van een intoxicatie met een ander middel kan informatie worden verkregen op www.toxicologie.org en bij het Nationaal Vergiftigingen Centrum Nederland (030-274 88 88).

Cocaïne
Cocaïne of benzoylmethylecgonine ($C_{17}H_{21}NO_4$) is een indirect sympathicomimeticum. Het gebruik van cocaïne leidt tot een gevoel van toegenomen energie, alertheid, euforie en een afname van eetlust, vermoeidheid en slaap. In het geval van een cocaïne-intoxicatie kunnen borstpijnklachten, agitatie en

---
1 Geschreven door Maurice Vroegop en Cornelis Kramers.

angst optreden. Als gevolg van stimulatie van het sympathische zenuwstelsel treden tachycardie, hypertensie, mydriasis en transpireren op.

Complicaties
Complicaties als gevolg van een cocaïne-intoxicatie zijn cardiovasculaire complicaties zoals angina pectoris, acute dood, infarct, arteriële hypertensie, atherosclerose, cardiomyopathie, myocarditis, aortaruptuur en -dissectie en coronariaspasmen. Daarnaast kan hyperthermie optreden. Blokkade van natriumkanalen in hartspiercellen veroorzaakt ritmestoornissen. Cardiale ischemie ontstaat door toegenomen zuurstofconsumptie en afgenomen zuurstoftoevoer naar het hart. Cocaïne zorgt voor activatie van trombocyten en trombusvorming.

Maatregelen
De behandeling is meestal ondersteunend. Toediening van actieve kool en maagspoeling is niet geïndiceerd. Bij hyperthermie dient er aggressief gekoeld te worden. Bij een lichaamstemperatuur > 41 °C moet toediening van dantroleen, een perifeer werkend spierrelaxans, overwogen worden.

Eerstelijns behandeling van borstpijnklachten als gevolg van cocaïne met myocardischemie en ST-segmentelevatie bestaat uit de toediening van zuurstof, nitroglycerine, benzodiazepines, acetylsalicylzuur en een calciumantagonist.

Een coronaria-angiografie volgt bij onvoldoende respons.

Selectieve bètablokkers zijn in principe gecontraïndiceerd.

Door de vorming van cocaethyleen zorgt gelijktijdige inname van alcohol en cocaïne voor toegenomen cardiotoxiciteit.

Ecstasy
Ecstasy (XTC) of 3,4-methyleendioximetamfetamine (MDMA) is een synthetisch amfetaminederivaat dat enigszins geestverruimend is en stimulerend werkt. Het bevordert de afgifte, remt de synthese en blokkeert de heropname van serotonine in het neuron. Ook verhoogt MDMA de afgifte van dopamine door remming van de heropname van noradrenaline.

Complicaties
Bij een ecstasy-intoxicatie staat hyperthermie op de voorgrond. Als gevolg hiervan wordt een cascade van reacties in gang gezet, waaronder rabdomyolyse met myoglobinurie en nierfalen, hyperkaliëmie en ritmestoornissen, hyperfosfatemie, diffuse intravasale stolling en uiteindelijk multiorgaanfalen. Daarnaast kunnen door inadequate ADH-secretie en overmatige waterinname elektrolytstoornissen (hyponatriëmie) en herseoedeem met insulten optreden.

Ook cardiovasculaire complicaties kunnen optreden, zoals tachycardie, hypertensie met een verhoogd risico op intracraniële infarcten of bloedingen, ritmestoornissen, hartfalen en longoedeem.

MDMA is direct levertoxisch en ook door de hyperthermie kan indirect leverfalen optreden.

Maatregelen
Omdat de patiënt met een MDMA-intoxicatie zich meestal niet presenteert binnen 1 uur na inname zijn handelingen zoals maagspoeling en de toediening van actieve kool zinloos. Elektrolytstoornissen moeten behandeld worden. In het geval van hyperthermie dient de patiënt agressief behandeld en gekoeld worden. Zo nodig moet de patiënt gesedeerd, verslapt, geïntubeerd en beademd worden om het rillen te verminderen en de vitale functies te bewaken.

Hoewel de rol van dantroleen controversieel is, wordt vooralsnog het gebruik bij een lichaamstemperatuur > 41 °C aanbevolen.

GHB
Gammahydroxyboterzuur (GHB) is een GABA-derivaat en heeft eigen receptoren in het CZS. Het werkt euforiserend en heeft in fysiologische concentraties een modulerende invloed op de slaap, de temperatuurregulatie, het cerebrale glucosemetabolisme en de doorbloeding, het geheugen en de controle van emoties. GHB heeft dosisgerelateerde effecten op de dopamineafgifte in het striatum en in de cortex. Lage doseringen remmen de afgifte, hoge doseringen stimuleren deze juist. Verder heeft GHB een verhoging van de serotonine- en acetylcholinespiegels tot gevolg. Het middel heeft een zeer korte halveringstijd (21 minuten).

Complicaties
Een intoxicatie leidt snel tot coma en respiratoire depressie vanwege de beperkte therapeutische index (effectieve en toxische bloedconcentratie liggen dicht bij elkaar). Gelijktijdige inname met alcohol zorgt voor een extra dempend effect. Daarnaast kunnen insulten, misselijkheid en braken, myoclonieën, bradycardie en hypothermie optreden.

Maatregelen
De behandeling is in de meeste gevallen ondersteunend en herstel zal optreden binnen 2-6 uur na inname. Intubatie kan geïndiceerd zijn bij coma en ernstige respiratoire depressie, en/of bij braken met kans op aspiratie. Extreme bradycardie kan worden behandeld met atropine. Hypothermie moet worden voorkomen. Toediening van actieve kool en maagspoeling zijn niet geïndiceerd.

Men moet rekening houden met een alternatieve oorzaak voor de lage EMV, zoals trauma, hypoglykemie of intoxicatie met een ander sederend middel. Screenend toxicologisch onderzoek is vaak niet geïndiceerd vanwege de snelle eliminatie van GHB. GHB wordt niet opgepikt in de I-tox. Stelregel is dat het klinisch beeld, als het langer dan 4-6 uur bestaat, niet (alleen) door GHB wordt veroorzaakt. Er is geen antidotum tegen GHB.

Indien er sprake is van niet-vrijwillige inname van GHB (gebruik als *rape drug*) dient de behandelend arts bij het vermoeden van seksueel misbruik een gynaecoloog te consulteren.

Paracetamol
In de juiste dosering is paracetamol een effectief en veilig middel tegen pijn en koorts. De maximale serumconcentratie wordt bij een standaardtabletvorm na 0,5-2 uur bereikt. De eliminatiehalveringstijd varieert tussen 1-4 uur, maar kan bij een ernstige intoxicatie met leverschade sterk verlengd zijn.

Complicaties
Bij overdosering raakt het conjugatiesysteem met glutathion uitgeput en bindt de toxische metaboliet N-acetyl-p-benzoquinone-imine (NAPQ1) zich aan sulhydrylbevattende eiwitten in de levercellen, waardoor acute leverbeschadiging optreedt. In het geval van irreversibele levercelnecrose kunnen stollingsstoornissen, geelzucht, hepatische encefalopathie en uiteindelijk multi-orgaanfalen ontstaan.

Maatregelen
Het antidotum is acetylcysteïne, dat de schadelijke werking tegengaat door als glutathionprecursor en via binding NAPQ1 direct te inactiveren. Maagspoelen en de toediening van actieve kool is geïndiceerd wanneer de patiënt zich < 1 uur na inname presenteert op de SEH.

Bij iedere paracetamolintoxicatie dient vier uur na inname een paracetamolspiegel bepaald te worden Een acute paracetamolintoxicatie met > 150 mg/kg kan schadelijk zijn, maar men moet er rekening mee houden dat de gerapporteerde hoeveelheid niet klopt. Daarom wordt altijd de bloedspiegel bepaald.

Met behulp van het rumacknomogram kan bepaald worden of bij de gemeten bloedspiegel in relatie tot het tijdstip van inname behandeling met acetylcysteïne geïndiceerd is. Dit nomogram kan alleen maar goed gebruikt worden als er sprake is van een eenmalige ingestie met paracetamol en het tijdstip van inname bekend is.

Selectieve serotonineheropnameremmers (SSRI's)
SSRI's remmen specifiek de heropname van serotonine in het neuron, ze zijn minder toxisch en hebben minder bijwerkingen dan tricyclische antidepressiva (TCA). De belangrijkste indicatie is depressie.

Complicaties
SSRI's kunnen bij overdosering, maar ook in therapeutische doses, aanleiding geven tot het serotoninesyndroom. Dit kenmerkt zich door hyperthermie, hyperreflexie, onrust, tremoren, en wisselend bewustzijn. Daarnaast kunnen sommige SSRI's QT-verlenging geven waardoor ventriculaire ritmestoornissen en ernstige circulatieproblemen ontstaan.

Maatregelen
Maagspoelen en toediening van actieve kool is geïndiceerd binnen het eerste uur na inname. In geval van een serotoninesyndroom (agitatie, bewegingsonrust, hyperreflexie, insulten, hyperthermie) dienen de vitale functies ondersteund te worden en moet er agressief gekoeld worden. In ernstige gevallen van hyperthermie is er plaats voor dantroleen.

Omdat door de verhoogde spieractiviteit rabdomyolyse kan ontstaan, moeten CK en nierfunctie gecontroleerd worden.

Tricyclische antidepressiva (TCA)
Intoxicaties met tricyclische antidepressiva zijn potentieel levensbedreigend vanwege de kans op ernstige ritmestoornissen en insulten. TCA's remmen de heropname van serotonine en noradrenaline, en blokkeren cholinerge, histaminerge en alfa-1-receptoren. Zij hebben daardoor anticholinerge (verminderde darmmotiliteit waardoor ileus, urineretentie en verwardheid), cardiovasculaire (ritmestoornissen met verlengde geleidingstijden en hypotensie) en neurologische (slaperigheid, ataxie, hypertonie, hyperreflexie en insulten) effecten. Toxische effecten

kunnen optreden bij doseringen vanaf 4 mg/kg. De maximale plasmaspiegel treedt op na ongeveer zes uur.

Maatregelen

Opname ter observatie van bloeddruk, hartritme, ademhaling en bewustzijn dient overwogen te worden gedurende ten minste zes uur, met ondersteuning van de vitale functies en daarnaast aandacht voor absorptievermindering (maagspoeling binnen 2 uur en herhaald toedienen van actieve kool om de 4-6 uur) en bestrijding van symptomen.

Alkaliniseren van het bloed met natriumbicarbonaat (streef-pH 7,45-7,55) zorgt voor een verhoogde eiwitbinding van het middel, waardoor de kans op ritmestoornissen wordt verkleind.

Ventriculaire aritmieën kunnen behandeld worden met lidocaïne. Insulten dienen behandeld te worden met een benzodiazepine.

Indien er naast een TCA ook benzodiazepinen zijn ingenomen (mengintoxicatie), is toediening van flumazenil gecontra-indiceerd in verband met de kans op het ontstaan van insulten.

Salicylaten

Salicylaten zijn zuren en behoren tot de groep van NSAID's. In Nederland is alleen acetylsalicylzuur (Aspirine®) beschikbaar. Het heeft een analgetische, antipyretische en antiflogistische werking. Daarnaast remt het irreversibel de trombocytenaggregatie. Salicylaten worden toegepast bij pijn, koorts, reumatische aandoeningen en als trombocytenaggregatieremmer bij onder andere secundaire preventie van een myocardinfarct en een transient ischemic attack (TIA).

Complicaties

In het kader van een intoxicatie veroorzaakt acetylsalicylzuur een respiratoire alkalose door directe stimulatie van het ademhalingscentrum in de medulla, gevolgd door een metabole acidose (met een verhoogde anion gap) als gevolg van de ontkoppeling van de oxidatieve fosforylatie en het blokkeren van de krebscyclus. Dit resulteert in toegenomen katabolisme, waardoor een stijging optreedt van de CO_2-productie, de warmteproductie, de glycolyse, de perifere vraag naar glucose, en stofwisselingsproducten (organische zuren, lactaat, pyruvaat, ketozuren).

De biologische beschikbaarheid is variabel en afhankelijk van het preparaat, de toedieningsvorm en de pH van de maag. De ernst van de salicylaatintoxicatie wordt geclassificeerd aan de hand van de bloedconcentratie (mild 300-500 mg/l, matig 500-700 mg/l, ernstig > 700 mg/l). De leeftijd van de patiënt (< 10 of > 70 jaar), kenmerken van het centrale zenuwstelsel, hyperpyrexie, metabole acidose, longoedeem en late presentatie kunnen de ernst van het beloop beïnvloeden.

Maatregelen

De standaardbehandeling bestaat bij presentatie binnen 1 uur na inname uit maagspoeling en toediening van actieve kool. Daarnaast dienen elektrolytstoornissen en vochthuishouding behandeld te worden.

Toediening van natriumbicarbonaat zorgt voor minder weefseltoxiciteit en verhoogde nieruitscheiding.

Salicylaten kunnen goed door hemodialyse worden verwijderd.

Bètablokkers

Bètablokkers blokkeren bèta-adrenoceptoren en maken weefsels die door postganglionaire (ortho)sympathische vezels worden geïnnerveerd daardoor minder gevoelig voor adrenerge prikkeling.

Complicaties

Een intoxicatie met bètablokkers kan zich manifesteren met hypotensie, bradycardie, geleidingsstoornissen, cardiogene shock en collaps, hypoglykemie, hyperkaliëmie, insulten, coma, respiratoire insufficiëntie en asystolie.

Na orale inname worden binnen 1-2 uur (maximaal 12 uur bij toedieningsvormen met vertraagde afgifte) de eerste symptomen van een intoxicatie gezien.

Maatregelen

Maagspoelen en actieve kool zijn geïndiceerd binnen het eerste uur na inname. In geval van een serieuze intoxicatie met preparaten met vertraagde afgifte dient elke 4 uur actieve kool toegediend te worden, met daarnaast darmspoeling. Hemodialyse is theoretisch zinvol bij een intoxicatie met atenolol of sotalol, omdat deze bètablokkers juist een klein verdelingsvolume en een lage eiwitverbinding hebben. Bij hypotensie dient vocht gegeven te worden, bij bradycardie atropine. Tevens is toediening geïndiceerd van glucagon en adrenergica zoals (nor)adrenaline en dobutamine. Glucagon activeert adenylcyclase en heeft een inotroop en chronotroop effect.

Wanneer vochttoediening, atropine en glucagon geen effect sorteren, kan een hoge dosering insuline met glucose worden gegeven om euglykemie te behouden. Ook intraveneus calcium zou overwogen kunnen worden na uitsluiting van een digitalisintoxicatie.

Opname op de medium care of intensive care ter observatie van bloeddruk, hartritme, ademhaling en bewustzijn moet overwogen worden bij hemodynamische en/of ventilatoire instabiliteit en bij verminderd bewustzijn.

Calciumantagonisten
Calciumantagonisten remmen de calciuminstroom via trage calciumkanalen en veroorzaken daardoor een afname van de contractiliteit van het myocard en van de sinoatriale en atrioventriculaire geleiding. Ook zorgen zij voor vasodilatatie.

Complicaties
Deze intoxicaties zijn potentieel levensbedreigend. De fenylalkylaminen (verapamil) kunnen de ernstigste verschijnselen geven van hypotensie, bradycardie, perifere vasodilatatie en aritmieën. Daarnaast kunnen depressie van het CZS, insulten, longoedeem en hyperglykemie worden veroorzaakt. Klinische symptomen treden over het algemeen 1-5 uur na inname op. Bij preparaten met vertraagde afgifte kan dit oplopen tot 24 uur.

Maatregelen
De behandeling bestaat uit de toediening van actieve kool. Dit kan herhaald worden in combinatie met darmspoeling bij preparaten met vertraagde afgifte en bij amlodipine (vanwege de late T_{max}).

Nadat een digitalisintoxicatie is uitgesloten moeten calciumpreparaten toegediend worden, die de hartcontractiliteit verbeteren. De hypotensie en bradycardie dienen met vocht, vasopressoren, inotropica en atropine behandeld te worden.

Insuline met glucose om euglykemie te behouden is nuttig, evenals de toediening van bicarbonaat voor de behandeling van acidose. Toediening van glucagon leidt tot een toename van de intracellulaire calciumconcentratie.

In het geval van een therapieresistente intoxicatie dienen een intra-aortale ballonpomp of extracorporele circulatie te worden overwogen.

Digoxine
Digoxine is een hartglycoside dat de contractiliteit van het hart verhoogt. Daarnaast zorgt het voor een afname van de hartfrequentie en wordt de atrioventriculaire geleiding geremd. De meeste digoxine-intoxicaties zijn het gevolg van een chronische overdosering.

Complicaties
Een acute intoxicatie kan soms resulteren in ernstige ritmestoornissen en insulten. Hypokaliëmie versterkt de toxiciteit. Toxische effecten kunnen optreden vanaf een dosis van 0,02 mg/kg.

Maatregelen
De behandeling bestaat uit de toediening van actieve kool. Dit kan elke 6 uur herhaald worden.

Hyperkaliëmie, hypokaliëmie en hypomagnesiëmie dienen gecorrigeerd te worden.

Ventriculaire aritmieën kunnen behandeld worden met lidocaïne of fenytoïne. Bradycardie moet behandeld worden met intraveneus atropine of een tijdelijke externe pacemaker.

Bij ernstige ritmestoornissen, bij een bloedspiegel van 10 µg/ml (gemeten 4 uur na inname) en bij inname van 10 mg (volwassene) of > 0,3 mg/kg (kind) kunnen digoxineantilichamen worden gegeven.

Benzodiazepines
Benzodiazepines werken in op GABA-A-receptoren in het brein en worden als slaapmiddelen en anxiolytica gebruikt. In Nederland zijn het de meest gebruikte geneesmiddelen bij een zelfmoordpoging, meestal in combinatie met alcohol. Mono-intoxicaties met benzodiazepines zijn meestal niet ernstig en vrijwel nooit dodelijk.

Complicaties
De belangrijkste complicaties zijn sedatie en ademhalingsdepressie. Daarnaast werken deze middelen bloeddrukverlagend. Bij braken is er kans op aspiratie en daarom dienen deze patiënten in het geval van een comateuze of somnolente toestand goed geobserveerd te worden. Bij een EMV < 9 moet overwogen worden of de patiënt moet worden geïntubeerd.

Maatregelen
De behandeling is ondersteunend. Maagspoelen is vrijwel nooit geïndiceerd bij deze milde intoxicaties. Toediening van actieve kool kan nuttig zijn, maar bij een (sub)comateuze patiënt moet de ademweg door intubatie beschermd zijn om aspiratie met actieve kool te voorkomen.

De benzodiazepineantagonist flumazenil wordt soms gebruikt als diagnosticum en om intubatie te voorkomen. Meestal is toediening echter niet nodig. In geval van co-intoxicatie met TCA's of stimulantia (cocaïne, amfetaminen) kan flumazenil ernstige problemen (insulten) veroorzaken en daarom wordt het gebruik ervan in eerste instantie afgeraden.

Opiaten
Opiaten (zoals heroïne en morfine) stimuleren de mu-receptoren van het opioïde systeem en zijn daardoor pijnstillend en euforiserend. Ze zijn bij chronisch gebruik sterk verslavend, mede omdat acute onttrekking aanleiding geeft tot een ernstig en zeer onaangenaam onttrekkingssyndroom (agitatie, diarree, braken, misselijkheid, rillerigheid). Intoxicaties met opiaten veroorzaken ademhalingsdepressie, coma en een kenmerkende miosis.

Maatregelen
Toediening van de antagonist naloxon geeft een snelle verbetering van de kliniek, waardoor intubatie meestal voorkomen kan worden. De halveringstijd van naloxon is 45-90 minuten, houd rekening met het reboundfenomeen. Van belang is dat de naloxondosis langzaam opgetitreerd wordt, omdat bij een aan opiaten verslaafde patiënt een acuut onttrekkingssyndroom geïnduceerd kan worden. Bij co-intoxicatie met stimulantia (zoals cocaïne en amfetamine) kan dit zelfs levensbedreigende complicaties uitlokken (longoedeem, ventriculaire ritmestoornissen en infarcering).

In geval van intoxicatie met buprenorfine moeten zeer hoge doseringen naloxon toegepast worden.

14.2 ALCOHOLINTOXICATIE[1]
Alcoholgebruik hangt samen met ongeveer zestig verschillende aandoeningen. Het heeft negatieve effecten op bijna alle organen van het menselijk lichaam. Vrouwen zijn gevoeliger voor alcoholgerelateerde schade dan mannen en kinderen en ouderen zijn gevoeliger dan volwassenen. Het merendeel (80%) van de Nederlandse bevolking boven de 12 jaar dronk in 2009 wel eens alcohol. Ongeveer 10% van de bevolking drinkt wel eens veel.

Patiënten met een alcoholintoxicatie komen veel voor en vormen in meerdere opzichten een uitdaging op de afdeling SEH. Het gedrag van door alcohol geïntoxiceerde patiënten is zeer wisselend en kan problematisch zijn. Dit kan het onderzoek naar andere verwondingen en aandoeningen bemoeilijken. Men moet zich ervan bewust zijn dat alcohol niet te snel als enige oorzaak van de bewustzijnsdaling mag worden aangenomen.

Alcoholabusus is gerelateerd aan (huiselijk en seksueel) geweld, trauma, onderkoeling en suïcide(pogingen). Bovendien gaat alcoholabusus vaak gepaard met co-intoxicaties.

Bevindingen
Bij traumapatiënten is er vaak alcohol in het spel, en de gevolgen van de alcohol maken de anamnese en het lichamelijk onderzoek moeilijker en minder betrouwbaar. Hierdoor zal verder onderzoek nodig zijn om verwondingen uit te sluiten. De cervicale wervelkolom bijvoorbeeld is niet betrouwbaar te beoordelen in een geïntoxiceerde patiënt, zodat men sneller geneigd zal zijn een X-CWK te maken, of zelfs een CT-CWK en een CT-cerebrum bij een trauma capitis. In de differentiaaldiagnose staat immers intracraniele bloeding, zeker bij patiënten met risicofactoren zoals chronisch alcoholmisbruik (grotere kans op stollingsstoornissen), hoge leeftijd en gebruik van coumarinederivaten.

Ook niet-traumapatiënten presenteren zich met een verlaagd bewustzijn op de SEH ten gevolge van een alcoholintoxicatie. Sufheid door alcoholintoxicatie kan gepaard gaan met elektrolytstoornissen, ketoacidose, hypoglykemie en ademhalingsdepressie. Complicaties die hierbij kunnen optreden, zijn aspiratie, rabdomyolyse, gestoorde temperatuurregulatie, hypotensie, coma en hartritmestoornissen.

Nota bene Blijf ook bij een duidelijke alcoholintoxicatie alert op een andere oorzaak voor de bewustzijnsdaling: CVA, trauma capitis of elektrolytstoornissen.

Aanvullend onderzoek
- Bloedonderzoek wanneer van toegevoegde waarde voor beleid (glucose, elektrolyten, ethanol).
- ECG.

Maatregelen
- De behandeling van de acute alcoholintoxicatie is meestal expectatief, eventueel met kortwerkende benzodiazepinen en het corrigeren van elektrolytstoornissen. De alcoholische ketoacidose corrigeert zich meestal vanzelf.
- Bij een sterk gedaald bewustzijn en ademhalingsdepressie kan er een noodzaak zijn tot

---
1 Geschreven door Leonieke Groot.

beademing, een onderkoelde patiënt moet opgewarmd worden.
- Bij alcoholpromillages van > 5‰, die levensbedreigend zijn, kan dialyse overwogen worden.
- De behandeling moet afhankelijk van het klinisch beeld, het promillage en de aard van de complicaties plaatsvinden door of in overleg met internist of intensivist.
- Bij jonge kinderen die alcohol misbruiken en bij alcoholisten die (jonge) kinderen hebben moet gedacht worden aan het inschakelen van maatschappelijk werk of verslavingszorg. Zo nodig moet het Advies- en Meldpunt Kindermishandeling (AMK) worden ingelicht.

LITERATUUR
Zantinge EM, VAn Laar MW, Meijer S. Alcoholgebruik samengevat. In: Volksgezondheid Toekomst Verkenning, Nationaal Kompas Volksgezondheid. Bilthoven: RIVM, 2013. http://www.nationaalkompas.nl/gezondheidsdeterminanten/leefstijl/alcoholgebruik/alcoholgebruik-samengevat.

14.3 KOOLMONOXIDE-INTOXICATIE[1]

Koolmonoxide (CO) is een giftig, kleurloos en reukloos gas dat onder meer ontstaat door onvolledige verbranding van koolstof, fossiele brandstoffen of andere brandbare stoffen die koolstofverbindingen bevatten. Bij elk slachtoffer dat bij een brand betrokken is, moet aan koolmonoxide-intoxicatie gedacht worden. Berucht is het ontstaan van CO-intoxicatie bij verbranding van aardgas in kachels en geisers in slecht geventileerde ruimtes.

Pathofysiologie

In het bloed hecht CO zich aan hemoglobine, waar het zuurstof verdringt: het bindend vermogen van CO is circa 240 keer groter dan dat van zuurstof. Dat betekent dat zelfs bij een geringe concentratie van CO in de lucht relatief veel CO in het bloed terecht kan komen. CO-intoxicatie zal daardoor primair effecten hebben in hypoxiegevoelige organen, te weten hersenen en hart, vooral bij al bestaande cardiale aandoeningen. Met name patiënten met vooraf bestaand coronarialijden zijn gevoelig voor de cardiotoxiciteit van koolmonoxide.

Bevindingen

- Patiënten worden vaak door de ambulance binnengebracht nadat ze gevonden zijn met een verminderd bewustzijn. Wanneer de patiënt gedurende langere tijd in een afgesloten ruimte heeft gelegen, moet aan een CO-intoxicatie gedacht worden.
- Bij een lichte intoxicatie kunnen patiënten zelf naar de SEH komen met klachten als hoofdpijn, misselijkheid, duizeligheid en vermoeidheid. Bij soortgelijke klachten zonder duidelijke reden dus altijd vragen naar het verblijf in afgesloten ruimtes!
- Slachtoffers met CO-vergiftiging hebben een rode blos op het gezicht. Andere symptomen zijn bewustzijnsdaling, respiratoire insufficiëntie met tachypneu (longoedeem bij rookinhalatie, aspiratie), hypotensie, desoriëntatie, ataxie, nystagmus, motorische en sensibele afwijkingen.

Aanvullend onderzoek

- Bloedonderzoek: bloedgasanalyse met HbCO-bepaling (pulsoximeter is onbetrouwbaar, want meet HbCO als HbO_2!) en lactaat.
- Overig alboratoriumonderzoek: Hb, leukocyten, trombocyten, natrium, kalium, creatinine, glucose, ALAT, ASAT, AF, gamma-GT, PT, APTT, CK.
- ECG.
- X-thorax.

Maatregelen
Zie figuur 14.1.

---

1 Geschreven door Leonieke Groot.

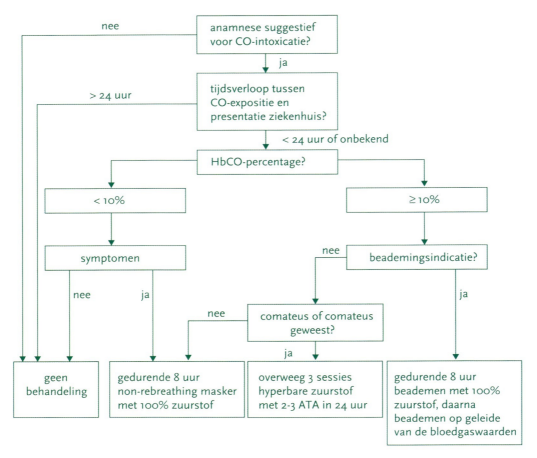

Figuur 14.1 Beslisregel bij koolmonoxide-intoxicatie

15 Acute psychiatrie

15.1 Psychose
15.2 Delier

15.1 PSYCHOSE[1]

Een psychose is een verstoring van de beoordeling van de realiteit, meestal blijkend uit stoornissen van de waarneming (hallucinaties), de vorm van het denken (incoherentie) en de inhoud van het denken (wanen). Schizofrenie is een chronische kwetsbaarheid voor het ontwikkelen van psychoses, regelmatig tevens gepaard gaand met vermindering van motivatie en spontaniteit.

Pathofysiologie

Een psychose kan op alle leeftijden optreden, maar de hoogste incidentie ligt tussen het 20e en het 40e levensjaar. Een psychose wordt vermoedelijk veroorzaakt door een verstoorde dopaminetransmissie in het brein. In de normale situatie speelt dopamine een belangrijke rol bij beloning en bekrachtiging. Bij een psychose komt dopamine vrij op willekeurige momenten, die daardoor een verhoogde betekenis krijgen. Een waan kan gezien worden als een poging om die gebeurtenissen toch binnen een denkkader te plaatsen.

Een psychose kan worden veroorzaakt door de factoren vermeld in tabel 15.1.

De overige psychoses worden vermoedelijk veroorzaakt door een complexe interactie van genetische factoren en omgevingsfactoren. De risico-genen zijn talrijk en hebben per stuk een beperkt effect, maar in combinatie met bepaalde omgevingsfactoren kan hun effect sterk toenemen. Een voorbeeld is de interactie tussen een functioneel polymorfisme van het *COMT*-gen (betrokken bij de afbraak van dopamine in de frontale cortex) en cannabisgebruik, die gezamenlijk tot een vijfmaal verhoogd risico op psychose leiden.

Tabel 15.1 Mogelijke oorzaken van een psychose

somatische aandoeningen	hypoadrenocorticisme
	hypo- en hyper(para)thyreoïdie
	leverziekten
	nierziekten
	SLE
	trauma capitis
	andere neurologische aandoeningen
psychoactieve stoffen	analgetica
	anticholinergica
	antidepressiva
	antihypertensiva
	antiparkinsonmiddelen
	cytostatica
	corticosteroïden
	mefloquine
intoxicaties	koolmonoxide
	kooldioxide
	zenuwgas
	verfdamp
	benzinedamp
drugs	amfetaminen
	XTC
	cocaïne
	fencyclidine
	LSD
	cannabis
onttrekking	alcohol
	benzodiazepines
	cannabis

Andere omgevingsfactoren die het risico verhogen, zijn perinatale problematiek, opgroeien in stedelijk gebied (relatief risico 2-3) en immigratie (relatief

---
1 Geschreven door Harm Gijsman.

risico 4-6). Er zijn ook steeds meer aanwijzingen dat misbruik en trauma in de kindertijd een risicofactor zijn voor psychose.

Bevindingen
- Vrijwel alle patiënten met een acute psychose hebben hevige angsten, die lang niet altijd zichtbaar zijn aan de buitenkant en waar ze vaak niet over spreken. Deze angsten kunnen ook leiden tot dreigend of agressief gedrag.
- Verder is er regelmatig sprake van katatonie, met in meer of mindere mate symptomen zoals zwijgen (mutisme), tegendraadsheid (oppositionaliteit), bewegingsloosheid (stupor), stijfheid (rigiditeit) of juist bewegingsonrust (acathisie).
- Er is vaak geen of weinig ziektebesef, soms als onveranderbaar neurologisch verschijnsel, maar vaak ook ten gevolge van het niet kunnen of willen accepteren van de ernst, de impact en het stigma van de ziekte.
- Specifieke symptomen zijn hallucinaties, die vaak auditief zijn maar ook visueel, olfactorisch, sensorisch of haptisch kunnen zijn.
- De vorm van het denken kan verschillen van ongestoord tot volstrekt incoherent.
- De inhoud van het denken kan variëren van licht overdreven achterdocht tot zeer bizarre beïnvloedingswanen.

Aanvullend onderzoek
- Zeker bij een eerste psychose moeten bovengenoemde somatische en farmacologische oorzaken worden uitgesloten door lichamelijk onderzoek, bloedonderzoek en urinescreening op drugs.
- Bij neurologische afwijkingen is een consult neuroloog en eventueel een CT-scan aangewezen.
- Vraag ook altijd naar de recente inname van te veel alcohol of te weinig voedsel (en geef laagdrempelig thiamine i.m.).
- Gezien het soms lastige onderscheid met een delier is het bij twijfel aan te bevelen dezelfde diagnostiek te verrichten als bij een delier.
- Ook patiënten met een bekende schizofrenie kunnen een lichamelijke aandoening krijgen en een delier ontwikkelen. Dit kunt u makkelijk over het hoofd zien door een atypische presentatie en/of een moeizame anamnese.
- De heteroanamnese is een belangrijk en onderschat diagnostisch instrument, dat ook op de SEH kan helpen een psychose te ontdekken. Vraag hierbij met name naar afwijkend gedrag en achteruitgang in sociaal functioneren. Een patiënt met een eerste psychose kan het beste zo snel mogelijk in psychiatrische behandeling komen, maar mede doordat het vaak gemist wordt is de mediane duur van onbehandelde psychose optimistisch geschat 8 weken, met een interkwartielbereik van 2-40 weken. Het is gebleken dat tijdige herkenning zorgt voor een forse afname van het aantal patiënten dat pas ná een suïcidepoging in zorg komt.

Maatregelen
- **Veiligheid** Zorg voor de eigen veiligheid door een patiënt alleen in het bijzijn van anderen te spreken en te zorgen dat u nodig alarm kunt slaan op de afdeling.
- **Gespreksvoering** De belangrijkste interventie bij een patiënt met een psychose is het winnen van het vertrouwen dat nodig is voor het opbouwen van een behandelrelatie. Dat is niet makkelijk, want de patiënt is vaak achterdochtig, meestal erg angstig en soms ook agressief. Bovendien is de patiënt in de regel niet van mening dat hij zelf een probleem heeft en zit dus ook niet op een hulpverlener te wachten. Om die reden kan het helpen de patiënt expliciet te vragen of deze akkoord gaat met het voeren van een gesprek. Als dat niet zo is, kunt u proberen met de patiënt te onderhandelen wat voor hulp hij wél wil of met wie hij wél zou willen spreken. Het is hierbij van belang om op rustige toon duidelijke en begrijpelijke taal te spreken. Kom niet ongevraagd te dicht in de buurt van de patiënt en raak hem ook niet aan zonder toestemming. Stel u vriendelijk en professioneel op, maar maak zo nodig ook direct duidelijk waar de grens ligt wat betreft gedrag dat u niet kunt accepteren op uw afdeling.
- **Crisiskaart** Steeds meer psychiatrische patiënten hebben een crisiskaart op zak. Dit is een klein kaartje dat in een portemonnee past en waarop staat hoe diegene bij een terugval behandeld wil worden (zie www.crisiskaart.nl). Het is raadzaam hiernaar te vragen of te zoeken.
- **WGBO** Het komt vaak voor dat de patiënt een ernstig gevaar is geweest voor zichzelf, bijvoorbeeld

door een suïcidepoging, maar ook door zwalken over straat of omdat hij, door hinderlijk gedrag, geweld van anderen over zich afroept. In die gevallen is het de verantwoordelijkheid van de SEH-arts om in te schatten of de patiënt zo nodig tegen zijn wil op de afdeling gehouden moet worden. Deze inschatting wordt gemaakt in het kader van de Wet op de geneeskundige behandelingsovereenkomst (WGBO). Desnoods kan de beveiliging van de instelling worden ingeschakeld.
- **Wet Bopz** Vervolgens moet zo snel mogelijk een psychiatrisch consulent of acute dienst in consult worden gevraagd voor een beoordeling in het kader van de Wet bijzondere opnemingen in psychiatrische ziekenhuizen (Wet Bopz).
- **Politie** Was er sprake van gevaar voor anderen, dan is overleg met de politie aangewezen over welke maatregelen zij willen nemen om te zorgen dat de patiënt het ziekenhuis niet verlaat.

Medicatie
- **Benzodiazepine** Als er sprake is van een acuut bedreigende situatie voor de patiënt of voor anderen, wordt ingeschat of het nodig is kalmerende medicatie toe te dienen, desnoods tegen de wil van de patiënt. Deze laatste inschatting kan de SEH-arts ook weer maken binnen het kader van de WGBO. Wat betreft het soort medicatie is er veel voor te zeggen om in eerste instantie te kiezen voor een benzodiazepine en niet voor een antipsychoticum: de diagnose is vaak nog onduidelijk en de belangrijkste symptomen zoals angst en katatonie, en ook alcoholonttrekking, worden sneller en beter bestreden met benzodiazepines. Verder hebben benzodiazepines minder acute bijwerkingen dan antipsychotica. Als de patiënt orale medicatie accepteert, is diazepam p.o. 10 mg of lorazepam p.o. 2,5 mg een goede keus. Temazepam p.o. 20 mg werkt nog sneller.
- **Intramusculaire middelen en doseringen** Voor kinderen en ouderen dienen onderstaande doseringen gehalveerd te worden.
  - Het effectiefst is midazolam i.m. 0,1 mg/kg (meestal 5 mg), maar vanwege het risico op ademhalingsdepressie kan dit alleen worden gegeven onder monitoring van de saturatie en met een antagonist en beademingsapparatuur bij de hand, zoals in de ambulance of op de SEH.
  - Zonder die voorzieningen is de eerste keus clorazepaat i.m. 100 mg of lorazepam i.m. 4 mg.
  - Indien nodig is de volgende stap haloperidol i.m. 5-10 mg in combinatie met promethazine i.m. 25-50 mg. Aangetoond is dat de toevoeging van promethazine het risico op een mogelijk levensbedreigende acute dystonie verlaagt van 6 naar 0% (n = 160).[2]
  - Een acute dystonie kan gecoupeerd worden door biperideen i.m. of i.v. 5 mg.
  - Intramusculair broomperidol en diazepam zijn obsoleet vanwege respectievelijk QT-verlenging en onvoorspelbare resorptie.
- Het voorschrijven van een oraal antipsychoticum is een interventie die over het algemeen geen directe spoed heeft en het best kan worden uitgevoerd door een psychiater.

LITERATUUR
Boenink AD. Somatiek. In: Achilles RA, Beerthuis RJ, Van Ewijk WM, redactie. Handboek spoedeisende psychiatrie. 2e dr. Amsterdam: Benecke, 2011.

De Haan L, Kahn RS. Psychotische stoornissen. In: Hengeveld M, Van Balkom T. Leerboek psychiatrie. 2e dr. Utrecht: De Tijdstroom, 2010.

Gijsman HJ, Vollaard H. Intramusculaire medicatie voor snelle kalmering. Psyfar 2010; 5(2):50-3.

15.2 DELIER[1]
Een delier is een plotseling optredende ernstige verwardheid, die kan variëren en vaak tijdelijk is.

Pathofysiologie
De pathofysiologie van delier is grotendeels nog onbekend. Meestal worden een verhoging van dopamine en een verlaging van acetylcholine in verband gebracht met delier. Ook serotonine, GABA en glutamaat lijken een rol te spelen.

Delier komt met name voor bij mensen > 70 jaar, maar kan op elke leeftijd optreden. Uitlokkende factoren zijn onder andere:
- infectie;
- koorts;
- dehydratie;
- elektrolytstoornissen;
- polyfarmacie;

---
1 Geschreven door Joanne Gerkes-van der Meer.

- alcohol;
- opiaten.

Ook stress, bijvoorbeeld door onderbehandelde pijn, vertrek uit de eigen omgeving of ziekenhuisopname, kan een delier veroorzaken.

Bevindingen
- De *Diagnostic and statistical manual of psychiatric disorders* (DSM) definieert delirium als een abrupte verandering in mentale toestand en gedrag.
- Cognitieve processen zijn globaal verstoord en fluctuerend van karakter. Er zijn fluctuaties in aandacht, verstoorde psychomotorische activiteit, desoriëntatie, verward denken en het niet kunnen verwerken van informatie uit de omgeving. Hierdoor is het geheugen verstoord en is de patiënt snel afgeleid. Hij heeft moeite met de concentratie en met het opvolgen van instructies.
- De patiënt heeft een verstoord slaap-waakritme. Nachtelijke onrust is vaak een vroeg teken van een delier.
- Er is geen ziektebesef.
- Waarnemingsstoornissen, zoals hallucinaties, zijn vaak zeer levensecht en angstaanjagend. Bij slechte visus en slechthorendheid komen deze hallucinaties vaker voor, net als in de nachtelijke uren.
- Een delier ontstaat in het algemeen binnen enkele uren tot dagen en de klinische verschijnselen fluctueren in de loop van de dag. Symptomen gaan en komen, en delirante patiënten kunnen zelfs enkele uren zonder symptomen zijn, wat een mogelijke diagnostische valkuil is.
- **Onrustig/hyperactief delier** Wordt gekarakteriseerd door agitatie, desoriëntatie, bewustzijnsdaling, wanen en hallucinaties die bizar en angstaanjagend kunnen zijn. Meestal zoeken de verzorgers bij een hyperactief delier snel hulp, omdat de verzorging als moeilijk wordt ervaren.
- **Apathisch/hypoactief delier** Wordt gekarakteriseerd door bewustzijnsdaling. Een apathisch-delirante patiënt wordt doorgaans als een gemakkelijke patiënt ervaren; het beeld wordt vaak pas laat of niet als delier herkend.
- **Gemengd delier** Bij deze vorm is de patiënt afwisselend hyper- en hypoactief; dit type komt bij ouderen veel voor.

Aanvullend onderzoek
De vermoedelijke oorzaak van het delier (op basis van de ziektegeschiedenis, anamnese en lichamelijk onderzoek) is richtinggevend bij het aanvullend onderzoek. Er kan gezocht worden naar infecties (luchtwegen, urine), naar metabole stoornissen zoals nier- en leverfunctiestoornissen, elektrolytstoornissen en tekenen van uitdroging, zuurstoftekort, anemie of tekenen van hersenmetastasen.

Maatregelen
- De medicamenteuze behandeling van een delier bij somatisch zieke patiënten bestaat uit het toedienen van haloperidol. Dit wordt het meest gebruikt omdat het een korte halveringstijd en nauwelijks bijwerkingen heeft, en omdat het slechts matig sedatief is in vergelijking met andere antipsychotica. Bovendien kan het zowel oraal, intramusculair als intraveneus toegediend worden. De optimale dosering is onbekend, meestal wordt gestart met haloperidol p.o. 0,5-5 mg, 1-2 dd, maximaal 20-30 mg per 24 uur. Bij hoge doseringen moet men de QT-tijd in de gaten houden (verlenging QT-interval). Als sedatie nodig is, kan een benzodiazepine gegeven worden.
- Als het delier veroorzaakt wordt door alcoholonttrekking, dan wordt het behandeld met diazepam. Lorazepam wordt voorgeschreven indien er leverfunctiestoornissen aanwezig zijn. Ook hierbij kunnen de doseringen sterk verschillen en moet dus getitreerd worden tot het gewenste resultaat.
- Niet-medicamenteuze maatregelen kunnen helpen en hebben ook preventieve waarde:
    - herkenningspunten bieden (klok, kalender, foto's);
    - regelmatig persoon, plaats, dag en tijdstip benoemen;
    - rustig en in korte zinnen spreken, korte vragen stellen;
    - de patiënt zo min mogelijk alleen laten (zeker bij angst of paniek);
    - de aanwezigheid van vertrouwde, rustgevende personen stimuleren.

Kijk voor verdere verdieping op www.studiecloud.nl

Deel 4 Acute geneeskunde onder bijzondere omstandigheden

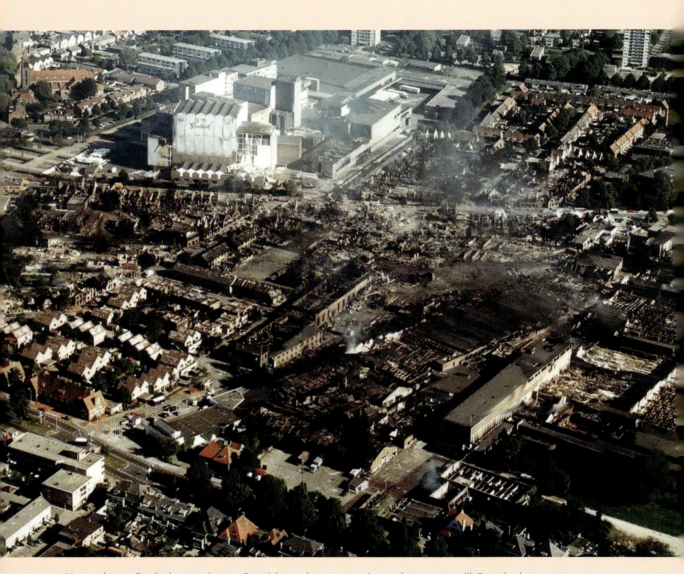

Vuurwerkramp Enschede, 13 mei 2000: Overzicht van het rampterrein van de verwoeste wijk Roombeek.

16 Bijzondere omstandigheden

Paul Hustinx, Christo Motz

16.1 INLEIDING

In een boek over acute geneeskunde hoort ook een stuk over opgeschaalde hulpverlening en over hulpverlening onder bijzondere omstandigheden. Opgeschaalde zorg kan gedefinieerd worden als de zorg aan slachtoffers van een ramp of crisis. De verleende zorg is acute zorg zoals die in normale situaties verleend wordt, maar in een ander perspectief: de zorgbehoefte is vaak – zeker in het begin – groter dan het zorgaanbod. Dit vraagt om een andere aanpak (*damage control only*) en een andere, meer hiërarchische aansturing. Vanuit ziekenhuisperspectief bekeken kan er, naast een externe oorzaak, ook sprake zijn van een interne oorzaak binnen het ziekenhuis die leidt tot een dergelijk probleem. Deze situatie wordt calamiteit genoemd.

Bijzondere omstandigheden buiten de ziekenhuisomgeving waarmee de zorgverlener, ook in Nederland, te maken kan krijgen, liggen voornamelijk in de prehospitaalomgeving, bij inzet op een rampterrein of in een gewondennest na een ramp. Maar ook bij zorgverlening in de Derde Wereld of onder oorlogsomstandigheden, zoals bij een humanitaire of militaire uitzendingsmissie, is er sprake van complicerende factoren. Begrippen als *survival medicine* en *wilderness medicine* zullen daarom in dit hoofdstuk ook nadere aandacht krijgen.

Rampen zijn weliswaar niet te voorspellen, maar een gedegen voorbereiding kan een wezenlijk verschil maken. Telkens weer blijkt hoe onzeker de werkelijkheid van alledag is. U kunt uzelf en uw ziekenhuis zo goed mogelijk voorbereiden op zo'n eventuele situatie. In dit hoofdstuk worden de essentialia op dit gebied behandeld. Voor meer details verwijzen wij u naar de cursus Hospital Major Incident Management and Support (HMIMS) en naar het bijbehorende e-learning traject van de Advanced Life Support Group (Stichting ALSG, www.alsg.nl). Aanvullende informatie is te vinden in de basisleerstof Geneeskundige Hulpverlenings Organisaties in de Regio (GHOR; vroeger: Geneeskundige Hulp Ongevallen en Rampen) en de landelijke leidraad Ziekenhuis Rampen Opvang Plan (ZiROP) van 2009, voortgekomen uit het Format ZiROP uit 2005.

16.2 PREPARATIE

Recentelijk is het thema zelfredzaamheid gelanceerd door de overheid als een belangrijke pijler onder het denken over crisispreparatie en rampenbestrijding, in samenhang met de terugtredende overheid. De verantwoordelijkheid voor eigen welzijn en veiligheid tijdens een ramp komt grotendeels bij de burger zelf te liggen (www.crisis.nl; www.nl-alert.nl; www.denkvooruit.nl). Verstandig optreden van leken direct na het ontstaan van een crisis of een ramp kan van onschatbare waarde zijn om erger te voorkomen. De zelfredzaamheid van burgers kan in de preparatiefase echter geen substituut zijn voor georganiseerde hulpverlening. Deze georganiseerde hulpverleningsorganisaties, die binnen de crisispreparatie en rampenbestrijding een essentiële rol innemen, bestaan bij uitstek uit professionals. Die mensen zal men hard nodig hebben in tijden van rampspoed.

Men dient zich te realiseren dat de mate van alertheid en voorbereiding van het individu uiteindelijk de efficiëntie en de slagkracht van organisaties bepaalt en niet andersom. Op het moment dat de geneeskundige zorg door allerlei interne en/of externe factoren onder grote druk komt te staan, zoals bij individuele en/of massale rampspoed of door het ontbreken van de meest elementaire voorzieningen, kan men alleen nog op zichzelf en elkaar terugvallen.

16.3 RISICO'S

De reden dat wij ons moeten voorbereiden op een ramp of crisis is inherent aan de maatschappij en de wereld waarin wij leven. We leven namelijk in een maatschappij waarin bepaalde bedreigingen en calamiteiten niet geheel zijn uit te sluiten. Het doel is derhalve rampbeheersing. Dit omvat de bestrijding van calamiteiten, de voorbereiding hierop en de nazorg. Maar ook het nemen van maatregelen om te voorkomen dat zich rampen voordoen en om de gevolgen te beperken als ze zich voordoen. Bepaalde ontwikkelingen vergroten de risico's op rampen en grote ongevallen in onze maatschappij.

- **Complexiteit** De samenleving wordt steeds complexer. Dit wordt versterkt door de toenemende informatisering. Hierdoor komen onregelmatigheden en afwijkingen sneller voor. En als deze zich voordoen, is het door de toegenomen complexiteit steeds moeilijker om onmiddellijk een adequaat antwoord klaar te hebben.
- **Verdichting en pluriformiteit** De samenleving verdicht zich en wordt pluriformer (meer verschillende bevolkingsgroepen). Deze ontwikkelingen versterken elkaar bovendien. Hierdoor kunnen kleine gebeurtenissen grote effecten teweegbrengen. Als te veel mensen op elkaar gepakt zitten, zullen er sneller spanningen tussen groepen burgers ontstaan.
- **Nieuwe risico's** Er dienen zich nieuwe risico's en calamiteiten aan. Bijvoorbeeld als gevolg van klimaatverandering, nieuwe ziekten (zoönosen) en veranderingen in de wereldverhoudingen. Deze kunnen niet altijd met de oude vertrouwde methoden worden aangepakt en vragen dus een andere soort voorbereiding.
- **Internationalisering** De samenleving wordt internationaler. Daardoor neemt de kans op en de frequentie van wereldwijde problemen toe. Een voorbeeld hiervan is de verspreiding van besmettelijke ziekten over de wereld.
- **Terreur en dreiging** De hoogtechnologische samenleving is een aantrekkelijk doelwit voor mensen die met geweld de aandacht willen opeisen. Niet alleen de terreurdaad zelf, maar ook de combinatie met de dreiging ervan ('hybride calamiteiten') vormt een serieus risico. Rampenbeheersing omvat de bestrijding van calamiteiten, de voorbereiding hierop, de nazorg, maar ook het nemen van maatregelen om te voorkomen dat zich rampen voordoen en om de gevolgen te beperken als ze zich voordoen.

16.4 ACHTERGRONDINFORMATIE OVER RAMPEN EN DE BESTRIJDING ERVAN

16.4.1 Definities: ramp en crisis

Ramp

In termen van geneeskundige hulpverlening kan een ramp worden omschreven als een gebeurtenis waarbij de plaats, het aantal slachtoffers dan wel het type of de ernst van verwondingen bij overlevenden, inzet van buitengewone middelen vereist.

Het kan zijn dat bepaalde medische voorzieningen schaars zijn (bedden op de intensive care) of alleen in sommige regio's te vinden zijn (brandwondenbehandeling), en een overmaat van een bepaald soort verwondingen kan een snelle inschakeling van regionale of nationale voorzieningen vereisen.

Het aantal slachtoffers op zich bepaalt niet of een gebeurtenis een 'ramp' is in termen van de geneeskundige hulpverlening. Dertig lichtgewonden die zelf in staat zijn de plek van de ramp te verlaten, kunnen goed door één ziekenhuis worden opgevangen zonder dat er extra prehospitale behandeling of ziekenhuisdiensten nodig zijn. Een zelfde aantal zwaargewonden vereist echter bijna altijd de inzet van extra voorzieningen.

Bij een groot aantal slachtoffers waarbij er weinig of geen overlevenden zijn, is er voor wat betreft de somatisch-geneeskundige hulpverlening geen sprake van een ramp. Hierbij blijven de secundaire risico's voor de openbare gezondheid buiten beschouwing, bijvoorbeeld wanneer men de doden niet kan bergen, zoals na een grote natuurramp. Een veraf gelegen of moeilijk bereikbare plek kan ook de inzet van extra voorzieningen eisen om de slachtoffers te redden. Wat de ene hulpverleningsdienst als een ramp ervaart, hoeft nog geen ramp te zijn voor de andere diensten.

Op het gebied van rampenbestrijding is in Nederland een aantal wetten van kracht, waaronder de Wet veiligheidsregio's (Wvr), die op 1 oktober 2010 in werking is getreden. Deze wet vervangt de Brandweerwet, de Wet geneeskundige hulpverlening bij ongevallen en rampen (Wghor) en de Wet rampen en zware ongevallen (Wrzo). De Wvr bepaalt de taken van het bestuur van een veiligheidsregio en stelt een aantal basiseisen aan de organisatie van de hulpdiensten en de kwaliteit van het personeel en het materieel.

In de wet (Wvr art. 1) is een ramp als volgt gedefinieerd:

'... een zwaar ongeval of een andere gebeurtenis waarbij het leven en de gezondheid van veel personen, het milieu of grote materiële belangen in ernstige mate zijn geschaad of worden bedreigd en waarbij een gecoördineerde inzet van diensten of organisaties van verschillende disciplines is vereist om de dreiging weg te nemen of de schadelijke gevolgen te beperken'.

Calamiteit
Onder een calamiteit wordt in een ziekenhuis meestal een situatie verstaan waarin bijvoorbeeld sprake is van een brand of uitval van nutsvoorzieningen. Dit kan leiden tot ernstige verstoring van de continuïteit van de dagelijkse zorg, zonder dat er extra aanbod is van patiënten of van bijzondere categorieën patiënten.

Bijzondere omstandigheden
Omstandigheden op een rampterrein of het werken onder bijzondere omstandigheden kunnen extra problemen met zich mee brengen, wanneer men bijvoorbeeld ver verwijderd is van een medische faciliteit. Dit geldt ook als men zich door de schaalgrootte van een incident individueel of groepsgewijs moet aanpassen aan de omstandigheden. De beschikbaarheid van het aantal hulpverleners, het aantal slachtoffers en de hoeveelheid materiaal en geografische omstandigheden zijn daarbij mede bepalend voor de daadwerkelijke te effectueren hulpverlening. In Nederland met zijn goede infrastructuur zal meer mogelijk zijn dan onder *wilderness conditions* of tijdens een militaire missie.

Onder extreme omstandigheden, zoals bij een militaire missie, richt de zorg zich onder meer op de gezondheidseffecten voor, tijdens en na een beperkte of grootschalige inzet voor de individuele soldaat en/of eenheid ten tijde van crises (oorlog, natuurrampen, humanitaire missies). De militaire structuur vereist intrinsiek dat men handelt binnen specifieke, vastomlijnde kaders en werkt met mandaten. Daarbuiten hebben militairen ook te maken met beperkingen en condities zoals die bij *wilderness medicine* gelden (zie paragraaf 16.7.3).

Tabel 16.1 Indeling van rampen naar omvang

omvang	totaal aantal slachtoffers	opgenomen aantal slachtoffers
klein	25-100	10-50
middelgroot	100-1000	50-250
groot	> 1000	> 250

16.4.2 Classificatie van rampen
Rampen worden in internationale literatuur als volgt gerangschikt.
1. Natuurlijk (A) of door de mens veroorzaakt (B):
   – A bijvoorbeeld: overstromingen, aardbevingen en orkanen;
   – B bijvoorbeeld: vervoer, industrie, massabijeenkomsten, terreur.
2. Eenvoudig (A) of complex (B):
   – A infrastructuur blijft intact;
   – B infrastructuur blijft niet intact (wegen, communicatielijnen, ziekenhuizen).
3. Gecompenseerd (A) of niet-gecompenseerd (B):
   – A slachtoffers zijn te helpen door mobilisatie van extra hulpmiddelen;
   – B ondanks extra hulpmiddelen is er onvoldoende capaciteit om iedereen te helpen. In dit geval mag men spreken van een catastrofe of *disaster*.
4. Omvang. Een indeling naar omvang wordt gemaakt op basis van het aantal slachtoffers of het aantal in ziekenhuizen opgenomen slachtoffers, zie tabel 16.1.

16.4.3 De algemene principes van de rampenbestrijding en opgeschaalde zorgverlening in Nederland

De GHOR (witte kolom)
In Nederland vindt opgeschaalde medische zorg plaats onder de paraplu van de GGD, waaronder ook de GHOR valt. Per 1 januari 2014 gaat GHOR Nederland samen met GGD Nederland verder als Publieke Gezondheid en Veiligheid Nederland (PGVN) (zie www.pgvn.nl voor meer informatie). Aan het hoofd van een GGD staat de directeur publieke gezondheid (DPG). In dit veranderende landschap van aansturing van de zorg bij rampen is nog niet alles uitgekristalliseerd. De officiële GGD-site (www.ggd.nl) vermeldt 27 GGD-regio's, de officiële

GHOR-site (www.ghor.nl) meldt het bestaan van 25 GHOR-regio's waarin politie, brandweer, GGD en lokale overheid samenwerken bij rampen (zie https://www.nctv.nl/onderwerpen/rv/veiligheidsregios).[1]

De basis van de rampenbestrijding bestaat uit de reguliere, dagelijkse organisatie van de gemeente en die van operationele diensten (brandweer, geneeskundige hulpverleningsorganisaties en politie). In geval van een ramp schalen deze vier 'kolommen' op tot een gecoördineerde rampenbestrijdingsorganisatie.

Drie processen

De GHOR valt onder verantwoordelijkheid van het openbaar bestuur en omvat drie processen.

- **Geneeskundige hulpverlening – somatisch** Dit proces betreft de spoedeisende medische hulp (SMH) aan gewonden.
- **Geneeskundige hulpverlening – psychosociaal** Dit proces betreft de psychosociale hulp bij ongevallen en rampen (PSHOR), die gegeven kan worden aan getroffenen na een incident.
- **Preventieve Openbare Gezondheidszorg (POG)** Deze is gericht op bescherming van de volksgezondheid bij ongevallen of rampen met een gevaar voor mens en milieu, om zo (extra) gewonden of verergering van letsel te voorkomen.

Vijf fasen

Er kunnen vijf fasen van aanpak bij rampen en crises worden onderscheiden.

- **Proactie** Proactie betekent het wegnemen van structurele oorzaken van incidenten, om te voorkomen dat ze zich voordoen. Een voorbeeld hiervan is het adviseren bij het ontwikkelen van ruimtelijk beleid. Door bij de aanleg van bijvoorbeeld een nieuwe woonwijk of spoortunnel al rekening te houden met bepaalde risico's kunnen deze verminderd of zelfs weggenomen worden.
- **Preventie** Preventie houdt in: het nemen van maatregelen vooraf bij reeds bestaande risico's. Op die manier vermindert de kans dat incidenten ontstaan, en kunnen de gevolgen ingeperkt worden als ze zich toch voordoen. Voorbeelden hiervan zijn advisering bij de vergunningverlening van evenementen, de risicokaart en specifieke ongevalprocedures.
- **Preparatie** Preparatie is de voorbereiding op het bestrijden van incidenten. Dit houdt onder andere in: het opstellen van rampenbestrijdingsplannen en procedures, en het opleiden, trainen en oefenen van personeel.
- **Repressie** Repressie is de daadwerkelijke bestrijding van grootschalige ongevallen en rampen. Dit houdt onder andere in het blussen van branden, het verzorgen van gewonden en het handhaven van de openbare orde. Deze rampenbestrijdingsactiviteiten worden ook wel 'processen' genoemd. De vier belangrijkste hulpverleningsinstanties hierbij zijn de brandweer (bron- en effectbestrijding), politie (rechtsorde en verkeer), GHOR (geneeskundige hulpverlening) en gemeente (bevolkingszorg). Een overzicht van de processen staat in tabel 16.2.
- **Nazorg** Nazorg omvat alles wat nodig is om zo snel mogelijk de gevolgen te herstellen en naar de 'normale' situatie en verhoudingen terug te keren. Dit kan geestelijke nazorg inhouden, zoals hulp bij het verwerken van de traumatische gebeurtenis. Het kan echter ook gaan om lichamelijke nazorg, zoals revalidatie, of om het inschatten van resteffecten op de volksgezondheid.

Aansturing en organisatie tijdens een ramp

De bestuurlijke aansturing van de GHOR vindt plaats op regionaal, provinciaal en nationaal niveau.

- **Burgemeester** De burgemeester heeft het opperbevel bij de bestrijding van een ramp of een zwaar ongeval. Dit houdt in dat hij politiek-bestuurlijk verantwoordelijk is voor de rampenbestrijding en de uiteindelijke besluiten neemt. De burgemeester draagt de verantwoordelijkheid voor een goede beleidsmatige coördinatie van de activiteiten van alle organisaties en diensten die bij de bestrijding betrokken zijn. Hij wordt bijgestaan door een (gemeentelijke) rampenstaf, die bestaat uit een beleidsteam en een operationeel team. Hij stelt deze teams zelf samen uit deskundigen van verschillende disciplines.
- **Coördinerend burgemeester** Als de ramp meerdere gemeenten treft, ligt de bestuurlijke aansturing bij de coördinerend burgemeester, die per regio aangewezen is. Deze burgemeester is, behalve voorzitter van het overleg van burgemeesters, ook voorzitter van het regionaal beleidsteam.
- **Coördinerende teams** In verschillende teams wordt de inzet van de verschillende hulpverleningsdiensten verder afgestemd.

Tabel 16.2 Overzicht van processen tijdens de repressiefase

mono- en multidisciplinaire (hoofd)processen	brandweer ('rode kolom')	GHOR ('witte kolom')	politie ('blauwe kolom')	gemeente ('oranje kolom')
bestrijden van brand en emissie van gevaarlijke stoffen	x			
redden en technische hulpverlening	x	x		
meten	x	x		
besmettingscontrole en organisatie ontsmetten mensen	x	x		
idem voertuigen en infrastructuur	x	x		
geneeskundige hulpverlening-somatisch		x		
geneeskundige hulpverlening-psychosociaal		x		
preventieve openbare gezondheidszorg		x		
handhaven openbare orde			x	
strafrechtelijk onderzoek			x	
verkeer regelen			x	
afzetten en afschermen			x	
begidsen			x	
identificatie van overledenen		x	x	
registreren van slachtoffers		x		x
uitvaartverzorging				x
schaderegistratie en -afhandeling			x	x
voorlichting	x	x	x	x
waarschuwen bevolking	x	x	x	x
ontruimen en evacueren	x	x	x	x
opvang en verzorging		x	x	x
primaire levensbehoeften		x		x
milieuzorg	x	x		x
toegankelijk en begaanbaar maken	x		x	x
inzamelen van besmette waren	x	x	x	x

Beleidsteam (BT)

Het beleidsteam maakt, samen met het operationeel team, onderdeel uit van de rampenstaf. Het beleidsteam adviseert over het te voeren beleid tijdens een ramp en bestaat uit vertegenwoordigers van:
- GHOR (DPG);
- brandweer (commandant Brandweer);
- politie (districtschef politie);
- gemeente (gemeentevoorlichter, gemeentesecretaris en ambtenaar openbare veiligheid).

Afhankelijk van de situatie kunnen op verzoek ook vertegenwoordigers van andere diensten of bedrijven in het BT zitting nemen. Als er bijvoorbeeld een industriële installatie bij de ramp betrokken is, kan een vertegenwoordiger van de directie van het betrokken bedrijf als extern adviseur fungeren. Namens de GHOR neemt de directeur GHOR (meestal de DPG) zitting in het beleidsteam. Hij geeft leiding aan het Hoofd Sectie GHOR (HS-GHOR) in het operationeel team.

Operationeel team (OT)

Het operationeel team maakt samen met het beleidsteam onderdeel uit van de rampenstaf en coördineert de uitvoering van de rampenbestrijdingstaken. Ook dit team is multidisciplinair samengesteld, met vertegenwoordigers van de brandweer, de GHOR, de politie en de gemeente.

Afhankelijk van de situatie kunnen ook nog andere diensten of bedrijven in het operationeel team betrokken worden. Namens de GHOR neemt het HS-GHOR deel aan dit team. Als het nodig is, neemt ook de gezondheidskundig adviseur gevaarlijke stoffen (GAGS) deel aan dit team. Aangezien het operationeel team doorgaans op regionaal niveau actief is, wordt het ook wel ROT genoemd.

Operationeel leider (OL)

De burgemeester wijst een operationeel leider aan. De operationeel leider is direct verantwoordelijk voor een gecoördineerde uitvoering van de besluiten van de burgemeester. Hij zet deze besluiten om in bindende aanwijzingen of richtlijnen voor de verschillende diensten in het operationeel team. De verschillende diensten stemmen hun activiteiten onderling af. Doorgaans is de brandweercommandant de operationeel leider. Er zijn echter ramptypen waarbij de operationele leiding aan een andere discipline wordt toegewezen. Bijvoorbeeld aan de korpschef van de politie bij grootschalige ordeverstoringen, of aan de regionaal geneeskundig functionaris bij ongevallen met grote aantallen slachtoffers waarbij de brandweer geen uitvoerende taak heeft.

Commando Rampterrein (CoRT)

Op het rampterrein wordt een Commando Rampterrein gevormd. In dit team stemmen de commandanten van dienst van de politie, de brandweer en de GHOR ter plekke hun hulpverleningsactiviteiten af. Vanuit de GHOR is dit de Commandant van Dienst Geneeskundig (CvD-G).

Afhankelijk van de aard van de ramp (openbare orde, veiligheid of gezondheidszorg) wordt de Commandant Rampterrein aangewezen. Deze heeft als voorzitter de leiding over het CoRT. De CvD-G stuurt vervolgens de geneeskundige keten aan op het rampterrein. Hij geeft direct leiding aan de Officieren van Dienst Geneeskundig (OvD-G), die op hun beurt leiding geven aan de uitvoerende eenheden op het rampterrein. Vaak wordt van een rampterrein gezegd: 'hakken in vakken of zagen in lagen', waarmee bedoeld wordt dat door onderverdeling van het rampterrein in kleinere eenheden de aansturing overzichtelijker wordt.

Actiecentra

Diensten met een uitvoerende taak in de bestrijding van een (dreigende) ramp en de gevolgen ervan kunnen een actiecentrum inrichten om hun activiteiten te faciliteren. Voor de GHOR is dat het Actiecentrum-GHOR. Vanuit het actiecentrum ondersteunt zo'n dienst de uitvoering van de taken, op aanwijzing van zijn vertegenwoordiger in het operationeel team. Het kan bijvoorbeeld gaan om het beschikbaar stellen of aflossen van mensen, het voorzien in materieel en verschaffen van informatieoverzichten.

16.4.4 De samenwerking in het kader van de rampen- en crisisbestrijding vanuit het perspectief van de GHOR

Monodisciplinair

Zoals in de inleiding vermeld staat, behelst de GHOR drie processen. Hierin wordt met diverse instanties samengewerkt.

Ketenpartners

In tegenstelling tot brandweer, politie en gemeente heeft de GHOR geen eigen dagelijkse uitvoeringsorganisatie. Met ketenpartners worden doorgaans de deelnemers aan de geneeskundige keten bedoeld, die ook onder normale omstandigheden uitvoering geven aan de gezondheidszorg. We noemen de volgende ketenpartners (in alfabetische volgorde):
- gemeentelijke of gemeenschappelijke gezondheidsdiensten (GGD);
- huisartsenpraktijken en in ANW-uren huisartsenposten (HAP);
- het Nederlands Rode Kruis (NRK);
- psychosociale hulpverlening, waaronder GGZ;
- regionale ambulancevoorziening; meldkamer ambulancezorg (MKA); ambulancedienst;
- traumazorgnetwerken: ziekenhuizen, traumacentra en Mobiel Medisch Team (MMT).

De regionale geneeskundige organisatie kan personeel en middelen voor SMH opschalen vanuit de normale bezetting naar een bezetting die nodig is bij een ramp. De GHOR, ook wel aangeduid als de 'witte kolom', is immers opgeschaalde dagelijkse zorg.

Voor de GHOR is dit nog eens extra gecompliceerd omdat de GHOR-organisatie zelf uit verschillende ketenpartners bestaat. Een tweede complicerende factor is het verschil in financiering van de ketenpartners (vanuit de zorgpremie) in relatie tot die van bijvoorbeeld brandweer en politie (vanuit publieke middelen). Bovendien heeft het HS-GHOR geen zeggenschap over de ketenpartners, in tegenstelling tot de korpschef en de regionaal brandweercommandant. Aspecten van openbare orde (politie) en veiligheid (brandweer) bepalen op het rampterrein indirect de uitvoering van de medische hulpverlening.

Multidisciplinair

Het hulpverleningsveld omvat onder andere: brandweer (rode kolom), politie (blauwe kolom), gemeente (oranje kolom), waterschappen, kustwacht, Rode Kruis en bedrijven in de eigen regio. In extreme omstandigheden, zeker als de openbare orde niet meer gegarandeerd kan worden, kan defensie worden ingeschakeld, te beschouwen als de (leger)groene kolom.

16.4.5 Opzet en planning

De planning van rampenopvang moet allesomvattend zijn, er is dus één type opvangplan voor alle soorten rampen. Incidenten met chemie, straling, brandwonden, infecties of met een groot aantal kinderen worden vaak gezien als een speciale ramp. In deze gevallen is de basisaanpak hetzelfde, maar is eventueel op onderdelen een speciale aanpak noodzakelijk. Het is essentieel dat rampenplannen voorzien in de juiste triage, behandeling en verspreiding van gewonde kinderen naar de juiste instellingen. De rijksoverheid heeft in 2007-2008 een risicodiagram *Strategie Nationale Veiligheid* uitgebracht dat aangeeft waar de grootste dreigingen gesignaleerd worden.[2]

De essentiële vragen die bij het voorbereiden op mogelijke scenario's gesteld moeten worden, zijn:
- wat zijn de risico's in een regio?
- in welke mate moeten politie, brandweer, GHOR en andere betrokken diensten voorbereid zijn op rampen die zich in hun werkgebied kunnen voordoen?

Voor de planning is een aantal planningsinstrumenten ontwikkeld.

Maatscenario's: type ramp

Men heeft een twintigtal ramptypen onderscheiden (zie tabel 16.3). Per type worden de risico's voor de eigen regio in kaart gebracht met als resultaat regiospecifieke maatscenario's. Maatscenario's zijn overzichten van de aanwezige risico's per ramptype en de mogelijke effecten bij rampsituaties.

Binnen deze lijst van twintig ramptypen zijn er meerdere die de uitval van nutsvoorzieningen als ernstig neveneffect tot gevolg kunnen hebben, waaronder natuurrampen (overstromingen, sneeuwstormen, tsunami's, aardbevingen, droogte) en door de

Tabel 16.3 Ramptypen

A	verkeer en vervoer	1	luchtvaartongeval
		2	ongeval op water
		3	verkeersongevallen op land
B	gevaarlijke stoffen	4	ongeval met brandbare/explosieve stof
		5	ongeval met giftige stof
		6	kernongeval
C	volksgezondheid	7	bedreiging volksgezondheid
		8	ziektegolf
D	infrastructuur	9	ongeval in tunnel
		10	branden in grote gebouwen
		11	instorting van grote gebouwen
		12	uitval nutsvoorzieningen
E	rampen met betrekking tot de bevolking	13	paniek in menigten
		14	grootschalige ordeverstoringen
F	natuurrampen	15	overstroming
		16	natuurbranden
		17	extreme weersomstandigheden
		18	milieurampen
G		19	ramp op afstand
H		20	extreem geweld en terrorisme

mens veroorzaakte rampen (terrorisme, oorlogen, milieurampen). Hierdoor wordt de kwetsbaarheid van de vitale infrastructuur (*critical infrastructure*) van hoogtechnologische samenlevingen pas echt zichtbaar.

Leidraad Maat Ramp (LMR): hulpbehoefte

De Leidraad Maat Ramp (LMR) berekent voor elk ramptype de mogelijke hulpvraag oftewel de hulpverleningsbehoefte. De LMR levert een beeld op van de hulpbehoefte bij deze twintig ramptypen. De LMR heeft betrekking op betrekkelijk grootschalige gebeurtenissen. Bijvoorbeeld verkeersongevallen met meer dan vijftig slachtoffers of overstromingen waarbij het woongebied van minimaal vijfduizend inwoners meer dan een meter onder water komt te staan. Het grote voordeel van de LMR is dat landelijk dezelfde aanpak wordt gevolgd en de resultaten tussen de regio's onderling vergelijkbaar zijn.

De beoordeling van de regionale risico's vindt plaats voor de twintig onderscheiden ramptypen. Per ramptype worden de risico's voor de eigen regio in kaart gebracht met als resultaat in totaal twintig regiospecifieke maatscenario's. Maatscenario's zijn overzichten van de aanwezige risico's per ramptype en de mogelijke effecten bij rampsituaties. Vervolgens wordt voor elk van deze maatscenario's de bijbehorende hulpbehoefte geschat voor alle mono- en multidisciplinaire processen. Een schatting van de hulpbehoefte voor het hulpverleningsproces 'geneeskundige hulpverleningsketen' wordt bijvoorbeeld afgeleid uit het aantal gewonden en percentages, voor de aard van het letsel en de urgentie van de hulp.

Leidraad Operationele Prestaties (LOP): hulpverleningscapaciteit

De Leidraad Operationele Prestaties (LOP) stelt de regio's vervolgens in staat na te gaan welke hulpverleningscapaciteit nodig is. De berekende capaciteit kan vergeleken worden met de aanwezige regionale capaciteit. De hulpbehoeften bij de twintig regionale maatscenario's worden samengevat in een regionale 'maatramp'. Op grond van de regionale maatramp maakt het bestuur keuzes. Het bepaalt hoe het de organisatie van de rampenbestrijding wil afstemmen op de geïnventariseerde hulpbehoefte. Met de LOP kan de regionale hulpbehoefte worden vertaald naar een schatting van de inzetbehoefte. Dat is in principe een aantal hulpverleners met bijbehorend benodigd materiaal binnen een indicatie van de gewenste responstijd. Bijvoorbeeld: 'honderd ambulanceverpleegkundigen nodig binnen ongeveer een uur'.

Regionaal Beheersplan Rampenbestrijding (RBR)

Uiteindelijk moet dit leiden tot het Regionaal Beheersplan Rampenbestrijding (RBR) met daarin een uitspraak over het gewenste kwaliteitsniveau (zorgniveau) van de verschillende disciplines binnen de rampenbestrijding.

Opschaling volgens coördinatieniveaus (GRIP)

De rampenbestrijdingsorganisatie is onder normale omstandigheden een 'lege' organisatie. Tijdens rampsituaties moet deze organisatie in korte tijd worden opgebouwd. Dit proces van opbouw van bestuurlijke en uitvoerende diensten wordt opschalen genoemd.

De fundering voor een goede rampenorganisatie is de normale structuur van de prehospitale hulpverlening (MKA, ambulancedienst en MMT). Bij een grootschalig ongeval zal, conform het Landelijk protocol ambulancezorg (LPA), de beslissing tot opschaling worden genomen door de centralist van de MKA op de 112-melding of door het eerst aankomende ambulanceteam ter plaatse. Dit gebeurt aan de hand van een situatierapport (SITRAP). Conform de MIST-systematiek bij één slachtoffer zal de melding in de METHANE-structuur gecommuniceerd worden (zie box 16.1).

De verdere opschaling is uitgewerkt in de coördinatiealarmfases van de Gecoördineerde Regionale Incidentbestrijding Procedure (GRIP). De opschalingprocedure kan worden opgestart door elke leidinggevende van de operationele diensten die normaal zitting heeft in een Commando Plaats Incident (CoPI), of door de burgemeester. De opschaling kent vier niveaus:
- GRIP 0: dagelijkse activiteiten van de operationele diensten;
- GRIP 1: bronbestrijding;
- GRIP 2: bron- en effectbestrijding;
- GRIP 3: bedreiging van het welzijn van (grote groepen) van de bevolking;
- GRIP 4: gemeenteoverschrijdend, eventueel schaarste.

Alle bovenbeschreven begrippen worden gehanteerd als instrumenten om de rampenbestrijding zo goed mogelijk te laten verlopen. De beschreven instrumenten zijn vooral van toepassing voor de situatie buiten het ziekenhuis.

16.4.6 Slapende organisaties

CHU

Het Calamiteiten Hospitaal Utrecht (CHU) is een onderdeel van het ministerie van Defensie, dat in samenwerking met het Universitair Medisch Centrum Utrecht

16 BIJZONDERE OMSTANDIGHEDEN 255

Box 16.1 Protocol 2.1, grootschalig incident

CSCATTT

Verpleegkundige (1e ambulance)

(C) Command and control
- coördineert tot aankomst OvDG
- groene hes aantrekken
- aankomende ambulances indelen
  - triage
  - treatment
  - transport
- bepalen waar gewondennest opgezet moet worden:
  - veilige afstand (overleg met brandweer)
  - mogelijkheden voor ambulancecircuit (politie)
  - harde ondergrond
  - gebruik van beschikbare schuilplaatsen
- deelnemen aan MD motorkapoverleg
- OvDG bij aankomst *briefen*
- OvDG vragen welke rol hij verder van je verwacht

(S) Safety
- *self*: draag beschermende kleding
  - helm
  - handschoenen
- *scene*: let op vrijkomen gevaarlijke stoffen
  - windrichting en weer opvragen
  - ambulance op veilige plaats bovenwinds parkeren
- *survivors*: voorkom afkoeling, vergiftiging en verder letsel.

(C) Communication
- portofoonverbinding in door MKA opgegeven gespreksgroep testen
- duidelijk naar aankomende ambulances communiceren; *command*-rol duidelijk laten blijken
- met andere parate diensten overleggen
- na assessment METHANE-bericht compleet maken
- regelmatig SITRAP's geven aan MKA

(A) Assessment
- snelle verkenning en inschatting situatie en SITRAP ter aanvulling op METHANE-bericht versturen
- OvDG briefen over voortgang met taken OvDG totdat deze de taken overneemt

Chauffeur (1e ambulance)

(C) Command and control
- groene zwaailamp aanzetten
- groene hes aantrekken
- ambulance veilig, zichtbaar en strategisch opstellen
- bij ambulance blijven
- bepalen waar aankomende ambulances moeten parkeren
- sleutel in ambulances laten en niet afsluiten (ze kunnen dan nog zo nodig verzet worden en triageambulances kunnen ingezet worden voor transport)
- met verpleegkundige overleggen welke rol na aankomst OvDG.

(S) Safety
- *self*: draag beschermende kleding
  - helm
  - handschoenen
- *scene*: let op vrijkomen gevaarlijke stoffen
  - windrichting en weer opvragen
  - weer constant monitoren
  - ambulance op veilige plaats bovenwinds parkeren
- *survivors*: voorkom afkoeling, vergiftiging en verder letsel.

(C) Communication
- portofoon- of mobilofoonverbinding in door MKA opgegeven gespreksgroep testen
- frequent contact met MKA en 1e ambulance verpleegkundige onderhouden
- volgende ambulances inzet locatie en positie wijzen.

(A) Assessment
- overzicht of situatieschets maken
- situatieschets aan OvDG overdragen
- alert op veranderingen zijn en bevindingen noteren

SITRAP aan MKA
METHANE

M	*major incident*; GRIP-niveau melden
E	*exact location*
T	*type of incident*
H	*hazards* (potentiële en/of aanwezige gevaren)
A	*access* (aanrijroute)
N	*number* (geschat aantal en type slachtoffers)
E	*emergency services* (hulpdiensten aanwezig en vereist)

Tweede en volgende ambulance

TTT: triage, treatment and transport
- naar het door MKA opgegeven verzamelpunt gaan
- altijd gewondenkaarten gebruiken en het gewondenkaartentasje meenemen
- aan eerste ambulance of OvDG vragen welke taak verwacht wordt in:
  - *triage* (beoordeling vitale functies); gebruik gewondenkaarten; verricht alleen kortdurende levensreddende handelingen
  - *treatment* (op vindplaats, in gewondennest of T3-opvang); werk conform LPA; gebruik gewondenkaarten
  - *transport*: alleen in opdracht van OvDG of CvDG

CvDG = commandant van dienst geneeskundig; LPA = landelijk ambulanceprotocol; MKA = meldkamer ambulance; OvDG = officier van dienst geneeskundig; SITRAP = situatierapport.
Bron: Landelijk protocol ambulancezorg 8.0.[3]

kan worden ingezet bij de opvang van slachtoffers na een ramp in het binnen- of buitenland (ramp op afstand).

LMAZ
De Landelijke Meldkamer Ambulancezorg (LMAZ) komt in bedrijf na een ramp ter ondersteuning van een regionale meldkamer.

RIT
Het Rampen Identificatie Team (RIT) wordt ingezet na een ramp om omgekomen slachtoffers te identificeren indien twijfel over de identiteit.

USAR
Urban Search And Rescue Team is een team voor redden van mensen na een ramp in binnen- en buitenland en wordt opgeroepen na een ramp indien nodig.

16.5 HET ZIEKENHUIS BIJ EEN RAMP: ZIROP
Rampen zijn zeldzaam en de respons van de gezondheidszorg kan niet worden gebaseerd op de ervaring van staf en personeel. Planning is daarom extreem belangrijk om ervan verzekerd te zijn dat de kennis en mogelijkheden maximaal benut worden. Deze samengebundelde planning wordt een Ziekenhuis Rampen Opvang Plan (ZiROP) genoemd. Ieder ziekenhuis is wettelijk verplicht een ZiROP te hebben.

16.5.1 Algemene principes
Een goed plan zal ervoor zorgen dat de juiste personen op het juiste moment op de juiste plaats arriveren en, eenmaal aangekomen, hun werk perfect kunnen uitvoeren. Om dit te kunnen bereiken moet men eerst in algemene termen het doel van het plan bepalen en terughoudend zijn om voor elke gebeurtenis tot in detail voor ieder betrokkene een plan op te stellen. Dit is niet praktisch en vaak onnodig. Gedetailleerde instructies voor speciale taken zullen genegeerd worden door degenen die al de juiste vaardigheden bezitten en niet begrepen worden door degenen die niet over die vaardigheden beschikken. Daarom is een deel van het planningsproces gewijd aan het kiezen van de geschikte personen voor bepaalde functies.

Het ZiROP dient alle onderdelen van de respons te omvatten, van de rampmelding tot de laatste *debriefing*, de *medical audit* en de normalisatie, de terugkeer tot de normale gang van zaken. Staf en personeel in stressomstandigheden moeten toch in staat zijn te werken volgens de inhoud van het plan. 'Allesomvattend' en 'gemakkelijk te begrijpen' staan in bepaalde mate haaks op elkaar: een allesomvattend plan is niet gemakkelijk te bevatten en een klein, begrijpelijk plan kan niet alle aspecten behandelen. De gulden middenweg in dezen is elk staf- en personeelslid een overzicht te geven van het ZiROP, zodat zij hun plaats weten in de organisatie. Vervolgens worden actiekaarten uitgegeven met daarop de essentialia van elke functie. Per afdeling is het verstandig nog een deelplan op te stellen met essentialia per afdeling. Een standaard format hiervoor geeft meer uniformiteit in de deelplannen. Besef dat een ziekenhuis een groot kader heeft van hbo- en universitair opgeleiden, die in het dagelijks werk al gewend zijn snel beslissingen te nemen en te improviseren indien nodig. Hun zelfredzaamheid en probleemoplossend vermogen zullen derhalve waarschijnlijk groot zijn. Dat houdt echter niet in dat iedereen maar zijn gang mag gaan bij een ramp en dat het dan wel goed komt. Een goed opgezet en ingeoefend ZiROP zal voor veel situaties adequate oplossingen bieden en verdient over het algemeen de voorkeur.

16.5.2 De landelijke leidraad ZiROP
In deze leidraad wordt aandacht besteed aan:
- de preparatiefase, waarin de voorbereidingen op een eventuele ramp worden getroffen;
- de repressiefase (term van brandweer en GHOR, de politie spreekt over responsfase), die weer in verschillende fasen is ingedeeld die tijdens een rampsituatie in een ziekenhuis te onderscheiden zijn, te weten:
  - fase van berichtgeving (rampmelding);
  - fase van besluitvorming (voorheen fase van overleg);
  - fase van alarmering;
  - fase van opschaling (voorheen fase van voorbereiding);
  - fase van ontvangst;
  - fase van definitieve behandeling;
  - fase van afschaling;
  - fase van normalisatie.

Per fase geeft de leidraad schematisch aan welke onderwerpen in een ZiROP moeten worden behandeld. Daaraan voorafgaand noemt zij de aandachtspunten die in de preparatiefase aan de orde moeten komen.

Het is het beste als een ZiROP-beheerder is aangesteld (aantal fte = aantal bedden gedeeld door duizend), die een ZiROP-commissie ter ondersteuning heeft. Zij zijn dan verantwoordelijk voor het onderhoud van het ZiROP en voor eventueel benodigde OTO-trajecten (opleiding-trainen-oefenen).

Nauwe betrokkenheid van de raad van bestuur en de medische staf bij het ZiROP en de bijpassende OTO-trajecten is een absolute voorwaarde voor een optimaal draagvlak en een goede rampenopvang.

Speciale doelen in de voorbereidingsfase

De algemene principes van een ZiROP zijn eenvoudig, maar dat wil niet zeggen dat het ZiROP zelf simpel is. Om iedereen in staat te stellen perfect werk af te leveren, moeten behoorlijk complexe structuren worden opgezet, waaronder het aanwijzen van sleutelfiguren, sleutelgebieden, *command-and-control* en communicatie. Een aantal procedures zal goed doordacht moeten worden.

'Op- en uitvouwbare' gezagsstructuren

Geen enkel ziekenhuis heeft voor het uitkiezen wat voor soort slachtoffers het zal opvangen na een ramp, dus elk ziekenhuis moet voorbereid zijn op slachtoffers van allerlei mogelijke ramptypen. Ziekenhuizen zijn onderling erg verschillend qua formaat en mogelijkheden (bijvoorbeeld door het al dan niet aanwezig zijn van een specialisme). Dit heeft tot gevolg dat elk ZiROP minimaal een aantal dezelfde vaste sleutelfuncties en verantwoordelijkheden moet omvatten, die bezet en genomen moeten worden tijdens de ramprespons, onafhankelijk van de grootte en aard van het ziekenhuis (academisch of perifeer).

Triage

Sieve

Slachtoffers worden op de plaats van de ramp ingeschaald op basis van de ernst van hun verwondingen en overlevingskans. In het kader van Major Incident Medical Management and Support (MIMMS®) is hiervoor een snelle en eenvoudige methode ontwikkeld, de *triage sieve* (figuur 16.1). Aan de hand van eenvoudige parameters wordt de urgentieklasse van slachtoffers bepaald, zodat snel hun prioriteit met betrekking tot afvoeren van het rampterrein kan worden bepaald. De methode is na een elementaire scholing ook door niet-verpleegkundigen en niet-medici uitvoerbaar.

Figuur 16.1 Primaire triage bij grootschalig incident
Bron: Landelijk protocol ambulancezorg 8.0, protocol 2.2. De kleuren zijn gedeeltelijk aangepast door de redactie.

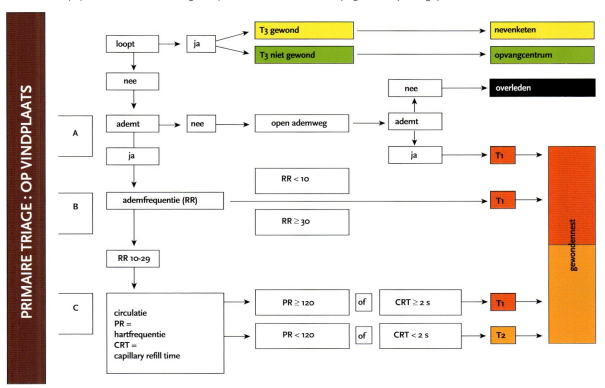

Sort

Triage is een dynamisch proces, dat in de keten van zorg steeds weer herhaald zal worden. De secundaire triage is puur gericht op vitale parameters en noodzaak tot diagnostiek en behandeling. De hiervoor geëigende methode is de *triage sort* (figuur 16.2). Deze secundaire triage is bedoeld voor toepassing door geschoolde verpleegkundigen en medici in een gewondennest op het rampterrein of op de SEH van een ziekenhuis.

Functies verdelen

Triage is het startschot voor de daadwerkelijke hulpverlening. Het is essentieel dat met naam en toenaam is

Figuur 16.2 Secundaire triage bij grootschalig incident
Bron: Landelijk protocol ambulancezorg 8.0, protocol 2.3

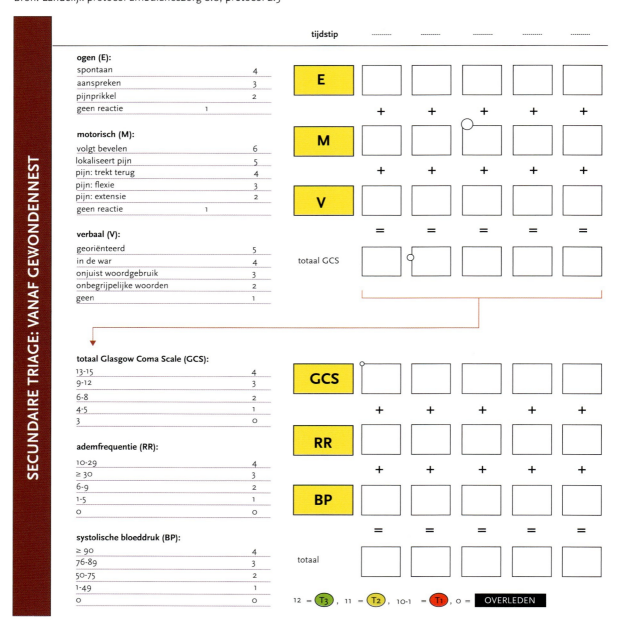

vastgelegd wie er verantwoordelijk is voor de opvang van welke triageklasse (T1-T4). De keuze van de verantwoordelijke personen kan verschillen tussen de diverse ziekenhuizen. In grote ziekenhuizen kan de samenstelling van behandelteams variëren naar gelang het soort slachtoffers dat men kan verwachten. In kleinere ziekenhuizen zal er vaak maar één mogelijke samenstelling zijn.

Hetzelfde geldt in de fase van opschaling na een rampaankondiging. Niet iedere functie die in een ZiROP beschreven staat, zal direct door een apart persoon ingevuld kunnen worden bij het opstarten van een ZiROP. Het is daarom van vitaal belang dat de respons door een kleine groep adequaat opgestart kan worden. Dit moet geëffectueerd kunnen worden door degenen die buiten kantoortijd aanwezig zijn, de 'dienstploeg'.

Voor kleine ziekenhuizen kan dit betekenen dat een kleine groep mensen meerdere taken op zich moet nemen. Vanzelfsprekend moeten deze personen het vermogen hebben om prioriteiten te stellen in het vervullen van de taken die hun ten deel vallen en die vermeld staan op hun actiekaarten. Naarmate er meer personen arriveren die opgeroepen zijn, kunnen functies worden verdeeld al naar gelang het belang van invulling. Dit systeem voor functiedelegering in ziekenhuizen in de opbouwfase van de respons op een ramp wordt 'uitvouwbare gezagsstructuur' genoemd.

Uitvouwbare gezagsstructuur
Er zijn drie groepen functies die vervuld moeten worden.
- Ondersteunende functies: portiers, catering enzovoort.
- Verpleging: gereedmaken van uitrusting en afdelingen voor slachtofferopvang, verpleegwerkzaamheden op de diverse afdelingen.
- Artsen: adequaat bemannen van de diverse afdelingen en management van de klinische respons.

Deze verdeling is gebaseerd op de dagelijkse gang van zaken in een ziekenhuis. Elke groep heeft eigen unieke verantwoordelijkheden, maar niemand kan *stand-alone* functioneren: alle functies zijn essentieel voor de respons op een ramp. Er is onderlinge coördinatie tussen de groepen en voor elke groep is een coördinator aangesteld die de eindverantwoordelijkheid heeft voor alle functies en personen in de groep. In het organigram in figuur 16.3 heeft elke functie een kleurcode en zijn alle sleutelposities apart ingevuld.
- Functies in rood zijn sleutelfuncties, die deel moeten uitmaken van elk ZiROP; zij zijn van wezenlijk belang voor het managen van een apart gebied of fase van de respons. ZiROP's moeten expliciet vermelden dat deze sleutelfuncties essentieel zijn en vanaf het begin van de respons ingevuld moeten worden. Bij de aankomst van meer personen kan de bezetting van een bepaalde sleutelfunctie veranderen, maar de inhoud van die functie verandert niet.
- Functies in geel zijn toegevoegde functies, die nuttig zijn bij de respons op een ramp.
- Functies in groen zijn van wezenlijk belang, maar worden ook in de normale situatie ingevuld en zijn vooral gericht op behandeling, niet op management.

Het organigram in figuur 16.3 kan nog worden uitgebreid met bijvoorbeeld de intensive care. Ook voor ondersteunende diensten kan zo'n schema worden gemaakt. Het organigram laat zien dat het lid van de raad van bestuur dat de rol van algemeen coördinator vervult ten tijde van een ramp verantwoordelijk is voor veel functies.

Opvouwbare gezagsstructuur
Het op- en uitvouwbare karakter van de gezagsstructuren komt tot uiting in het feit dat wanneer ondergeschikten niet aanwezig of beschikbaar zijn, de functies en verantwoordelijkheden toevallen aan degene die direct daarboven in de hiërarchie staat. Andersom geldt dat indien hogere functionarissen nog niet aanwezig zijn, hun functie wordt waargenomen door lagere functionarissen, totdat er aflossing komt.

Dit zorgt ervoor dat de gezagsstructuur snel opgezet kan worden vanuit de functies die op 24-uursbasis beschikbaar zijn. Daarom moeten de (rode) sleutelfuncties direct in te nemen zijn door groepen mensen die functies vervullen die elke dag op elk uur ingevuld worden, zoals poortartsen en SEH-verpleegkundigen. Voor elke positie binnen het ZiROP is een actiekaart beschikbaar. Op deze kaart staan de functie inhoud en bijbehorende verantwoordelijkheden vermeld. In een systeem van op- en uitvouwbare gezagsstructuur zijn hierop bovendien de functies vermeld die eventueel ook vervuld moeten worden, met hun functie-inhoud.

Het verloop van een ramp in een ziekenhuis
De melding van een ramp komt meestal binnen bij de SEH, waarna de procedure voor de voorbereiding voor de eerste opvang start. Na hulpverlening op de SEH is doorstroom naar andere afdelingen belangrijk om capaciteit op de SEH beschikbaar te houden.

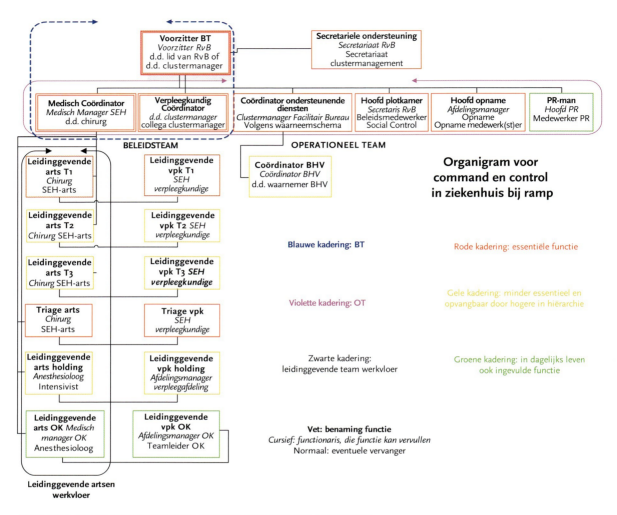

Figuur 16.3 Voorbeeld van een ZiROP, zoals toegepast in Atrium MC, Heerlen
Bron: Leidraad ZiROP 2009.[4]

De inzet van extra capaciteit op de SEH is gedurende de eerste uren na de ramp het grootst. De operatiekamers moeten worden vrijgemaakt voor de opvang van slachtoffers indien het een flitsramp betreft zoals een busongeluk. Dat kan door het lopende OK-programma gedeeltelijk of geheel te stoppen.

Voor slachtoffers die na de operatie aangewezen zijn op een IC-bed, kan de IC-capaciteit een knelpunt in de zorgketen vormen. Deze capaciteit kan worden vergroot door tijdelijk gesloten bedden beschikbaar te stellen, patiënten vervroegd over te plaatsen naar de afdelingen medium care of hartbewaking en door geplande opnames te annuleren. Bij voldoende apparatuur kan nabeademing ook op de recovery plaatsvinden als aanvulling op de IC-capaciteit.

Uitgangspunt is de klinische opvang van slachtoffers zo veel mogelijk te spreiden en de druk over de verpleegafdelingen te verdelen – daarbij uiteraard rekening houdend met het soort zorg (kinderen, volwassen, postoperatief). Verpleegafdelingen hebben verschillende mogelijkheden om capaciteit vrij te maken, zoals patiënten vervroegd ontslaan, extra personeel inzetten en geplande opnames afmelden.

Zowel bij 'externe' als bij 'interne' rampen is het van belang dat voorwaardenscheppende afdelingen op sterkte blijven of worden gebracht. Denk hierbij aan de sterilisatieafdeling en de facilitaire dienst, waaronder de keuken. Van belang zijn tijdige aflossing, maar ook catering en goede familieopvang. Tabel 16.4 geeft een checklist bij het rampenopvangplan.

Tabel 16.4 Checklist ZiROP

preparatiefase	verantwoordelijke(n) ZiROP benoemen
	hiërarchie opzetten
	functionarissen per hiërarchische functie benoemen
	administratief informatiesysteem opzetten
	instructie aan personeel
	herkenbare kleding voor sleutelfunctionarissen aanschaffen
	NAW-gegevens personeel en artsen up-to-date hebben
	informatie voor poliklinische patiënten samenstellen
	gebieden T1, T2, T3 en T4 aanwijzen
	tijdelijke mortuariumruimte aanwijzen
	plaats informatiebalie bepalen
	persruimte aanwijzen
	familiewachtruimte aanwijzen
	herenigingsruimte aanwijzen
	meldpunt personeel/ruimten voor coördinatiecentrum en plotkamer aanwijzen
	in- en externe routing bepalen
	communicatiemiddelen en -lijnen in orde maken en afspreken
	cateringfaciliteiten personeel, patiënten, pers, wachtenden
	evaluatieformulieren samenstellen
	opleiding, training en oefening
	onderhoud en beheer ZiROP
fase van berichtgeving	meldpunt: plaats waar de melding binnenkomt
	methode van melding
	wie gaat iets doen met de melding?
	formulier voor melding met vaste gegevens
fase van besluitvorming	wanneer besluiten tot inwerkingstelling van ZiROP
	wie is betrokken bij deze beslissing
	wie neemt de uiteindelijke beslissing
fase van alarmering	methode van alarmering
	wie bepaalt het benodigde aantal menskracht?
	hoe wordt het benodigde aantal extra menskracht bepaald?
fase van opschaling	samenstelling coördinerend team
	stopzetten normale activiteiten, voor zover nodig en medisch verantwoord
	informatie voor patiënten die acuut worden ontslagen of die een afspraak hebben die niet doorgaat in verband met het stopzetten van de desbetreffende activiteiten
	interne en externe voorbereiding patiëntenrouting, familieruimte en persruimte
	inrichten meldpunt personeel
	inrichten coördinatiecentrum en plotkamer (ruimte waar centraal alle patiëntengegevens verwerkt worden)
	inventarisatie behandelcapaciteit
	T1, T2, T3 en T4 slachtofferopvang voorbereiden

>>

Tabel 16.4, vervolg

	opvang van overledenen voorbereiden
	registratiemiddelen gereedmaken
fase van ontvangst	triage (in principe secundaire triage, zie figuur 16.2)
	registratie
	behandeling
	eerste opvang en stabilisatie
	in kaart brengen van letsels
	transport (intern of extern)
fase van definitieve behandeling	administratie en documentatie
	bevoorrading
	sterilisatie
	VIP-visites
	geestelijke bijstand
	tolken
	communicatie
	aflossing
	catering
	'normale' aanwezige patiënten en ziekenhuis
	'normale' spoedpatiënten
	pers
	bezoekuren
fase van afschaling	beëindigen van 'noodtoestand'
	debriefing
	posttraumatische begeleiding
	medical audit
	evaluatie
fase van normalisatie	hervatten van de 'gewone' zorg
	uitloop van de behandeling van opgenomen rampslachtoffers
	afwikkelen financiële verwikkelingen ramp
	lessons learned

Ieder ziekenhuis kan deze lijst naar eigen inzicht uitbreiden of inkorten.

16.6 ANDERE PROCESSEN BIJ OPGESCHAALDE ZORG

Veel van de tot nu toe besproken items in dit boek gaan over de Spoedeisende Medische Hulp (SMH). De GHOR kent daarnaast nog twee processen:
- psychosociale hulp bij ongevallen en rampen (PSHOR);
- preventieve openbare gezondheidszorg (POG).

16.6.1 Psychosociale hulp: PSHOR

De PSHOR omvat de psychische hulpverlening, maar ook sociale hulpverlening zoals vervangend onderdak, vervangende kleren en tijdelijke financiële ondersteuning. Snelle hulp kan onnodig leed voorkomen. In het ziekenhuis kan PSHOR niet alleen nodig zijn voor patiënten maar ook voor het eigen personeel. Psychische ondersteuning aan het eigen personeel is een taak voor het Bedrijfs Ongevallen Team (BOT).

16.6.2 Preventieve openbare gezondheidszorg: POG

Het proces POG staat in relatie tot de andere twee hoofdprocessen van de GHOR, maar onderscheidt zich van de andere hoofdprocessen doordat het:
- zich richt op de gezondheidsbescherming van (potentiële) slachtoffers van een ongeval of ramp,

vooral door adviezen aan gemeenten en (operationele) diensten, preventieve maatregelen en risicocommunicatie;
- niet gericht is op (individuele) behandeling van letsel;
- geen patiëntencontacten kent.

Gevaarlijke stoffen: CBRN
Steeds meer is er het besef dat bij calamiteiten stoffen kunnen vrijkomen die een bedreiging kunnen vormen voor mens en milieu. Denk daarbij aan branden, incidenten met toxische (vergiftigende) stoffen of aan de verspreiding van antrax via poederbrieven. Het kan gaan om risico's op korte termijn, door bijvoorbeeld acute blootstelling aan de vrijkomende gevaarlijke stoffen, maar ook om langetermijneffecten, wanneer bijvoorbeeld gevaarlijke stoffen terechtkomen in en op de bodem en in het grondwater. De POG houdt zich bezig met het beperken en voorkomen van dergelijke risico's.

Deze risico's worden aangeduid met de afkorting CBRN:
C chemische stoffen, die vrijkomen bij brand of explosie en stoffen die een vergiftiging kunnen veroorzaken;
B biologische stoffen, bijvoorbeeld micro-organismen zoals bacteriën, virussen en schimmels;
R radiologische bron, bijvoorbeeld van röntgenstraling;
N nucleaire straling, zoals in gebruik bij kerncentrales.

Het GHOR-aandeel in het kader van het proces POG kan per calamiteit (of ramptype) variëren. Dit is vooral afhankelijk van de bron en de aard van de gevaarlijke stoffen die bij een calamiteit betrokken zijn.

Ziekenhuizen dienen zich met het regionale GHOR-bureau voor te bereiden op CBRN-incidenten, onder andere door een goede inventarisatie van regionale risico's. Denk hierbij aan de gevaren van transport door de regio van gevaarlijke stoffen (weg, spoor, lucht, water). Diverse personen en instellingen, zoals het regionale CBRN-steunpunt, de GAGS en de adviseur gevaarlijke stoffen (AGS) kunnen advies geven.

Niet-CBRN-categorieën
Ook bij calamiteiten zonder gevaarlijke stoffen kan het proces POG in werking treden. Deze categorie wordt in de procesbeschrijving de 'niet-CBRN-categorie' genoemd. Hieronder vallen bijvoorbeeld extreme weersomstandigheden en overstromingen.

In het geval van een ramp met CBRN-stoffen heeft de GHOR een adviserende of coördinerende rol:
- beoordeling van risico's en maatregelen, in de vorm van onderzoek naar en advies over mogelijke nadelige invloeden op de gezondheid, zowel op de korte als lange termijn;
- uitvoering van maatregelen.

Infectieziekten
In geval van infectieziektebestrijding heeft de GGD een prominente inhoudelijke rol. Bij bijvoorbeeld een influenzapandemie is de arts infectieziekten van de GGD betrokken als inhoudsspecialist.

Terreurdaad
Bij terrorisme gaat het om een bewust gebruik van personen, materialen en middelen met als doel zo veel mogelijk slachtoffers te maken dan wel een gevoel van angst te creëren.

Terrorisme heeft een groot effect op de veiligheidsbeleving van burgers, zowel in de acute fase als bij de nasleep van een dergelijk incident. Bijzondere aspecten van terroristische aanslagen zijn vaak:
- de onvoorspelbaarheid;
- de onbekendheid van de locatie waar het zal gebeuren;
- het agens waarmee de aanslag zal worden gepleegd;
- het gegeven dat toeval uitgesloten is.

Veelal is er bij een terroristische actie sprake van CBRN-rampen. Echter in geval van terrorisme:
- heeft Justitie een belangrijke rol in verband met opsporing en vervolging;
- kan er sprake zijn van een andere hulpvraag, bijvoorbeeld door kunstmatig gemodificeerde ziekteverwekkers;
- is het opzettelijk de bedoeling om zo veel mogelijk slachtoffers te veroorzaken.

Nota bene Een ziekenhuis kan slachtoffers binnenkrijgen van een terreurdaad maar ook zelf het slachtoffer hiervan zijn. In de *Leidraad CBRN* kunt u nadere informatie vinden voor de opvang van dit soort slachtoffers in het ziekenhuis.[5]

Overstromingen
De afgelopen jaren heeft de Taskforce Management Overstromingen (TMO) zich in opdracht van de regering ingespannen om de organisatorische voorbereiding op een (dreigende) overstroming in Nederland op peil te brengen. Uitgangspunt van de TMO zijn 'ergst denkbare overstromingen' (EDO's). Statistisch wordt het aantal dodelijke slachtoffers geraamd tussen 0,1-1% van het aantal getroffenen. De Stuurgroep Management Overstromingen (SMO) is ingericht naar aanleiding van de *Kabinetsreactie Taskforce Management Overstromingen* van 3 juni 2009. Binnen de SMO bundelen de veiligheidsregio's, de waterschappen en het ministerie van Infrastructuur

en Milieu de krachten om beter organisatorisch voorbereid te zijn op grootschalige overstromingen.

Nederland ligt voor ongeveer 40% onder de zeespiegel, niet alleen het noorden, westen en zuidwesten, maar ook voor het bewoonde land achter rivier- en zeedijken elders zijn de risico's bij een overstroming aanzienlijk.

Wanneer er 20 cm water in de straten staat, valt de elektriciteit uit en ontstaan er levensgevaarlijke situaties doordat putdeksels van riolen naar boven gedrukt worden. Bovendien ontstaat na enige tijd besmetting van het oppervlaktewater door chemicaliën, rioolwater en kadavers van dode dieren en mensen. GSM-masten en andere communicatie- en noodkanalen zoals C2000 werken niet meer, of niet naar behoren. Tevens zullen logistiek en distributie van schoon drinkwater, medicatie en voeding ernstige hinder ondervinden of zelfs onmogelijk worden. Het opslaan van (grote) voorraden zal de bevolking en de hulpdiensten eveneens voor grote uitdagingen stellen.

Gevolgen van een overstroming

Als een ziekenhuis overstroomt, zijn de gevolgen desastreus; vrijwel alle voorzieningen vallen uit. De mogelijkheden om noodaggregaten te gebruiken zijn beperkt. De gevolgen voor de verzorging van patiënten zijn dan ook groot. De mate (diepte en duur) van overstroming is hierbij natuurlijk erg belangrijk. Er bestaat een groot verschil tussen wateroverlast van 5 cm of van 3 m, en ook de duur van de overstroming is van grote invloed. Essentieel in de voorbereiding is het plaatsen van schakelkasten en noodaggregaten op hoger gelegen verdiepingen.

Als eerste mogelijke gevolg zal vroegtijdig moeten worden besloten tot evacuatie van niet-zelfredzamen, zoals patiënten uit ziekenhuizen en bewoners van verpleegtehuizen. Nu is de evacuatie van een heel ziekenhuis lastig en risicovol, en het verzekeren van de continuïteit in de zorg is een belangrijke opgave. Het patiëntenbestand moet zo spoedig mogelijk worden verkleind. Tijdig zal moeten worden besloten tot een opnamestop, teneinde vooral de IC's niet te blijven vullen. Het resterende patiëntenbestand zal moeten worden geëvacueerd. De ambulancecapaciteit is meestal niet onbeperkt en dit kan ertoe leiden dat moet worden afgeweken van het standaardprotocol voor transport van patiënten. In het ergste geval kan dit leiden tot verslechtering van de toestand van een patiënt. Ook moet rekening worden gehouden met slachtoffers als gevolg van moeilijke omstandigheden bij het transport. Dit alles moet worden meegenomen in de beslisschema's voor evacuaties.

Zelfredzaamheid van artsen en personeel is in deze situatie van groot belang. In gebieden waar ziekenhuizen overstroomd kunnen worden, moet aandacht worden besteed aan het optimaliseren van de zelfredzaamheid van de hele organisatie, onder andere op het gebied van de eigen veiligheid, de bereikbaarheid van het ziekenhuis, het vertrek uit het ziekenhuis, de voorraadbeheersing, het tegenhouden van het water en de uitval van de nutsvoorzieningen.

In geval van een overstroming kan een ziekenhuis zich in drie situaties bevinden.

- Het ziekenhuis ligt buiten het overstromingsgebied. Het ziekenhuis kan geconfronteerd worden met (aanzienlijke aantallen) verdrinkingslachtoffers die behoudens 'gewone' traumaproblemen ook onderkoelings- en verdrinkingsverschijnselen vertonen. Het aanbod van patiënten kan sterk toenemen door (preventieve) evacuatie van direct getroffen ziekenhuizen. Het is raadzaam stil te staan bij de capaciteit die in een dergelijke situatie gevraagd en geboden kan worden. Houd ook rekening met gevolgeffecten van de overstroming voor bijvoorbeeld bevoorrading en uitval van personeel.
- Het ziekenhuis blijft droog, maar ligt binnen het overstromingsgebied. Naast de reeds genoemde spelen nu ook andere problemen een rol:
  - transportproblemen (af- en aanvoer van personen en voorraden, aflosproblemen);
  - dreigende wateroverlast;
  - kans op uitval van nutsvoorzieningen in de regio en in het ziekenhuis zelf;
  - deels of volledig uitvallen van de aanvoer van voorraden;
  - personeelsleden worden thuis bedreigd door het water en kiezen ervoor het gezin niet in de steek te laten (de continuïteit in de zorg wordt bedreigd).
- Het ziekenhuis is overstroomd. Dit is de moeilijkste van de drie situaties. Een ziekenhuis in overstroomd gebied zal zo veel mogelijk inzetten op enerzijds de continuïteit van de zorg voor de patiënten en anderzijds het verplaatsen (evacueren) van de patiënten naar een veilige omgeving. Overvloedig water in een ziekenhuis leidt tot uitval van gas, water en licht. Dit heeft gevolgen voor:
  - stroomvoorziening, veel cruciale processen maken gebruik van stroom;
  - klimaatbeheersing;
  - koeling;
  - luchtbeheersing;
  - ICT (ook de elektronische dossiers);

- sterilisatie van instrumenten (beschikbare steriele middelen zullen snel afnemen met gevolgen voor de hygiëne);
- drinkwater;
- vitale apparaten zoals radiologie, laboratorium, beademingstoestellen, monitoren enzovoort.

Nota bene Apparaten kunnen vaak op alternatieve wijzen worden bediend, veelal wel met extra inzet van personeel.

Als de noodaggregaten in de kelder staan, zijn deze mogelijk ook getroffen door het water. Daarnaast levert de noodvoorziening, als die al functioneert, beperkingen op omdat zij niet het gehele ziekenhuis van stroom kan voorzien maar slechts 50-60% van de processen. Daarbij is de noodvoorziening is ook afhankelijk van brandstof, en deze raakt na één of enkele dagen op.

Bevoorrading van buitenaf zal moeilijk zijn. De aanvoer van voeding met speciale diëten, drinkwater, medicijnen en brandstof, en de afvoer van afval staan onder grote druk. Ook de aanvoer van brandstof voor de noodvoorzieningen, vaak honderden tot duizenden liters per dag, zal niet gegarandeerd zijn. Het aanwezige personeel zal zwaar worden belast. Naar verwachting is de personele bezetting al lager, omdat het eigen personeel ook bezig is met de opvang en evacuatie van naasten. Bovendien zijn mensen niet onbeperkt inzetbaar: personeel zal ook moeten rusten.

Door dit alles kan alsnog evacuatie noodzakelijk blijken, met alle problemen van dien. Voor de evacuatie is het ziekenhuis aangewezen op hulp van buiten.

Voorzorgsmaatregelen

Bij de bouw van een ziekenhuis in een gebied dat door hoog water bedreigd kan worden, is het verstandig om essentiële onderdelen van de infrastructuur en essentiële afdelingen niet op de onderste verdiepingen onder te brengen. Na de ramp door orkaan Katrina in New Orleans (2005) zijn bij nieuwbouw van gebouwen zoals ziekenhuizen essentiële installaties niet meer in ondergrondse ruimten gepland.

Grieppandemie

Een pandemie kan worden veroorzaakt door verschillende infectieziekten. De dreiging van een grieppandemie door het influenzavirus wordt doorgaans als voorbeeld genomen voor de voorbereiding op een dergelijke pandemie.

Uit de *Nationale risicobeoordeling 2008* (NRB) bleek dat een grieppandemie een van de grootste bedreigingen is voor de Nederlandse nationale veiligheid. In de vier rampscenario's die zijn uitgewerkt in de NRB 2012 ('cyberactivisme', 'gewelddadige eenling', 'grootschalige onlusten' en 'wapenbeheersing falende staat') komt een grieppandemie niet langer voor. Toch zijn zowel de kans op als de gevolgen van een ernstige grieppandemie nog steeds groot. Een grieppandemie heeft gevolgen voor de gehele samenleving en raakt daarmee niet alleen de gezondheidszorg maar ook andere sectoren die van vitaal belang zijn voor het functioneren van onze maatschappij.

Naast de algemene voorbereiding op een grote zorgvraag zijn ook specifieke voorbereidingen nodig om het zorgaanbod op peil te houden. Tijdens een pandemie zullen immers ook medewerkers van het ziekenhuis uitvallen, niet alleen als gevolg van de ziekte zelf maar ook om te zorgen voor naasten en mogelijk uit voorzorg of angst om ziek te worden van patiënten.

In berekeningen wordt ervan uitgegaan dat 30% van de bevolking, en dus ook 30% van het personeel van het ziekenhuis, ziek wordt tijdens een grieppandemie, en tijdens het hoogtepunt van de ziektegolf kan tot 30% van het personeel tegelijkertijd afwezig zijn vanwege ziekte, zorg of voorzorg. De inspanningen moeten daarom gericht zijn op de volgende drie doelen:
- het blijven functioneren van de kritische processen in de eigen organisatie;
- het waarborgen van essentiële producten en diensten van toeleveranciers en dienstverleners;
- met als einddoel het waarborgen van voldoende zorgaanbod.

Hiertoe is het nodig een continuïteitsplan ten behoeve van een grieppandemie op te stellen. Dit continuïteitsplan wordt bij voorkeur geïntegreerd met bestaande continuïteitsplannen zoals het ZiROP.

Speciale aandacht vraagt de zorg voor het eigen personeel. Tijdens een pandemie – maar ook in geval van een CBRN-ramp – vormen de slachtoffers, die in het ziekenhuis zorg nodig hebben een besmettingsrisico voor het personeel. Op grond van de arboregelgeving, maar ook om maximale werkwilligheid van het personeel te bereiken, zijn beschermingsmaatregelen nodig. Het is de verantwoordelijkheid van de werkgever deze maatregelen reeds in de voorbereidingsfase te treffen, in overleg met het personeel. Ook de arbofunctionaris of de arbodienst moet hierbij betrokken worden. Uiteraard beperken beschermingsmaatregelen voor het personeel ook de verspreiding van de ziekte binnen het ziekenhuis.

Tijdens een grieppandemie zal er in ieder geval een grotere vraag zijn naar IC-capaciteit, beschermingsmiddelen en antibiotica. Mogelijke maatregelen zijn:
- aangepaste triage;
- anders inzetten van personeel, zodat schaars IC-personeel alleen die taken hoeft te doen waarvoor anderen niet gekwalificeerd zijn;
- een grotere voorraad beschermingsmiddelen en antibiotica;
- afspraken met leveranciers over gegarandeerde levering tijdens een pandemie.

16.7 ZELFREDZAAMHEID IN CRISISSITUATIES

16.7.1 Mentale en fysieke weerbaarheid

Rampenhulpverlening start te allen tijde bij het individu: de burger die zichzelf en zijn naaste helpt, de brandweerman die een slachtoffer uit een benarde positie bevrijdt en de arts of verpleegkundige die spoedeisende hulp op straat of in het ziekenhuis verleent.

In noodsituaties kan bewustzijn en kennis van algemene gedragspatronen bij zichzelf en anderen een verschil in overlevingskans maken. De veiligheid dient zo veel mogelijk op de voorgrond te staan bij de hulpverlening.

Uit onderzoek van onder meer het Instituut voor Fysieke Veiligheid (www.ifv.nl) blijkt dat menselijk handelen gebaseerd is op onder meer groepsgedrag en 'scriptgedrag'.

Groepsgedrag

Bij groepsgedrag blijkt dat mensen hun inschattingen van een onveilige situatie of het waarnemen van mogelijk of reëel gevaar laten beïnvloeden door het gedrag en de reactiepatronen van anderen. Reageert de omgeving niet, of niet adequaat en alert, dan zal in veel gevallen de reactie van de verontruste persoon leiden tot acceptatie van het fenomeen en zal hij geen verdere actie ondernemen of pas in een veel later stadium. Bij bijvoorbeeld rookontwikkeling in een gebouw kan dat tijdverlies een levensbedreigende situatie of zelfs de dood door verstikking tot gevolg hebben.

Scriptgedrag

Uitgangspunt van scriptgedrag is dat vrijwel ieder mens volgens ingesleten en aangeleerde patronen en programma's beweegt en handelt. Zeker als onderdeel van het maatschappelijke en culturele socialisatieproces, maar ook als psychologisch (zelf) conditioneringsmechanisme.

Een voorbeeld waarbij zowel sprake was van groepsgedrag als van scriptgedrag is de brand in voetbalstadion Euroborg in Groningen op 14 april 2008. Er waren ongeveer 20.000 supporters aanwezig in het stadion, en om de sfeer te verhogen had de harde kern 1500 rollen wc-papier uitgedeeld aan de noordzijde. Vijftien minuten voor de start van de wedstrijd werden deze op het veld gegooid. Eén wc-rol brandde en zorgde binnen de kortste keren voor een snelle uitbreiding van de brand en voor een enorme rookontwikkeling. Dit was voor iedereen zichtbaar en de rook was ook te ruiken. Toch leidde dat niet direct tot het verlaten van het stadion. Pas op het moment dat hitte gevoeld werd en de mogelijkheid om goed te ademen belemmerd werd, kwam de massa aan de noordzijde in beweging, maar 24 mensen kampten met ademhalingsproblemen en moesten naar het ziekenhuis overgebracht worden. Dertien minuten na de eerste melding arriveerde de brandweer, niet veel later was de brand onder controle.[6]

Een ander voorbeeld van groepsgedrag is de ontruiming van de torens van het World Trade Center in New York op 9 september 2001. Uit interviews met 250 overlevenden blijkt dat 90% van hen in de eerste fase van de ontvluchting (besluitvormingsfase) groepen vormde. De meeste groepen evacués werden geleid door afdelingsmanagers.

Er was ook sprake van scriptgedrag tijdens een brand in een Zweeds verzorgingstehuis, waarbij 95% van de patiënten via één trappenhuis werd gered terwijl er nog drie trappenhuizen beschikbaar waren. Het trappenhuis dat het personeel voor de evacuatie gebruikte, was hetzelfde trappenhuis dat in normale situaties gebruikt werd. De andere drie waren noodtrappenhuizen en voor dagelijks gebruik afgegrendeld met een noodontgrendeling die aan een alarm was gekoppeld.

Enkele voorbeelden van scriptgedrag zijn:
- vasthouden aan procedures (bijvoorbeeld een voetbalwedstrijd laten doorgaan in plaats van te staken);
- vasthouden aan sociale normen (bijvoorbeeld eerst willen afrekenen voordat men het restaurant verlaat);
- doorgaan waar men mee bezig is (bijvoorbeeld winkelen);
- de geplande route vervolgen (bijvoorbeeld bij brand in een treinstation en toch nog de trein willen halen).

Angst en paniek

Angst is menselijk, een primair instinct en een fundamenteel gevoel van lijfsbehoud. Het leren omgaan met de eigen angsten en inzicht krijgen in dit soort interne en externe processen creëert de mogelijkheid om gevaarsignalen te herkennen en paniek in een vroeg stadium in te dammen. Niets is zo besmettelijk en gevaarlijk als blinde paniek, getuige de vaak grote aantallen slachtoffers door verstikking en verdrukking tijdens massabijeenkomsten en grootschalige evenementen. Het belang van deze psychologische en fysieke aspecten voor de zelfredzaamheid van geneeskundig personeel mag duidelijk zijn.

Tactical breathing

Het zijn niet alleen de praktische vaardigheden op het gebied van medische interventie en handelen die van groot belang zijn voor het begeleiden en behandelen van patiënten. Het leren omgaan met (eigen) angst, paniek en de kennis van groepsgedrag en scriptgedrag is dat eveneens. Bij de mens zal onder deze omstandigheden een aantal fysiologische processen veranderen. *Tactical breathing* is een methode om greep op die processen te houden.

Het autonome zenuwstelsel bestaat uit het sympathische en het parasympathische zenuwstelsel. Het sympathische zenuwstelsel wordt geactiveerd wanneer de nood aan de man is, bijvoorbeeld wanneer iemand beklemd zit in een voertuig en onder je handen dreigt te verbloeden. Vitale parameters zoals ademhaling en hartslag versnellen, bloeddruk en kleur van de huid veranderen. Het sympathische zenuwstelsel is ook direct verantwoordelijk voor de *fight, flight, freeze, fright and faint*-reactie, het bereidt geest en lichaam voor op onmiddellijk gevaar. Het parasympathische zenuwstelsel ontspant en verlaagt juist de hartslag. De balans tussen beide heet homeostase.

Onder stressvolle omstandigheden opereren vraagt veel van een mens. Om adequaat en veilig te blijven werken in zulke omstandigheden is training nodig: van een bewuste regulatie van de ademhalingsfrequentie en van communicatieve en operationele vaardigheden.

Dit geldt niet alleen voor politiemensen en militairen die in onverwachte geweldssituaties komen te verkeren, maar ook voor brandweermensen en medische hulpverleners die onder grote tijdsdruk levensreddende handelingen moeten uitvoeren.

Rescue squirrel method

In een aantal landen worden brandweer- en ambulancehulpverleners opgeleid door middel van de *rescue squirrel method* en ingezet om beknelde slachtoffers in een voertuigongeval niet alleen medisch maar ook psychologisch bij te staan.[7,8] De methode is gebaseerd op de *écureuil* (eekhoorn), zoals in Frankrijk de brandweerman genoemd wordt die zich door brokstukken, doelgericht en snel als een eekhoorn, een weg baant tot bij het slachtoffer.

Hierbij worden de hulpverleners onder meer getraind in ademhalingstechnieken om patiënten en slachtoffers gerust te stellen en angst, pijn en desoriëntatie te verminderen.

Er wordt nog volop onderzoek gedaan naar de uitkomsten. De gedachte achter deze systemische aanpak is, dat wanneer patiënten in nood hun hartritme, bloeddruk en ademhalingsfrequentie proactief kunnen verlagen, zij daarmee de natuurlijke compensatiemechanismen van het lichaam, die de mortaliteit en morbiditeit vergroten, effectief kunnen tegengaan.

Het bewustzijn van gevaar ('gevaarsignalen') en een fundamenteel besef van zelfredzaamheid is een primair instinctmatig gegeven, waar we actief en proactief mee kunnen omgaan.

16.7.2 Survival medicine

Survival medicine[9] is een apart onderdeel binnen de spoedeisende geneeskundige hulp in buitengewone omstandigheden. Hoewel er vele afgeleide en verwante specialismen bestaan, richten wij ons hier met name op survival en wilderness medicine. Deze vakgebieden hebben met elkaar gemeen dat de tijdspanne waarin professionele hulp beschikbaar is mogelijk meerdere dagen (of veel langer) in beslag neemt en het werk- of inzetgebied vaak afgelegen of heel complex is.

Cruciaal in beide vakgebieden zijn *situational awareness* en het te allen tijde waarborgen van de eigen veiligheid, omdat gebrek aan alertheid de eigen gezondheid en die van anderen in gevaar kan brengen en mogelijk de overlevingskans aanzienlijk vermindert. De marges zijn namelijk kleiner.

Er is sprake van *wilderness conditions* wanneer men meer dan 72 uur reizen verwijderd is van medische faciliteiten. Die condities kunnen dus ook gelden tijdens een ramp in stedelijk gebied.

Wanneer er een beperkte hoeveelheid hulpverleners en materiaal voorhanden is ten opzichte van het (grote) aantal slachtoffers, in combinatie met een uitval van de vitale infrastructuur, afwezige communicatie, slechte weersomstandigheden en onbekendheid met het terrein, de locatie of de positie, kunt u zich voorstellen dat hulpverlening heel moeilijk is.

In afgelegen gebieden is noodhulp vaak niet of onvoldoende beschikbaar. Een val van hoogte, een anafylactische shock als gevolg van een insectensteek of onderkoeling kan tijdens een buitensportactiviteit of trektocht plotseling leiden tot een levensbedreigende situatie. In de bergen, de jungle, de woestijn en op open zee gelden andere regels. Ook het seizoen, de buitentemperatuur en het feit of het dag of nacht is, beïnvloeden in grote mate de conditie van de patiënt en de mogelijkheden om adequaat hulp te kunnen verlenen.

Voorbereiding

Voorbereiding is fundamenteel, met name wanneer men een activiteit buiten de gebaande paden gaat ondernemen. Het is van belang helder voor ogen te hebben wat u überhaupt gaat doen, met wie u op stap gaat, wat de risico's zijn, dat u de juiste materialen gebruikt, dat u een back-upplan hebt en dat u mentaal en fysiek uitgerust en geacclimatiseerd bent.

Praktische vaardigheden

Survival medicine omvat niet alleen elementaire kennis van de fysiologie, psychologie, anatomie en pathologie van het eigen systeem, maar vooral ook praktische vaardigheden hoe u zichzelf kunt beschermen tegen interne, externe verstoringen en bedreigingen.

Het vermogen om de eigen ademhaling te kunnen reguleren in acute crisissituaties, alert en wakker te zijn is cruciaal om te overleven. Bovendien kunnen *environmental emergencies* zoals hypo- en hyperthermie levensbedreigend zijn, met name wanneer er tegelijkertijd sprake is van een acuut ziektebeeld of trauma.

In het vakgebied dat survival medicine omvat, gaat men ervan uit dat er nauwelijks medische voorzieningen voorhanden zijn, vandaar dat sterk teruggegrepen wordt op de medicinale werking van bijvoorbeeld wilde planten en kruiden. Met name in Zweden, Finland en Estland is dat onderdeel van de training van militaire overlevingsspecialisten. In principe wordt alles gebruikt wat het menselijk systeem kan ondersteunen, en dat staat geregeld haaks op de opvattingen die binnen de hygiëne en de preventieve gezondheidszorg gelden. In primitieve omstandigheden dient bijvoorbeeld standaard alle voedsel en water gekookt te worden, terwijl het bij overleving te velde erom gaat dat u alles eet wat u kunt vinden dat enigszins eetbaar is, om het lichaam van energie te blijven voorzien.

Het beheersen van eerste (zelf)hulpvaardigheden vormt de basis om te kunnen improviseren, buiten op straat, in de wildernis. Door uzelf bloot te stellen aan de elementen went u zichzelf aan allerlei ontberingen, zoals duisternis, regen en kou.

Prioriteiten

De allereerste prioriteit ligt bij uw eigen veiligheid. Wanneer u zeker weet dat u op uzelf aangewezen bent en geen mogelijkheid ziet om alarm te slaan, zult u een veilige plek moeten vinden om een noodbivak op te zetten. Het behoud van lichaamswarmte en hydratie zijn daarbij van levensbelang. Het doel om een patiënt zo snel mogelijk ABCDE te stabiliseren, geldt weliswaar ook hier, maar wordt lastig wanneer u niet de beschikking hebt over de noodzakelijke middelen. Ingeval de patiënt stabiel is, hebt u meer tijd tot uw beschikking. Haastige spoed heeft in dit soort omstandigheden sowieso weinig zin.

Communicatie

Interne en externe communicatie kan lastig zijn, zeker wanneer er geen bereik is of wanneer u niet precies weet waar u zich in het gebied bevindt. Telefonische communicatie met een meldkamer of hulpverlener in een andere, onbekende taal kan de nodige moeilijkheden en ruis opleveren.

Transporttechnieken

Wanneer u een acuut zieke of (ernstig) gewonde patiënt transportgereed heeft gemaakt, is het van belang hem uit de 'elementen' te houden. Wanneer de omstandigheden dat toelaten en er voldoende mensen beschikbaar zijn, moet de patiënt met behulp van bijvoorbeeld een geïmproviseerde brancard getransporteerd worden naar een verzamelplaats. U dient er wel rekening mee te houden dat de inzet van een grote groep mensen in geaccidenteerd terrein uiterste oplettendheid en behoedzaamheid vereist.

16.7.3 Wilderness medicine

Wilderness medicine als medisch specialisme wint de laatste jaren wereldwijd aan invloed en belangstelling. In essentie gaat het over acute geneeskunde in buitenomstandigheden. In landen die uitgestrekte wildernissen kennen, hebben lokale, regionale en nationale medische organisaties zich ten doel gesteld om de effecten van klimatologische, geografische en omgevingsfactoren op de mens wetenschappelijk in kaart te brengen en specifieke protocollen en *hands-on* vaardigheidstrainingen te ontwikkelen voor professionele en lekenhulpverleners.

Het behandelen van een verstuikte of gebroken enkel op een steil bergpad vraagt om een andere benadering: u zou SAM®-splints, tent- en skistokken kunnen gebruiken om fracturen te spalken, maar hoe kunt u het slachtoffer bij slecht zicht ondersteunend verplaatsen? Hoe behandelt u tweede- en derdegraads brandwonden als gevolg van een incident rond het kampvuur wanneer u slechts de beschikking heeft over gletsjerwater uit de rivier en een aantal eenvoudige verbanden? Hoe gaat u om met pijnklachten wanneer u geen medicatie tot uw beschikking heeft? Zo is het opheffen van een schouderdislocatie of -luxatie voor een kajaker op een wild stromende rivier niet doenlijk. Hij/zij zal eerst in rustiger vaarwater moeten zien te komen om überhaupt aan land te kunnen gaan. Daar kan dan eerste (zelf)hulp toegepast worden, dat vergt oefening. Maar hoe kom je daar weg wanneer de landingsplek omgeven is door steile rotswanden? In al deze gevallen zult u moeten improviseren met de materialen die voorhanden zijn.

U leert daarom situaties steeds anders te benaderen en opnieuw te bepalen wat u zou kunnen doen. Deze aanpak, die vaak verre van ideaal is, vraagt om een andere *state of mind*. Voor een goede opleiding in wilderness medicine hoeft u overigens niet naar de Verenigde Staten, Canada of Australië, ook in Nederland en Europa zijn uitstekende trainingen en opleidingen beschikbaar.

16.8 CONCLUSIE

Acute geneeskunde onder bijzondere omstandigheden is een complex onderwerp, dat moeilijk te behandelen is zonder essentialia achterwege te laten. Voor verdieping moeten wij de lezer verwijzen naar andere bronnen, zoals www.alsg.nl, www.ggd.nl en www.ghor.nl, www.crisis.nl, www.nl-alert.nl en www.denkvooruit.nl. Kijk ook op www.pgvn.nl voor meer informatie.

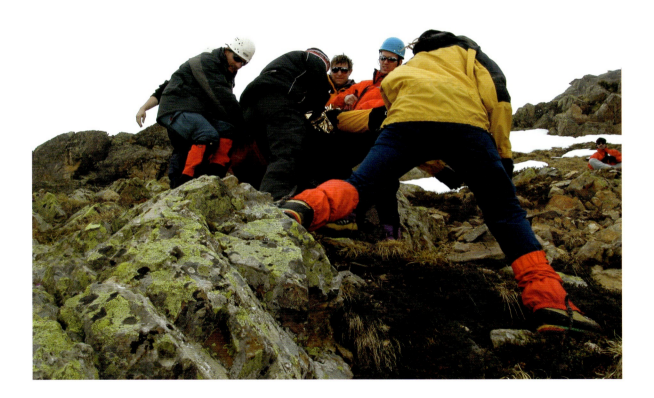

Figuur 16.4   Redding van een gewonde uit bergachtig terrein
Oefening Wilderness First Aid, Bernina, Zwitserland, mei 2004.
Foto: C. Motz.

Na het lezen van dit hoofdstuk bent u op de hoogte van een aantal begrippen op het gebied van opgeschaalde zorg en van een aantal afspraken rondom rampenbestrijding in Nederland voor zover die betrekking hebben op de gezondheidszorg. Ook is ingegaan op de impact die rampen en rampenbestrijding kunnen hebben op ziekenhuizen, en op een aantal aspecten van de persoonlijke professionele weerbaarheid in moeilijke situaties.

Besef dat voor elk ziekenhuis in de regio de GHOR een belangrijke partner kan zijn bij de voorbereidingen voor een adequate rampenopvang. Ook het regionale traumacentrum heeft vaak meer specifieke kennis in huis dan het gemiddelde ziekenhuis zonder traumafunctie.

Alleen goede preparatie, inclusief een uitgekiend cyclisch OTO-traject en permanente aandacht voor het ZiROP, kan adequate opvang van rampenslachtoffers garanderen.

Het werken onder bijzondere omstandigheden brengt extra moeilijkheden met zich mee. Niet alleen het minimaliseren van direct gevaar voor de hulpverlener zelf, maar ook het optimaal gebruiken van beperkte middelen en mogelijkheden en besef hebben van de onmogelijkheden in de gegeven situatie zijn wezenlijke vaardigheden Fysieke zelfredzaamheid, mentale weerbaarheid en individueel improvisatievermogen staan daarbij centraal.

LITERATUUR

1 Wet veiligheidsregio's, §3 De veiligheidsregio. Stb. 2010, 145. In werking getreden op 1 oktober 2010, laatstelijk gewijzigd op 1 januari 2014, Stb. 2013, 286. http://wetten.overheid.nl/BWBR0027466/geldigheidsdatum_26-01-2014#3.
2 Strategie Nationale Veiligheid. Tweede Kamer, vergaderjaar 2006-2007. Bijlage bij Kamerstuk 30821 nr. 3. https://zoek.officielebekendmakingen.nl/kst-30821-3-b1.pdf, geraadpleegd januari 2014.
3 Landelijk protocol ambulancezorg: LPA 8. Zwolle, Ambulancezorg Nederland, 2014. http://www.ambulancezorg.nl/nederlands/pagina/3908/lpa-8-.html, geraadpleegd maart 2014.
4 Leidraad ZiROP 2009. Den Haag: ZonMw, 2009. http://www.zonmw.nl/nl/publicaties/detail/leidraad-zirop-2009, geraadpleegd januari 2014.
5 Van Roesel P, Van Elst C. Leidraad CBRN. Tilburg: St. Elisabeth Ziekenhuis, 2009. http://www.zonmw.nl/nl/publicaties/detail/leidraad-cbrn/?no_cache=1&cHash=4973313d38d1b938ef5812ecd18dc43e, geraadpleegd januari 2014.
6 Kobes M, Oberijé N, Post J, Weges J. Fire response performance model for a systematic analysis of evacuation safety in buildings – A case study of a fire in a football stadium. Proceedings of the 12th International Fire Science & Engineering Conference, Interflam 2010, 5th July 2007, Nottingham. London: Interscience Communications, 2010. p. 861-72.
7 De Soir E. Redders in nood, opvang van mensen in crisis. Tielt: Lannoo Campus, 2013.
8 De Soir E, Goffings K. Psychological stabilisation for MVA victims. Crisis Response Journal 2009;5(4):38-40.
9 Motz C. Handboek survival medicine. 3e dr. Rotterdam: Fylgjur, 2012.
10 Advanced Life Support Group Nederland. Hospital Major Incident Management and Support (HMIMS) [internet]. Tilburg: ALSG NL, 2014. http://www.mimms.nl, geraadpleegd januari 2014.
11 American College of Surgeons. ATLS® manual. 9th ed. Chicago (IL): ACS, 2012.
12 Crisis.nl [internet]. Den Haag: Nationaal Coördinator Terrorismebestrijding en Veiligheid. http://www.crisis.nl, geraadpleegd januari 2014.

Kijk voor verdere verdieping op www.studiecloud.nl

Deel 5 Casuïstiek: probleemgericht werken in de praktijk

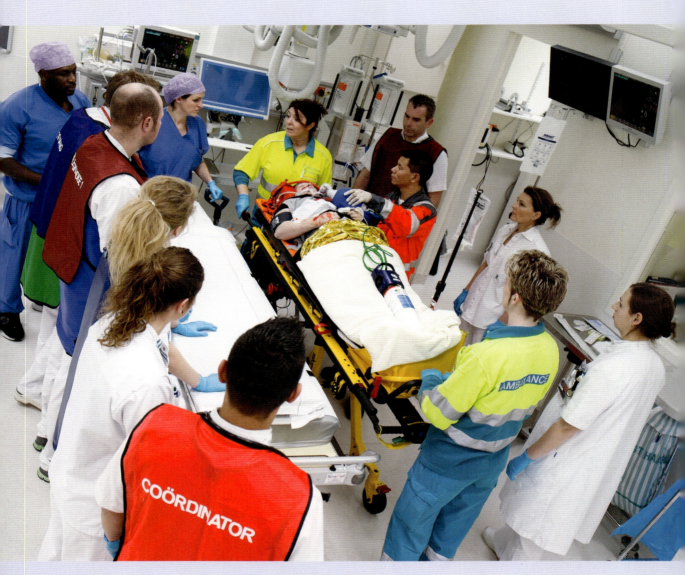
Presentatie van een zieke patiënt op de SEH. Foto: © ZorginBeeld.nl, Frank Muller.

17 Casuïstiek

Walter Henny, Simone Schutte, Edward Tan

In dit hoofdstuk wordt aan de hand van een aantal casussen gedemonstreerd hoe:
- gegevens te verzamelen;
- te redeneren om tot een werkdiagnose te komen;
- therapeutisch te handelen.

Daarnaast worden de verschillen getoond bij het optreden op straat, op de SEH en op zaal. De casussen zijn opgeschreven alsof de lezer ('de dokter') altijd geheel alleen is en alles zelf moet doen. Daar is bewust voor gekozen: door alle stappen nog eens te benoemen zal de lezer naar verwachting beter in staat zijn in het werkelijke geval leiding te geven aan anderen met wie wordt samengewerkt. Op straat zijn dat 'leken' of medewerkers van de hulpdiensten; in het ziekenhuis de verpleegkundigen. De laatste twee groepen zijn zeer goed opgeleid en in het werkelijke geval gaat het om teamwerk. Dat laatste komt in hoofdstuk 1 en in de StudieCloudversie van het boek uitgebreider aan de orde.

17.1 CASUS 1

> Een 78-jarige dame komt, begeleid door haar dochter, op 'eigen' initiatief naar de SEH.
> Patiënte vertelt zich al enkele dagen niet lekker te voelen. Zij dacht dat het met wat aspirine wel weer over zou gaan. De dochter neemt het verhaal over en zegt dat zij er bij haar moeder op heeft aangedrongen de huisarts te raadplegen, omdat zij haar de laatste dagen er 'anders dan anders' uit vond zien. Moeder wilde daar niet aan. Omdat de dochter het niet vertrouwde heeft ze haar nu naar de SEH gebracht.
> U valt op dat patiënte nogal 'vlak' reageert; zij geeft aan dat 'het allemaal niet zo erg is', dat 'haar dochter altijd overbezorgd is' en dat 'het wel los zal lopen'.
> Er is in dit geval geen sprake van een formele overdracht volgens MIST.

17.1.1 Eerste indruk

Uw eerste indruk is een wat bleke, bejaarde vrouw; er is geen hoorbare stridor; haar ademhaling is wat aan de snelle kant, maar ze kan haar zinnen goed afmaken en ze lijkt goed georiënteerd. Ofschoon de situatie niet meteen bedreigend lijkt, is het verstandig deze patiënte toch als een urgent geval te beschouwen in verband met leeftijd, kortademigheid en ongerustheid van de dochter. Patiënte wordt op de onderzoeksbank geholpen en ontkleed.

17.1.2 Maatregelen

Terwijl u begint met de primary survey worden de volgende maatregelen alvast genomen.
- Zuurstof 15 l/min. per non-rebreathing masker.
- Aansluiten pulsoximeter (93%).
- Aansluiten ritmebewaking (op de scoop wordt een sinusritme gezien met extrasystolen, opdracht geven een 12-afleidingen ECG te maken).
- Parameters:
  - hartfrequentie 110/min.;
  - ademfrequentie 24/min.;
  - bloeddruk 98/65 mmHg;
  - CRT > 2 s;
  - temperatuur 38,7 °C;
  - glucosetest normaal.
- Infuus plaatsen na bloedafname voor routine laboratoriumonderzoek (infectieparameters, elektrolyten, nierfuncties, leverfuncties, amylase, glucose en bloedwaarden).
- Urine.
- Bloedgas/lactaat op indicatie.

Samenvattend tot dusver

Een bejaarde dame bij wie op de voorgrond staan
- versnelde ademhaling;
- krappe circulatie;
- koorts.

17.1.3 Primary survey

Luchtweg
Stridor: afwezig.

Ademhaling
CVD:	iets verhoogd.
Inspectie:	geen afwijkingen.
Carotiden:	pulseren, geen souffles.
Ademfrequentie:	24/min., oppervlakkig.
Symmetrie:	L = R.
Inspanning:	geen intrekkingen; geen gebruik hulpademhalingsspieren.
Auscultatie:	L = R basaal wat rhonchi, geen expiratoire stridor.
Percussie:	L = R matig bewegende longgrenzen.

Circulatie
Auscultatie:	normale cortonen, geen souffles aan het hart.
Percussie	hartfiguur lijkt niet vergroot.
Palpatie:	puntstoot op medioclaviculairlijn.
CRT:	onveranderd.
Parameters:	na inlopen van 250 ml NaCl 0,9%: polsfrequentie 105/min., bloeddruk 100/65 mmHg. CRT onveranderd. SO_2 nu 95%.
12-afleidingen ECG:	SR 98/min. met enkele kamerextrasystolen, hormale hartas, geen ST-afwijkingen.

Neurologie
EMV:	maximaal.
Pupillen:	geen afwijkingen.
Lateralisatie:	geen.
Meningisme:	geen.
FAST:	geen.

Tijdens het onderzoek worden geen afwijkingen aan de huid waargenomen; wel is de turgor matig.

Samenvattend tot dusver
- Iets verhoogde CVD.
- Enige kortademigheid.
- Rhonchi basaal over de longen beiderzijds.
- Iets verbeterde circulatie, maar nog marginaal slechte perifere circulatie.
- Koorts.

Aangezien de toestand iets lijkt te verbeteren, kan nu de aanvullende anamnese worden afgenomen.
P: 'niet lekker voelen', mogelijk wat kortademig.
H: in de loop van enkele dagen geleidelijk ontstaan.
R: appendectomie als kind; verder geen bijzonderheden.
A: niet bekend.
S: eigenlijk altijd goed gezond.
E: weduwe, alleenwonend, kan zich goed redden.
D: geen medicatie.

Uitgaande van de belangrijkste klachten (en tot nu gevonden afwijkingen) tracht u verder te differentiëren.

Kortademigheid

Astma	onwaarschijnlijk; geen expiratoire stridor.
Longoedeem	mogelijk; iets verhoogde CVD.
Pneumothorax	uitgesloten bij lichamelijk onderzoek.
Pneumonie	mogelijk; koorts, afwijkingen bij lichamelijk onderzoek.
Pleura-exsudaat	mogelijk.
Embolie	niet waarschijnlijk, gezien beloop.
Acidose (diabetes, salicylaat)	geen aanwijzingen voor.
Ponsbloeding (ademcentrum)	neurologie niet afwijkend.

Een pneumonie lijkt op dit moment een reële mogelijkheid, waarbij ook nog aandacht moet worden besteed aan de matige circulatie met iets verhoogde CVD.

De matige circulatie kan worden beschouwd als shock (matige tensie, zeker voor deze leeftijd; slechte perifere circulatie).

Uit de bij shock behorende DD komt dan als eerste in aanmerking: pumpfailure.

Pumpfailure

Myocardinfarct	minder waarschijnlijk; geen aanwijzingen op ECG, geen pijn op de borst.
Decompensatie	is mogelijk; wat verhoogde CVD.
Klepvitium	onwaarschijnlijk; geen souffle.
Endocarditis	zou eventueel kunnen; koorts.
Aritmie	minder waarschijnlijk; de PVC's zijn sporadisch.

Werkdiagnose
Voorshands lijkt een geringe decompensatie niet uitgesloten. Daarnaast moet nog gedacht worden aan ondervulling (matige turgor). In combinatie met de koorts is ook sepsis (uitgaande van de longen) niet uit te sluiten.

Op basis van bovenstaande overwegingen dienen als aanvullende onderzoekingen in ieder geval een thoraxfoto gemaakt te worden en kweken te worden afgenomen (urine, sputum, bloed).

17.1.4 Verder beleid
- Secondary survey (kan ook na opname gedaan worden).
- Opname.
- Starten antibiotica.
- Bewaking (ECG, saturatiemeter, pols, tensie, urineproductie per blaaskatheter, temperatuur).

17.2 CASUS 2

Een 67-jarige man wordt door de huisarts ingestuurd. De begeleidende informatie is summier: 'Patiënt heeft sinds vanmorgen pijn in de buik en koorts. Bij onderzoek geen duidelijke afwijkingen, maar ik vertrouw het niet'. In de termen van overdracht volgens MIST:
M: buikpijn;
I: geen duidelijke afwijkingen bij lichamelijk onderzoek;
S: koorts;
T: geen.

17.2.1 Eerste indruk
U treft een kaukasische man aan, liggend op de onderzoekstafel met opgetrokken benen, die een zieke indruk maakt en onmiskenbaar pijn heeft. Er is geen hoorbare stridor; de ademhaling is wat aan de snelle kant.

Hij vertelt u dat de pijn vanmorgen begonnen is, zonder aanleiding. De pijn is diffuus in de gehele buik en straalt uit naar de rug. Hij heeft één keer gebraakt. In mictie en defecatie geen afwijkingen. Patiënt maakt een goed georiënteerde indruk. De hoofdklacht is buikpijn, dit moet u altijd ernstig nemen.

17.2.2 Maatregelen
Terwijl u begint met de primary survey worden de volgende maatregelen alvast genomen.
- Zuurstof aansluiten.
- Pulsoximeter (98%).
- Aansluiten ritmebewaking (op de scoop wordt een sinusritme gezien, geen tekenen van ischemie).
- Parameters:
  - hartfrequentie 90/min.;
  - ademfrequentie 22/min.;
  - bloeddruk 135/95 mmHg;
  - CRT < 2 s;
  - temperatuur 38,7 °C;
  - glucosetest normaal.
- Waakinfuus plaatsen na bloedafname voor routine laboratoriumonderzoek (infectieparameters, elektrolyten, nierfuncties, leverfuncties, amylase, glucose en bloedwaarden).
- Urine.
- Bloedgas/lactaat op indicatie.

Samenvattend tot dusver
Een oudere man bij wie op de voorgrond staan:
- buikpijn;
- koorts;
- 'ziek'.

17.2.3 Primary survey

Luchtweg

Stridor:	afwezig.

Ademhaling

CVD:	normaal.
Inspectie hals:	geen afwijkingen.

Carotiden:	pulseren, geen souffles.
Ademfrequentie:	22/min.
Symmetrie:	L = R.
Inspanning:	geen intrekkingen; geen gebruik hulpademhalingsspieren.
Auscultatie:	L = R vesiculair ademgeruis, geen bijgeluiden.
Percussie:	L = R goed bewegende longgrenzen.

Circulatie

Auscultatie:	geen souffles aan het hart, normale cortonen.
Percussie:	hartfiguur lijkt niet vergroot.
Palpatie:	puntstoot op medioclaviculairlijn.

Neurologie

EMV:	maximaal.
Pupillen:	geen afwijkingen.
Lateralisatie:	geen.
Meningisme:	geen.

Tijdens het onderzoek worden geen afwijkingen aan de huid waargenomen.

Omdat patiënt zijn klachten duidelijk in de buik lokaliseert, kan het onderzoek van het abdomen bij de primary survey worden meegenomen.

Onderzoek abdomen

Inspectie:	geen afwijkingen, geen littekens zichtbaar.
Auscultatie:	spaarzame peristaltiek.
Percussie:	wisselende tympanie; geen toename van de pijn.
Palpatie:	soepel, geen toename van de pijn bij drukken en loslaten; geen palpabele massa's; geen aneurysma; liezen en testikels geen bijzonderheden; RT geen bijzonderheden.

Samenvattend tot dusver
- 'Ziek'.
- Buikpijn.
- Vrijwel geen afwijkingen bij onderzoek van het abdomen.
- Koorts.

In afwachting van de laboratoriumuitslagen kan nu de anamnese verder worden uitgewerkt:
- P: sinds vanmorgen heftige pijn in de gehele buik, uitstralend naar de rug. Pijn is continu; neemt niet toe bij bewegen. Braken 1x; mictie/defecatie geen bijzonderheden Voelt zich ziek.
- H: zie boven.
- R: altijd gezond geweest.
- A: niet bekend.
- S: 'rokershoest'.
- E: weduwnaar, alleenwonend, kan zich goed redden.
- D: geen medicatie; rookt 20 sigaretten per dag gedurende 50 jaar, alcohol gemiddeld 6 eenheden per dag.

Uitgaande van de belangrijkste klachten (en tot nu gevonden afwijkingen) tracht u verder te differentiëren.

Buikpijn/koorts intraperitoneaal

Peritonitis	er is geen peritoneale prikkeling.
Afsluiting darm	onwaarschijnlijk: de pijn is continu.
Afsluiting urine- of galwegen met koorts	idem.
Pancreatitis acuta	is zeker mogelijk.
Mesenteriale trombose	is zeker mogelijk.
Infiltraat	er zijn geen afwijkingen bij palpatie.
Torsio testis	er zijn geen afwijkingen bij onderzoek.
Epididymo-orchitis	idem.

Buikpijn/koorts extraperitoneaal

Ketoacidose	geen voorgeschiedenis; glucosetest is normaal.
Uremie	klachten zijn acuut begonnen.
Intoxicatie	is mogelijk (alcoholgebruik).
Porfyrie	zou bij iemand van deze leeftijd al bekend zijn.
Sikkelcelcrisis	patiënt is een kaukasiër.
Angina (pectoris)/myocardinfarct	ECG is normaal.
Longembolie	er is geen dyspneu.
Basale pneumonie	er zijn geen afwijkingen bij onderzoek.

> **Werkdiagnose**
> Als meest waarschijnlijke mogelijkheden blijven over pancreatitis acuta en mesenteriale ischemie.

17.2.4 Verder beleid
- Secondary survey (kan ook na opname gedaan worden).
- Opname.
- Het aanvullend onderzoek zal de uiteindelijke diagnose opleveren: een sterk verhoogd amylase (lipase wordt in sommige ziekenhuizen ook gebruikt) wijst op pancreatitis acuta; een uitgesproken leukocytose in combinatie met extreme metabole acidose en verhoogd lactaatgehalte kan passen bij mesenteriale ischemie.

17.3 CASUS 3

> Een 22-jarige man komt op eigen gelegenheid naar de SEH. Er is in dit geval dus geen sprake van een formele overdracht volgens MIST.

17.3.1 Eerste indruk
Uw eerste indruk: u treft een lange, slanke man aan, zittend op een stoel, die een angstige en wat benauwde indruk maakt, met een versnelde ademhaling. Er is geen stridor hoorbaar.

Hij vertelt u dat hij op straat lopend plotseling pijn links in de borst kreeg, zonder aanleiding. Hij voelt zich benauwd en zit het liefst rechtop. Hij maakt een goed georiënteerde indruk.

Pijn op de borst moet altijd ernstig genomen worden; hij krijgt vervolgens hulp om zijn T-shirt uit te trekken.

17.3.2 Maatregelen
Terwijl u begint met de primary survey worden de volgende maatregelen alvast genomen:
- Zuurstof 15 l/min. per non-rebreathing masker.
- Aansluiten pulsoximeter (94%).
- Aansluiten ritmebewaking (op de scoop wordt een sinustachycardie gezien, op een 12-afleidingen ECG geen tekenen van ischemie).
- Parameters.
  - hartfrequentie 96/min.;
  - ademfrequentie 26/min.;
  - bloeddruk 150/90 mmHg (in dit geval aan beide armen te bepalen, omdat pijn in de borst ook door een dissectie van de aorta kan worden veroorzaakt, ongelijke bloeddruk in de armen kan daarbij passen);
  - CRT < 2 s;
  - temperatuur 36,8 °C;
  - glucosetest: normaal.
- Waakinfuus kan overwogen worden, in welk geval ook bloedafname voor routine laboratoriumbepalingen (infectieparameters, elektrolyten, nierfuncties, leverfuncties, amylase, glucose en bloedwaarden).
- Urine.
- Bloedgas/lactaat op indicatie.

Samenvattend tot op dit moment:
Een jonge man bij wie op de voorgrond staan:
- pijn links in de thorax;
- wat benauwd.

17.3.3 Primary survey

Luchtweg
Stridor: afwezig.

Ademhaling
CVD:	normaal.
Inspectie hals:	geen afwijkingen.
Carotiden:	pulseren, geen souffles.
Ademfrequentie:	26/min.
Symmetrie:	L = R.
Inspanning:	geen intrekkingen; geen gebruik hulpademhalingsspieren.
Auscultatie:	L verminderd ademgeruis; R vesiculair ademgeruis.
Percussie:	L hyperresonantie ten opzichte van dan R.

Circulatie
Auscultatie:	geen souffles aan het hart, normale tonen.
Percussie:	hartfiguur lijkt niet vergroot.
Palpatie:	puntstoot op medioclaviculairlijn.
CRT:	< 2 s.

Neurologie

EMV: maximaal.
Pupillen: geen afwijkingen.
Lateralisatie: geen.
Meningisme: geen.

Tijdens het onderzoek worden geen afwijkingen aan de huid waargenomen.

Samenvattend tot dusver
- Pijn links op de borst.
- Wat benauwd.

Ofschoon de diagnose pneumothorax op dit moment al uiterst waarschijnlijk is op basis van het verhaal en de bevindingen bij lichamelijk onderzoek, is het goed ook de andere mogelijkheden uit de DD die bij deze klachten hoort, de revue te laten passeren.

Myocardinfarct/angina	minder waarschijnlijk gezien leeftijd; geen afwijkingen op ECG.
Embolie	minder waarschijnlijk.
Dissectie thoracale aorta	minder waarschijnlijk gezien leeftijd; heeft geen marfanhabitus, geen bloeddrukverschil links en rechts.
Pericarditis	minder waarschijnlijk gezien plotseling begin van de klachten, en normale bevindingen bij auscultatie.
Pleuritis	idem.

Het is wenselijk de diagnose door middel van een X-thorax te bevestigen.
  In afwachting daarvan kan nu de anamnese verder worden uitgewerkt:
P: kreeg circa 1 uur geleden zonder aanleiding pijn links op de borst en voelde zich daarna wat benauwd. Pijn wordt niet erger bij diep ademen.
H: zie boven.
R: altijd gezond geweest.
A: niet bekend.
S: geen afwijkingen.
E: woont met vriendin in studentenflat.
D: geen medicatie, rookt niet en gebruikt geen alcohol of drugs.

De inmiddels gemaakte X-thorax bevestigt de werkdiagnose pneumothorax links.

17.3.4 Verder beleid
- Consult longarts, in verband met het spontaan ontstaan van de pneumothorax.
- Drainage.
- Secondary survey (kan ook na opname gedaan worden).
- Opname.

17.4 CASUS 4

> U wordt 's avonds om 11 uur door een verpleegkundige van de afdeling Chirurgie gevraagd te komen kijken bij de heer X, 'die niet lekker is'. De EWS is 6 (tabel 17.1).
> Bij aankomst op de afdeling verricht de verpleegkundige een overdracht volgens MIST:
> MI: patiënt heeft drie dagen geleden een 'extended' hemicolectomie links wegens een carcinoom en een splenectomie ondergaan; hij is diezelfde dag 's avonds teruggekomen naar de afdeling en er waren sindsdien geen problemen geweest. Patiënt heeft deze morgen voor het eerst weer gedefeceerd en hij heeft nu een vloeibaar dieet. De blaaskatheter is nog in situ, evenals het infuus. De epidurale katheter voor pijnbestrijding is 's ochtends verwijderd.
> S: ademfrequentie 22/min.; hartfrequentie 100/min.; bloeddruk 105/80 mmHg, saturatie 92%, temperatuur 37,4 °C.
> T: geen.

17.4.1 Eerste indruk
U ziet een ongeveer 70-jarige, wat bleke man die een matte indruk maakt. Hij zegt eigenlijk geen pijn van belang te hebben ('Dat is geleidelijk minder geworden, dokter.'), maar hij voelt zich 'niet goed'. Wel heeft hij een wat 'onbehaaglijk gevoel' ter hoogte van de linker schouder. Er is geen stridor hoorbaar; de ademfrequentie is wat verhoogd en patiënt is goed georiënteerd. De bevindingen in combinatie met de recente operatie doen u besluiten dat hier zeer wel iets aan de hand kan zijn.

17.4.2 Maatregelen
Terwijl u begint met de primary survey worden de volgende maatregelen alvast genomen:
- Zuurstof 15 l/min. per non-rebreathing masker.
- Aansluiten pulsoximeter (98%).

Tabel 17.1 Early Warning Score (EWS)

score	3	2	1	0	1	2	3	gemeten score
bewustzijn/AVPU*				A			V, P of U	0
ademhalingsfrequentie (/min.)	≤ 8		9-11	12-20		21-24	≥ 25	2
zuurstofsaturatie (%)	≤ 91	92-93	94-95	≥ 96				2
inspiratoire zuurstoffractie				lucht			zuurstoftoediening	0
hartfrequentie (/min.)		≤ 40	41-50	51-90	91-110	111-130	≥ 131	1
systolische bloeddruk (mmHg)	≤ 90	91-100	101-110	111-249	≥ 250			1
temperatuur (°C)	≤ 35,0			35,1-36,0	36,1-38,0	38,1-39,0	≥ 39,1	0
totaalscore								**6**

score	beleid
0-1	1 × per 12-24 uur
3-5 of ongerust	controle 1 × per vier uur; overleg met collega verpleegkundige of zaalarts.
6	controle 1 × per vier uur. Waarschuw arts; beoordeling door arts binnen 1 uur.
7-8	controle 1 × per uur; overweeg continue bewaking. Waarschuw arts, beoordeling < 30 minuten. Arts overweegt overleg spoedinterventieteam en/of zo achterwacht.
≥ 9	controle 1 × per half uur; start continue bewaking. Waarschuw arts, beoordeling < 15 min. Arts overlegt met spoedinterventieteam en/of achterwacht.

* A = alert. V= reactie op verbale respons. P = reactie op pijnprikkel. U = niet-reactief (unresponsive). Controles minimaal éénmaal per dienst.

- Aansluiten ritmebewaking (in afleiding II een sinusritme met ST-elevatie, af en toe een extrasystole, opdracht tot het vervaardigen van een 12-afleidingen ECG).
- parameters:
  - hartfrequentie 104/min.;
  - ademfrequentie 24/min.;
  - bloeddruk 100/85 mmHg;
  - CRT 2 s;
  - temperatuur 37,4 °C;
  - glucosetest normaal.
- EWS = 6.
- Bloedafname voor laboratoriumonderzoek (infectieparameters, hartenzymen, elektrolyten, nierfuncties, leverfuncties, amylase, glucose en bloedwaarden).
- Urine.
- Bloedgas/lactaat op indicatie.
- Een bolus van 250 ml NaCl 0,9% (het betreft een oudere man) kan overwogen worden.

Samenvattend tot op dit moment:
Een oudere man bij wie op de voorgrond staan:
- circulatoir marginaal;
- ST-elevatie op de scoop;
- 'pijnlijke' linker schouder;
- algemeen onwel gevoelen.

17.4.3 Primary survey

Luchtweg
Stridor: afwezig.

Ademhaling
CVD: niet verhoogd.
Inspectie hals: geen afwijkingen.
Carotiden: pulseren, geen souffles.
Ademfrequentie: 24/min.
Symmetrie: L = R.

Inspanning: geen intrekkingen; geen gebruik hulpademhalingsspieren.
Auscultatie: L = R vesiculair ademgeruis.
Percussie: L = R goed bewegende longgrenzen.

Circulatie
Auscultatie: geen souffles aan het hart, normale cortonen.
Percussie: hartfiguur lijkt niet vergroot.
Palpatie: puntstoot op medioclaviculairlijn.

Neurologie
EMV: maximaal.
Pupillen: geen afwijkingen.
Lateralisatie: geen.

Tijdens het onderzoek worden geen afwijkingen aan de huid waargenomen.

Omdat patiënt zeer recent een laparotomie heeft ondergaan kan het onderzoek van het abdomen hier worden meegenomen.

Onderzoek abdomen
Inspectie: laparotomiewond, die er rustig uitziet, buik is niet opgezet.
Auscultatie: wat spaarzame peristaltiek.
Percussie: wisselende tympanie; percussie is wat gevoelig, geen blaasdilatatie.
Palpatie: soepel, geringe drukpijn, geen tekenen van peritoneale prikkeling; liezen geen bijzonderheden; RT geen bijzonderheden.

Samenvattend tot dusver
- Als tevoren.
- Toename EWS-score.
- Geen duidelijke afwijkingen aan de buik.
- Inzien van de status leert dat de patiënt bekend was met hypertensie waarvoor hij hydrochloorthiazide gebruikte (dat postoperatief nog niet hervat is).

Op grond van het feit dat hier (potentieel) een belangrijk probleem speelt is het wenselijk te trachten verder te differentiëren.

Shock
Hypovolemie: moet bij iedere postoperatieve patiënt worden overwogen (cave nabloeding); vochtintake en diurese moeten worden uitgevraagd.

Cardiaal
Myocardinfarct: er is in ieder geval sprake van ischemie in afleiding II op het ECG van de monitor: volledig 12-afleidingen ECG moet zeker gemaakt worden.
Decompensatie: CVD niet verhoogd, longen 'schoon'.
Klepvitium: geen souffles.
Endocarditis: geen koorts.
Aritmie: geen aanwijzingen.

Vasodilatatie
Anafylaxie: bleke huid, geen bronchospasme.
Sepsis/SIRS/toxisch (koorts): moet altijd overwogen worden.
Neurogeen (trauma): n.v.t.

Obstructie
Embolus: niet benauwd.
Dissectie: geen pijn.
Spanningspneumothorax: geen aanwijzingen voor bij lichamelijk onderzoek.
Tamponnade: geen verhoogde CVD; goed hoorbare harttonen.
Ernstig astma: geen stridor.
Graviditeit: n.v.t.

> **Werkdiagnoses**
> Het meest lijkt dus in aanmerking te komen cardiale problematiek, al dan niet in combinatie met hypovolemie (op basis van mogelijke nabloeding).

>>

> Er is nu zeker een indicatie voor het verrichten van een echo van de buik.
> De vraag is of u de diagnostiek op zaal wilt afronden of dat patiënt eerst moet worden overgeplaatst naar de CCU/ICU. Daartoe overlegt u met het spoedinterventieteam. Zij adviseren de patiënt naar een bewaakte afdeling over te plaatsen.

17.4.4 Verder beloop

Na overplaatsing naar een bewaakte afdeling wordt een echo van de buik vervaardigd. Hierop wordt vrij vocht gezien, met name links boven. Het laboratoriumonderzoek laat een stijging van de troponine zien, het Hb is niet wezenlijk afwijkend. Er is dus zeker sprake van een cardiaal probleem, met daarbij mogelijk ook ondervulling. Het is op grond van de echo niet uit te maken of er een actieve bloeding in de buik gaande is dan wel dat er alleen sprake is van een vochtcollectie in het miltbed. Dit laatste zal vervolgd moeten worden met behulp van laboratoriumbepalingen, herhaalde echo en eventueel CT.

17.5 CASUS 5

> Een 48-jarige man wordt door vrienden naar de SEH gebracht. Zij vertellen dat zij 'waren stappen' toen patiënt geheel onverwacht onderuitzakte. Hij maakte daarbij schokkende bewegingen en heeft zijn urine laten lopen. Wel kwam hij weer redelijk snel bij (na 5 minuten?), maar omdat patiënt wat verward was en over hoofdpijn klaagde, hebben zij hem meegenomen naar de SEH. Patiënt zou niet meer dan twee bier gedronken hebben. Er is in dit geval geen sprake van een formele overdracht volgens MIST.

17.5.1 Eerste indruk

U treft een man van middelbare leeftijd aan die nog iets verward lijkt, maar er overigens verzorgd uitziet. Patiënt heeft eigenlijk geen aanvullende informatie; hij heeft dit niet eerder meegemaakt. Er is geen stridor hoorbaar; de ademhalingsfrequentie lijkt niet verhoogd. Patiënt is niet geheel georiënteerd in tijd. Hij wordt op de onderzoeksbank geholpen. Plotseling bewustzijnsverlies dient altijd ernstig genomen worden.

17.5.2 Maatregelen

Terwijl u begint met de primary survey worden de volgende maatregelen alvast genomen.
- Zuurstof 15 l/min. per non-rebreathing masker.
- Aansluiten pulsoximeter (99%).
- Aansluiten ritmebewaking (op de scoop wordt een sinusritme gezien, opdracht tot vervaardigen van een 12-afleidingen ECG, waarop geen aritmieën of tekenen van ischemie).
- Parameters:
  - hartfrequentie 80/min.;
  - ademfrequentie 14/min.;
  - bloeddruk 130/80 mmHg;
  - CRT < 2 s;
  - temperatuur 36,9 °C;
  - glucosetest normaal.
- Na afname van bloedmonsters kan plaatsen van een waakinfuus overwogen worden.
- Laboratoriumbepalingen (infectieparameters, elektrolyten, nierfuncties, leverfuncties, amylase, glucose en bloedwaarden).
- Urine.
- Bloedgas/lactaat op indicatie.

Samenvattend tot dusver

Een man van middelbare leeftijd bij wie op de voorgrond staat:
- status na plotseling bewustzijnsverlies, met convulsie;
- enige hoofdpijn;
- (minimale) verwardheid.

17.5.3 Primary survey

Luchtweg

Stridor:	afwezig.

Ademhaling

CVD:	normaal.
Inspectie hals:	geen afwijkingen.
Carotiden:	pulseren, geen souffles.
Ademfrequentie:	14/min.
Symmetrie:	L = R.

282 LEERBOEK ACUTE GENEESKUNDE

Inspanning:	geen intrekkingen; geen gebruik hulpademhalingsspieren.
Auscultatie:	L = R vesiculair ademgeruis.
Percussie:	L = R normaal.

Circulatie

Auscultatie:	geen souffles aan het hart.
Percussie:	hartfiguur lijkt niet vergroot.
Palpatie:	puntstoot binnen medioclaviculairlijn.
CRT:	< 2 s.

Neurologie

EMV:	inmiddels maximaal.
Pupillen:	geen afwijkingen.
Lateralisatie:	geen.
Meningisme:	geen.
FAST:	negatief.

Tijdens het onderzoek worden geen afwijkingen aan de huid waargenomen. Er is geen tongbeet.

Samenvattend tot dusver
- Als tevoren.
- In afwachting van de uitslagen van het laboratoriumonderzoek kan nu de anamnese verder worden uitgewerkt:

P: plotseling bewustzijnsverlies zonder collapsgevoelens of aura, tijdens cafébezoek; incontinentie; zou trekkingen hebben gehad; was wat verward maar is nu goed georiënteerd; heeft wat hoofdpijn.
H: heeft iets dergelijks niet eerder gehad.
R: altijd gezond geweest.
A: niet bekend.
S: geen afwijkingen.
E: gehuwd, twee kinderen.
D: geen medicatie, rookt niet en gebruikt matig alcohol (2 eenheden per dag), geen drugs.

De laboratoriumuitslagen komen beschikbaar: zij zijn alle binnen de norm.

Uitgaande van de belangrijkste klacht probeert u nu verder te differentiëren

CVA	onwaarschijnlijk; FAST is negatief.
TIA	mogelijk; echter geen souffles over de carotiden.

Syncope

Ischemie	geen aanwijzingen op ECG.
Aortastenose	geen souffles cardiaal.
Longembolie	geen pijn of dyspneu, goede SpO$_2$.
Aritmie	mogelijk; geen aanwijzingen op ECG.
Epilepsie (status)	mogelijk.

Metabool onwaarschijnlijk, want:

Hypoglykemie	glucose is normaal.
Addison	Na en K zijn normaal.
Feochromocytoom	bloeddruk is normaal.
Hypoxemie	SpO$_2$ 99%.
Insulinoom	glucose is normaal.
Hyperventilatie	anamnestisch niet aanwezig.
Medicijnen/drugs	worden anamnestisch niet gebruikt.

> **Werkdiagnoses**
> Er resteren vooralsnog de volgende mogelijkheden
> - aritmie;
> - TIA;
> - epilepsie (die bij een eerste presentatie op deze leeftijd direct moet doen denken aan de mogelijkheid van een ruimte innemend proces als oorzaak);
> - toch intoxicatie (drugs).

17.5.4 Verder beleid
- Secondary survey (kan ook na opname gedaan worden).
- Opname voor verder onderzoek.

17.6 CASUS 6

> U wordt 's avonds om 11 uur door een verpleegkundige van de afdeling Orthopedie gevraagd te komen kijken bij de 82-jarige heer V., 'die niet lekker is, een krappe tensie heeft en nauwelijks meer plast'. De verpleegkundige maakt zich zorgen over hem, ook al is zijn EWS 3.

> Bij aankomst op de afdeling verricht de verpleegkundige een overdracht volgens MIST:
> MI patiënt is gisteravond opgenomen wegens een collumfractuur en hij heeft deze morgen een kop-halsprothese gekregen. In de loop van de middag is patiënt teruggekomen naar de afdeling, waar hij het goed gedaan heeft. Hij heeft nog waakinfuus en heeft al weer gedronken. De laatste drie uur is de urineproductie (per katheter) sterk afgenomen (ongeveer 40 ml in 3 uur). Patiënt geeft aan zich niet goed te voelen met een 'akelig gevoel in de buik'.
> S bloeddruk nu 95/70 mmHg (was bij de voorlaatste meting 3 uur geleden 150/80 mmHg), hartfrequentie 68/min., pulsoximeter 94%, ademfrequentie 15/min., temperatuur 36,7 °C.
> T geen.

17.6.1 Eerste indruk

U treft een bejaarde, wat 'plukkerige' man aan die er niet goed uitziet en een matte indruk maakt. Hij bevestigt het verhaal van de verpleegkundige. De urine in de katheterzak is niet zeer geconcentreerd. Er is geen stridor; de ademhalingsfrequentie lijkt niet verhoogd. Patiënt is goed georiënteerd, maar maakt een zieke indruk. Patiënt is hypotensief en derhalve urgent.

17.6.2 Maatregelen

Terwijl u begint met de primary survey worden de volgende maatregelen alvast genomen.
- Zuurstof 15 l/min. per non-rebreathing masker.
- Aansluiten pulsoximeter (95%).
- Aansluiten ritmebewaking en opdracht tot vervaardigen van 12-afleidingen ECG, in afleiding II een sinusritme, geen ST-elevatie of -depressie.
- Parameters:
  - hartfrequentie 65/min.;
  - ademfrequentie 20/min.;
  - bloeddruk 95/70 mmHg;
  - CRT 3 s;
  - temperatuur 36,6 °C;
  - glucosetest normaal.
- Fluid challenge met 250 ml NaCl 0,9% (het betreft een oudere man) na bloedafname voor laboratoriumonderzoek op infectieparameters, hartenzymen, elektrolyten, nierfuncties, leverfuncties, amylase, glucose en bloedwaarden.
- Urine.
- Bloedgas/lactaat op indicatie.

Samenvattend tot dusver

Een oudere man bij wie op de voorgrond staan:
- hypotensie bij 'normale' polsfrequentie;
- oligurie;
- 'akelig gevoel in de buik';
- onrust.

17.6.3 Primary survey

Luchtweg
Stridor: afwezig.

Ademhaling
CVD:	niet verhoogd.
Inspectie hals:	geen afwijkingen.
Carotiden:	pulseren, geen souffles.
Ademfrequentie:	20/min.
Symmetrie:	L = R.
Inspanning:	geen intrekkingen; geen gebruik hulpademhalingsspieren.
Auscultatie:	L = R vesiculair ademgeruis.
Percussie:	L = R redelijk bewegende longgrenzen.

Circulatie
Auscultatie:	geen souffles aan het hart, normale harttonen.
Percussie	hartfiguur lijkt niet vergroot.
Palpatie:	puntstoot op medioclaviculairlijn.

Neurologie
EMV:	maximaal, maar wel onrustig.
Pupillen:	geen afwijkingen.
Lateralisatie:	geen.

Tijdens het onderzoek worden geen afwijkingen aan de huid waargenomen.

Omdat patiënt hypotensief is na een zeer recente grote operatieve ingreep dient onderzoek naar mogelijke bloedingsplaatsen te worden verricht.

Onderzoek operatieterrein

Inspectie: geen doorgebloed verband; geen zwelling.

Onderzoek thorax

geen afwijkingen.

Onderzoek abdomen

Inspectie: geen afwijkingen.
Auscultatie: wat spaarzame peristaltiek.
Percussie: wisselende tympanie; demping in onderbuik die bij percussie wat gevoelig is.
Palpatie: soepel, met in de onderbuik een wat drukpijnlijke weerstand die naar craniaal goed is af te grenzen; liezen geen bijzonderheden.

Inmiddels is de 250 ml ingelopen, zonder verbetering van de circulatie

Samenvattend tot dusver

- Als tevoren.
- Geen verbetering op de fluid challenge.
- Goed afgrensbare weerstand in de onderbuik (de verdenking dat het hier om de blaas gaat kan worden bevestigd door middel van de *bladder scan*).

Dit beeld kan goed passen bij een blaasdilatatie die leidt tot vagale prikkeling. In eerste instantie zal het beleid bestaan uit het bepalen van de doorgankelijkheid van de katheter en het zo nodig inbrengen van een nieuwe katheter. De inhoud van de gedilateerde blaas mag niet te snel aflopen.

Inzien van de status leert dat de patiënt preoperatief goed gezond was en geen medicijnen gebruikte, met name geen bètablokkers en diuretica. Daarnaast is het wenselijk toch bij deze patiënt de DD van hypotensie na te lopen, alsmede die van oligurie.

Shock

Hypovolemie	geen aanwijzing voor actieve bloeding. Wel kan patiënt hypovolemisch zijn door onvoldoende vochttoevoer perioperatief.
Cardiaal	
Myocardinfarct	geen aanwijzingen op het ECG.
Decompensatie	CVD niet verhoogd, longen 'schoon'.
Klepvitium	geen souffles.
Endocarditis	geen koorts.
Aritmie	geen aanwijzingen op het ECG.
Vasodilatatie	
Anafylaxie	bleke huid, geen bronchospasme.
Sepsis/SIRS/toxisch (koorts)	normale temperatuur, moet altijd overwogen worden.
Neurogeen (trauma)	n.v.t.
Obstructie	
Embolus	niet benauwd.
Dissectie	geen pijn.
Spanningspneumothorax	geen aanwijzingen voor bij lichamelijk onderzoek.
Tamponnade	geen verhoogde CVD; goed hoorbare harttonen.
Ernstig astma	geen stridor.
Graviditeit	n.v.t.

Oligurie

Prerenaal/hypovolemie	zie boven.
Intrarenaal	
Acute tubulusnecrose	moet overwogen worden indien na correctie van hypovolemie bij doorgankelijke katheter de urineproductie niet op gang komt.
Intrinsieke aandoeningen	verandering in urine-output is minder abrupt.
Postrenaal (afvloedbelemmering)	zie boven.

Werkdiagnose

De meest waarschijnlijke oorzaak van de problemen lijkt dus vagusprikkeling door blaasdilatatie ten gevolge van een verstopte katheter. Hypovolemie als bijkomende factor is nog niet uit te sluiten. Aan- of afwezigheid van acute tubulusnecrose zal uit het verdere beloop moeten blijken.

17.6.4 Verder beleid

- De katheter blijkt inderdaad verstopt. Na inbrengen van een nieuwe katheter wordt (in porties!) 1,5 l heldere urine geëvacueerd. De tensie herstelt zich hierna.
- In de volgende uren is de urineproductie binnen normale grenzen; dit maakt hypovolemie of ATN als bijkomende factor(en) onwaarschijnlijk.
- De katheter blijft minimaal 24 uur in situ, in verband met de overrekking van de blaas.

17.7 CASUS 7

> Een 53-jarige, kaukasische buitenlandse man komt op eigen gelegenheid per taxi naar de SEH 'vanwege heftige pijn in de buik sedert een paar uur'. Hij vertelt voor zaken in Nederland te zijn, de vorige avond uitgebreid gedineerd te hebben ('oysters, doc') en deze morgen buikpijn te hebben gekregen, gepaard gaande met braken. Hij denkt zelf dat het om voedselvergiftiging gaat.
> Er is in dit geval geen sprake van een formele overdracht volgens MIST.

17.7.1 Eerste indruk

Uw eerste indruk: patiënt vertelt zijn verhaal in alle rust en maakt geen pijnlijke indruk. Er is geen stridor hoorbaar; de ademhalingsfrequentie is niet verhoogd. Patiënt is goed georiënteerd. Deze patiënt lijkt zonder meer stabiel. Buikpijn moet overigens wel altijd ernstig genomen worden. Patiënt wordt op de onderzoeksbank geholpen en ontkleed. U besluit eerst de anamnese uit te diepen.

De buikpijn blijkt intermitterend te zijn, en krampend van aard. Er is tijdens de pijnaanval bewegingsdrang. Patiënt heeft in totaal viermaal gebraakt. Terwijl u begint met de verdere anamnese wordt patiënt onrustig en zegt weer pijn te krijgen. Even later braakt hij overvloedig. Na enkele minuten begint de pijn weer af te nemen; patiënt ziet er nu bleek en zweterig uit.

17.7.2 Maatregelen

Terwijl u begint met de primary survey worden de volgende maatregelen alvast genomen.

- Zuurstof 15 l/min. per non-rebreathing masker.
- Aansluiten pulsoximeter (99%).
- Aansluiten ritmebewaking (op de scoop wordt een sinusritme gezien, opdracht tot vervaardigen van een 12-afleidingen ECG, geen tekenen van ischemie).
- Parameters:
  - hartfrequentie 98/min.;
  - ademfrequentie 20/min.;
  - bloeddruk 155/95 mmHg;
  - CRT < 2 s;
  - temperatuur 36,7 °C;
  - glucosetest normaal.
- Waakinfuus plaatsen na bloedafname voor laboratoriumonderzoek (infectieparameters, elektrolyten, nierfuncties, leverfuncties, amylase, glucose en bloedwaarden).
- Urine.
- Bloedgas/lactaat op indicatie

Samenvattend tot dusver
Een man van middelbare leeftijd bij wie op de voorgrond staat intermitterende buikpijn met braken.

17.7.3 Primary survey

Luchtweg
Stridor:	afwezig.

Ademhaling
CVD:	normaal.
Inspectie hals:	geen afwijkingen.
Carotiden:	pulseren, geen souffles.
Ademfrequentie:	20/min.
Symmetrie:	L = R.
Inspanning:	geen intrekkingen; geen gebruik hulpademhalingsspieren.
Auscultatie:	L = R vesiculair ademgeruis.
Percussie:	L = R goed bewegende longgrenzen.

Circulatie
Auscultatie:	normale cortonen, geen souffles aan het hart.
Percussie	hartfiguur lijkt niet vergroot.
Palpatie:	puntstoot op medioclaviculairlijn.

Neurologie

EMV: maximaal.
Pupillen: geen afwijkingen.
Lateralisatie: geen.
Meningisme: geen.

Tijdens het onderzoek worden geen afwijkingen aan de huid waargenomen.

Omdat patiënt zijn klachten duidelijk in de buik lokaliseert, dient het onderzoek van het abdomen bij de primary survey te worden meegenomen.

Onderzoek abdomen

Inspectie: wat bol aspect (bij navraag: meer geprononceerd dan patiënt gewoon is), appendectomie litteken.
Auscultatie: spaarzame, hoogklinkende peristaltiek.
Percussie: wisselende tympanie; geen toename van de pijn.
Palpatie: soepel, wat vage drukpijn; liezen geen bijzonderheden; RT geen bijzonderheden, normale feces aan de handschoen.

Samenvattend tot dusver

- Intermitterend krampende buikpijn, gepaard gaande met braken.
- Wat opgezette buik met af en toe hoogklinkende peristaltiek.
- Status na appendectomie.

In afwachting van de laboratoriumuitslagen wordt een 12-afleidingen ECG gemaakt (dat zonder afwijkingen is) en kan de anamnese verder worden uitgewerkt:

P: zie boven.
H: zie boven.
R: appendectomie op kinderleeftijd; verder altijd gezond geweest.
A: niet bekend.
S: geen afwijkingen.
E: gehuwd, vier kinderen; stabiele relatie.
D: geen medicatie, rookt niet, alcohol gemiddeld 3-4 eenheden per dag.

Uitgaande van de belangrijkste klachten (en tot nu gevonden afwijkingen) tracht u verder te differentiëren.

Buikpijn/braken/geen koorts: intraperitoneaal

Peritonitis	er is geen peritoneale prikkeling; geen koorts.
Afsluiting darm	zeker mogelijk: de pijn is intermitterend.
Afsluiting urine- of galwegen	mogelijk, maar dan wordt meestal niet profuus gebraakt.
Pancreatitis acuta	minder waarschijnlijk; pijn is dan continu.
Mesenteriale trombose	idem.
Infiltraat	er zijn geen afwijkingen bij palpatie.
Torsio testis	er zijn geen afwijkingen bij onderzoek.
Epididymo-orchitis	idem.

Buikpijn/braken/geen koorts: extraperitoneaal

Ketoacidose	geen voorgeschiedenis; glucosetest is normaal.
Uremie	klachten zijn acuut begonnen.
Intoxicatie	is misschien mogelijk (oesters!).
Porfyrie	zou bij iemand van deze leeftijd al bekend zijn.
Sikkelcelcrisis	patiënt is een kaukasiër, sikkelcelanemie komt bij mensen met deze huidskleur hoogst zelden voor.
Angina (pectoris)/ myocardinfarct	heeft een normaal ECG; pijn is dan continu.
Longembolie	er is geen dyspneu.
Basale pneumonie	er zijn geen afwijkingen bij onderzoek.

Het inmiddels beschikbaar gekomen laboratoriumonderzoek laat alleen een geringe metabole acidose zien; de overige waarden vallen binnen de referentiewaarden.

> **Werkdiagnose**
> Als meest waarschijnlijke mogelijkheid blijft over een afsluiting van de darm (i.c. de dunne darm), waarschijnlijk op basis van strengen (status na appendectomie).
> Ter aanvulling kan nog een buikoverzichtsfoto gemaakt worden voor het opsporen van uitgezette dunnedarmlissen.

17.7.4 Verder beleid
- Secondary survey (dit kan ook na opname gedaan worden).
- Opname ter observatie. Maagsonde, niets per os, infuus. Indien de klachten binnen 12 uur niet geheel verdwenen zijn, zal een proeflaparotomie volgen.

17.8 CASUS 8

> Een 73-jarige man wordt ingestuurd naar de SEH door de huisarts. De begeleidende brief vermeldt 'spontaan heftige pijn in de rug. Bekend met hypertensie. Bij onderzoek thorax geen duidelijke afwijkingen. Infarct?'
> In termen van overdracht volgens MIST:
> M: spontaan pijn in de rug;
> I: geen duidelijke afwijkingen bij lichamelijk onderzoek;
> S: niet bekend;
> T: niet bekend.

17.8.1 Eerste indruk
U treft een bejaarde man aan, half zittend op de onderzoekstafel. Hij maakt een zeer pijnlijke indruk. Er is geen stridor; de ademhalingsfrequentie lijkt iets verhoogd. Patiënt is goed georiënteerd. Zijn verhaal luidt dat hij ongeveer twee uur geleden, zittend in zijn stoel, zonder aanleiding 'scheurende pijn' voelde tussen zijn schouderbladen: 'Dokter, het is niet uit te houden'. Paracetamol had niet geholpen, waarna hij zijn huisarts heeft gewaarschuwd, 'die meteen gekomen was'. Zulke heftige en plotselinge klachten moeten altijd ernstig genomen worden.

17.8.2 Maatregelen
Terwijl u begint met de primary survey worden de volgende maatregelen alvast genomen.
- Zuurstof 15 l/min. per non-rebreathing masker.
- Aansluiten pulsoximeter (98%).
- Aansluiten ritmebewaking en opdracht tot vervaardigen van een 12-afleidingen ECG, waarop atriumfibrilleren te zien is.
- Parameters:
  - hartfrequentie 114/min.;
  - ademfrequentie 22/min.;
  - bloeddruk 165/105 mmHg (in dit geval aan beide armen te bepalen);
  - CRT < 2 s;
  - temperatuur 36,7 °C.
- Waakinfuus en afnemen van bloedmonsters voor laboratoriumonderzoek (infectieparameters, hartenzymen, elektrolyten, nierfuncties, leverfuncties, amylase, glucose en bloedwaarden).
- Urine.
- Bloedgas/lactaat op indicatie.

Samenvattend tot dusver
Een 73 jaar oude man bij wie op de voorgrond staan:
- heftige pijn in de rug;
- atriumfibrilleren.

17.8.3 Primary survey

Luchtweg
Stridor: afwezig.

Ademhaling
CVD:	normaal.
Inspectie hals:	geen afwijkingen.
Carotiden:	pulseren, geen souffles.
Ademfrequentie:	22/min.
Symmetrie:	L = R.
Inspanning:	geen intrekkingen; geen gebruik hulpademhalingsspieren.
Auscultatie:	L = R vesiculair ademgeruis.
Percussie:	L = R normaal.
Palpatie:	WK geen druk- of asdrukpijn.

Circulatie
Auscultatie:	geen souffles aan het hart, normale tonen.
Percussie	hartfiguur lijkt niet vergroot.
Palpatie:	puntstoot op medioclaviculairlijn.

Neurologie
EMV:	maximaal.
Pupillen:	geen afwijkingen.
Lateralisatie:	geen.
Meningisme:	geen.

Tijdens het onderzoek valt op dat beide benen er veel bleker uitzien dan de bovenste lichaamshelft en wat kouder aanvoelen. De aa. femorales zijn moeilijk palpabel; caudaal daarvan geen pulsaties.

Samenvattend tot dusver
- Pijn tussen de schouderbladen.
- Atriumfibrilleren.
- Verminderde perfusie in de onderste lichaamshelft.

Uitwerking van de anamnese
P: zie boven, pijn wordt niet erger bij diep ademen.
H: zie boven.
R: is 12 jaar geleden geopereerd aan een carcinoom van de dikke darm.
A: niet bekend.
S: is bekend met emfyseem en hypertensie, heeft eerder nooit iets aan de benen bemerkt.
E: woont met echtgenote zelfstandig.
D: heeft een ACE-remmer voor de hoge bloeddruk, rookt circa 20 sigaretten per dag sinds zijn 14e jaar, alcohol 'sociaal'.

De uitslagen van het laboratoriumonderzoek zijn inmiddels beschikbaar en leveren geen nieuwe gezichtspunten op.

Samenvattend tot dusver
- Als tevoren.
- Uitgaande van de belangrijkste klachten en verschijnselen moet u nu proberen verder te differentiëren.

Pijn in borst/rug

Myocardinfarct/angina	geen afwijkend ECG, troponine normaal.
Embolie	kan, maar geen dyspneu.
Dissectie thoracale aorta	moet zeker overwogen worden.
Pneumothorax	geen afwijkingen bij lichamelijk ondrzoek.
Pericarditis	idem.
Pleuritis	geen toename van de pijn bij ademen.
Oesofageaal	is denkbaar (boerhavesyndroom), maar heeft niet gebraakt.
'Spierpijn'	klachten zijn daarvoor te hevig; geen aanleiding.

Arteriële afsluiting

Trombose	op basis van atherosclerose, kan bij deze roker.
Embolus	gezien niveau minder waarschijnlijk.
Dissectie	diagnose werd al overwogen (zie boven).

> **Werkdiagnose**
> Dissectie van de aorta. Bij deze patiënt zal zeker ook een thoraxfoto worden gemaakt (die overigens indien de vermoede diagnose juist is, nauwelijks of geen afwijkingen zal laten zien.

17.8.4 Verder beleid
- Secondary survey (zal in dit geval na opname gedaan worden).
- Opname voor nader onderzoek (CTA) en behandeling.
- Gezien de slechte doorbloeding van de onderste lichaamshelft moet dit met spoed gebeuren.

17.9 CASUS 9

> Een 19-jarige studente die pas aan haar studie is begonnen en daardoor nog niet bij een huisarts is ingeschreven, wordt door haar moeder naar de SEH gebracht. Het verhaal is dat zij zich al een paar dagen 'niet lekker voelde', zonder dat er tevoren iets bijzonders was. Sinds 1 dag heeft ze ook koorts en 'pijn over het hele lichaam'; vanmorgen heeft ze huiduitslag bemerkt. Zij heeft toen haar moeder gebeld die meteen is komen kijken en haar dochter zeer ziek aantrof: 'Ze lijkt me af en toe niet goed te begrijpen, dokter'. Er is in dit geval geen sprake van een formele overdracht volgens MIST.

17.9.1 Eerste indruk
U treft een jonge vrouw aan, liggend op de onderzoeksbank, die een zeer zieke indruk maakt. Ze reageert mat en niet altijd adequaat. Er is geen stridor hoorbaar; de ademhalingsfrequentie lijkt verhoogd. Patiënte is niet optimaal georiënteerd. Na ontkleden valt een uitgebreide rash (huiduitslag) op. Deze bevindingen zijn genoeg om te spreken van een urgent geval.

17.9.2 Maatregelen

Terwijl u begint met de primary survey worden de volgende maatregelen alvast genomen.

- Zuurstof 15 l/min. per minuut, per non-rebreathing masker.
- Aansluiten pulsoximeter (97%).
- Aansluiten ritmebewaking (op de scoop wordt een sinusritme gezien).
- Parameters:
  - hartfrequentie 124/min.;
  - ademfrequentie 26/min.;
  - bloeddruk 90/75 mmHg;
  - CRT > 4 s;
  - temperatuur 39,7 °C;
  - glucosetest normaal.
- Infuus plaatsen na bloedafname voor laboratoriumonderzoek (infectieparameters, elektrolyten, nierfuncties, leverfuncties, amylase, glucose en bloedwaarden).
- Urine.
- Bloedgas/lactaat op indicatie.
- Fluid challenge van 1 l NaCl 0,9% (bij een jonge patiënte).
- Start breedspectrum antibiotica.

Samenvattend tot dusver

Een jonge vrouw bij wie op de voorgrond staan:
- shock;
- tachypneu;
- koorts;
- rash.

17.9.3 Primary survey

Luchtweg

Stridor:	afwezig.

Ademhaling

CVD:	niet verhoogd.
Inspectie:	geen afwijkingen.
Carotiden:	pulseren, geen souffles.
Ademfrequentie:	26/min.
Symmetrie:	L = R.
Inspanning:	geen intrekkingen; geen gebruik hulpademhalingsspieren.
Auscultatie:	L = R vesiculair ademgeruis.
Percussie:	L = R normale percussie.

Circulatie

Auscultatie:	geen souffles aan het hart, normale tonen.
Percussie	hartfiguur lijkt niet vergroot.
Palpatie:	puntstoot op medioclaviculairlijn.
CRT:	onveranderd.

Parameters na inlopen van 1000 ml NaC 09%:

Polsfrequentie/ bloeddruk:	onveranderd.
CRT:	onveranderd.

Neurologie

EMV:	E4M6V4.
Pupillen:	geen afwijkingen.
Lateralisatie:	geen.
Meningisme:	duidelijk aanwezig (bevestigd bij proef van Brudzinski).

Tijdens het onderzoek wordt over het gehele lichaam een rash aangetroffen, die niet 'wegdrukbaar' is. Er zijn enkele blauw verkleurde gebiedjes die bij aanraken pijnlijk zijn.

> Het teken van Brudzinski is het verschijnsel dat bij buigen van het hoofd de knieën worden opgetrokken omdat anders pijn optreedt. Het is een teken van meningeale prikkeling, bijvoorbeeld bij meningitis. Bij buigen van het hoofd wordt namelijk enigszins aan het ruggenmerg getrokken.

Samenvattend tot dusver

- Als tevoren.
- Meningeale prikkeling.
- Purpura (niet-wegdrukbare rash).

U zult, gezien de ernst van de situatie, op dit moment eerst opname moeten regelen, op een bewaakte afdeling.

Vervolgens zult u meer anamnestische gegevens proberen te verkrijgen. In verband met de trage reactie van patiënte zal dit vooral een heteroanamnese zijn.

P: zie boven.
H: zie boven.

R: 'nooit iets gehad'.
A: geen.
S: 'kerngezond'.
E: komt uit een hecht gezin; heeft een vaste vriend.
D: alleen wat paracetamol in de afgelopen dagen. Rookt niet, drinkt niet, geen partydrugs.

Ofschoon de diagnose nu al wel onmiskenbaar is tracht u, uitgaande van de belangrijkste klachten (en tot nu gevonden afwijkingen) verder te differentiëren.

Shock

Hypovolemie	'kan altijd', bijvoorbeeld door onvoldoende vocht intake bij koorts of door distributieve shock bij sepsis.
Pumpfailure	onwaarschijnlijk: normaal ECG, geen aritmie, CVD niet verhoogd, geen souffles aan het hart.

Vasodilatatie

Anafylaxie (rash)	rash doet daaraan denken, maar er is niets anders geslikt dan wat paracetamol; geen luchtweg- of pulmonale verschijnselen.
Sepsis	zeer goed mogelijk: koorts, meningiale prikkeling, purpura.
Neurogeen (trauma)	n.v.t.
Obstructie	geen aanwijzingen: geen dyspneu, geen pijn in de thorax, CVD niet verhoogd.

Purpura (niet-wegdrukbare rash)

Meningokokkensepsis:	zeer waarschijnlijk: koorts en meningeale prikkeling
Gonokokkensepsis:	mogelijk, maar meningeale prikkeling past daar niet bij.
Toxische epidermale necrolyse	onwaarschijnlijk; heeft alleen wat paracetamol geslikt.
Toxische-shocksyndroom	minder waarschijnlijk; meningeale prikkeling past daar niet bij, wel zal voordat patiënte de SEH verlaat zeer beslist VT verricht moeten worden, om een achtergebleven tampon uit te sluiten. Dit mag niet het vertrek of de behandeling vertragen.
Staphylococcal scalded skin syndrome:	minder waarschijnlijk; anamnestisch geen aanwijzingen voor.
Purpura:	kan; als uiting van DIS bij sepsis.

> Diffuse intravasale stolling (DIS) is een syndroom dat wordt gekenmerkt door een systemische activatie van de bloedstolling, met als gevolg de vorming van intravasculaire stolsels en verminderde orgaanperfusie. Tegelijkertijd kan de consumptie van bloedplaatjes en stollingsfactoren leiden tot ernstige bloedingen.

> **Werkdiagnose**
> Purpura bij septische shock op basis van meningitis.

17.9.4 Verder beleid
- Zo snel mogelijk start antibiotica.
- Opname op de ICU.
- Aldaar secondary survey.
- Multidisciplinaire behandeling.

17.10 CASUS 10

> Een 23-jarige jongen komt op eigen kracht naar de SEH 'vanwege hartkloppingen'. Er is in dit geval geen sprake van een formele overdracht volgens MIST.

17.10.1 Eerste indruk
U treft een slanke, gezond uitziende jongeman aan, die vertelt dat hij op straat lopend zonder enige aanleiding

hartkloppingen kreeg. 'Het bonst maar, dokter, en ik maak me daar zorgen over'. Er is geen stridor hoorbaar; de ademhalingsfrequentie is iets versneld. Patiënt is goed georiënteerd. Patiënt wordt geholpen met ontkleden en op de onderzoeksbank gelegd. Palpitaties moeten ernstig genomen worden, vooral als er een hoge frequentie is.

17.10.2 Maatregelen
Terwijl u begint met de primary survey worden de volgende maatregelen alvast genomen.
- Zuurstof 15 l/min. per non-rebreathing masker.
- Aansluiten pulsoximeter (99%).
- Aansluiten ritmebewaking (op de scoop wordt een tachycardie gezien, opdracht tot vervaardigen van een 12- afleidingen ECG).
- Parameters:
    - hartfrequentie 190/min.;
    - ademfrequentie 18/min.;
    - bloeddruk 130/80 mmHg;
    - CRT < 2 s;
    - temperatuur 36,9 °C;
    - glucosetest normaal.
- Waakinfuus na afname van bloedmonsters voor laboratoriumonderzoek (infectieparameters, elektrolyten, nierfuncties, leverfuncties, hartenzymen, amylase, glucose en bloedwaarden).
- Urine.
- Bloedgas/lactaat op indicatie.

Beoordeling ECG

Ventrikelfrequentie?	190/min.
Ritme regulair?	ja.
P-toppen?	niet waarneembaar.
Atriumflutter?	geen flutterwaves; geen AV-blok.
Duur QRS normaal?	ja (< 120 ms).

Conclusie: regulair, smalcomplextachycardie (SVT).

Samenvattend tot dusver
Een jonge man bij wie op de voorgrond staat:
- palpitaties (SVT);
- hemodynamisch stabiel.

17.10.3 Primary survey

Luchtweg
Stridor: afwezig.

Ademhaling

CVD:	normaal.
Inspectie hals:	geen afwijkingen.
Carotiden:	pulseren, geen souffles.
Ademfrequentie:	18/min.
Symmetrie:	L = R.
Inspanning:	geen intrekkingen; geen gebruik hulpademhalingsspieren.
Auscultatie:	L = R vesiculair ademgeruis.
Percussie:	L = R normaal.

Circulatie

Auscultatie:	geen souffles aan het hart, normale tonen.
Percussie:	hartfiguur lijkt niet vergroot.
Palpatie:	puntstoot binnen medioclaviculairlijn.
CRT:	< 2 s.

Neurologie

EMV:	maximaal.
Pupillen:	geen afwijkingen.
Lateralisatie:	geen.
Meningisme:	geen.

Tijdens het onderzoek worden geen afwijkingen aan de huid waargenomen.

Samenvattend tot dusver
Als tevoren. Geen nieuwe gezichtspunten uit de systematische beoordeling.

In afwachting van de uitslagen van het laboratoriumonderzoek kan nu de anamnese verder worden uitgewerkt.
P: zie boven.
H: heeft iets dergelijks niet eerder gehad.
R: altijd gezond geweest.
A: niet bekend.
S: geen afwijkingen.
E: single.
D: geen medicatie, rookt niet en gebruikt matig alcohol (2 eenheden per dag), geen drugs.

De laboratoriumuitslagen komen nu beschikbaar: zij zijn alle binnen de norm.

> **Werkdiagnose**
> Supraventriculaire tachycardie (SVT).

17.10.4 Verder beleid
- Overeenkomstig de richtlijnen voor tachycardie zoals vermeld in paragraaf 7.7.

Patiënt stabiel?	ja (bij kennis, bloeddruk > 90 mmHg, geen pijn op thorax, niet gedecompenseerd).
QRS	< 120 ms.
Ritme	regulair.
Behandeling	vagale manoeuvres. indien onvoldoende resultaat: adenosine.

- Secondary survey.
- Opname afhankelijk van het resultaat van de behandeling.

17.11 CASUS 11

> Een 33-jarige man wordt door de huisarts ingestuurd met de volgende informatie: 'Deze patiënt zie ik vanochtend voor het eerst. Hij zou al vijf dagen buikpijn hebben. Bij onderzoek kan ik niet veel afwijkends vinden, behoudens mogelijk een weerstand rechts onder. Graag uw oordeel'. In de termen van de overdracht volgens MIST:
> M: buikpijn;
> I: geen duidelijke afwijkingen bij lichamelijk onderzoek;
> S: geen;
> T: geen.

17.11.1 Eerste indruk
U treft een kaukasische man aan, liggend op de onderzoekstafel, die geen zieke indruk maakt. Hij vertelt u dat hij vier dagen geleden zeurende pijn boven in de buik kreeg en een keer gebraakt had. Hij 'voelde zich niet lekker' maar was toch maar naar zijn werk gegaan (hij is eigen baas). Hij is zich geleidelijk weer wat beter gaan voelen, maar er is nog steeds wat pijn, die nu meer in de onderbuik zit. Mictie en defecatie geen afwijkingen.

Er is geen stridor hoorbaar; de ademhalingsfrequentie is niet verhoogd. Patiënt is goed georiënteerd. Buikklachten moeten altijd ernstig genomen worden.

17.11.2 Maatregelen
Terwijl u begint met de primary survey worden de volgende maatregelen alvast genomen.
- Zuurstof aansluiten.
- Pulsoximeter (99%).
- Aansluiten ritmebewaking (op de scoop wordt een sinusritme gezien, geen tekenen van ischemie).
- Parameters:
  - hartfrequentie 78/min.;
  - ademfrequentie 14/min.;
  - bloeddruk 130/85 mmHg;
  - CRT < 2 s;
  - temperatuur 38,5 °C;
  - glucosetest normaal.
- Bloedafname voor laboratoriumonderzoek (leukocyten, CRP, elektrolyten, nierfuncties, leverfuncties, amylase, glucose en bloedwaarden).
- Urine.
- Bloedgas/lactaat op indicatie.
- Infuus (nog) niet geïndiceerd.

Samenvattend tot dusver
Een jonge man bij wie op de voorgrond staan:
- buikpijn;
- koorts;
- niet 'ziek'.

17.11.3 Primary survey

Luchtweg

Stridor:	afwezig.

Ademhaling

CVD:	normaal.
Inspectie hals:	geen afwijkingen.
Carotiden:	pulseren, geen souffles.
Ademfrequentie::	14/min.
Symmetrie:	L = R.
Inspanning:	geen intrekkingen; geen gebruik hulpademhalingsspieren.
Auscultatie:	L = R vesiculair ademgeruis.
Percussie:	L = R goed bewegende longgrenzen.

Circulatie

Auscultatie:	geen souffles aan het hart, normale harttonen.
Percussie	hartfiguur lijkt niet vergroot.
Palpatie:	puntstoot op medioclaviculairlijn.

Neurologie

EMV:	maximaal.
Pupillen:	geen afwijkingen.
Lateralisatie:	geen.
Meningisme:	geen.

Tijdens het onderzoek worden geen afwijkingen aan de huid waargenomen.

Omdat patiënt zijn klachten duidelijk in de buik lokaliseert, kan het onderzoek van het abdomen bij de primary survey worden meegenomen.

Onderzoek abdomen

Inspectie:	geen afwijkingen, geen littekens.
Auscultatie:	rustige peristaltiek.
Percussie:	wisselende tympanie; wat gevoelig rechts onder.
Palpatie:	soepel, wat drukpijnlijke weerstand rechts onder, geen loslaatpijn; geen contralaterale drukpijn; geen psoasprikkeling; liezen geen bijzonderheden; RT weerstand rechts, met wat drukpijn.

Samenvattend tot dusver

- Buikpijn.
- Niet 'ziek'.
- Koorts.
- Drukpijnlijke weerstand rechts onder; geen peritoneale prikkeling.

In afwachting van de laboratoriumuitslagen kan nu de anamnese verder worden uitgewerkt:

P: zie boven.
H: zie boven.
R: altijd gezond geweest.
A: niet bekend.
S: geen afwijkingen.
E: gescheiden, alleenwonend.
D: geen medicatie; rookt niet; alcohol gemiddeld twee eenheden per dag; geen drugs.

Uitgaande van de belangrijkste klachten (en tot nu gevonden afwijkingen) tracht u verder te differentiëren.

Buikpijn/koorts intraperitoneaal

Peritonitis	er is geen peritoneale prikkeling.
Afsluiting darm	onwaarschijnlijk: de pijn is continu.
Afsluiting urine- of galwegen met koorts	idem.
Pancreatitis acuta	is niet ziek.
Mesenteriale trombose	is niet ziek; past niet bij leeftijd.
Infiltraat	zeker mogelijk.
Torsio testis	er zijn geen afwijkingen bij onderzoek.
Epididymo-orchitis	idem.

Buikpijn/koorts extraperitoneaal

Ketoacidose	geen voorgeschiedenis; glucosetest is normaal.
Uremie	klachten zijn al weer wat afgenomen.
Intoxicatie	geen aanwijzingen voor.
Porfyrie	zou bij iemand van deze leeftijd al bekend zijn.
Sikkelcelcrisis	patiënt is een kaukasiër.
Angina (pectoris)/myocardinfarct	ECG is normaal.
Longembolie	er is geen dyspneu.
Basale pneumonie	er zijn geen afwijkingen bij onderzoek.

De laboratoriumuitslagen laten een leukocytose zien en een aanzienlijk verhoogd CRP/BSE.

> **Werkdiagnose**
> Dit verhaal en de bevindingen passen bij een ontstekingsproces (appendicitis) in de buik dat inmiddels aanleiding heeft gegeven tot het ontstaan van een infiltraat (waarschijnlijk periappendiculair).

17.11.4 Verder beleid
- Abdominale echo (dit kan ook na opname).
- Secondary survey (dit kan ook na opname).
- Opname ter observatie, met name om de eventuele ontwikkeling van een abces binnen het infiltraat tijdig op te merken en te behandelen.

17.12 CASUS 12

> Een 42-jarige vrouw komt op eigen gelegenheid naar de SEH. Zij vertelt dat zij op straat lopend plotseling heftige pijn in de rechter flank kreeg, zonder aanleiding. De pijn 'komt in golven' en zij zegt dat 'ze dan niet weet waar ze het zoeken moet'. Zij voelt zich misselijk, maar maakt geen zieke indruk. Er is in dit geval geen sprake van een formele overdracht volgens MIST.

17.12.1 Eerste indruk
U treft een vrouw in zeer goede voedingstoestand aan, die rondloopt en een zeer pijnlijke indruk maakt. Er is geen stridor hoorbaar; de ademhalingsfrequentie is iets verhoogd. Patiënte is goed georiënteerd. De pijn zakt vervolgens wat af en zij laat zich op de onderzoeksbank helpen. Acute klachten moeten altijd ernstig genomen worden.

17.12.2 Maatregelen
Terwijl u begint met de primary survey worden de volgende maatregelen alvast genomen.
- Zuurstof (nog) niet geïndiceerd.
- Aansluiten pulsoximeter (97%).
- Aansluiten ritmebewaking (op de scoop wordt een sinusritme gezien, geen tekenen van ischemie).
- Parameters:
  - hartfrequentie 88/min.;
  - ademfrequentie 18/min.;
  - bloeddruk 145/85 mmHg;
  - CRT < 2 s;
  - temperatuur 36,6 °C;
  - glucosetest normaal.
- Afname bloedmonsters voor laboratoriumonderzoek (infectieparameters, elektrolyten, nierfuncties, leverfuncties, amylase, glucose en bloedwaarden).
- Urine.
- Bloedgas/lactaat op indicatie.
- Waakinfuus kan overwogen worden.

Op dit moment neemt de pijn weer toe en wil patiënte nauwelijks op de onderzoeksbank blijven liggen (koliekpijn is pijn met bewegingsdrang).

Samenvattend tot dusver
Een vrouw van middelbare leeftijd bij wie op de voorgrond staan:
- intermitterende pijn in de rechter flank;
- niet 'ziek';
- geen koorts.

17.12.3 Primary survey

Luchtweg
Stridor:	afwezig.

Ademhaling
CVD:	normaal.
Inspectie hals:	geen afwijkingen.
Carotiden:	pulseren, geen souffles.
Ademfrequentie:	18/min.
Symmetrie:	L = R.
Inspanning:	geen intrekkingen; geen gebruik hulpademhalingsspieren.
Auscultatie:	L = R vesiculair ademgeruis.
Percussie:	L = R normale percussie.

Circulatie
Auscultatie:	normale harttonen geen souffles aan het hart.
Percussie:	hartfiguur lijkt niet vergroot.
Palpatie:	puntstoot op medioclaviculairlijn.
CRT:	< 2 s.

Neurologie
EMV:	maximaal.
Pupillen:	geen afwijkingen.
Lateralisatie:	geen.
Meningisme:	geen.

Tijdens het onderzoek worden geen afwijkingen aan de huid waargenomen.

Aangezien patiënte haar klachten zeer gelokaliseerd aangeeft kan het onderzoek van het abdomen bij de secondary survey worden meegenomen.

Onderzoek abdomen

Inspectie:	appendectomie litteken; geen afwijkingen.
Auscultatie:	wat matige peristaltiek.
Percussie:	wisselende tympanie.
Palpatie:	soepel, geen druk en of loslaatpijn; teken van Murphy negatief; geringe 'slagpijn' in de rechter flank; RT geen bijzonderheden.

Samenvattend tot dusver
Als boven.
- Bewegingsdrang tijdens de pijnaanvallen.
- Geringe bevindingen bij lichamelijk onderzoek.

In afwachting van de laboratoriumuitslagen kan nu de anamnese verder worden uitgewerkt:
P: zie boven.
H: zie boven.
R: status na appendectomie op kinderleeftijd.
A: niet bekend.
S: geen afwijkingen.
E: gehuwd, vier kinderen.
D: geen medicatie, rookt 12 sigaretten per dag, geen alcohol, geen drugs.

Uitgaande van de belangrijkste klachten (en tot nu gevonden afwijkingen) tracht u verder te differentiëren.

Buikpijn/geen koorts intraperitoneaal

Peritonitis	geen koorts, geen peritoneale prikkeling.
Afsluiting darm	onwaarschijnlijk: geen hyperperistaltiek.
Afsluiting urine- of galwegen zonder koorts	zeer goed mogelijk.
Pancreatitis acuta	is niet ziek.
Mesenteriale trombose	is niet ziek; past niet bij leeftijd.
Infiltraat	geen aanwijzingen voor.
Torsio testis	n.v.t.
Epididymo-orchitis	n.v.t.
Steeldraai ovarium	niet waarschijnlijk.

Buikpijn/geen koorts extraperitoneaal

Ketoacidose	geen voorgeschiedenis; glucosetest is normaal.
Uremie	past niet bij intermitterende pijn.
Intoxicatie	geen aanwijzingen voor.
Porfyrie	zou bij iemand van deze leeftijd al bekend zijn.
Sikkelcelcrisis	patiënte is van Turkse afkomst.
Angina (pectoris)/myocardinfarct	heeft een normaal ECG.
Longembolie	er is geen dyspneu.
Basale pneumonie	er zijn geen afwijkingen bij onderzoek.

Samenvattend tot dusver
- Als tevoren.
- De inmiddels beschikbare laboratoriumuitslagen zijn alle binnen de norm. Wel worden in de urine enkele erytrocyten per gezichtsveld waargenomen.

> **Werkdiagnose**
> De meest in aanmerking komende diagnose is: koliek uitgaande van urine- of galwegen. Een extra ondersteuning van de diagnose wordt gevonden wanneer patiënte tijdens een pijnaanval een intraveneus spasmolyticum (bijvoorbeeld butylscopolamine) krijgt ingespoten en dan vrijwel onmiddellijk klachtenvrij wordt.

17.12.4 Verder beleid
- Echo, ter nadere differentiatie tussen urine- en galwegen.
- Secondary survey.
- Nader onderzoek. Dit kan poliklinisch verricht worden, op voorwaarde dat patiënte pijnvrij is of draaglijke pijn heeft.

17.13 CASUS 13

> Een 64-jarige vrouw wordt door omstanders naar de SEH gebracht omdat zij op straat in elkaar gezakt is, en korte tijd later weer bijkwam. Er is in dit geval geen sprake van een formele overdracht volgens MIST.

17.13.1 Eerste indruk

U treft een bejaarde dame aan die er niet goed uitziet en met wie u met enige moeite contact kunt maken. U kunt van patiënte eigenlijk alleen als informatie krijgen dat zij 'zich akelig voelde worden en toen gevallen is'. Zij zou dit nooit eerder hebben gehad. Er is geen stridor hoorbaar; de ademhalingsfrequentie is iets verhoogd. Patiënte is niet geheel georiënteerd. Bewustzijnsdaling is zonder meer een urgent geval.

17.13.2 Maatregelen

Terwijl u begint met de primary survey worden de volgende maatregelen alvast genomen.
- Zuurstof 15 l/min. per non-rebreathing masker.
- Aansluiten pulsoximeter (95%).
- Aansluiten monitorbewaking (op de scoop ziet u een bradycardie met brede complexen)
- Opdracht tot vervaardigen van een 12-afleidingen ECG.
- Parameters:
  - hartfrequentie 38/min.;
  - ademfrequentie 20/min.;
  - bloeddruk 80/50 mmHg;
  - CRT 3 s;
  - temperatuur 36,6 °C;
  - glucosetest normaal.
- Infuus met lage inloopsnelheid na afname van bloedmonsters voor routine laboratoriumonderzoek (infectieparameters, elektrolyten, nierfuncties, leverfuncties, hartenzymen, amylase, glucose en bloedwaarden).
- Urine.
- Bloedgas/lactaat op indicatie. Overeenkomstig de ERC-richtlijnen (zie paragraaf 7.6) begint u met het geven van atropinesulfaat i.v. 0,5 mg. Hierop neemt de hartfrequentie wat toe. Vanwege de veranderde frequentie vraagt u opnieuw een 12-afleidingen ECG aan.

Samenvattend tot dusver

Een bejaarde vrouw bij wie op de voorgrond staan:
- status na collaps;
- breedcomplexbradycardie, reagerend op atropine.

17.13.3 Primary survey

Luchtweg
Stridor: afwezig.

Ademhaling
CVD:	normaal.
Inspectie hals:	geen afwijkingen.
Carotiden:	pulseren, geen souffles.
Ademfrequentie:	20/min.
Symmetrie:	L = R.
Inspanning:	geen intrekkingen; geen gebruik hulpademhalingsspieren.
Auscultatie:	L = R vesiculair ademgeruis.
Percussie:	L = R normaal.

Circulatie
Auscultatie:	geen souffles aan het hart.
Percussie	hartfiguur lijkt niet vergroot.
Palpatie:	puntstoot binnen medioclaviculairlijn.
CRT:	nu circa 2 s.

Neurologie
EMV:	reageert alerter dan bij binnenkomst 'maximaal' E4M6V5.
Pupillen:	geen afwijkingen.
Lateralisatie:	geen.
Meningisme:	geen.
FAST:	negatief.

Tijdens het onderzoek worden geen afwijkingen aan de huid waargenomen.

Samenvattend tot dusver

Als tevoren. Geen nieuwe gezichtspunten uit de primary survey.

Beoordeling ECG

Ventrikelfrequentie?	50/min.
Ritme regulair?	ja.
P-toppen?	ja, maar geen samenhang met QRS-complexen.
P-R-interval?	niet constant.
Atriumflutter?	geen flutterwaves.
Duur QRS normaal?	nee (> 120 ms).

Ofschoon de eerste dosering atropine wel enig effect heeft gehad, moet u bij een compleet hartblok voorbereid zijn op herhalen van de atropine en eventueel aanvullende maatregelen (zie paragraaf 7.6). Ook is het noodzakelijk consult van een cardioloog te vragen. In afwachting van een en ander kan de anamnese verder worden uitgewerkt.

P: zie boven.
H: zie boven.
R: zij is wel eens eerder 'flauwgevallen', verder altijd goed gezond.
A: niet bekend.
S: geen afwijkingen.
E: weduwe; kan zich uitstekend redden.
D: geen medicatie, rookt niet en gebruikt geen alcohol of drugs.

De laboratoriumuitslagen zijn alle binnen de norm.

> **Werkdiagnose**
> Ritmestoornissen op basis van AV-blok.

17.13.4 Verder beleid

- Secondary survey (kan ook na opname).
- Opname voor bewaking, nader onderzoek en behandeling.
- Overwegen en nagaan van andere oorzaken van *transient collapse*:
  - TIA;
  - cardiaal (ischemie, aortastenose, cardiomyopathie, pulmonale hypertensie, longembolie);
  - reflex (vasovagaal (houding), vasculair (vertebrobasilair), epilepsie);
  - metabool (hypoglykemie, ziekte van Addison, feochromocytoom, hypoxemie, insulinoom);
  - medicijnen (bètablokkers, calciumblokkers, amiodaron, diuretica, antihypertensiva, antidepressiva).

17.14 CASUS 14

> Een 41-jarige vrouw wordt door haar partner naar de SEH gebracht. Kort na het opstaan heeft zij zonder aanleiding hoofdpijn gekregen, die in het 'hele hoofd' wordt aangegeven en die 'ondraaglijk is'. Volgens haar partner 'reageert zij het laatste uur minder goed'. Er is in dit geval geen sprake van een formele overdracht volgens MIST.

17.14.1 Eerste indruk

U treft een vrouw aan, zittend op de onderzoeksbank, met haar hoofd in de handen, die een zeer pijnlijke indruk maakt. Ze reageert mat en niet altijd adequaat. Er is geen stridor hoorbaar; de ademhalingsfrequentie lijkt normaal. Patiënte is niet optimaal georiënteerd.

De bevindingen heftige hoofdpijn en suboptimale EMV (E3M6V4) betekenen zonder meer dat sprake is van een urgent geval.

17.14.2 Maatregelen

Terwijl u begint met de primary survey worden de volgende maatregelen alvast genomen.

- Zuurstof 15 l/min. per non-rebreathing masker.
- Aansluiten pulsoximeter (na enkele minuten 99%).
- Aansluiten ritmebewaking (op de scoop wordt een sinusritme gezien).
- Parameters:
  - hartfrequentie 90/min.;
  - ademfrequentie 16/min.;
  - bloeddruk 125/90 mmHg;
  - CRT < 2 s;
  - temperatuur 37,9 °C;
  - glucosetest normaal.
- Waakinfuus plaatsen na bloedafname voor laboratoriumonderzoek (infectieparameters, elektrolyten, nierfuncties, leverfuncties, amylase, glucose en bloedwaarden).
- Urine.
- Bloedgas/lactaat op indicatie.

Samenvattend tot dusver

Een vrouw bij wie op de voorgrond staan:
- heftige hoofdpijn;
- verlaagd EMV;
- temperatuurverhoging.

17.14.3 Primary survey

Luchtweg
Stridor: afwezig.

Ademhaling
CVD:	niet verhoogd.
Inspectie:	geen afwijkingen.
Carotiden:	pulseren, geen souffles.
Ademfrequentie:	16/min.
Symmetrie:	L = R.
Inspanning:	geen intrekkingen; geen gebruik hulpademhalingsspieren.
Auscultatie:	L = R vesiculair ademgeruis.
Percussie:	L = R normale percussie.

Circulatie
Auscultatie:	geen souffles aan het hart, normale cortonen.
Percussie	hartfiguur lijkt niet vergroot.
Palpatie:	puntstoot op medioclaviculairlijn.
CRT:	onveranderd.

Neurologie
EMV:	E3M6V4.
Pupillen:	geen afwijkingen.
Lateralisatie:	geen.
Meningisme:	geen.
Fast:	negatief.

Tijdens het onderzoek worden aan de huid geen afwijkingen gezien.

Samenvattend tot dusver
- Als tevoren.
- Geen nieuwe gezichtspunten bij de primary survey.

U dient, gezien de klachten en bevindingen, een consult aan te vragen van de neuroloog. Vervolgens zult u meer anamnestische gegevens proberen te verkrijgen. Gezien het verminderde bewustzijn van patiënte zal dit deels een heteroanamnese zijn.

P:	zie boven.
H:	zie boven.
R:	heeft 20 jaar geleden een operatieve behandeling voor hyperthyreoïdie ondergaan.
A:	penicilline.
S:	af en toe wat hoofdpijn rond de menstruatie, 'maar niet te vergelijken met nu'.
E:	woont met haar partner, geen kinderen, heeft een administratieve baan.
D:	geen medicijngebruik, rookt 10 sigaretten per dag, alcohol 'sociaal', geen partydrugs.

De inmiddels bekend geworden laboratoriumbepalingen laten geen afwijkingen van belang zien; met name is er geen leukocytose. In afwachting van de komst van de neuroloog tracht u, uitgaande van de belangrijkste klachten (en tot nu gevonden afwijkingen), verder te differentiëren.

Hoofdpijn met afwijkende GCS

Beroerte (acuut):	FAST is negatief.
SAB (acuut):	zeer goed mogelijk.
Chronisch subduraal hematoom:	klachten zijn daarvoor te acuut.
Meningitis:	zou kunnen; echter geen meningeale prikkeling.
Encefalitis:	idem.
Abces:	zou misschien kunnen; echter anamnestisch geen aanwijzingen.
Tumor primair/ metastase	moet op deze leeftijd altijd rekening mee worden gehouden

Werkdiagnose
Subarachnoïdale bloeding (SAB).

17.14.4 Verder beleid
- Opname.
- Secondary survey.
- Nader onderzoek (met name CT) en zo mogelijk behandeling.

17.15 CASUS 15

Tijdens de visite verteld een van uw senior verpleegkundigen dat zij de vorige avond op weg naar huis zag hoe een andere fietser door een vrachtauto werd aangereden en werd weggeslingerd. >>

U realiseert zich dat het waarschijnlijk om hetzelfde slachtoffer gaat dat u tijdens uw dienst hebt opgevangen. U hebt zoiets op straat nog nooit aan de hand gehad en u vraagt hoe zij dat heeft aangepakt.

Op straat

'Veiligheid eerst. Ik ben van mijn fiets gestapt en heb goed rondgekeken voor ik naar het slachtoffer ben gelopen. Ik realiseerde me dat ik geen enkel medisch hulpmiddel bij me had, ook geen handschoenen trouwens, en dat ik het dus heel basaal zou moeten houden.

Er zijn altijd direct toeschouwers, dus ik heb me bekend gemaakt als verpleegkundige (professional in de zorg) en ze gevraagd drie dingen te doen: gevarendriehoeken plaatsen, het verkeer regelen en 112 bellen. Dat laatste op basis van het ongevalsmechanisme; voor het slachtoffer (de fietser) is een aanrijding met een vrachtauto een hoogenergetisch trauma, en bovendien had ik de vrouw niet meer zien bewegen. Er was op afstand al behoorlijk bloed aan haar hoofd te zien. Ik heb duidelijke instructies aan de beller gegeven: locatie doorgeven, en vertellen dat het om één volwassen patiënt gaat die als fietser is aangereden door een vrachtauto en dat de vrouw niet meer beweegt, mogelijk buiten bewustzijn is.

Toen ben ik naast de vrouw geknield. Zij lag op haar rechter zij en buik. Zij had een bloedende hoofdwond, waar geen bloed uit spoot. Er was verder geen groot bloedverlies zichtbaar, dus de bloedende hoofdwond kon wel even wachten. Ik had inmiddels hoofd en nek geïmmobiliseerd en direct daarna tegen de vrouw geroepen of zij me kon horen; ik kreeg geen antwoord dus heb ik haar een pijnprikkel in de schouder gegeven, waarop zij kreunde (P op de AVPU-score).

Ik heb mijn oor bij haar gezicht gehouden en toen kon ik haar horen ademen, nogal rustig, zonder bijgeluiden, ik hoefde dus geen jawthrust te doen. De mond was door de ligging van het slachtoffer min of meer naar beneden gericht en ik kon er daardoor niet goed in kijken. Maar het leek dus: A is vrij. Ik heb haar daarom niet op haar rug gedraaid; ik kon A en B redelijk beoordelen en met zo'n hoogenergetisch trauma weet je het maar nooit met de wervelkolom.

Daarna heb ik gevraagd of iemand het hoofd kon overnemen, maar niemand wilde, vanwege het bloed. Ik besloot haar hoofd en nek los te laten, want ik moest verder met de beoordeling, en de vrouw was bewusteloos dus die zou wel niet bewegen.

Zoals ik al zei: de ademhaling was best rustig, ik schat zoiets van 20 per minuut. Zij maakte geen benauwde indruk. Ik heb mijn handen op haar thorax gelegd, waarbij het leek of de linker thoraxhelft iets minder bewoog dan de rechter. De B was dus niet zo slecht en ik heb de thorax niet verder ontbloot en onderzocht. Bovendien het was gister best koud en hypothermie moeten we niet hebben.

Goed, naar de C dan. Ik had behalve het hoofd verder geen bloedingen gezien. Nog een keer gekeken en oksels, liezen en knieholte gevoeld, maar voor zover je het op zo'n moment beoordelen kunt nergens anders bloed. Ik voel naar haar pols en na even zoeken vond ik de a. radialis: slap en snel, op het horloge geschat zo'n 110. Shock dus. Op dat moment komt een van de omstanders aanlopen met een verbandtrommel, ik denk uit z'n auto gehaald. Hij had ook nog een deken meegenomen, wat meedenkend! Handschoenen aangetrokken en opnieuw gevraagd of iemand het hoofd wilde vasthouden; nu met handschoenen. Gelukkig was er nu wel een vrijwilliger, en zaten drie paar handschoenen in de verbanddoos.

Hoogste tijd om wat aan de bloeding uit het hoofd te doen. Een pak gaas op de plaats van de bloeding gelegd en voorzichtig lokale druk gegeven. Dat door een derde vrijwilliger laten overnemen (en daar ging het derde paar handschoenen!)

Waar waren we met de C? Uitwendige bloeding onder controle; shock vastgesteld. Zoeken naar inwendige bloedingsbronnen (heeft op straat niet zoveel consequentie): thorax en abdomen kon ik nauwelijks bij; aanraken van het bekken liet de patiënt kreunen en het linker been leek in een hoek te liggen. Moest ik nu een *pelvic binder* improviseren en het been in lijn trekken? Ik kon de de ambulancesirene op afstand al horen (je weet wel: tatie-tatie) en besloot daarom hun komst af te wachten. Ik wist per slot van rekening nog niets over de wervelkolom, dus verder manipuleren ...

>> De D dan. Het slachtoffer was nog steeds P (van AVPU). Al te donker om de pupillen te controleren en ik had geen lampje. Gelukkig had een van de omstanders z'n smartphone om bij te lichten, en hiermee zag ik dat haar pupillen symmetrisch waren qua grootte en ook beide een goede lichtreactie gaven. Lateralisatie checken bij een bewusteloze is niet simpel en dat heb ik dus gelaten. Zoals gezegd: het slachtoffer lag min of meer op haar zij en de luchtweg was vrij; ik heb er daarom geen formele stabiele zijligging van proberen te maken.
Exposure op straat: alleen op strikte indicatie en liever niet in de kou. Bovendien, we hadden al de verdenking op een bekkenfractuur en een femurfractuur. Dus heb ik de deken over het slachtoffer gedrapeerd en het slachtoffer zo goed mogelijk ingestopt (eigenlijk heb je de deken het liefst onder het lichaam, maar dat leek nu niet nodig omdat ik de ambulance zag voorrijden.
Ik heb me bekend gemaakt bij het het personeel van de ambulance en een MIST-overdracht gedaan, en daarna namen zij het over.'

Op de SEH
U wordt telefonisch vanuit de SEH gewaarschuwd dat de ambulance onderweg is met een fietser die door een vrachtauto (snelheid ongeveer 50 km per uur) is aangereden en weggeslingerd. Door omstandigheden is de personele bezetting van de SEH beperkt: u zult de opvang in eerste instantie met twee verpleegkundigen moeten doen, de chirurg en anesthesioloog van dienst zijn bezig op de OK. U zorgt ervoor dat alles op orde is in de traumakamer. Terwijl u bezig bent met de verpleegkundigen de uitrusting te controleren komt het ambulancepersoneel met het slachtoffer binnen. De overdracht gaat volgens MIST:
M: ongeveer 25-jarige vrouw, naam onbekend, aangereden op fiets door vrachtauto met circa 50 km/h, weggeslingerd over 10 m;
I: ernstig traumatisch schedelhersenletsel; hoofdwond; thorax geen afwijkingen.; waarschijnlijk femurfractuur links, mogelijk bekkenfractuur;
S: luchtweg vrij met mayo; ademfrequentie 24/min., polsfrequentie 112/min.; bloeddruk 85/70 mmHg; AVPU = P;
T: nekkraag, *headblocks* en *spineboard*; mayo; zuurstof 15 l/min. per non-rebreathing masker; infuus re onderarm, tweede zak NaCl 0,9% loopt in; linker femur geïmmobiliseerd met vacuümspalk; gaas op hoofdwond. Geen pijnstilling gegeven.

17.15.1 Eerste indruk
Een niet op aanspreken reagerende vrouw. Geen hoorbare stridor; verhoogde ademhalingsfrequentie. Geen uitwendig zichtbaar bloedverlies. Hier is zonder meer sprake van een urgent geval (mechanisme hoogenergetisch, verminderd bewustzijn, shock).

U laat de chirurg en de anesthesioloog en ook neuroloog op de hoogte stellen; zij laten weten nog ongeveer 30 minuten bezig te zijn.

17.15.2 Maatregelen
Terwijl u begint met de primary survey worden de volgende maatregelen alvast genomen.
- Continueren zuurstof 15 l/min. per non-rebreathing masker.
- Verwijderen wervelplank en plaatsen van de patiënt op een traumamatras met *padding* (tegen het doorliggen).
- Aansluiten pulsoximeter (99%).
- Aansluiten ritmebewaking (op de scoop wordt een sinustachycardie gezien, geen tekenen van ischemie).
- Inbrengen van tweede infuus en afnemen van bloedmonsters voor laboratoriumonderzoek (bloedwaarden, bloedgroep, resusfactor, elektrolyten, nierfuncties, leverfuncties, amylase en glucose).
- Urine en een zwangerschapstest (ze is 25 jaar en in de fertiele levensfase).
- Bloedgas/lactaat op indicatie.
- Bestellen van 4 eenheden ongekruist O-negatief PRBC.
- Parameters:
  - hartfrequentie 124/min.;
  - ademfrequentie 24/min.;
  - bloeddruk 85/70 mmHg;
  - CRT 3 s;
  - temperatuur 35,8 °C;
  - glucosetest normaal.
- Overwegen op bloed over te gaan als infuus (het gaat hier om een jonge vrouw die manifest

in shock is; bij traumaslachtoffers wordt dat meestal door hypovolemie/bloeding veroorzaakt).
- Vervolgens ontkleden (= wegknippen), neem maatregelen tegen afkoeling (kamertemperatuur omhoog, warme vloeistoffen, warmtelamp, toedekken voor zover mogelijk).

Samenvattend tot dusver
- Bewusteloosheid (bij mogelijk ernstig schedelhersenletsel).
- Shock.
- Hypothermie.
- Hoofdwond.
- Waarschijnlijk femurfractuur links.
- Mogelijke bekkenfractuur.

17.15.3 Primary survey

Belangrijk uitwendig bloedverlies
Bij eerste inspectie: geen.
Verband hoofd: niet doorgebloed.

Luchtweg
Stridor: met mayo afwezig.

Wordt voorlopig geaccepteerd; het gestoorde bewustzijn is een intubatie-indicatie, maar de anesthesioloog is nog niet beschikbaar.

Ademhaling
CVD:	halsvenen niet gestuwd.
Inspectie hals:	geen afwijkingen.
Palpatie trachea:	staat in het midden.
Carotiden:	pulseren, geen souffles.
Ademfrequentie:	24/min.
Symmetrie:	linker thoraxhelft beweegt minder goed.
Inspanning:	geen intrekkingen; geen gebruik hulpademhalingsspieren.
Auscultatie:	L verminderd ademgeruis.
Percussie:	L sonore percussie.
Palpatie:	subcutaan emfyseem, en crepitatie van ribben links.
Diagnose:	pneumothorax L bij ribfracturen.

- U geeft opdracht materiaal klaar te zetten voor het inbrengen van een thoraxdrain en het u te laten weten wanneer alles gereed staat.
- Tevens vraagt u om X-thorax, X-bekken, X-femur links.

Circulatie
Opnieuw controle op uitwendig bloedverlies (ook handen onder de rug laten glijden): geen nieuwe gezichtspunten.

Polsfrequentie   116/min.
Bloeddruk   87/70 mmHg.

- Op dit moment is bloed zeker aangewezen.

Onderzoek naar inwendige bloeding
Thorax:	als tevoren (en passant hart; geen bijzonderheden).
Abdomen:	schaafplekken linker flank; verder geen duidelijke afwijkingen.

- U vraagt nu om een echografie van de buik.

Bekken:	voelt bij palpatie niet stabiel aan.

- U vraagt de verpleegkundigen een sluitlaken of pelvic binder aan te leggen.

Lange pijpbeenderen:	klinisch femurfractuur links.

- U laat een tractiespalk aanleggen.

Neurologie
EMV:	E2M4V2.
Pupillen:	geen afwijkingen.
Lateralisatie:	niet goed te onderzoeken.
Meningisme:	niet getest; heeft halskraag om.

Op de inmiddels vervaardigde echo van de buik wordt vrij vocht gezien.
Mede omdat patiënt op korte termijn geopereerd zal worden brengt u de thoraxdrain in, waar lucht maar geen bloed uitloopt. De aangevraagde X-foto's zullen op de OK gemaakt worden, zodra patiënte onder anesthesie is.

Environment
In verband met de lage lichaamstemperatuur wordt patiënt zo veel mogelijk toegedekt. Uitwendig is een hoofdwond zichtbaar.

Samenvattend tot dusver
- Als boven.
- Pneumothorax links met ribfracturen.
- Vrij vocht in het abdomen.

Nu de tweede fluid challenge ingelopen is, zijn de parameters:

Polsfrequentie   114/min.
Bloeddruk   90/70 mmHg.

Het is hiermee duidelijk dat de volgende stap een laparotomie moet zijn. U laat nogmaals bellen naar de OK en u hoort dat de chirurg onderweg naar de SEH is. Vervolgens worden de eerste twee van de door u bestelde eenheden bloed aangehangen.
Inmiddels worden de gemaakte X-foto's getoond:

X-thorax: multipele ribfracturen, partieel ontplooide long met tekenen van contusie; drain in situ.
X-bekken: bekkenringfractuur van os ilium links.
X-femur links: dwarse midschachtfractuur.

U herevalueert de patiënt:
Luchtweg: vrij, met mayo.
Ademhaling: frequentie 22/min., verder als tevoren.
Circulatie: als tevoren.
Neurologie: onveranderd.

Een anamnese is in verband met de bewusteloosheid van de patiënt nu niet af te nemen. Er kan worden geïnformeerd of inmiddels familie of vrienden in het ziekenhuis zijn aangekomen, maar dit mag de voortgang niet vertragen.

Inmiddels is de chirurg op de SEH gearriveerd. u doet een korte overdracht volgens MIST.
Als behandelplan wordt geformuleerd:
- eerst laparotomie;
- erna een volledige CT-analyse (cerebrum, CWK, thorax en abdomen).

Met hulp van alle aanwezigen wordt een log-roll uitgevoerd:
- geen afwijkingen aan de rug;
- geen hematoom in het perineum;
- RT geen bijzonderheden.

Een maagsonde en een blaaskatheter worden in overleg met de anesthesist ingebracht op de SEH of op de OK.

> **Werkdiagnose**
> Polytraumapatiënt in shock, met schedelhersenletsel, bekkenringfractuur, femurfractuur en vrij vocht (vermoedelijk bloed) in de buikholte.

17.15.4 Verder beleid
De secondary survey inclusief aanvullend onderzoek, zoals een CT van hoofd, thorax, abdomen en bekken en een CT van de wervelkolom, zal in dit geval, nu een spoedlaparotomie is geïndiceerd, in een later stadium verricht worden.

17.16 CASUS 16

> U wordt door een van de huisartsen ter stede gebeld: 'Collega, ik ben bij de 30-jarige heer Y. die ik al jaren ken vanwege zijn diabetes. Hij gebruikt daarvoor insuline. Hij is al twee dagen niet helemaal lekker, en sinds vanmorgen heeft hij diffuse buikpijn. Bij onderzoek kan ik er niet veel van maken, maar ik vind hem wat uitgedroogd. Wilt u eens naar hem kijken?' In termen van de overdracht volgens MIST:
> M: insuline-afhankelijke diabeet met diffuse buikpijn;
> I: wat 'droog'; verder geen duidelijke afwijkingen bij lichamelijk onderzoek;
> S: niet beschikbaar;
> T: geen.
> Ongeveer 1 uur later is patiënt op de SEH gearriveerd.

17.16.1 Eerste indruk
U ziet een jonge man die er niet goed uitziet en die duidelijk pijnlijk is. Hij vertelt dat zijn bloedsuikers de twee laatste dagen telkens aan de hoge kant waren, zodat hij wat meer insuline moest spuiten. Hij had meer dorst dan normaal en moest ook meer plassen. Vanmorgen kreeg hij pijn in de 'hele buik', continu van karakter en in ernst toenemend. Hij heeft niet gebraakt; defecatie normaal. Er is geen stridor; de ademhalingsfrequentie lijkt iets verhoogd. Patiënt is goed georiënteerd.

Buikklachten, zeker bij iemand met diabetes, moeten altijd ernstig genomen worden.

17.16.2 Maatregelen

Terwijl u begint met de primary survey worden de volgende maatregelen alvast genomen.
- Zuurstof 15 l/min. per minuut, per non-rebreathing masker.
- Aansluiten pulsoximeter (99%).
- Aansluiten ritmebewaking (op de scoop wordt een sinusritme gezien).
- Parameters:
  - hartfrequentie 104/min.;
  - ademfrequentie 18/min.;
  - bloeddruk 95/75 mmHg;
  - CRT 3 s;
  - temperatuur 37,9 °C;
  - glucosetest sterk verhoogd glucose.
- Infuus plaatsen na bloedafname voor laboratoriumonderzoek (infectieparameters, elektrolyten, nierfuncties, leverfuncties, amylase, glucose en bloedwaarden).
- Urine.
- Bloedgas/lactaat op indicatie.
- Eventueel urinestick, met name glucose en ketonen.
- Fluid challenge van 500 ml NaCl 0,9% (jonge patiënt).

Samenvattend tot dusver

Een jonge man bij wie op de voorgrond staan:
- matige circulatie;
- ontregelde diabetes;
- buikpijn.

17.16.3 Primary survey

Luchtweg

Stridor:	afwezig.

Ademhaling

CVD:	niet verhoogd.
Inspectie:	geen afwijkingen.
Carotiden:	pulseren, geen souffles.
Ademfrequentie:	18/min.
Symmetrie:	L = R.
Inspanning:	geen intrekkingen; geen gebruik hulpademhalingsspieren.
Auscultatie:	L = R vesiculair ademgeruis.
Percussie:	L = R normale percussie.

Circulatie

Auscultatie:	geen souffles aan het hart, normale harttonen.
Percussie:	hartfiguur lijkt niet vergroot.
Palpatie:	puntstoot op medioclaviculairlijn.
CRT:	onveranderd.
Parameters:	na inlopen van 500 ml nacl 0,9%: polsfrequentie/bloeddruk onveranderd.
	CRT onveranderd.

- U besluit tot een tweede fluid challenge van 500 ml NaCl 0,9% (jonge patiënt).

Neurologie

EMV:	maximaal.
Pupillen:	geen afwijkingen.
Lateralisatie:	geen.
Meningisme:	geen.

Tijdens het onderzoek wordt geen rash gezien. De huidturgor is niet optimaal en het mondslijmvlies is droog.

Omdat de patiënt ook over buikpijn klaagt wordt het onderzoek van de buik meegenomen.

Onderzoek abdomen

Inspectie:	geen afwijkingen.
Auscultatie:	wat spaarzame peristaltiek.
Percussie:	wisselende tympanie; geen toename van de pijn.
Palpatie:	soepel, geen toename van de pijn; geen loslaatpijn; liezen geen bijzonderheden; RT geen bijzonderheden.

De tweede fluid challenge geeft geen wezenlijke verbetering van de circulatie

Samenvattend tot dusver
- Als tevoren.
- Geen duidelijke afwijkingen bij buikonderzoek.

In afwachting van de laboratoriumuitslagen kunt u de anamnese uitwerken.
P: zie boven.
H: zie boven.
R: behoudens de diabetes. 'nooit iets gehad'.
A: misschien voor penicilline.
S: geen bijzonderheden; er zijn met name geen aanwijzingen voor vasculaire, neurale, renale of oculaire complicaties van de diabetes.
E: woont alleen; geen vaste relatie, kan zich goed redden.
D: behoudens de insuline geen medicatie, rookt niet, drinkt niet, geen partydrugs.

Inmiddels zijn de laboratoriumuitslagen beschikbaar:
- Hb, Ht, natrium, kalium, ureum, creatinine alle hoog normaal;
- leukocyten verhoogd;
- partieel gecompenseerde metabole acidose;
- glucose sterk verhoogd (31 mmol/l).

Er is ongetwijfeld een ontregelde diabetes. Het is gewenst de mogelijke oorzaken voor de matige circulatie en de buikpijn de revue te laten passeren.

Shock

Hypovolemie	is zeker mogelijk bij ontregelde diabetes.
Pumpfailure	onwaarschijnlijk: normaal ECG, geen aritmie, CVD niet verhoogd, geen souffles aan het hart.
Vasodilatatie.	
Anafylaxie	onwaarschijnlijk; geen luchtweg- of pulmonale verschijnselen; geen rash.
Sepsis	mogelijk, maar niet waarschijnlijk: geringe temperatuursverhoging; bij lichamelijk onderzoek geen focus.
Obstructie	geen aanwijzingen: geen dyspneu, geen pijn in de thorax, CVD niet verhoogd.

Buikpijn intraperitoneaal

Peritonitis	er is geen peritoneale prikkeling.
Afsluiting darm	onwaarschijnlijk: de pijn is continu.
Afsluiting urine- of galwegen met koorts	idem.
Pancreatitis acuta	onwaarschijnlijk: amylase niet verhoogd.
Mesenteriale trombose	zeer onwaarschijnlijk gezien laboratoriumuitslagen.
Infiltraat	er zijn geen afwijkingen bij palpatie.
Torsio testis	er zijn geen afwijkingen bij onderzoek.
Epididymo-orchitis	idem.

Buikpijn extraperitoneaal

Ketoacidose	zeer waarschijnlijk.
Uremie	laboratoriumuitslagen passen daar niet bij.
Intoxicatie	geen aanwijzingen voor.
Porfyrie	zou bij iemand van deze leeftijd al bekend zijn.
Sikkelcelcrisis	mogelijk, niet waarschijnlijk.
Angina/myocardinfarct	ECG is normaal.
Longembolie	er is geen dyspneu.
Basale pneumonie	er zijn geen afwijkingen bij lichamelijk onderzoek.

> **Werkdiagnose**
> Ontregelde diabetes (ketoacidose), gepaard gaande met buikpijn en aanleiding gevend tot hypovolemie.

17.16.4 Verder beleid
- Opname voor regulatie van de diabetes en rehydratie.
- Secondary survey.
- Zorgvuldige observatie om te zien of de buikklachten verdwijnen naarmate de glucosespiegels en de dehydratie normaliseren, of dat er toch iets in de buik loos is (en wat aanleiding is geweest voor het ontregelen van de diabetes).

17.17 CASUS 17

> Een 24-jarige man wordt door vrienden naar de SEH gebracht omdat hij na cocaïnegebruik pijn op de borst kreeg. Er is in dit geval geen sprake van een formele overdracht volgens MIST.

17.17.1 Eerste indruk

U treft een lange, goed verzorgde man (type 'yup') aan, zittend op de onderzoeksbank, die een pijnlijke en angstige indruk maakt. Hij vertelt u dat hij na 'een tweede lijntje' een stekend gevoel midden op de borst kreeg. Bij navraag blijkt hij met zekere regelmaat cocaïne te snuiven, maar hij verzekert u de cocaïne niet met andere drugs te combineren. Er is geen stridor; de ademhalingsfrequentie is nagenoeg normaal. Patiënt is goed georiënteerd. Alleen al gezien de relatie van cocaïne met cardiale problemen is hier zonder meer sprake van een urgent geval. Patiënt wordt ontkleed.

17.17.2 Maatregelen

Terwijl u begint met de primary survey worden de volgende maatregelen alvast genomen.

- Zuurstof 15 l/min. per non-rebreathing masker.
- Aansluiten pulsoximeter (98%).
- Aansluiten ritmebewaking (er wordt een sinustachycardie gezien met ST-depressie; een 12-afleidingen ECG bevestigt dat).
- Parameters:
    - hartfrequentie 112/min.;
    - ademfrequentie 24/min.;
    - bloeddruk 170/110 mmHg;
    - CRT < 2 s;
    - temperatuur 38,2 °C;
    - glucosetest normaal.
- Waakinfuus na afnemen van bloedmonsters voor laboratoriumonderzoek (infectieparameters, elektrolyten, nierfuncties, leverfuncties, amylase, glucose, hartenzymen en bloedwaarden).
- Urine.
- Bloedgas/lactaat op indicatie.
- Toedienen van MONA (morfine, zuurstof, nitroglycerine, Ascal®).

Samenvattend tot dusver

Een jonge man bij wie op de voorgrond staan:
- pijn midden op de thorax na cocaïnegebruik;
- tachycardie;
- hypertensie;
- tekenen van ischemie op het ECG;
- koorts.

17.17.3 Primary survey

Luchtweg

Stridor:	afwezig.

Ademhaling

CVD:	normaal.
Inspectie hals:	geen afwijkingen.
Carotiden:	pulseren, geen souffles.
Ademfrequentie:	18/min.
Symmetrie:	L = R.
Inspanning:	geen intrekkingen; geen gebruik hulpademhalingsspieren.
Auscultatie:	L = R vesiculair ademgeruis.
Percussie:	L = R normale percussie.

Circulatie

Auscultatie:	geen souffles aan het hart, normale harttonen.
Percussie:	hartfiguur lijkt niet vergroot.
Palpatie:	puntstoot op medioclaviculairlijn.
CRT:	< 2 s.

Neurologie

EMV:	maximaal.
Pupillen:	mydriasis (wijde pupillen).
Lateralisatie:	geen.
Meningisme:	geen.

Tijdens het onderzoek worden geen afwijkingen aan de huid waargenomen.

Samenvattend tot dusver

- Als boven.
- Beeld passend bij cocaïnegebruik (temperatuur, mydriasis).

Cocaïne is bekend vanwege de cardiale problematiek die ermee gepaard kan gaan. Toch is het goed de DD van pijn op de borst nog even na te lopen.

Myocardinfarct/ angina:	op basis van atherosclerose minder waarschijnlijk gezien leeftijd.
Embolie	minder waarschijnlijk.
Dissectie thoracale aorta	minder waarschijnlijk gezien leeftijd; heeft geen marfanhabitus.
Pericarditis	minder waarschijnlijk gezien plotseling begin van de klachten en normale bevindingen bij auscultatie.
Pleuritis	idem.

> **Werkdiagnose**
> Cocaïne-intoxicatie.

17.17.4 Verder beleid
- Opname voor bewaking tot een myocardinfarct is uitgesloten of het ECG geheel genormaliseerd is. In afwachting daarvan kan de anamnese verder worden uitgewerkt.
  - P: zie boven.
  - H: zie boven.
  - R: altijd gezond geweest.
  - A: niet bekend.
  - S: geen afwijkingen.
  - E: woont met vriendin.
  - D: geen medicatie, rookt niet, gebruikt geen alcohol en, behoudens de cocaïne, geen drugs.
- Secondary survey.

17.18 CASUS 18

> Een 67-jarige man komt op een fraaie zomerse dag op eigen gelegenheid naar de SEH. Er is in dit geval geen sprake van een formele overdracht volgens MIST. Hij vertelt u dat hij gisteravond, na de hele dag in zijn tuin gewerkt te hebben, wat pijn in zijn linker onderbeen kreeg. Er was eigenlijk niets aan het been te zien. Vanmorgen was het hele been duidelijk rood en wat gezwollen. Patiënt denkt dat hij ook koorts heeft, maar heeft de temperatuur niet opgenomen. Er is nog steeds wat pijn. Patiënt wordt vervolgens op de onderzoeksbank geholpen en ontkleed. Er is inderdaad een rood en enigszins gezwollen linker been.

17.18.1 Eerste indruk
U treft een gebruinde bejaarde man aan, die een niet zeer zieke indruk maakt. Er is geen stridor; de ademhalingsfrequentie is normaal. Patiënt is goed georiënteerd. Een mogelijke infectie moet ernstig genomen worden.

17.18.2 Maatregelen
Terwijl u begint met de primary survey worden de volgende maatregelen alvast genomen.
- Zuurstof.
- Aansluiten pulsoximeter (97%).
- Ritmebewaking (nog) niet geïndiceerd.
- Parameters:
  - hartfrequentie 84/min.;
  - ademfrequentie 12/min.;
  - bloeddruk 155/90 mmHg;
  - CRT < 2 s;
  - temperatuur 38,6 °C;
  - glucosetest normaal.
- Afname bloedmonsters voor laboratoriumonderzoek (infectieparameters, elektrolyten, nierfuncties, glucose en bloedwaarden).
- Urine.
- Plaatsen waakinfuus (nog) niet geïndiceerd.

Samenvattend tot dusver
Een bejaarde, actieve man, bij wie op de voorgrond staan:
- rood, wat gezwollen linker been;
- koorts;
- niet 'ziek'.

17.18.3 Primary survey

Luchtweg
Stridor: afwezig.

Ademhaling
CVD:	normaal.
Inspectie hals:	geen afwijkingen.
Carotiden:	pulseren, geen souffles.
Ademfrequentie:	18/min.
Symmetrie:	L = R.
Inspanning:	geen intrekkingen; geen gebruik hulpademhalingsspieren.
Auscultatie:	L = R vesiculair ademgeruis.
Percussie:	L = R normale percussie.

Circulatie
Auscultatie:	geen souffles aan het hart, normale harttonen.
Percussie	hartfiguur lijkt niet vergroot.
Palpatie:	puntstoot op medioclaviculairlijn.
CRT:	< 2 s.

Neurologie

EMV: maximaal.
Pupillen: geen afwijkingen.
Lateralisatie: geen.

Aangezien het probleem vooral het been betreft, wordt het onderzoek daarvan meegenomen.

Onderzoek been

Inspectie: roodheid, scherp begrensd, van het gehele been, lichte zwelling.
Palpatie: been voelt warm aan, aanraken wordt als enigszins pijnlijk ervaren, sensibiliteit intact, arteriële pulsaties overal goed waarneembaar, het been is soepel, de motoriek is intact, enkele kliertjes in de lies palpabel.

Samenvattend tot dusver
- Als boven.
- Goede arteriële pulsaties.

In afwachting van de laboratoriumuitslagen wordt de anamnese verder uitgewerkt:

P: zie boven.
H: zie boven.
R: status na B II-maagresectie wegens ulcuslijden.
A: penicilline.
S: geen afwijkingen.
E: weduwnaar; woont alleen, kan zich goed redden.
D: geen medicatie, rookt niet, alcohol gemiddeld twee eenheden per dag, geen drugs.

Uitgaande van de belangrijkste klachten (en tot nu gevonden afwijkingen) tracht u verder te differentiëren.

Rood been

Veneuze trombose	gaat niet gepaard met koorts, geen anamnese of bevindingen van immobiliteit.
Erysipelas/cellulitis	scherpe begrenzing van de roodheid past hierbij.
Tekenbeet, met erythema migrans?	eventueel.
Fasciitis necroticans	roodheid is minder uitgesproken; patiënt zou veel zieker moeten zijn, geen subcutaan emfyseem voelbaar of donkere verkleuring zichtbaar.
Gasgangreen	idem, deze aandoening is in Nederland extreem zeldzaam.
Acute osteomyelitis/osteïtis	minder waarschijnlijk; is meer een ziekte van de kinderleeftijd, in aansluiting op keelinfectie.
Spierscheur	klachten ontstaan zeer acuut en gaan niet gepaard met koorts.
Ruptuur bakercyste	geeft geen roodheid van het gehele been en gaat niet gepaard met koorts.
Flebitis	roodheid is dan meer gelokaliseerd, bijvoorbeeld in het verloop van de v. saphena magna.
Compartimentsyndroom	kuitspieren zouden dan extreem pijnlijk zijn.

De laboratoriumuitslagen laten behoudens een geringe leukocytose geen afwijkingen zien.

> **Werkdiagnose**
> Erysipelas.

17.18.4 Verder beleid
- Secondary survey (kan ook na opname).
- Opname voor behandeling met intraveneuze antibiotica.

LITERATUUR
Prytherch DR, Smith GB, Schmidt PE, Featherstone PI. ViEWS: Towards a national early warning score for detecting adult inpatient deterioration. Resuscitation 2010;81(8):932-7.

Kijk voor verdere verdieping op www.studiecloud.nl

Afkortingen

ABC	airway, breathing, circulation	ATLS®	Advanced Trauma Life Support
ABCD	airway, breathing, circulation, disability	ATMIST	adult/child, time, mechanism of injury/disease, injuries/abnormalities found, symptoms and signs, treatment given
ABCD²	age, blood pressure, clinical features, duration of TIA, and presence of diabetes		
		ATN	acute tubulusnecrose
ABCDE	airway, breathing, circulation, disability, environment/exposure	AV	atrioventriculair
		AVM	arterioveneuze malformatie
ABG	arteriële bloedgasanalyse	AVNRT	AV-nodale re-entrytachycardie
ACA	anterior cerebral artery, a. cerebri anterior	AVPU	alert, verbal, painful, unresponsive
		AVRT	atrioventriculaire re-entrytachycardie
ACoA	anterior communicating artery, a. communicans anterior	BLS	Basic Life Support
		BMI	body mass index
ACE	angioconverterend enzym	BNP	brain natriuretic peptide
ACM	a. cerebri media	BOT	Bedrijfs Ongevallen Team
ACS	acuut coronair syndroom	BOZ	buikoverzichtsfoto
ADH	antidiuretisch hormoon	BP	bloeddruk
AED	automatische externe defibrillator	BSE	bezinkingssnelheid eytrocyten
AF	atriumfibrilleren	BT	beleidsteam
AGS	adviseur gevaarlijke stoffen	CAD	catheter à demeure
ALAT	alanineaminotransferase	CAM-ICU	Confusion Assessment Method Intensive-Care Unit
ALS	Advanced Life Support		
ALSG	Advanced Life Support Group	CAP	community-acquired pneumonia
AMBU-65	ademhaling ≥ 30/min., mentale toestand, lage bloeddruk, ureum > 7 mmol/l, leeftijd ≥ 65 jaar	CAT	combat-applied tourniquet
		CBRN	chemische stoffen, biologische stoffen, radiologische bron, nucleaire straling
AMI	acuut myocardinfarct	CCU	cardiac care unit
AMK	Advies- en Meldpunt Kindermishandeling	CDC	Center of Disease Control-clasificatie
		CES	cauda-equinasyndroom
AMPLE	allergieën, medicijngebruik, previous (voorgeschiedenis), laatste tijdstip waarop gegeten of gedronken is, events	CHU	Calamiteiten Hospitaal Utrecht
		CK	creatinekinase
		CMV	cytomegalovirus
ANV	Analistennetwerk Nationale Veiligheid	CO	koolmonoxide
ANW	avond-, nacht- en weekenduren	COMT	catechol-O-methyltransferase
AP	anterior-posterior	COPD	chronisch obstructief longlijden
APLS®	Advanced Pediatric Life Support	COX	cyclo-oxygenase
APTT	geactiveerde partiële tromboplastinetijd	CFK	creatinefosfokinase
		CPK	creatinefosfokinase
ARDS	acute respiratory distress syndrome	CRM	Crew Resource Management
ASA	American Society of Anesthesiologists	CRP	C-reactief proteïne
ASAT	aspartaataminotransferase	CRT	capillary refill time
ASDH	acuut subduraal hematoom	CSDH	chronisch subduraal hematoom
ATA	atmosfeer absoluut		

CT	computertomografie	FENa	fractionele natriumexcretie
CTA	CT-angiografie	FEV1	forced expiratory volume in one second
CTG	cardiotocografie	FNA	Formularium der Nederlandse apothekers
CTV	CT-venografie		
CUS	compressie-ultrasonografie	FVC	forced vital capacity
CVA	cerebrovasculair accident	GABA	gamma-aminoboterzuur
CVD	centraalveneuze druk	GAGS	gezondheidskundig adviseur gevaarlijke stoffen
CvDG	Commandant van Dienst Geneeskundig		
CVST	cerebrale veneuze sinustrombose	GCS	Glasgow Coma Score
CWK	cervicale wervelkolom	GERD	gastro-oesofageale refluxziekte
CZS	centraal zenuwstelsel	GFR	glomerulaire filtratiesnelheid
DAI	diffuse axonal injury	GGZ	geestelijke gezondheidszorg
DD	differentiaaldiagnose	GHB	gammahydroxyboterzuur
DES	di-ethylstilbestrol	GHOR	geneeskundige hulpverlening bij grootschalige ongevallen en rampen
DIS	diffuse intravasale stolling		
DKA	diabetische ketoacidose	GI	gastro-intestinaal
DM1	diabetes mellitus type 1	GOLD	Global Initiative for Chronic Obstructive Lung Disease
DM2	diabetes mellitus type 2		
DOA	dead on arrival	GRIP	Gecoördineerde Regionale Incidentbestrijding Procedure
DOS	Delirium Observatie Screening		
DPG	directeur publieke gezondheid	gamma-GT	gammaglutamyltransferase
DPL	diagnostische peritoneale lavage	HAP	huisartsenpost
DS/R	danger, shout/response	hCG	humaan choriongonadotrofine
DSA	digitale-subtractieangiografie	HDL	high-density lipoproteïnen
DSM	Diagnostic and statistical manual of psychiatric disorders	HELLP	hemolysis, elevated liver-enzymes, low platelets
DVT	diepe veneuze trombose	HHS	hyperglykemisch non-ketotisch syndroom
DWI	diffusion-weighted imaging		
EA	elektrische activiteit op elektrocardiogram	HHV	humaan herpesvirus
		HIV	humaan immunodeficiëntievirus
EAI	enkel-armindex	HMIMS	Hospital Major Incident Management and Support
EBV	epstein-barrvirus		
ECG	elektrocardiogram	HNP	hernia nuclei pulposi
ECV	extracellulair volume	HR	hartfrequentie (heart rate)
EDH	epiduraal hematoom	HS-GHOR	hoofd sectie GHOR
EDO	ergst denkbare overstroming	HSV	herpessimplexvirus
EEG	elektro-encefalogram	HUS	hemolytisch uremisch syndroom
EH	eerste hulp	IAP	instabiele angina pectoris
EHBO	eerste hulp bij ongelukken	IASP	International Association for the Study of Pain
EMV	eye, motor, verbal response		
ER	emergency room	IC	intensive care
ERC	embolism rule-out criteria	ICH	intracerebrale bloeding
ERCP	endoscopische retrograde cholangiopancreatografie	ICP	intracraniële druk
		ICT	informatie- en communicatietechnologie
ETT	endotracheale tube	ICU	intensivecare-unit
EUG	extra-uteriene graviditeit	IFV	Instituut voor Fysieke Veiligheid
EWS	early warning system	IHS	International Headache Society
FAST	focussed assessment by sonography for trauma; face, arms, speech time	INR	international normalized ratio
		ISCVS	International Society for Cardiovascular Surgery
FCCS	Fundamental Critical Care Suppor		

IUD	intrauterine device	NYHA	New York Heart Association
IVF	in-vitrofertilisatie	NZa	Nederlandse Zorgautoriteit
KBR	klinische beslisregel	OK	operatiekamer
LBTB	linkerbundeltakblok	OL	operationeel leider
LDH	lactaatdehydrogenase	OPG	oogplethysmografie
LDL	low-density lipoproteïne	ORS	oral rehydration solution
LMAZ	landelijke meldkamer ambulancezorg	OT	operationeel team
LMR	Leidraad Maat Ramp	OTO	Opleiding Trainen en Oefenen
LMWH	laagmoleculairgewichtheparine	OvDG	Officier van Dienst Geneeskundig
LOP	Leidraad operationele prestaties	PCR	polymerasekettingreactie
LP	lumbaalpunctie	PEFR	peak expiratory flow rate
LPA	Landelijk protocol ambulancezorg	PERC	pulmonary embolism rule-out criteria
LSD	lyserginezuurdi-ethylamide	PET	positronemissietomografie
LTH	licht traumatisch hoofd/hersenletsel	PICA	posterior inferior cerebellar artery, a. cerebelli inferior posterior
LVH	linkerventrikelhypertrofie		
MAO	monoamineoxidase	POG	preventieve openbare gezondheidszorg
MAP	mean arterial pressure	PR	polsfrequentie (pulse rate)
MDMA	3,4-methyleendioxymetamfetamine, ecstacy	PRBC	erytrocytenconcentraat
		PRIL	pediatrisch reanimatie-interventielint
MDRD	modification of diet in renal disease	PSA	procedurele sedatie en/of analgesie
MET	medical emergency team	PSHOR	psychosociale hulp bij ongevallen en rampen
METHANE	major incident, exact location, type of incident, hazards, access, number of casualties, emergency services		
		PSI	Pneumonia Severity Index
		PSP	primaire spontane pneumothorax
MIBG	meta-jodobenzylguanidine	PT	protrombinetijd
MIMMS®	Major Incident Medical Management and Support	PVC	premature ventrikelcontractie
		PGVN	Publieke Gezondheid en Veiligheid Nederland
MIST	mechanism of injury/illness, injuries/illness observed, signs, therapy given		
		RAV	regionale ambulancevoorziening
MKA	Meldkamer Ambulancezorg	RBC	rode bloedcellen
MMT	Mobiel Medisch Team	RBR	Regionaal Beheersplan Rampenbestrijding
MONA	morphine, oxygen, nitrate, aspirin		
MRA	magnetische-resonantieangiografie	RBTB	rechterbundeltakblok
MRC	Medical Research Council	RICE	rest, immobilisation, cooling, elevation
MRI	magnetic resonance imaging	RIT	Rampen Identificatie Team
MRSA	meticillineresistente Staphylococcus aureus	RIVM	Rijksinstituut voor Volksgezondheid en Milieu
MRV	magnetische-resonantievenografie	RNA	ribonucleïnezuur
NAPQ1	N-acetyl-p-benzoquinone-imine	ROT	regionaal operationeel team
NAW	naam, adres, woonplaats	RR	ademfrequentie (respiratory rate), bloeddruk (Riva-Rocci)
NIHSS	National Institutes of Health stroke scale		
		RSI	rapid sequence induction
NOA	nieuwe-generatie orale anticoagulantia	RT	rectaal toucher
NRB	Nationale risicobeoordeling	SAB	subarachnoïdale bloeding
NRK	Nederlandse Rode Kruis	SBARR	situation, background, assessment, recommendation/response
NRR	Nederlandse Reanimatieraad		
NRS	numeric rating scale	SEH	spoedeisende hulp
NSAID	non-steroidal anti-inflammatory drug	SH	sulhydryl
NT	neurotransmitter	SIADH	syndroom van inadequate secretie van antidiuretisch hormoon
NTS	Nederlands Triage Systeem		

SIRS	systemic inflammatory response syndrome	TMO	Taskforce Management Overstromingen
SIT	spoedinterventieteam	TPV	totale parenterale voeding
SITRAP	situatierapport	TSH	thyroïdstimulerend hormoon
SLE	systemische lupus erythematodes	TSS	toxische-shocksyndroom
SMH	spoedeisende medische hulp	TSST	toxische-shocksyndroom-toxine
SMO	Stuurgroep Management Overstromingen, senior medical officer	TTP	trombocytopenische purpura
		Tx	tromboxaan
SOA	seksueel overdraagbare aandoening)	TVLO	totaal verbrand lichaamsoppervlak
SP	spontane pneumothorax	USAR	Urban Search And Rescue Team
SR	sinusritme	VAS	visueel analoge schaal
SSP	secundaire spontane pneumothorax	VATS	video-assisted thoracoscopic surgery
SSRI	selectieve serotonineheropnameremmers	VF	ventrikelfibrilleren
		VPD	ventriculoperitoneale drain
STEMI	ST-elevatiemyocardinfarct	VRS	verbal rating scale
SU	sulfonylureum	VT	ventriculaire tachycardie
SUNCT/ SUNA	short lasting unilateral neuralgiform headache attacks with conjunctival injection and tearing/cranial autonomic features	VTE	veneuze trombo-embolie
		VWS	ministerie van Volksgezondheid, Welzijn en Sport
		VZV	varicellazostervirus
SVS	Society for Vascular Surgery	WGBO	Wet op de geneeskundige behandelingsovereenkomst
SVT	supraventriculaire tachycardie		
TC	traumacentrum	WHO	Wereldgezondheidsorganisatie
TCA	tricyclisch antidepressivum	WK	wervelkolom
TED-kous	thrombo-embolism deterrent kous	Wvr	Wet veiligheidsregio's
TEE	transoesofageale echografie	XTC	3,4-methyleendioxymetamfetamine, ecstacy
TEN	toxische epidermale necrolyse		
TIA	transient ischemic attack	ZiROP	Ziekenhuis Rampen Opvang Plan

Register

Kijk voor verdere verdieping op www.studiecloud.nl

AAA (aneurysma aortae abdominalis) 207
aangezichtsverbranding 60
ABCD²-score 150
ABCDE-methode 73
abces
    peritonsillair 100
ABG 81, 77, 89
abortus imminens 199
acetylsalicylzuur 236
ACS 51, 122
acute buikpijn 220
acute gedissemineerde encefalomyelitis. Zie ADEM
acute ischemie 209
acuut coronair syndroom. Zie ACS
acuut nierfalen 174
acuut subduraal hematoom. Zie ASDH
Addison, ziekte van 176
addisoncrisis 79
ADEM 162
ademfrequentie. Zie RR
ademhaling 39, 77
ademhalingspatronen 90
ademweg 27, 101, 210
adrenaline 173
advanced life support. Zie ALS
Advanced Life Support Group. Zie ALSG
Advies- en Meldpunt Kindermishandeling. Zie AMK
adviseur gevaarlijke stoffen. Zie AGS
AED-gebruik 45
AF 131
afasie 156
AGS 263
airway 35
alarmnummer 112 19, 26
alcohol 165
aldosteronbalans 176
alfa-2-antagonisten 229
alfatoxine 219
allergeen 178
ALS
    breathing 77
    circulatie 80
    disability 80
    exposure 82
    neurologische afwijkingen 80

ALSG 21
alu-deken 61
AMBU-65-score 115
ambulancemeldkamer 26
amitriptyline 167
AMK 239
amnesie 156
    retrograde 168
AMPLE 62
anafylactische reactie 178
aneurysma
    cerebraal 153
aneurysma aortae abdominalis. Zie AAA
angina pectoris 51
ankervenen 142
anorexie 182
anterograde amnesie 137
anticoagulantia 152
antifosfolipidensyndroom 156
antihypertensiva 172
antimigrainemiddelen 164
antistollingsmiddelen 152
antitrombosekousen 154
anurie 174
ANW 20
anxiolytica 229
appendicitis 293
aqueductus mesencephali 158
arachnoïd 141, 142
arboregelgeving 265
arbovirus 161
areflexie 147
aritmie 282
arteriële bloedgasanalyse. Zie ABG
arteriële bloeding 34
arteriële occlusie 208
arteriële zuurstofsaturatie 89
arteriitis temporalis 166
ASDH 141
assessment 82
astma 80, 113
astrupbepaling 168
atherosclerose 121, 150
ATN 284
atriale tachycardie 131

atrioventriculaire re-entrytachycardie. *Zie* AVRT
atriumfibrilleren. *Zie* AF
atriumflutter 131
aura 163
auto-intoxicanten 233
automatische externe defibrillator. *Zie* AED
autonoom zenuwstelsel 173
AV-blok 297
AV-knoop 128
AV-nodale re-entrytachycardie. *Zie* AVNRT
AVNRT 131
avond-, nacht- en weekenduren. *Zie* ANW
AVPU-methode 53, 31
AVRT 131

backward failure 124
basilaristrombose 157
Battle's sign 65, 144
Beck, trias van 125
Bedrijfs Ongevallen Team. *Zie* BOT
Be Fast 81
beleidsteam. *Zie* BT
benzodiazepines 237
beroerte 150, 151, 157
bètablokker 154, 236
bevriezing 61
bewustzijn 30, 83, 88
    daling 137
    niveau 53
bijniermerg 173
bijtende stof 68, 66
blaar 70
blaasdilatatie 284
bliksem 67
bloeddruk. *Zie* BP
bloedgasanalyse 89
bloeding 33, 299
    arteriële 34
    buik 281
    intra-abdominale 207
    retroperitoneale 217
    vaginale 199
bloedneus 70
bloedverlies 46, 32
borstwond 41
BOT 262
BP 74, 92, 171
bradycardie 128, 296
braken 68
brandweer 26
brandweercommandant 252
brandwonden 60, 57, 210
    model van Jackson 210
breathing 77
brede das 65
brilhematoom 65
bronchospasme 78
Brudzinski, teken van 289

brugvenen 141
BT 251
buikpijn 292
    met braken 285
buikwandhematoom 209
buitenomstandigheden 268
burgemeester 250

calamiteit 247, 249
Calamiteiten Hospitaal Utrecht. *Zie* CHU
calciumantagonisten 237
CAM-ICU 89
cannabisgebruik 241
CAP 114
capillary refill time. *Zie* CRT
cardiac markers 123
cardiale enzymen 122
cardiale stunning 153, 155
cardio-embolie 150
cardiomyopathie 128
CAT 34
catastrofaal uitwendig bloedverlies 32
catastrofe 249
catecholaminen 173
cauda-equinasyndroom. *Zie* CES
CBRN 263
CDC-classificatie 180
cellulitis 215
central cord lesion 145
centrale meldkamer 26
centralist 19
cerebraal oedeem 156
Cerebrale veneuze sinustrombose. *Zie* CVST
cerebrovasculair accident. *Zie* CVA
cervicale wervelkolom. *Zie* CWK
CES 148
checklist 22, 73
chemische stoffen 60
cheyne-stokesademhaling 90
chin-lift 36
cholera 187
Chronic Obstructive Pulmonary Disease.
    Zie COPD
chronische pijn 227
chronisch subduraal hematoom. *Zie* CSDH
CHU 254
circulatie 80
    stilstand 42
claudicatio intermittens 208
clusterhoofdpijn 162, 165
cocaïne 234, 305
coiling 154
CO-intoxicatie 239
collaps 84, 296
combat-applied tourniquet. *Zie* CAT
Commandant van Dienst Geneeskundig. *Zie* CvD-G
Commando Plaats Incident. *Zie* CoPI
Commando Rampterrein. *Zie* CoRT

communitieve fractuur 143
community-acquired pneumonia. *Zie* CAP
compartimentsyndroom 220
compressief verband 47
continuïteitsplan 265
contrecouplaesie 140
contusie 63
contusiehaard 140
contusio cerebri 139
conus 148
COPD 77
CoPI 254
corpus alienum 102
CoRT 252
coumarine 192
coupcontusie 140
Crew Resource Management. *Zie* CRM
cricothyreotomie
crisissituaties 266
CRM 5, 21, 74
CRT 74
CSDH 142
CTV 156
CT-venografie. *Zie* CTV
cushingrespons 75
CVA 55, 127
CvD-G 252
CVST 155
CWK 74

dabigatran 152
DAI 144
danger 26
dantroleen 234
D-dimeer 191
decerebraat 75
decorticaat 75
deep brain stimulation 166
défense musculaire 223
delier 89, 243, 242
Delirium Observatie Screening. *Zie* DOS
derde-ventriculocisternostomie 159
dermatoscopie 196
dexamethason 143
diabetes 55, 302
diabetische ketoacidose. *Zie* DKA
diagnostische peritoneale lavage. *Zie* DPL
diagnostisch proces 73
diastolische bloeddruk 171
diepe veneuze trombose. *Zie* DVT
differentiaaldiagnose 73
diffuse axonal injury. *Zie* DAI
digoxine 237
dikkedarmileus 205
dikkedruppelpreparaat 186
disability 75
disaster 249
dissectio aortae 172, 288

distorsie 63
DKA 182
DOS 89
DPG 249, 251
DPL 208
draaiduizeligheid 157
drain 158
    ventriculoperitoneale 159
drenkelingen 61
drukblaar 70
drukpijn 223
drukpunten 33
DS/R<c>ABCDE 25
dunnedarmileus 205
dura mater 140, 142
DVT 117, 119, 189
dwarslaesie
    oncologisch 147
    traumatische 145
dwarslaesie 54
dying heart 129

Early Warning Score. *Zie* EWS
ECG 153
    afwijkingen 155
eclampsie
ecstasy 234
EDH 140, 143
eerstegraads verbranding 60
eerste hulp 25
embolie 127
    cardio- 150
embolus 208
emergency bandage 47
emergency room. *Zie* ER
emotionele reacties 28
empty delta sign 156
EMV-score 54, 74, 81
encefalitis 159
    herpes- 193
    virale 161
endocarditis 127
endotracheale tube. *Zie* ETT
epiduraal hematoom. *Zie* EDH
epiglottitis 99
epilepsie 55, 155, 167, 282
Epipen® 39
ER 19
ergotamine 164
erysipelas 215, 307
essentiële hypertensie 171
ETT 103
EUG 200
EMV 54, 74
EWS 94
exacerbatie COPD 112
exantheem 85
exposure 82

extra-uteriene graviditeit. *Zie* EUG
fasciitis necroticans 215
fasciotomie 220
FAST 79, 74, 208
FENa 175
fentanyl 229
feochromocytoom 173
finger sweep 102
fladderthorax 108
flauwte 54
flavivirus 185
flebitis 188
flight-fight response 88
flitsramp 260
flow 91
fluxus post partum 199
focussed assessment by sonography for trauma. *Zie* FAST
fonofobie 159
forward failure 124
fotofobie 159
fourniergangreen 215
fractuur 64
frontaalkwabepilepsie 168

GAGS 252
gammahydroxyboterzuur. *Zie* GHB
gasgangreen 215, 218
GCS 54
Gecoördineerde Regionale Incidentbestrijding Procedure. *Zie* GRIP
gele koorts 185
Geneeskundige Hulp Ongevallen en Rampen 247
Geneeskundige Hulpverlenings Organisaties in de Regio. *Zie* GHOR
geneesmiddelen 68
gezondheidskundig adviseur gevaarlijke stoffen. *Zie* GAGS
GFR 174
GGD 249
GHB 234
GHOR 21, 247, 249, 252
giftige planten 68
Glasgow Coma Scale. *Zie* GCS
glasvochtbloeding 153
glomerulaire filtratiesnelheid. *Zie* GFR
granulationes arachnoideae 158
graviditeit 80
Gray-Turner, teken van 217
grieppandemie 265
GRIP 254
groepsgedrag 266

hallucinatie 241
handgreep van Zäch 38, 35
HAP 19
hartfalen 123, 127, 128
hartfrequentie. *Zie* PR
hartklep 127
hartkloppingen 291
hartmassage 43, 42
hartminuutvolume 91
harttamponnade 125
hashimoto-encefalopathie 162
heat exhaustion 57
heat stroke 57
heimlichmanoeuvre 49, 40
HELLP-syndroom 203
hematoom
    epiduraal 143
    laterale buikwand 209
    rectusschede 209
hematothorax 108, 110
hematotympanum 144
hemianopsie 156
hemicrania
    continua 165
    paroxismale 165
hemiparese 142, 156
hemodynamiek 95
hemopericard 125
hemorragisch shock 185
hemorragisch infarct 156
hepatitis 185
hernia nuclei pulposi. *Zie* HNP
herpes
    genitalis 193
    labialis 193
    neonatorum 193
herpesencefalitis 193
herseninfarct 150, 158
hersenletsel 137
hersenparenchym 139, 141, 161
hersenzenuwen 143
heteroanamnese 242
HHS 182
HHV 193
Hib-vaccinatie 99
hitteberoerte 57
hittekramp 57
HNP 148
homanssymptoom 191
homeostase 267
hoofdletsel 137
hoofdpijn 84, 156, 157, 159, 162, 297
    medicatie 166
Hoofd Sectie GHOR. *Zie* HS-GHOR
HS-GHOR 251
HSV 193
HSV-encefalitis 161
huidskleur 93
huidtemperatuur 93
huisartsenpost. *Zie* HAP
humaan herpesvirus. *Zie* HHV
hydrocephalus 154, 158
hypercapnie 106, 112
hyperkaliëmie 176, 220

hyperosmolair hyperglykemisch non-ketotisch syndroom.
  Zie HHS
hypertensie
  gradering 171
  primaire 171
  secundaire 171
hypertensieve crisis 171
hypoglycemia unawareness 181
hypoglykemie 181
hyponatriëmie 183
hypotensie 92, 125, 154
hypothermie 61
hypovolemische shock 108, 110
hypoxemie 91, 113
hypoxie 112

IAP 122
ICH 151
ICP 140
ICU 173, 290, 281
ileus 205
  dikke darm 205
  dunne darm 205
  mechanische 205
  paralytische 205
impressiefractuur 143
incoherentie 241
infarct
  hemorragisch 156
inhalatietrauma 215
insectenbeet 69
instabiele angina pectoris. *Zie* IAP
insulinetekort 176
insult 156, 159, 202
intensive care unit. *Zie* ICU
interdigitale intertrigo 215
intertrigo 215
intoxicatie 233, 282
intra-abdominale bloeding 207
intracerebraal hematoom. *Zie* ICH
intracraniële druk. *Zie* ICP
I-tox 233

Jackson, brandwondenmodel van 210
jaw-thrust 37

kalium 176
kantelmethode 45
kerntemperatuur 61
ketenpartners 252
ketoacidose 91
kinderen 69, 51
kinderrevalidatie. *Zie* revalidatie
klinisch bedreigde patiënt 87
KOH-preparaat 196

koliek 295
koolmonoxide-intoxicatie 239
koorts 86
korpschef 252
kortademigheid 274
kousen 153, 154, 192
kussmaulademhaling 91, 182
kwallenbeet 70

laagmoleculairgewichtheparine. *Zie* LMWH
labetalol 152
lactaatspiegel 93
lampenolie 68
Landelijke Meldkamer Ambulancezorg. *Zie* LMAZ
lasogen 66
lateralisatie 54
Lefort, indeling van maxillafracturen 101
Leidraad Maat Ramp. *Zie* LMR
Leidraad Operationele Prestaties. *Zie* LOP
level-1-profiel 20
lichaamsoppervlak 60
lichaamstemperatuur 93
licht traumatisch hoofd-hersenletsel. *Zie* LTH
lijkvlekken 93
liquor capping 159
liquorroe 144
livide huidskleur 93
LMAZ 256
LMR 254
LMWH 154, 156
log-roll 38, 36
longcontusie 108
longembolie 117, 119
longontsteking 114
LOP 254
loslaatpijn 223
LTH 137
luchtweg 35
lucide interval 141
lumbaalpunctie 154, 159
Luschka, foramen van 158
luxatie 64
lyellsyndroom 86

maagklachten 187
maatscenario's 253
Magendie, foramen van 158
Major Incident Medical Management and Support.
  Zie MIMMS®
malaria 185
mandibulafractuur 101
maxillafractuur 101
MDMA 234
medaillon 27
medical emergency team. *Zie* MET
medicatie-overgebruikshoofdpijn 166

Medisch Mobiel Team. *Zie* MMT
Meldkamer Ambulancezorg. *Zie* MKA
meningisme 83
meningitis 290
    bacteriële 159
    virale 161
mentatie 75
mesenteriale ischemie 277
MET 95
metabole acidose 91, 176, 182
metallineverband 60
meubelolie 68
midline shift 141
migraine 162, 163
MIMMS® 257
MIST 20, 27, 233
mitella 63
MKA 19
MMT 20
MONA 79, 122
mondholte leegmaken 38
mond-op-mondbeademing 44
mond-op-neusbeademing 44
mond-op-pocketmaskbeademing 43
mond-op-tracheostomabeademing 44
Monro, foramina van 158
morfine 229
MRSA 215
MRV 156
multiforme re-entrytachycardie 131
mutisme 156
myocardinfarct 153, 155
myocarditis 128
myoglobinurie 220

Nederlands Triage Systeem. *Zie* NTS
nekstijfheid 159
nervus facialis 144
neurogene shock 54, 147
neurologische afwijkingen
neurotrauma 137
neuskatheter 75
nierfalen 174
nierinsufficiëntie 177
nierschade 92
niet-reanimerenverklaring 43
nieuwe-generatie orale anticoagulantia. *Zie* NOA
nimodipine 154
nitraat 122
nitroglycerine 165
NOA 152
non-rebreathing masker 75
noodvervoersgreep van Rautek 28, 27
noradrenaline 173
NRS 227
NTS 20
nucleïnezuuramplificatietest 194
numeric rating scale. *Zie* NRS
NYHA-classificatie 121

obstructiehydrocephalus 158
oedeem, cerebraal 156
Officieren van Dienst Geneeskundig. *Zie* OvD-G
OL 252
oligoanalgesie 227
oligurie 174
oncologische dwarslaesie 147
onderkoeling 60
ondersteunend verplaatsen 69
oogletsel 66
operationeel leider. *Zie* OL
operationeel team. *Zie* OT
opgeschaalde zorg 247
opiaatademhaling 91
Opleiding Trainen en Oefenen. *Zie* OTO
oppervlakkige veneuze trombose 188
opschalen 254
opstootpijn 223
oral rehydration solution. *Zie* ORS
ORS 187
os temporale 140
OT 251
OTO 21
    trajecten 256
otorroe 144
OvD-G 252
overgebruikshoofdpijn 166
overgevoeligheidsreactie 70
overstroming 263

paddenstoelen 68
pancreatitis acuta 217, 277
paniek 28
paracetamol 235
paradoxale adembeweging 108
paralytische ileus 205
paralytische stroke 153
Parinaud, syndroom van 154
paroxismale hemicrania 165
partydrug 233
PCR 194
PERC 119
percussiepijn 223
pericarditis 125
perifere perfusie 93
perimesencefale bloeding 153
peritonsillair abces 100
petechiën 160
phlegmasia caerulea dolens 191
PHRASED 83
pijn 227
    buik 84
    gewrichten 85
    hoofd 84
    op de borst 122
    rechter flank 294
pijnladder 228
placenta praevia 199
plaques 121

plasmacreatinineconcentratie 174
plexus choroideus 158
pneumencefalie 144
Pneumonia Severity Index. *Zie* PSI
pneumonie 114
pneumothorax 78, 105, 278, 302
pocket mask 26
    beademing 43
POG 250, 262
politie 252
polsfrequentie *Zie* PR
polydipsie 182
polymerasekettingreactie. *Zie* PCR
polytraumapatiënt 302
polyurie 182
posttraumatische anterograde amnesie 137
posttrombotisch syndroom 192
PR 92, 257
pre-eclampsie 202
prehospitaalomgeving 247
preparatiefase 256
preretinale bloeding 153
presenting problem 73
preventieve openbare gezondheidszorg. *Zie* POG
prikkels 30
primaire hypertensie 171
primary survey/assessment 73
procedurele sedatie en analgesie. *Zie* PSA
productiehydrocephalus 158
propofol 229
PSA 229
PSHOR 262
PSI 116
psychose 241
psychosociale hulp bij ongevallen en rampen.
    Zie PSHOR
pulmonary embolism rule-out criteria. *Zie* PERC
pulsoximeter 91
pumpfailure 77, 274
pupilreacties 54
purpura 85, 290

ramp 248
rampenbestrijding 248
Rampen Identificatie Team. *Zie* RIT
rampenstaf 251
ramptypen 253
rapid sequence induction. *Zie* RSI
rash 85, 288
rautekgreep 69, 28, 27
RAV 20, 26
reanimatie 61, 42
    bij kinderen 51
reassessment 82
reboundfenomeen 238
rechtsbelasting 119
recidiefbloeding 154
rectusschedehematoom 209
regel van negen 59, 212, 213

regionaal operationeel team. *Zie* ROT
regionaal ziekenhuis 20
regionale ambulancevoorzieningen. *Zie* RAV
reisanamnese 161
renine-angiotensiesysteem 172
repressiefase 256
resorptiehydrocephalus 158
respiratoire acidose 112
respiratoire insufficiëntie 112
respons 30
response 27
retentieblaas 149
retrograde amnesie 168
retroperitoneale bloeding 217
reuscelarteriitis 166
RICE 64
rijbroekgebied 148
RIT 256
rivaroxabam 152
rood been 307
ROT 252
RSI 103
Rumack, nomogram van 235
rustige houding 28

SAB 153, 298
salicylaten 236
saturatie 91
SBARR 26
scabiës 194
    norvegica 194
schedelbasis 143
schedelbasisfractuur 65
schedelfractuur 143
schizofrenie 242
schurftmijt 194
scriptgedrag 266
seat belt sign 207
secondary survey 82, 73
secundaire ischemie 154
sedativa 229
SEH 19
selectieve serotonineheropnameremmer. *Zie* SSRI
septische shock 160, 290
serotoninesyndroom 235
shock 59, 48, 46, 110, 200, 280, 299
    neurogene 54, 147
    septische 160
shout 26
sinusbradycardie 128
sinus sagittalis superior 156, 158
sinustachycardie 131
sinustrombose 155, 158
SIRS 211
SIT 95
situational awareness 267
slangenbeet 70
sleutelfuncties 259
slingerpijn 223

small vessel disease 150
SMH 250, 252
SMO 263
sneeuwblindheid 66
solutio placentae 199
SP 105
spanningshoofdpijn 162, 166
spanningspneu 77
spinal chart 145
spinale shock 145
splinter 70
splinterbloedingen 127
SpO² 89, 91
Spoedeisende Hulp. Zie SEH
spoedeisendehulparts 5
spoedeisende medische hulp. Zie SMH
spoedinterventieteam. Zie SIT
spontane pneumothorax. Zie SP
SSRI 235
Staphylococcus aureus 215
status asthmaticus 113
status epilepticus 55, 156, 167, 168
ST-elevatiemyocardinfarct. Zie STEMI
STEMI 122
streptokokken, bètahemolytische 215
stridor 100
stroke 153
Stuurgroep Management Overstromingen. Zie SMO
subarachnoïdale bloeding. Zie SAB
sucking wound 63, 41
SU-derivaten 181
sumatriptan 164
SUNA 165
SUNCT 165
survival medicine 267
suturen 140
SVT 292
Sylvius, aqueduct van 158
sympathicolyse 92
sympathicussysteem 92, 93
systemic inflammatory response syndrome. Zie SIRS
systolische bloeddruk 171

TAC 165
tachyaritmieën 130
tachycardie 130
tachypneu 40
tactical breathing 267
tako-tsubocardiomyopathie 153, 155
tamponnade 110
tand uitgeslagen 70
Taskforce Management Overstromingen. Zie TMO
TC 20
TCA 235
tekenbeet 70
TEN 86, 85
terpentine 68

Terson, syndroom van 153
thermometer 61
thètatoxine 219
thiamine 169
thoracocentese 78, 106
thoraxcompressie 43, 42
thoraxdrain 106
thoraxdrainage 78
thoraxwond 41
thunderclap headache 156, 163
TIA 55, 150, 282
tiffeneau-index 112
tinea pedis 215
TMO 263
tongbeet 168
tonisch-klonische aanval 168
tonsillitis 100
torsade de pointes 131
torticollis 100
totaal verbrand lichaamsoppervlak. Zie TVLO
tourniquet 34
toxidroom 233
toxische epidermale necrolyse. Zie TEN
toxischeshocksyndroom. Zie TSS
toxscreening 233
tracheal tug 75
tracheostoma 44
tramadol 229
transient ischemic attack. Zie TIA
traumacentrum. Zie TC
traumatische dwarslaesie 145
triage 19
triage sieve 257
triage sort 258
triagestandaard 20
trias van Virchow 190
tricyclische antidepressiva. Zie TCA
trigemino-autonome cefalgie. Zie TAC
trigeminovasculaire systeem 163
triptanen 164
trismus 100
trombocytenaggregatieremmer 151, 152, 158
trombo-embolie 117
trombofilie 156
tromboflebitis 188
trombolyse 149, 151
trombose
    oppervlakkige veneuze 188
tromboxaan. Zie Tx
trombus 208
troponine 122
troponinestijging 153, 155
Trousseau, syndroom van 188
TSS 180
tuberculosemeningitis 162
TVLO 60, 212
Tx 117
tzanckpreparaat 194

uitgeslagen tand 70
uitwendig bloedverlies 46, 32
uitwendige hartmassage 43
urineproductie 92, 174
uterusruptuur 199

vaatafsluiting 208
vagale collaps 168
vaginaal bloedverlies 199
valsalvamanoeuvre 133
varices 188
VAS 227
vasa praevia 199
veneuze herseninfarcten 156
veneuze trombo-embolie. *Zie* VTE
ventimask 75
ventriculaire tachycardie. *Zie* VT
ventriculoperitoneale drain. *Zie* VPD
ventriculostomie 159
ventrikelfibrilleren 61
ventrikelflutter 131
verbal rating scale. *Zie* VRS
verbloedingsshock 110
verbranding 60, 57
    derdegraads
    eerstegraads 212
    tweedegraads 212
vergiftiging 68
verslikking 102
verwardheid 142
verwerking 28
vesikels 86
vetverbranding 182
virale meningitis 161
Virchow, trias van 190
visueel analoge schaal. *Zie* VAS
vitale infrastructuur 254

vitamine K 152
VPD 159
vreemd lichaam 102
VRS 227
VT 131
VTE 117, 189
vuiltje in het oog 66
vullingsstatus 92

waan 241
warmte-uitputting 57
weerbaarheid 266
wellsscore 191
werkdiagnose 83
wervelletsel 65
Wet veiligheidsregio's. *Zie* Wvr
wilderness conditions 267
wilderness medicine 268
wonddrukverband 47
wrijven bij bevriezing 62
Wvr 248

XTC 234

Zäch handgreep van 35, 38
zelfbescherming 26
zelfredzaamheid 247, 266
Ziekenhuis Rampen Opvang Plan. *Zie* ZiROP
ziekenhuiszorg 20
ZiROP 247, 256
zuigende thoraxwond 41
zuurstoftherapie 75, 91
zuurstoftransport 92
zwangerschap 80

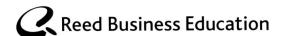

Bedankt voor uw aankoop!

Dit boek is een uitgave van Reed Business Education. Een van de grootste aanbieders van wetenschappelijke uitgaven en (studie)boeken in Nederland en Vlaanderen.
Met onze (digitale) boeken, e-books en apps dragen wij kennis over aan studenten en professionals in de volgende vakgebieden: medisch, paramedisch, verpleging en verzorging, zorgmanagement, kinderopvang, basisonderwijs, welzijn, overheid en politie.

Onze redacties en auteurs hebben een goede naam binnen het eigen vakgebied en zijn bedreven in het overdragen van hun kennis aan studenten en de diverse beroepsgroepen.
Reed Business Education besteedt de grootste zorg aan het beschikbaar stellen van deze kennis in een vorm die aansluit bij uw informatiebehoefte.

Reed Business Education is onderdeel van Reed Elsevier en geniet grote bekendheid met belangrijke titels voor het basiscurriculum geneeskunde, leerboeken verpleegkunde, Stapel & De Koning, Coëlho, Pedagogisch Kader en de serie Medische beeldvorming en radiotherapie.

Wij wensen u veel plezier met het verrijken van uw kennis met dit boek.

Met vriendelijke groet,

Het team van Reed Business Education
www.reedbusinesseducation.nl